中华医学百科全书

军事与特种医学

生物武器医学防护学

国家出版基金项目
NATIONAL PUBLICATION FOUNDATION

中国协和医科大学出版社

图书在版编目（CIP）数据

中华医学百科全书·生物武器医学防护学 / 祝庆余主编 . —北京：中国协和医科大学出版社，2020.11

ISBN 978-7-5679-1604-3

Ⅰ.①生…　Ⅱ.①祝…　Ⅲ.①生物武器－损伤－防治　Ⅳ.① R827.21

中国版本图书馆 CIP 数据核字（2020）第 188757 号

中华医学百科全书·生物武器医学防护学

主　　编：祝庆余

编　　审：谢　阳

责任编辑：左　谦　王　霞

出版发行：**中国协和医科大学出版社**
（北京市东城区东单三条 9 号　邮编 100730　电话 010-6526 0431）

网　　址：www.pumcp.com

经　　销：新华书店总店北京发行所

印　　刷：北京雅昌艺术印刷有限公司

开　　本：889×1230　1/16

印　　张：22.25

字　　数：660 千字

版　　次：2020 年 11 月第 1 版

印　　次：2020 年 11 月第 1 次印刷

定　　价：265.00 元

ISBN 978-7-5679-1604-3

《中华医学百科全书》编纂委员会

总顾问　吴阶平　韩启德　桑国卫

总指导　陈　竺

总主编　刘德培　王　辰

副总主编　曹雪涛　李立明　曾益新　吴沛新

编纂委员（以姓氏笔画为序）

丁　洁	丁　樱	丁安伟	于中麟	于布为	于学忠	万经海
马　军	马　骁	马　静	马　融	马中立	马安宁	马建辉
马烈光	马绪臣	王　伟	王　辰	王　政	王　恒	王　铁
王　硕	王　舒	王　键	王一飞	王一镗	王士贞	王卫平
王长振	王文全	王心如	王生田	王立祥	王兰兰	王汉明
王永安	王永炎	王华兰	王成锋	王延光	王旭东	王军志
王声湧	王坚成	王良录	王拥军	王茂斌	王松灵	王明荣
王明贵	王金锐	王宝玺	王诗忠	王建中	王建业	王建军
王建祥	王临虹	王贵强	王美青	王晓民	王晓良	王鸿利
王维林	王琳芳	王喜军	王晴宇	王道全	王德文	王德群
木塔力甫·艾力阿吉	尤启冬	戈　烽	牛　侨	毛秉智	毛常学
乌　兰	卞兆祥	文卫平	文历阳	文爱东	方　浩	方以群
尹　佳	孔北华	孔令义	孔维佳	邓文龙	邓家刚	书　亭
毋福海	艾措千	艾儒棣	石　岩	石远凯	石学敏	石建功
布仁达来	占　堆	卢志平	卢祖洵	叶　桦	叶冬青	叶常青
叶章群	申昆玲	申春悌	田家玮	田景振	田嘉禾	史录文
代　涛	代华平	白春学	白慧良	丛　斌	丛亚丽	包怀恩
包金山	冯卫生	冯学山	冯希平	冯泽永	边旭明	边振甲
匡海学	邢小平	达万明	达庆东	成　军	成翼娟	师英强
吐尔洪·艾买尔	吕时铭	吕爱平	朱　珠	朱万孚	朱立国
朱华栋	朱宗涵	朱建平	朱晓东	朱祥成	乔延江	伍瑞昌
任　华	任钧国	华　伟	伊河山·伊明		向　阳	多　杰
邬堂春	庄　辉	庄志雄	刘　平	刘　进	刘　玮	刘　蓬
刘大为	刘小林	刘中民	刘玉清	刘尔翔	刘训红	刘永锋
刘吉开	刘伏友	刘芝华	刘华平	刘华生	刘志刚	刘克良
刘更生	刘迎龙	刘建勋	刘胡波	刘树民	刘昭纯	刘俊涛

刘洪涛	刘献祥	刘嘉瀛	刘德培	闫永平	米 玛	米光明
安 锐	许 媛	许腊英	那彦群	阮长耿	阮时宝	孙 宁
孙 光	孙 皎	孙 锟	孙长颢	孙少宣	孙立忠	孙则禹
孙秀梅	孙建中	孙建方	孙建宁	孙贵范	孙晓波	孙海晨
孙景工	孙颖浩	孙慕义	严世芸	苏 川	苏 旭	苏荣扎布
杜元灏	杜文东	杜治政	杜惠兰	李 龙	李 飞	李 方
李 东	李 宁	李 刚	李 丽	李 波	李 勇	李 桦
李 鲁	李 磊	李 燕	李 冀	李大魁	李云庆	李太生
李日庆	李玉珍	李世荣	李立明	李永哲	李志平	李连达
李灿东	李君文	李劲松	李其忠	李若瑜	李松林	李泽坚
李宝馨	李建初	李建勇	李映兰	李思进	李莹辉	李晓明
李继承	李森恺	李曙光	杨 凯	杨 恬	杨 健	杨 硕
杨化新	杨文英	杨世民	杨世林	杨伟文	杨克敌	杨国山
杨宝峰	杨炳友	杨晓明	杨跃进	杨腊虎	杨瑞馥	杨慧霞
励建安	连建伟	肖 波	肖 南	肖永庆	肖海峰	肖培根
肖鲁伟	吴 东	吴 江	吴 明	吴 信	吴令英	吴立玲
吴欣娟	吴勉华	吴爱勤	吴群红	吴德沛	邱建华	邱贵兴
邱海波	邱蔚六	何 维	何 勤	何方方	何绍衡	何春涤
何裕民	余争平	余新忠	狄 文	冷希圣	汪 海	汪 静
汪受传	沈 岩	沈 岳	沈 敏	沈 铿	沈卫峰	沈心亮
沈华浩	沈俊良	宋国维	张 泓	张 学	张 亮	张 强
张 霆	张 澍	张大庆	张为远	张世民	张永学	张华敏
张志愿	张丽霞	张伯礼	张宏誉	张劲松	张奉春	张宝仁
张宇鹏	张建中	张建宁	张承芬	张琴明	张富强	张新庆
张潍平	张德芹	张燕生	陆 华	陆 林	陆小左	陆付耳
陆伟跃	陆静波	阿不都热依木·卡地尔		陈 文	陈 杰	陈 实
陈 洪	陈 琪	陈 楠	陈 薇	陈士林	陈大为	陈文祥
陈代杰	陈红风	陈尧忠	陈志南	陈志强	陈规化	陈国良
陈佩仪	陈家旭	陈智轩	陈锦秀	陈誉华	邵 蓉	邵荣光
武志昂	其仁旺其格	范 明	范炳华	林三仁	林久祥	林子强
林江涛	林曙光	杭太俊	欧阳靖宇	尚 红	果德安	
明根巴雅尔	易定华	易著文	罗 力	罗 毅	罗小平	罗长坤
罗永昌	罗颂平	帕尔哈提·克力木		帕塔尔·买合木提·吐尔根		
图门巴雅尔	岳建民	金 玉	金 奇	金少鸿	金伯泉	金季玲
金征宇	金银龙	金惠铭	郁 琦	周 兵	周 林	周永学
周光炎	周灿全	周良辅	周纯武	周学东	周宗灿	周定标

周宜开	周建平	周建新	周荣斌	周福成	郑一宁	郑家伟
郑志忠	郑金福	郑法雷	郑建全	郑洪新	郎景和	房 敏
孟 群	孟庆跃	孟静岩	赵 平	赵 群	赵子琴	赵中振
赵文海	赵玉沛	赵正言	赵永强	赵志河	赵彤言	赵明杰
赵明辉	赵耐青	赵临襄	赵继宗	赵铱民	郝 模	郝小江
郝传明	郝晓柯	胡 志	胡大一	胡文东	胡向军	胡国华
胡昌勤	胡晓峰	胡盛寿	胡德瑜	柯 杨	查 干	柏树令
柳长华	钟翠平	钟赣生	香多·李先加		段 涛	段金廒
段俊国	侯一平	侯金林	侯春林	俞光岩	俞梦孙	俞景茂
饶克勤	姜小鹰	姜玉新	姜廷良	姜国华	姜柏生	姜德友
洪 两	洪 震	洪秀华	洪建国	祝庆余	祝薾晨	姚永杰
姚克纯	姚祝军	秦 川	袁文俊	袁永贵	都晓伟	晋红中
栗占国	贾 波	贾建平	贾继东	夏照帆	夏慧敏	柴光军
柴家科	钱传云	钱忠直	钱家鸣	钱焕文	倪 鑫	倪 健
徐 军	徐 晨	徐云根	徐永健	徐志云	徐志凯	徐克前
徐金华	徐建国	徐勇勇	徐桂华	凌文华	高 妍	高 晞
高志贤	高志强	高学敏	高金明	高健生	高树中	高思华
高润霖	郭 岩	郭小朝	郭长江	郭巧生	郭宝林	郭海英
唐 强	唐朝枢	唐德才	诸欣平	谈 勇	谈献和	陶·苏和
陶广正	陶永华	陶芳标	陶建生	黄 钢	黄 峻	黄 烽
黄人健	黄叶莉	黄宇光	黄国宁	黄国英	黄跃生	黄璐琦
萧树东	梅长林	曹 佳	曹广文	曹务春	曹建平	曹洪欣
曹济民	曹雪涛	曹德英	龚千锋	龚守良	龚非力	袭著革
常耀明	崔 蒙	崔丽英	庚石山	康 健	康廷国	康宏向
章友康	章锦才	章静波	梁 萍	梁显泉	梁铭会	梁繁荣
谌贻璞	屠鹏飞	隆 云	绳 宇	巢永烈	彭 成	彭 勇
彭明婷	彭晓忠	彭瑞云	彭毅志	斯拉甫·艾白		葛 坚
葛立宏	董方田	蒋力生	蒋建东	蒋建利	蒋澄宇	韩晶岩
韩德民	惠延年	粟晓黎	程 伟	程天民	程仕萍	程训佳
童培建	曾 苏	曾小峰	曾正陪	曾学思	曾益新	谢 宁
谢立信	蒲传强	赖西南	赖新生	詹启敏	詹思延	鲍春德
窦科峰	窦德强	赫 捷	蔡 威	裴国献	裴晓方	裴晓华
管柏林	廖品正	谭仁祥	谭先杰	翟所迪	熊大经	熊鸿燕
樊飞跃	樊巧玲	樊代明	樊立华	樊明文	樊瑜波	黎源倩
颜 虹	潘国宗	潘柏申	潘桂娟	薛社普	薛博瑜	魏光辉
魏丽惠	藤光生	B·吉格木德				

《中华医学百科全书》学术委员会

主任委员　巴德年

副主任委员（以姓氏笔画为序）

汤钊猷　　吴孟超　　陈可冀　　贺福初

学术委员（以姓氏笔画为序）

盛志勇　康广盛　章魁华　梁文权　梁德荣　彭名炜　董　怡
温　海　程元荣　程书钧　程伯基　傅民魁　曾长青　曾宪英
裘雪友　甄永苏　褚新奇　蔡年生　廖万清　樊明文　黎介寿
薛　淼　戴行锷　戴宝珍　戴尅戎

《中华医学百科全书》工作委员会

军事与特种医学

总主编

孙建中　　原中国人民解放军军事医学科学院

军事与特种医学编纂办公室

主　任

刘胡波　　原中国人民解放军军事医学科学院卫生勤务与医学情报研究所

副主任

吴　东　　原中国人民解放军军事医学科学院卫生勤务与医学情报研究所

学术秘书

王庆阳　　中国人民解放军军事科学院军事医学研究院卫生勤务与血液研究所

本卷编委会

主　编

祝庆余　　原中国人民解放军军事医学科学院微生物流行病研究所

副主编

马　静　　原中国人民解放军军事医学科学院微生物流行病研究所

杨瑞馥　　中国人民解放军军事科学院军事医学研究院微生物流行病研究所

李劲松　　中国人民解放军军事科学院军事医学研究院微生物流行病研究所

王晴宇　　原中国人民解放军军事医学科学院微生物流行病研究所

学术委员

陈宁庆　　原中国人民解放军军事医学科学院

李钟铎　　原中国人民解放军军事医学科学院微生物流行病研究所

编　委（按姓氏笔画排序）

马　静　　原中国人民解放军军事医学科学院微生物流行病研究所

王希良　　中国人民解放军军事科学院军事医学研究院微生物流行病研究所

王晴宇　　原中国人民解放军军事医学科学院微生物流行病研究所

王景林　　中国人民解放军军事科学院军事医学研究院微生物流行病研究所

李劲松　　中国人民解放军军事科学院军事医学研究院微生物流行病研究所

李钟铎　　原中国人民解放军军事医学科学院微生物流行病研究所

杨瑞馥　　中国人民解放军军事科学院军事医学研究院微生物流行病研究所

张文福　　中国人民解放军 疾病预防控制中心

赵彤言　　中国人民解放军军事科学院军事医学研究院微生物流行病研究所

柏长青　　中国人民解放军总医院第五医学中心感染病学部

祝庆余　　原中国人民解放军军事医学科学院微生物流行病研究所

姚楚水　　原中国人民解放军军事医学科学院疾病预防控制所

秦鄂德　　原中国人民解放军军事医学科学院微生物流行病研究所

温博海　　原中国人民解放军军事医学科学院微生物流行病研究所

学术秘书

王晴宇　　原中国人民解放军军事医学科学院微生物流行病研究所

统　稿

祝庆余　　原中国人民解放军军事医学科学院微生物流行病研究所

马　静　　原中国人民解放军军事医学科学院微生物流行病研究所

王晴宇　　原中国人民解放军军事医学科学院微生物流行病研究所

前　言

《中华医学百科全书》终于和读者朋友们见面了！

古往今来，凡政通人和、国泰民安之时代，国之重器皆为科技、文化领域的鸿篇巨制。唐代《艺文类聚》、宋代《太平御览》、明代《永乐大典》、清代《古今图书集成》等，无不彰显盛世之辉煌。新中国成立后，国家先后组织编纂了《中国大百科全书》第一版、第二版，成为我国科学文化事业繁荣发达的重要标志。医学的发展，从大医学、大卫生、大健康角度，集自然科学、人文社会科学和艺术之大成，是人类社会文明与进步的集中体现。随着经济社会快速发展，医药卫生领域科技日新月异，知识大幅更新。广大读者对医药卫生领域的知识文化需求日益增长，因此，编纂一部医药卫生领域的专业性百科全书，进一步规范医学基本概念，整理医学核心体系，传播精准医学知识，促进医学发展和人类健康的任务迫在眉睫。在党中央、国务院的亲切关怀以及国家各有关部门的大力支持下，《中华医学百科全书》应运而生。

作为当代中华民族"盛世修典"的重要工程之一，《中华医学百科全书》肩负着全面总结国内外医药卫生领域经典理论、先进知识，回顾展现我国卫生事业取得的辉煌成就，弘扬中华文明传统医药璀璨历史文化的使命。《中华医学百科全书》将成为我国科技文化发展水平的重要标志、医药卫生领域知识技术的最高"检阅"、服务千家万户的国家健康数据库和医药卫生各学科领域走向整合的平台。

肩此重任，《中华医学百科全书》的编纂力求做到两个符合。一是符合社会发展趋势：全面贯彻以人为本的科学发展观指导思想，通过普及医学知识，增强人民群众健康意识，提高人民群众健康水平，促进社会主义和谐社会构建。二是符合医学发展趋势：遵循先进的国际医学理念，以"战略前移、重心下移、模式转变、系统整合"的人口与健康科技发展战略为指导。同时，《中华医学百科全书》的编纂力求做到两个体现：一是体现科学思维模式的深刻变革，即学科交叉渗透/知识系统整合；二是体现继承发展与时俱进的精神，准确把握学科现有基础理论、基本知识、基本技能以及经典理论知识与科学思维精髓，深刻领悟学科当前面临的交叉渗透与整合转化，敏锐洞察学科未来的发展趋势与突破方向。

作为未来权威著作的"基准点"和"金标准"，《中华医学百科全书》编纂过程中，制定了严格的主编、编者遴选原则，聘请了一批在学界有相当威望、具有较高学术造诣和较强组织协调能力的专家教授（包括多位两院院士）担任大类主编和学科卷主编，确保全书的科学性与权威性。另外，还借鉴了已有百科全书的编写经验。鉴于《中华医学百科全书》的编纂过程本身带有科学研究性质，还聘请了若干科研院所的科研管理专家作为特约编审，站在科研管理的高度为全书的顺利编纂保驾护航。除了编者、编审队伍外，还制订了详尽的质量保证计划。编纂委员会和工作委员会秉持质量源于设计的理念，共同制订了一系列配套的质量控制规范性文件，建立了一套切实可行、行之有效、效率最优的编纂质量管理方案和各种情况下的处理原则及预案。

《中华医学百科全书》的编纂实行主编负责制，在统一思想下进行系统规划，保证良好的全程质量策划、质量控制、质量保证。在编写过程中，统筹协调学科内各编委、卷内条目以及学科间编委、卷间条目，努力做到科学布局、合理分工、层次分明、逻辑严谨、详略有方。在内容编排上，务求做到"全准精新"。形式"全"：学科"全"，册内条目"全"，全面展现学科面貌；内涵"全"：知识结构"全"，多方位进行条目阐释；联系整合"全"：多角度编制知识网。数据"准"：基于权威文献，引用准确数据，表述权威观点；把握"准"：审慎洞察知识内涵，准确把握取舍详略。内容"精"："一语天然万古新，豪华落尽见真淳。"内容丰富而精练，文字简洁而规范；逻辑"精"："片言可以明百意，坐驰可以役万里。"严密说理，科学分析。知识"新"：以最新的知识积累体现时代气息；见解"新"：体现出学术水平，具有科学性、启发性和先进性。

《中华医学百科全书》之"中华"二字，意在中华之文明、中华之血脉、中华之视角，而不仅限于中华之地域。在文明交织的国际化浪潮下，中华医学汲取人类文明成果，正不断开拓视野，敞开胸怀，海纳百川般融入，润物无声状拓展。《中华医学百科全书》秉承了这样的胸襟怀抱，广泛吸收国内外华裔专家加入，力求以中华文明为纽带，牵系起所有华人专家的力量，展现出现今时代下中华医学文明之全貌。《中华医学百科全书》作为由中国政府主导，参与编纂学者多、分卷学科设置全、未来受益人口广的国家重点出版工程，得到了联合国教科文等组织的高度关注，对于中华医学的全球共享和人类的健康保健，都具有深远意义。

《中华医学百科全书》分基础医学、临床医学、中医药学、公共卫生学、军事与特种医学和药学六大类，共计144卷。由中国医学科学院/北京协和医学院牵头，联合军事医学科学院、中国中医科学院和中国疾病预防控制中心，带动全国知名院校、科研单位和医院，有多位院士和海内外数千位优秀专家参加。国内知名的医学和百科编审汇集中国协和医科大学出版社，并培养了一批热爱百科事业的中青年编辑。

回览编纂历程，犹然历历在目。几年来，《中华医学百科全书》编纂团队呕心沥血，孜孜矻矻。组织协调坚定有力，条目撰写字斟句酌，学术审查一丝不苟，手书长卷撼人心魂……在此，谨向全国医学各学科、各领域、各部门的专家、学者的积极参与以及国家各有关部门、医药卫生领域相关单位的大力支持致以崇高的敬意和衷心的感谢！

《中华医学百科全书》的编纂是一项泽被后世的创举，其牵涉医学科学众多学科及学科间交叉，有着一定的复杂性；需要体现在当前医学整合转型的新形式，有着相当的创新性；作为一项国家出版工程，有着毋庸置疑的严肃性。《中华医学百科全书》开创性和挑战性都非常强。由于编纂工作浩繁，难免存在差错与疏漏，敬请广大读者给予批评指正，以便在今后的编纂工作中不断改进和完善。

刘德培

凡　例

一、《中华医学百科全书》（以下简称《全书》）按基础医学类、临床医学类、中医药学类、公共卫生类、军事与特种医学类、药学类的不同学科分卷出版。一学科辑成一卷或数卷。

二、《全书》基本结构单元为条目，主要供读者查检，亦可系统阅读。条目标题有些是一个词，例如"药物"；有些是词组，例如"细菌类战剂"。

三、由于学科内容有交叉，会在不同卷设有少量同名条目。例如《生物武器医学防护学》《军队卫生装备学》都设有"生物战剂检验车"条目。其释文会根据不同学科的视角不同各有侧重。

四、条目标题上方加注汉语拼音，条目标题后附相应的外文。例如：

shēngwù wǔqì
生物武器（biological weapon）

五、本卷条目按学科知识体系顺序排列。为便于读者了解学科概貌，卷首条目分类目录中条目标题按阶梯式排列，例如：

生物安全 ……………………………………………………………………………

　生物危害 …………………………………………………………………………

　　病原微生物危害风险评估 ……………………………………………………

　　病原微生物危险度等级 ………………………………………………………

　生物安全防护 ……………………………………………………………………

　　生物安全一级防护屏障 ………………………………………………………

　　生物安全二级防护屏障 ………………………………………………………

　　生物安全防护水平 ……………………………………………………………

　实验室生物安全 …………………………………………………………………

六、各学科都有一篇介绍本学科的概观性条目，一般作为本学科卷的首条。介绍学科大类的概观性条目，列在本大类中基础性学科卷的学科概观性条目之前。

七、条目之中设立参见系统，体现相关条目内容的联系。一个条目的内容涉及其他条目，需要其他条目的释文作为补充的，设为"参见"。所参见的本卷条目的标题在本条目释文中出现的，用蓝色楷体字印刷；所参见的本卷条目的标题未在本条目释文中出现的，在括号内用蓝色楷体字印刷该标题，另加"见"字；参见其他卷条目的，注明参见条所属学科卷名，如"参见□□□卷"或"参见□□□卷□□□□"。

八、《全书》医学名词以全国科学技术名词审定委员会审定公布的为标准。同一概念或疾病在不同学科有不同命名的，以主科所定名词为准。字数较多，释文中拟用简称的名词，每个条目中第一次出现时使用全称，并括注简称，例如：甲型病毒性肝炎（简称甲肝）。个别众所周知的名词直接使用简称、缩写，例如：B超。药物名称参照《中华人民共和国药典》2015年版和《国家基本药物目录》2012年版。

九、《全书》量和单位的使用以国家标准 GB 3100～3102—1993《量和单位》为准。援引古籍或外文时维持原有单位不变。必要时括注与法定计量单位的换算。

十、《全书》数字用法以国家标准 GB/T 15835—2011《出版物上数字用法》为准。

十一、正文之后设有内容索引和条目标题索引。内容索引供读者按照汉语拼音字母顺序查检条目和条目之中隐含的知识主题。条目标题索引分为条目标题汉字笔画索引和条目外文标题索引，条目标题汉字笔画索引供读者按照汉字笔画顺序查检条目，条目外文标题索引供读者按照外文字母顺序查检条目。

十二、部分学科卷根据需要设有附录，列载本学科有关的重要文献资料。

目 录

shēngwù wǔqì yīxué fánghùxué

生物武器医学防护学（medical science for biological weapon defense）

研究生物武器损伤机制、作用规律及其医学防护策略与措施的学科。针对生物武器杀伤效应特性，综合运用医学、微生物学、流行病学、传染病学、免疫学、分子生物学等学科的理论与技术方法，研究生物武器对人和动、植物的损伤机制与作用规律，及其防护策略与技术措施，用以指导开展生物武器的医学防护，避免或减少生物武器的危害，保障生物战条件下有生战斗力，维护军民健康和国家安全，是军事医学的重要分支。

简史　生物武器医学防护学是在反生物战斗争实践中逐步累积而形成的，并随着医学技术的进步而不断发展和完善。在古代，曾有利用病死人畜的尸体或传染病患者的衣物等作为武器对敌进行攻击，并取得了战争胜利的原始生物战。但传染病知识的缺乏和医学技术的限制，人类几乎没有任何有效的防护措施。

公元 10 世纪起，在中国、印度等地出现了人痘接种术，公元 14 世纪西方开始形成较为规范的传染病隔离制度。美国独立战争期间，英军将天花患者驱赶至美军驻地区域，导致天花在美军士兵中流行，致使美军在魁北克战争中失利，之后，华盛顿在美军士兵中普遍接种天花疫苗，并隔离患者，有效控制了天花在军队的传播与流行，并最终取得战争胜利。19 世纪后半叶，微生物学的建立以及病原体分离、培养技术的成熟，使人们对生物武器和生物战的本质有了较清楚的认识，同时也为现代生物武器的产生、运用和生物武器医学防护学的建立奠定了基础。

第一次世界大战期间，德国曾利用纯培养的炭疽芽胞杆菌和马鼻疽伯克霍尔德菌作为生物武器对敌军运输物资的牲畜进行攻击，引发了世界各国的强烈关注。此后，法国、苏联、日本、英国、加拿大和美国等均成立了专门机构，在秘密发展进攻性生物武器的同时，也对生物武器医学防护进行了广泛研究，并在此基础上逐步建立起各自的生物武器医学防护体系。法国在 20 世纪 20 年代成立了细菌学委员会，专门负责进攻性生物武器及其相关疫苗、口罩等防护用品的研究。日本不仅利用战俘和平民进行惨无人道的细菌杀伤效能试验，还进行了鼠疫、伤寒、霍乱、炭疽等十余种战剂疫苗、血清和药物的防治效果评价。

第二次世界大战后，随着生物武器研发的广泛与深入，生物武器医学防护研究日益受到世界各国的高度重视。美国从 20 世纪 50 年代开始启动了规模庞大的生物武器防御计划，从生物武器防护策略、生物战预警、生物武器防护装备、生物战剂检验技术以及疫苗和药物等诸多方面，开展了系统的生物武器医学防护研究。同时，苏联、法国、英国、加拿大和中国等许多国家也都制定了相应的生物武器防护研究计划，开展了生物武器医学防护研究。在此期间，在生物武器防护理论、技术方法、防护装备以及战剂疫苗与防治药物等方面均取得了重要进展，初步形成了生物武器医学防护体系。生物武器防护研究成果不仅为各国生物武器防护提供了保障，还被广泛运用到非军事领域的各类新发和烈性传染病的防控。美国、苏联等多个国家

有针对性地开展了生物武器医学防护教育和相关知识培训，相关教育部门开始设立专门的生物武器医学防护课程。1960 年，苏联出版了《细菌武器的防护问题》专著，系统地介绍了当时一些国家有关生物武器及其医学防护的资料。1971 年，美国陆军条令系统地介绍了生物武器医学防护的观点、技术装备和措施。至 20 世纪 70 年代，生物武器医学防护学已成为军事医学中的一门重要分支学科。

在中国历史上，历代军事指挥官都非常重视军队的卫生防病工作。东汉皇甫规讨伐陇右时，军中就出现了战时传染病医院。宋代以后则军医到营中定期巡视，对传染病患者提供药物已成为比较固定的制度。宋代《虎钤经》《武经总要》等兵书还对营地选址、饮食及饮水卫生都曾有较明确的规定。第二次世界大战期间，由于缺乏生物武器防护能力，中国军民深受日本侵略者生物武器的毒害。新中国成立后，国家高度重视生物武器医学防护工作，并于 20 世纪 50 年代初在上海成立了军事医学科学院，随后又在各大军区成立了军事医学研究所和防疫队，专职从事核武器、生物武器和化学武器的医学防护研究工作。50 年代末，军事医学科学院的专家通过对朝鲜战场上反生物战的实战经验进行分析总结，并结合国际生物武器防护的经验，提出将生物武器医学防护的研究内容集中到对生物战剂的侦查、检验、消除（消毒、杀虫、灭鼠）、预防和治疗等五个方面，从而建立了较为完整的生物武器医学防护体系。同时，自 60 年代开始，各军医大学均开设生物武器医学防护课程，生物武器医学防

护的研究全面展开。至20世纪70年代末，基本形成了一套可提供部队使用的生物武器医学防护措施和装备，同时理论研究也取得了较大的进展，并相继出版了《中国医学百科全书 生物武器的医学防护》（1985）、《生物武器防护医学》（1991）等专著。从1992年开始，中国颁布的学科分类与代码国家标准中，生物武器医学防护学被正式列为军事医学与特种医学的下属学科，其编码为340.1050。

20世纪80年代以来，随着现代生物技术的发展，生物武器研制技术不断提高，新型生物战剂不断出现，对生物武器医学防护提出了新的挑战，也为生物武器医学防护学的发展带来了新的机遇。同时，基因重组、基因测序、单克隆抗体、生物芯片等新型生物技术的运用，为生物武器医学防护学研究提供了大量新的技术手段，促进了生物武器医学防护学的发展。

研究内容 生物武器医学防护学以生物武器和生物战为研究对象。生物武器的产生和运用是生物武器医学防护学科建立和发展的前提条件。生物战是人类运用生物武器制造的特殊战争模式，具有许多不同于传统战争的鲜明特色。生物武器医学防护学首先要弄清生物武器杀伤效应特性和生物战的特点，在此基础上有针对性地开展生物武器医学防护理论、对策、措施、技术方法及装备等研究。

生物武器防护对策与体系 针对生物战的规律和特点，开展生物武器防护策略与体系研究，包括生物武器及生物军控情报研究、生物武器防护战略策略研究、生物武器防护体系建设与发展研

究、战时生物武器防护组织形式与实施方案研究等，用以指导制定生物武器防护对策，建立生物武器防护体系。

生物武器杀伤效应 生物武器是由生物战剂及其施放装置所组成的复杂系统，其中生物战剂是生物武器的核心组成部分，也是构成其杀伤威力的决定因素。生物武器的杀伤效应主要依赖于生物战剂种类及其释放方式。研究掌握生物战剂的种类，生物战剂的致病性、传染性、环境耐受性、遗传特性等生物学特征，生物战剂的释放方式及其对战剂活性的影响、污染范围、扩散传播效能等特点，以及气象、环境因素对生物战剂杀伤效应的影响，是开展生物武器医学防护研究的基础。

生物武器侦查和预警 针对生物武器袭击开展的情报分析、监测、检测、调查等活动，以及早发现生物袭击，及时开展防护准备及应对行动。生物武器侦查技术手段通常有仪器设备侦查与流行病学调查，研究的内容包括生物武器袭击迹象、侦查的技术方法、侦查仪器设备、军事医学地理等。仪器设备侦查利用特定的仪器设备，监测、检测环境空气中生物战剂气溶胶粒子浓度与种类，分析判定可能的生物袭击及其战剂种类，并发出袭击警报。仪器设备侦查有定点侦查、远程侦查和流动侦查。流行病学调查通过专业人员对可能遭受袭击地区的医学地理调查、生物武器袭击迹象调查和袭击现场调查等，综合分析判断生物武器袭击，并发出预警。生物武器侦查预警以及早发现生物袭击，及时开展防护准备及应对行动为目的，同时对生物袭击的性质、危害区域和

危害程度作出初步评估，指导开展生物武器的防护。

生物战剂检验鉴定 包括生物战剂标本采集、现场快速检测和实验室检验鉴定。主要研究内容有生物战剂标本采集技术、方法、装备研究，现场快速检测技术、方法、试剂研究，战剂病原体分离培养、检验、鉴定技术、方法、试剂研究，生物战剂检验鉴定系列技术装备研究等。及时、快速地检测、鉴定出生物袭击的病原体，为判断生物武器袭击提供依据，为生物武器防护与救治提供指导，并为生物战剂溯源提供基础。

生物武器损伤防护 由物理防护、药物防护、免疫防护以及心理防护共同组成的多层次、多方位综合防护体系，从不同层面来提高综合防护水平，避免或减轻生物武器损伤。物理防护主要研究防护服装、面具、口罩等个人防护装具，防护器材、工事、帐篷等集体防护设施设备，隔离生物战剂与媒介昆虫，避免人员感染；药物防护主要研究生物战剂的预防药物及其应用，避免或减轻生物战剂感染；免疫防护主要研究生物战剂的各种单价疫苗、多价疫苗、疫苗接种方案以及被动免疫制剂等，增强机体抵抗力，抵御生物战剂的侵害；心理防护主要研究生物战引起的心理应激问题及其导致的生理和行为异常反应，以及心理应激问题的预防、疏导与治疗等干预措施。

生物武器损伤救治 包括现场救护、后送转运、专科治疗等各环节，主要研究生物武器伤病员损伤特征、救治原则与策略、救治技术手段与措施，救治器材、设备与药品、救治组织体系与卫勤保障等，提高生物战伤病员救

治能力与水平。

生物战剂污染消除　包括消毒灭菌和媒介生物控制。消毒灭菌主要研究生物战剂消毒灭菌技术方法、器械设备、药物制剂、生物战时人员、武器、装备洗消、大面积环境污染清除、消毒效果评价等。媒介生物控制主要研究媒介生物种群、生态及其媒介效能、媒介生物防制药物、器械、媒介生物防治技术、方法，媒介生物防治效果评价等。生物战剂污染消除是消除传染源、切断传播途径、防止生物战剂扩散传播和传染病流行的重要手段。

生物威胁和生物安全　由于国际社会的强烈反对和各种军控措施的实施，大规模生物战受到遏制，而生物恐怖事件不断增多，生物威胁日益严重。发展生物武器的各种生物战剂及生物技术本身就是造成社会生物威胁和生物安全问题的重要因素，因此，生物武器医学防护学在研究生物武器防护的同时，还注重生物威胁和生物安全问题的研究，主要研究内容包括生物威胁因素及其控制措施，生物恐怖与突发生物事件的应对处置策略、技术措施等。

研究方法　生物武器医学防护学是一门应用科学，研究方法遵循自然科学的基本研究方法，自然科学领域的许多研究方法在本学科均有所应用，常用的研究方法主要有以下几种。

文献研究方法　通过搜集、鉴别、整理生物战与生物武器相关文献和情报，并结合生物信息学和大数据分析等技术，对生物武器的研发现状和生物战发展趋势等进行研究，为制定本学科合理的研究方向和反生物战策略等提供必要的参考与指导。

调查研究方法　通过生物战和生物恐怖实施现场的调查，当地传染病及媒介生物本底调查，生物战剂所致疾病的地理分布、传播媒介、流行特征等流行病学调查，获得敌方使用生物武器的各种直接或间接证据，分析判断遭受生物袭击的战剂种类和攻击范围，为现场救援、检验鉴定、污染消除和伤病员治疗提供线索与指导。

实验研究方法　生物武器医学防护学针对生物武器的损伤特征，开展生物武器医学防护理论、对策、措施、技术方法及装备等研究。生物武器医学防护侦、检、消、防、治等各个环节的很多问题，均需要借助大量实验研究解决，实验研究方法是生物武器医学防护学最主要的研究方法。涉及实验研究类型有定性定量实验、验证性实验、对照比较实验、结构及成分分析实验等，常用的实验方法包括微生物学实验方法、免疫学实验方法、分子生物学实验方法、分析化学实验方法等。

同邻近学科的关系　生物武器医学防护学是融合了军事科学和医学等学科的相关知识和技术而形成的一门新的学科，是军事医学的重要组成部分，与传染病学、流行病学、微生物学、预防医学等学科关系密切，相互渗透，相互促进。

与军事科学的关系　军事科学是研究战争的本质和规律，并用于指导战争的准备与实施的综合性科学。生物战与传统战争相比尽管在战争模式和实施方法上有一定差别，但其战争目的和本质与传统战争是一致的。因此，本学科的研究以军事科学基本理论为指导，在把握生物战战争规律的基础上，紧密围绕反生物战的实际需要，开展生物武器医学

防护学的理论与应用研究。

与医学的关系　该学科是微生物学、传染病学等医学知识在军事领域的具体应用，医学技术的进步是该学科赖以发展的基础。微生物学的发展与进步不仅直接促成了现代生物武器的诞生和发展，而且为生物战剂的检验、鉴定以及医学防护提供了理论基础和技术支撑。传染病学、流行病学等医学知识则被广泛用于生物战剂所致疾病的诊断、治疗和预防。同时，由于该学科研究所涉及的生物战剂，也是传染病学、流行病学、微生物学等医学相关学科共同面对的烈性病原体，因此，生物武器医学防护学发展过程中遇到的多数问题，也是医学相关学科需要面和解决的问题，生物武器医学防护学的发展与进步，对相关医学学科的发展也有促进作用。

应用　生物武器医学防护学除在反生物战中应用外，还可用于反生物恐怖和应对突发公共卫生事件等领域。

反生物战应用　生物武器医学防护学主要用于反生物战的斗争实践，平时用于指导国家反生物战策略制定，生物武器医学防护体系建设，生物武器防护物资储备，生物武器医学防护知识普及教育与技能培训等生物武器医学防护能力建设，增强国家生防能力，遏制生物武器的发展与应用。战时用于指导生物武器的防护与战场救援，开展生物武器袭击的侦查预警、人员防护，生物战剂的检验鉴定，生物战剂的污染消除，生物战的伤病员救治，以消除或降低生物战危害，保障军民健康。

反生物恐怖应用　生物恐怖是恐怖分子利用病原体或生物毒

素等制造社会恐慌，危害公众健康、破坏国家安全稳定的行为。生物武器医学防护学的知识与技术措施在生物恐怖活动的侦查预警、检验鉴定、污染消除、伤病员救治，以及证据采集和生物剂追踪溯源等方面具有重要的实用意义。

突发公共卫生事件中应用　突发公共卫生事件是突然发生的、对公众健康造成或者可能造成重大危害的传染病疫情和不明原因的群体性疫病。突发公共卫生事件通常是自然发生或意外事故造成的，这类突发事件的应急处置原则、技术手段等与生物战时的现场救援处置类似。生物武器医学防护学理论与研究成果可广泛用于重大突发公共卫生事件的疫情调查、疾病诊断、病原体检验鉴定、污染消除、现场救援以及危害评估等。同时，突发公共卫生事件的处置也可为生物武器医学防护提供可借鉴的经验。

（祝庆余　户　义）

shēngwù wǔqì
生物武器（biological weapon）

由生物弹药和运载施放系统组成，用以杀伤人和动、植物的特种武器。又称细菌武器。生物武器以生物战剂作为杀伤效应因子，使受攻击方人员、家畜、家禽或农作物感染、发病、死亡，实现军事目的。由于早期的生物战剂主要为细菌，因此生物武器早期又称为细菌武器。

发展简史　在战争的历史长河中，传染病给军事行动造成了极大的危害，军队因传染病而造成的非战斗减员，有时大大超过战斗减员。这就使人们萌生了利用烈性病原体人为地在敌方制造传染病使其大量减员从而夺取战争胜利的想法，并不断在战争中进行尝试，但生物武器的概念直到第一次世界大战前尚未形成。生物武器概念是在第一次世界大战和第二次世界大战期间，随着战争需要和微生物学及发酵工业的发展而真正形成并逐步发展。生物武器的发展大致可以分为三个阶段。

第一阶段，20世纪初至第一次世界大战结束，以人工投放病原菌培养物为主要特征。研制和使用者主要是德国，研究和所用的战剂为细菌，包括炭疽芽胞杆菌、鼻疽伯克霍尔德菌等人畜共患病致病菌，攻击目标主要为敌军运输物资的骡、马等牲畜，施放方式以特工人员秘密投放病原菌培养物，污染牲畜草料为主。当时还没有把人作为生物攻击的目标。

第二阶段，20世纪30年代至第二次世界大战结束，以战剂规模生产和武器化研发为主要特征。此间，继德国之后，日本、法国、英国和美国等世界上几个工业发达国家都先后建立了专门的生物武器研究机构，开始了生物武器的研制。德国在"二战"期间，先后将鼠疫耶尔森菌、霍乱弧菌、斑疹伤寒立克次体和黄热病毒等作为战剂进行研究，同时还集中力量开展了飞机喷洒生物战剂气溶胶技术与装备的研究。日本于1932年占领中国东北后，在中国建立了多支生物武器研制、生产部队，驻哈尔滨的"731部队"是当时日本生物武器发展计划的研发中心，先后进行细菌、病毒和蚤类等媒介昆虫战剂的规模化生产，以及各种生物弹药的研制，还灭绝人性地利用活人进行武器杀伤效果评价试验，死于日本生物武器试验的中国平民、战俘及苏联、蒙古和朝鲜人超过3000人。日本是最早将生物武器大规模用于战争的国家，在侵华战争期间，日军先后在中国多地多次投放鼠疫耶尔森菌、霍乱弧菌、伤寒沙门菌等生物战剂和携带鼠疫耶尔森菌的跳蚤，造成多地传染病流行和大量平民染病、死亡。英国1942年在苏格兰西北的格鲁伊纳岛进行了多次炭疽生物炸弹威力试验，受试验的羊全部感染，发病死亡，24年后该岛仍检测出了污染的炭疽芽胞杆菌。美国在此期间，通过"气雾室计划"搞清了多种生物战剂气溶胶化的最佳存活条件和感染剂量，建立了生物战剂大规模冻干技术。1944年5月，美国研制出首批集束型炭疽生物炸弹，每个炸弹由106个小炸弹组成，每个小炸弹装有340g炭疽菌液。

第三阶段，第二次世界大战结束至20世纪70年代末，以系统研发提高生物武器杀伤效应为主要特征。此阶段，生物武器研究在生物战剂的种类、生物学特性、规模化生产、施放技术，以及生物战剂武器化及其效能评价等方面获得了长足的发展。战剂种类从以细菌为主的几种扩大到了细菌、病毒、立克次体、真菌和毒素等几十种；战剂微生物培养采用了大规模工业发酵技术，可在短时间内获得大量战剂微生物和微生物毒素；生物纯化与冻干技术使战剂生产可以获得高纯度浓缩液或冻干粉剂，延长了生物战剂储存时间，提高了生物弹药杀伤效能；生物战剂气溶胶发生、生物学特性、影响因素、释放技术与装备等研究，促进了生物战剂弹药的发展，提高了武器化程度；开展了系统的生物武器效能评价研究，建立了野外试验场，进行了生物武器爆炸性能、杀伤效果等野外评价试验。此外，随着远程运载工具的发展，生物武器亦可实现远程施放。这一阶段生物武器研究与发展以美国和苏联为主要代表国家。

随着1972年国际《禁止细菌（生物）及毒素武器的发展、生产及储存以及销毁这类武器的公约》（简称《禁止生物武器公约》）签署，并于1975年生效，生物武器的研制热潮渐趋沉寂，美、苏等国对储存的生物武器进行了公开销毁。一些不愿放弃生物武器的国家和组织对生物武器的研制都转入地下。同时，一些具有生物武器研发机构和生产设施的国家，并未撤销研发机构、拆除生产设施，仍具有生物武器的研发与生产能力。

20世纪80年代以来，分子生物学技术的飞速发展给生物武器的研发也提供了新的技术手段，基因组学和DNA重组等新技术用于生物武器研发，使生物武器的发展进入一个新的阶段，并出现了基因武器的概念。

系统　生物武器系统由生物战剂、释放装置和运载施放系统三部分组成。生物战剂是生物武器的核心成分，是造成敌方人群或其他生物体感染并发病的致病源，包括多种具感染性和致病性的烈性病原微生物及生物毒素，生物武器效应的大小主要取决于生物战剂。生物战剂释放装置是生物武器主要的组成部件，用以盛载、分散、释放生物战剂，包括各种生物炸弹、炮弹、集束弹，安装在火箭或导弹弹头中的分散装置，以及安装在飞机上的航空布撒器、喷雾器等。生物武器运载施放系统主要是指运载并施放生物弹药的工具，用以将生物弹药和生物战剂运载至目的地并施放，如发射生物弹药的导弹、火箭和载有生物战剂航空布撒器的飞机等。

应用　生物武器既可以用于战略性攻击，也可以用于战术性攻击。战略性攻击主要使用传染性生物战剂，用于攻击重要军事基地、重要职能部门、工业中心、人口密集的重要城市等，造成传染病流行，使对方平民、重要职能部门人员健康受损，致使民心恐慌，极大地影响其正常工作和生产、生活，从而协助获取战争胜利。战术性攻击一般使用潜伏期短的生物战剂，直接攻击敌方坚守的防御阵地等军事目标，主要针对敌方武装人员，直接杀伤其有生战斗力量。

特点　生物武器不同于常规武器，作为大规模杀伤性武器之一，其主要特点有以下几点。

面积效应大　生物武器可将生物战剂分散成气溶胶释放，有效杀伤面积效应最大。1969年，联合国顾问组的报告分析，一架飞机所载核、化、生武器袭击，1枚百万吨级核武器空爆有效杀伤面积为300km^2，15吨神经毒剂为60km^2，10吨生物战剂为100 000km^2。由于生物战剂的传染特性，还可导致传染病的大范围扩散与流行。

具有传染性　多数生物战剂是活的病原微生物，传染性强，人和动物感染后能在体内生长繁殖并不断排出，污染空气和周围环境，使暴露者感染、发病，造成传染病流行。

生物专一性　生物战剂只能使人、畜和农作物等致病、死亡，不会对目标区域无生命的物资、武器装备、建筑物或其他固定设施造成破坏。生物战攻击成功后，攻击者可以立即使用占领区的物资设备和生产、生活资料。

使用成本低　根据简单的成本-效应计算，使用生物武器最为经济。1969年联合国化学、生物专家组的统计数据显示，以当时每平方公里导致50%死亡率的成本计算，使用常规武器的成本为2000美元，核武器为800美元，化学武器为600美元，生物武器为1美元。

杀伤效果不稳定　具有生物活性的生物战剂才具有杀伤效力。生物战剂绝大多数是活的微生物，生物战剂在贮存、运输和施放过程，以及气候、环境因素的影响，生物活性会不断衰减，从而导致生物武器杀伤效果不稳定。

无即时杀伤作用　无论是致死性生物战剂还是失能性生物战剂，进入机体后都必须经过或长或短的一段潜伏期才能使其发病，没有立即的杀伤作用。因此，生物武器作为战术武器，其应用受到一定的限制。

分类　生物武器可以根据使用的战剂种类、运载工具等进行分类。

根据生物战剂的种类，大体上可以将生物武器分为微生物类生物武器和毒素类生物武器。微生物类生物武器包括细菌、病毒、立克次体、真菌等生物武器，毒素类生物武器包括微生物毒素、动物毒素和植物毒素生物武器。

根据生物战剂是天然固有的还是人为改造的，又可将生物武器分为常规生物武器及基因武器。常规生物武器所用的生物战剂均为天然的微生物或毒素，基因武器所使用的生物战剂是经人工基因改造或人工制造的全新微生物或毒素，这类生物战剂拥有一些新的特性，如感染性提高，致病力增强，更易于大规模生产，或仅可感染特定人群等。基因武器属于一种新型的生物武器，尚无实际使用的报道。

根据使用的运载工具种类，可将生物武器分为机载生物武器和导弹生物武器等。

（祝庆余 康晓平）

shēngwù dànyào

生物弹药（biological munition）

装填并能释放生物战剂或媒介生物的特种弹药。由生物战剂和战剂释放装置组成。生物战剂释放装置基本组成部分包括战剂盛载容器、战剂分散释放装置、释放动力系统和控制系统。生物战剂盛载装置用于装载生物战剂或携带生物战剂的昆虫；战剂分散释放装置可借助动力将战剂分散成气溶胶并释放；释放动力系统提供分散释放战剂的动力，可以是炸药、压缩气体、电等；控制系统适时启动动力系统、释放装置、引爆生物弹药。

生物弹药依靠装填的生物战剂或携带战剂的媒介昆虫发挥杀伤作用，通过爆炸或机械方式将生物战剂或携带战剂的媒介昆虫撒布于目标区域，污染空气和地面环境，造成目标区域人、畜或农作物感染发病。为达到生物弹药的杀伤威力，生物弹药既要最大限度地保持生物战剂的生物活性，又要实现释放的生物战剂分散效果最佳。生物战剂气溶胶可造成大范围环境污染，导致大量人员感染发病与传染病流行，因此，生物弹药多采用气溶胶方式释放生物战剂，以实现最大杀伤效应。

生物弹药具有独立的战剂容器和释放能源，弹体结构可靠，战剂不能泄漏，并能最大限度保持生物战剂的活性，承受各种外来因素的影响。以爆炸方式分散释放战剂的生物弹药，以炸药爆炸为能源使生物战剂分散释放，填充的炸药当量较低，弹壳较薄，便于爆炸时弹壳快速破碎，释放生物战剂，减小对战剂的生物活性影响。以机械方式分散释放战剂的生物弹药，通过弹药中的能源系统提供的压缩气体、电力等驱动机械装置分散释放生物战剂，还可通过机载航空布撒器、喷雾器等将生物战剂喷洒、施放。装载媒介昆虫的生物弹药基本构成包括盛载容器、释放动力、控制装置等部分，其盛载容器既要满足媒介昆虫存活的条件，留有通气孔道，又不能使其逃逸。通常昆虫弹没有引信管和炸药，采用机械方式释放媒介昆虫。

生物弹药的分类方法较多，可以依据装填物种类、物理性状、释放方式及运载工具等进行分类。通常依据装填物的种类分为微生物类生物弹药、毒素类生物弹药和昆虫类生物弹药；依据战剂的分散施放方式分为爆炸型生物弹药、喷雾型生物弹药、喷粉型生物弹药等；依据适配的运载投放工具分为炮弹型生物弹药、航弹型生物弹药、火箭或导弹型生物弹药等。

（祝庆余 康晓平）

bàozhàxíng shēngwù dànyào

爆炸型生物弹药（burstion-type biological munition）

通过爆炸分散方式，分散布洒生物战剂的生物弹药。爆炸型生物弹药是根据爆炸型化学弹药的原理衍化而来的，通过炸药的爆炸、冲击波作用于生物战剂，并将能量传递至炸弹弹壳，使弹壳爆炸，生物战剂随着弹壳的爆炸而分散、释放出去。

爆炸型生物弹药由弹壳、生物战剂、炸药及引信等组成。其结构特征是在弹药中间安装一个密封的爆管，爆管内填装炸药，前端装有引信，生物战剂装填在爆管周围的弹腔内。爆炸型生物弹药爆炸能量的大小、爆温的高低由爆管的粗细和炸药的种类决定。图为日军"二战"期间研制的"宇治50"爆炸型生物弹的结构示意图。

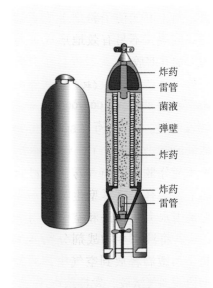

图 日军研制的石井式爆炸型生物弹

爆炸型生物弹药的主要特点是结构简单，与普通炸弹相似，便于生产和使用，是较早出现的生物弹药。由于生物战剂发挥杀伤效力需要的剂量较小，只要装填在炸弹中的高浓度生物战剂爆炸释放后有小部分存活就可发挥杀伤效力。爆炸型生物弹药在使用过程中存在的主要问题：①易造成生物战剂失活。爆炸型生物弹药在爆炸时产生高温和应力，除炭疽芽胞杆菌和蓖麻毒素等抵抗力强的病原微生物和毒素种类外，绝大多数微生物和毒素战剂难以耐受爆炸产生的高温和应力作用。②形成的有效污染范围小。爆炸型生物弹药难以控制爆炸后形成的生物战剂微粒粒径大小，只有小部分生物战剂填料形成

1~5μm粒径的生物战剂气溶胶粒子，随气流扩散至下风方向较大范围。大部分生物战剂则被分散成直径较大的粒子，爆炸后溅落到炸弹弹坑附近和爆炸点下风方向较小的距离范围内。③只适用于悬液状态生物战剂的施放。爆炸型生物弹药不适用于干粉型战剂，因为炸药爆炸时的高温和应力作用，可能使干粉型生物战剂凝结成块，不易有效地形成理想的生物气溶胶。

（祝庆余　康晓平）

pēnwùxíng shēngwù dànyào

喷雾型生物弹药（spray-type biological munition）

将液态生物战剂分散成微滴气雾进行释放的生物弹药。喷雾型生物弹药通常采用水力雾化法和空气喷射雾化法，将液态生物战剂分散成不同大小微滴释放到空气中，形成生物战剂气溶胶，发挥杀伤效应。

系统　喷雾型生物弹药的基本构成，包括弹体、生物战剂盛装容器、战剂雾化喷头、生物战剂分散释放动力源、控制系统以及液态生物战剂等。战剂雾化喷头有水力雾化和空气喷射雾化两类。水力雾化法是给予一定的压力迫使液态生物战剂通过一个特制喷嘴喷出，生成生物战剂气溶胶。空气喷射雾化法是使液态生物战剂进入高速运动的空气或其他气体的气流中，形成生物战剂气溶胶。生物战剂分散释放动力源有压缩气体、化学推进剂或机械力等。喷雾型生物弹药可以通过机载、舰载、巡航导弹等运载施放。

分类　有文献记载的喷雾型生物弹药有喷雾型生物航弹和机载生物战剂喷雾器。

喷雾型生物航弹　用航弹以喷雾方式施放液态生物战剂的生物弹药。喷雾型生物航弹以普通航弹为基础进行改进，加装了生物战剂雾化装置，填充了生物战剂，通常采用水力雾化法，将液态生物战剂从喷嘴中喷出，形成生物战剂气溶胶。根据动力源可分为压缩气体式和燃烧气体式两种。压缩气体式利用钢瓶中的压缩气体直接将液态生物战剂从喷嘴中喷出；燃烧气体式利用燃烧产生气体压力推动活塞运动，将液态生物战剂从喷嘴中喷出。喷雾型生物航弹依靠压力在瞬间将液态生物战剂通过喷嘴雾化并喷撒出去，这一过程较剧烈，可使部分生物战剂丧失活性，对喷雾型生物航弹的效应有一定影响。这种航弹结构较为复杂，生物战剂的有效装填量较小。图为日军当年研制的"Wa"型喷雾型生物弹药示意图。

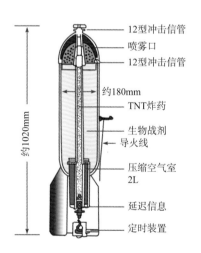

12型冲击信管
喷雾口
12型冲击信管

约180mm

TNT炸药

生物战剂

导火线

压缩空气室
2L

延迟信息

定时装置

约1020mm

图　日军研制的"Wa"型喷雾型生物弹药

机载生物战剂喷雾器　安装在飞机上的生物战剂喷撒装置，可使生物战剂在重力和压力的作用下被送入飞机飞行形成的高速气流中，被立即分散成小液滴，进而雾化成生物战剂气溶胶。其结构组成主要包括配有温度控制装置的战剂存贮器、可调节控制战剂流量的喷头、保证战剂定量流向喷头的加压系统。机载生物战剂喷雾器结构较为简单，装载战剂量较大，喷雾分散过程对生物战剂的破坏较爆炸型生物弹药低，有效气溶胶施放率高、覆盖面积大。机载生物战剂喷雾施放生物战剂时，对飞机的飞行高度有一定要求，适宜高度100~200m，同时，生物战剂气溶胶从空中扩散至地面时，受气象条件、地形和地面植被影响较大，不易控制预期效果。机载生物战剂喷雾器加以适当改进，也可安装在船舰、车辆上，在海上或陆地施放生物战剂。

（祝庆余　康晓平）

pēnfěnxíng shēngwù dànyào

喷粉型生物弹药（disperser-type biological munition）

将干粉状生物战剂分散成微小颗粒进行释放的生物弹药。这类生物弹药通常采用高速气流，将干粉状生物战剂分散成细小微粒释放到空气中，形成生物战剂气溶胶，发挥杀伤效应。

系统　喷粉型生物弹药的基本构成，包括弹体、生物战剂盛装容器、粉剂喷撒装置、喷撒释放动力源、控制系统以及干粉状生物战剂等。喷粉型生物弹药通过压缩气体或空气气流，将粉状生物战剂分散、释放于空气中，形成生物战剂气溶胶。生物战剂分散释放动力源有压缩气体、化学推进剂或机械力等。喷粉型生物弹药可通过机载、舰载、巡航导弹等运载施放。

分类　有文献记载的喷粉型生物弹药有喷粉型生物航弹和机载生物战剂喷粉器两类。

喷粉型生物航弹　用航弹以

喷粉方式施放干粉型生物战剂的生物弹药。喷粉型生物航弹以普通航弹为基础进行改进，加装了生物战剂喷粉装置，填充了生物战剂，通常采用压缩气体或化学推进剂，将干粉状生物战剂从喷嘴中喷出，形成生物战剂气溶胶。

喷粉型生物航弹释放生物战剂的方式有以下几种：①以二氧化碳气体为动力源，弹体内有盛装液态二氧化碳的钢瓶和加热装置，航弹引爆后，加热装置启动产生大量热量，使液态二氧化碳气化，二氧化碳气体与干粉生物战剂混合，达到一定压力后，通过粉剂喷撒装置喷入大气中，形成生物战剂气溶胶。②以压缩气体为动力源，该类航弹带有一个小型压缩气体钢瓶，航弹引爆后，压缩气体直接通过战剂表面，将干粉生物战剂随气体带至大气中，形成生物战剂气溶胶。③不用压缩气体和其他推进剂的喷粉型生物航弹，它是在降落过程中，通过大气压力计的控制，使其在预定高度打开，将干粉生物战剂直接分散到空气中，形成生物战剂气溶胶。1982 年美国学者贝克特（Beckett）介绍了一种喷粉型生物小航弹（图）。

机载生物战剂喷粉器 安装在飞机上用以施放生物战剂干粉的装置。这类喷粉器带有生物战剂盛装容器、喷粉装置和空气压缩机或压缩空气钢瓶。在压缩气体的作用下，生物战剂经过喷粉装置被分散并喷撒到空气中，形成生物战剂气溶胶，或将干粉状生物战剂直接撒播到飞机飞行产生的气流中，使其自然分散在空气中，形成生物战剂气溶胶。

特点 喷粉型生物弹药填装的生物战剂，必须是粒径小于 $5\mu m$、分散性良好的干粉。将大

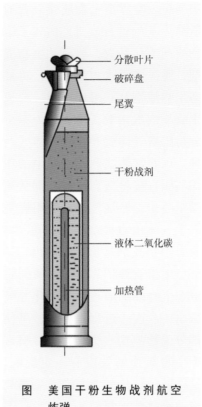

图 美国干粉生物战剂航空炸弹

（图中标注：分散叶片、破碎盘、尾翼、干粉战剂、液体二氧化碳、加热管）

量生物战剂悬液加工成干粉的制作过程复杂，具有一定的危险性，但生物战剂干粉易于保存、运输。喷粉型生物弹药储存时间相对较长，施放时对生物战剂的活力影响较小。

（祝庆余 康晓平）

kūnchóngdàn

昆虫弹（insect bomb）

投放携带有生物战剂的媒介昆虫的生物弹药。这种生物弹药将装载的媒介昆虫投放至目标区域，通过媒介昆虫的活动将其携带的生物战剂传播扩散，使目标区域的人和动物感染发病，实现生物袭击的目的。可用于昆虫弹的媒介昆虫有跳蚤、蜱、蚊、蝇等。

昆虫弹的基本构成包括媒介昆虫及其盛装容器、施放控制装置及动力源等。昆虫弹投放到目标区域的媒介昆虫应保持足够的活力，其活动、攻击能力与昆虫弹的杀伤效能直接相关。因此，

昆虫弹应具有维持昆虫生命活动的环境条件、施放控制装置、投送施放过程不能对昆虫活力造成过大影响。昆虫弹可由飞机运载投放和导弹运载投放。

历史上日、美军曾使用过陶瓷弹、四格弹等昆虫弹，这类昆虫弹没有引信管和炸药，属非炸药爆炸型弹药。第二次世界大战期间，侵华日军曾利用石井陶瓷弹等对中国多个地区投放了大量携带鼠疫耶尔森菌的跳蚤，造成鼠疫感染、流行。20 世纪 50 年代朝鲜战争期间，美军曾利用金属四格弹等投放了多种携带生物战剂的媒介昆虫和杂物，包括感染鼠疫耶尔森菌的人蚤、田鼠，感染霍乱弧菌的蝇类、文蛤，污染炭疽芽胞杆菌的羽毛等物品。

美军曾使用的昆虫弹弹体上装有降落伞和控制昆虫释放门的小马达，能在弹体触地时放出昆虫（图）。如果是只装一种昆虫的弹体，当其触地时，顶端的电钮就启动小马达，使弹体分开为两半，放出弹内的昆虫，同时，小马达也将固定降落伞的针拔出，使降落伞脱落，随风飘去，以免将昆虫盖住。如果是装有不止一种昆虫的昆虫弹，可将弹体隔成几格，当弹体触地时，各隔段小门打开，将昆虫放出。美国还曾设计了装载感染黄热病毒的埃及伊蚊的小航弹，其中用于飞机投放的是直径 $0.1143m$ 的球形小航弹，用于导弹投放的是直径 $0.086m$ 的球形小航弹。

生物战时媒介昆虫有助于生物战剂的传播与扩散，使其造成更大的危害。但昆虫弹应用于战争时，具有较高的局限性。媒介昆虫在储存、装弹、运输、撒布的过程中自然损失率高，对武器系统的适应能力较差。同时，媒

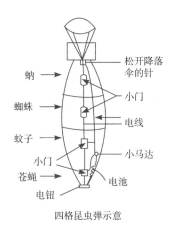

四格昆虫弹示意

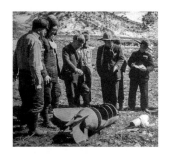

现场发现的四格昆虫弹

图 朝鲜战争中美军使用的降落伞型四格带菌昆虫弹

介昆虫的存活和攻击能力受目标地区气候、气象、地形、地貌的影响较大，在不适于投放的媒介昆虫生存、活动的季节和地区，很难发挥作用。

（祝庆余 康晓平）

shēngwù zhànjì

生物战剂（biological warfare agents） 战争中用于伤害人和动植物的致病微生物、生物毒素。生物战剂是生物弹药的核心成分，是生物武器杀伤威力的决定因素。用作生物战剂的病原微生物和生物毒素，包括天然来源的和采用基因工程技术改造的或生物合成的微生物及生物毒素。

特点 生物战剂是对人、动物和植物致病的微生物和生物毒素，但并不是所有的致病微生物和生物毒素都能作为生物战剂，国际社会公认能作为生物战剂的致病微生物、生物毒素应具备以下特性：①致病力强，较低剂量就能对人、动物或植物造成感染，引发疾病和死亡。②易于人工条件下培养增殖，能规模化生产加工。③生物活性稳定，对外环境有一定抵抗力，易于储存。④耐气溶胶化，形成气溶胶后仍能保

持有效的生物活性、致病性和毒力。⑤人群、动物或植物高度易感，而且缺乏有效的防治手段。

种类 生物战剂的种类很多，从不同角度、依据不同特征有多种分类的方法，常见的分类有：①根据生物战剂的生物学分类地位，分为细菌类生物战剂、病毒类生物战剂、真菌类生物战剂和毒素类生物战剂。细菌类、病毒类和真菌类生物战剂又被统称为微生物类生物战剂。②根据生物战剂所致疾病是否具有传染性，分为传染性生物战剂与非传染性生物战剂。微生物类生物战剂侵入机体不仅能大量繁殖引起疾病，还能不断向体外排出污染环境，或经媒介昆虫吸血传播，使周围人群感染发病，属于传染性生物战剂，毒素类战剂不能在机体内增殖，不具有传染性，属于非传染性战剂。③根据生物战剂杀伤靶目标，分为针对人的生物战剂、针对动物的生物战剂和针对植物的生物战剂。其中针对人的生物战剂大多数属于人畜共患病病原体，既对人有杀伤作用，同时也能杀伤相应的动物。④根据生物战剂对人员所致疾病状况及死亡

率，分为致死性生物战剂和失能性生物战剂。⑤根据生物战剂研发进展和其武器化程度，分为经典的生物战剂和潜在的生物战剂，经典生物战剂也有人称为标准生物战剂。

名录 全世界尚没有统一的生物战剂名录，但多个国际组织都曾在不同时期提出过各自认定的生物战剂清单。联合国（UN，1969年）、世界卫生组织（WHO，1970年）、澳大利亚集团（AG，1992年）、北大西洋公约组织（NATO，1996年）等国际组织，均在各自组织的相关文件中列出了各自认定的生物战剂名录。《禁止细菌（生物）及毒素武器的发展、生产及储存以及销毁这类武器的公约》1975年生效后，于2001年禁止生物武器公约缔约国特设小组在履约核查议定书案文中，针对履约核查也列出了生物战剂清单。根据WHO 2004年版《生物和化学武器的公共卫生应对措施——WHO指南》统计，有3个以上组织机构列出，攻击人的生物战剂共计34种，其中细菌战剂11种、病毒战剂16种、真菌战剂1种、毒素类战剂6种。

生物战剂的种类和数量始终处于动态变化中，一方面由于生物武器的研发是秘密进行的，难以确切地得到用于研发生物武器的微生物与毒素的种类与数量；另一方面，随着新发烈性病原体的不断出现，可用于生物战剂的病原体不断增加。同时，由于生物技术的发展，人工改造或合成新病原体用于生物战剂已经成为可能。因此，生物武器防护不但要关注已经公认的生物战剂，还应关注新发病原体和人工改造或合成的新病原体。

（马 静）

细菌类生物战剂（bacteria warfare agent）

xìjūnlèi shēngwù zhànjì

生物学分类属于细菌的一类生物战剂。简称细菌战剂。在生物战剂研发历史中，细菌类生物战剂是最先研究、生产、储存，并曾在战争中使用的生物战剂。

针对人的细菌类生物战剂基本上都是人畜共患病病原体，既危害人，也危害动物。多数种类所致的疾病能在人-人、动物-动物和人-动物间传播，造成疾病蔓延扩散，导致人或动物疫情发生，也可人和动物同时发生同种疾病的疫情。细菌类生物战剂可通过呼吸道、消化道、皮肤和黏膜进入机体，导致人和动物感染。感染后经过一定的潜伏期后，出现非特异性的前驱期症状，临床表现以发热和上呼吸道症状为主，细菌进入血液后出现菌血症，累及机体重要脏器出现高热和各种临床症状、体征，严重者出现败血症和脏器功能衰竭，导致死亡。

细菌类生物战剂是一类重要生物战剂，国际社会公认攻击人的大约12种，在细菌分类学上属于真细菌类的有芽胞杆菌属的炭疽芽胞杆菌，耶尔森菌属的鼠疫耶尔森菌，布氏杆菌属的牛布氏杆菌、羊布氏杆菌、猪布氏杆菌，弗朗西斯菌属的土拉弗朗西斯菌，鼻疽假单胞菌属的鼻疽伯克霍尔德菌、类鼻疽伯克霍尔德菌，弧菌属的霍乱弧菌，军团杆菌属的嗜肺军团菌等。属于立克次体类的有立克次体属的立氏立克次体、普氏立克次体，柯克斯体属的贝氏柯克斯体等。属于衣原体类的有衣原体属的鹦鹉热嗜衣原体。其中炭疽芽胞杆菌、鼠疫耶尔森菌、霍乱弧菌所致疾病的自然病死率高，被认为是致死性生物战剂。布氏杆菌、贝氏柯克斯体和鹦鹉热嗜衣原体等所致疾病的自然病死率一般不高，被认为是失能性生物战剂。

（马　静）

病毒类生物战剂（virus warfare agents）

bìngdúlèi shēngwù zhànjì

生物学分类属于病毒的一类生物战剂。简称病毒战剂。病毒类生物战剂引发的疾病，通常起病急，传染性强，病死率高，传播迅速，极易暴发流行，而且多数缺乏有效的预防和治疗措施。病毒类生物战剂可以通过气溶胶或媒介生物等途径感染人或动物，并在人际间或人-动物间快速传播，造成疾病流行。病毒类生物战剂所引起的急性传染病的临床特征，除天花外，主要有脑炎、出血热综合征和严重呼吸系统综合征等。

病毒类战剂是一类极为重要的生物战剂，其种类数量占公认生物战剂的半数以上。病毒类战剂主要分布在9个病毒科的10个病毒属中，除天花病毒的基因组为DNA外，其余病毒类战剂的基因组均为RNA。公认生物战剂病毒包括痘病毒科正痘病毒属的天花病毒，披膜病毒科甲病毒属的委内瑞拉马脑炎病毒、东部马脑炎病毒、西部马脑炎病毒、基孔肯亚病毒等，黄病毒科黄病毒属的黄热病毒、蜱传脑炎病毒、登革病毒、乙型脑炎病毒等，布尼亚病毒科汉坦病毒属的汉坦病毒，白蛉热病毒属的裂谷热病毒和内罗病毒属的克里米亚-刚果出血热病毒等，沙粒病毒科沙粒病毒属的拉沙病毒、胡宁病毒、马丘波病毒等，丝状病毒科丝状病毒属的马尔堡病毒和埃博拉病毒，副黏病毒科亨尼病毒属的亨德拉病毒和尼帕病毒，以及正黏病毒科甲型流感病毒属的人感染高致病性禽流感病毒等。除上述战剂病毒种类外，一些新（突）发病毒性传染病病原体也具备生物战剂的基本特征，如冠状病毒科冠状病毒属的SARS冠状病毒等。病毒类生物战剂依据其对人类致病力的强弱，分为致死性和失能性生物战剂两类。公认病毒生物战剂种类中除委内瑞拉马脑炎病毒等属于失能性战剂外，其余多数病毒类生物战剂属于致死性生物战剂。

随着生物技术的快速发展以及对病毒致病性和免疫机制认识的深入，使用生物遗传工程技术手段对病毒进行修饰、改造，增强其毒力、抗药性、稳定性，或改变其遗传特性及免疫特性已经成为可能，人工修饰或改造病毒可能会增强原有战剂病毒的致病性和抵抗力，也可能会出现病毒类战剂新的种类。

（秦鄂德）

真菌类生物战剂（fungus warfare agents）

zhēnjūnlèi shēngwù zhànjì

生物学分类属于真菌的一类生物战剂。简称真菌战剂。真菌对生存条件的要求不高，易于培养和生产，其孢子对环境和温度的抵抗力强，易在空气中飘浮形成气溶胶飘散。在生物战剂研究与发展中，真菌类战剂一直受到重视。

真菌有完整细胞核和核膜，无叶绿素，可形成孢子，对环境抵抗力强。真菌有单细胞型和多细胞型，单细胞型又有霉菌型和酵母型。自然界真菌的种类与数量众多，在自然状态下对人和动物致病的真菌只有很少的一部分，且大多导致人的皮肤、指甲及毛发等损害，极少数可经呼吸道感染引起严重疾病。植物传染病有

80%～90%由真菌引起，因此真菌战剂是破坏农作物的主要生物战剂，不仅受攻击的农作物染病死亡，还可因真菌孢子随风飘散，使大范围的农作物感染发病，造成大面积减产，甚至颗粒无收，给粮食生产和国计民生造成严重破坏。20世纪曾有多个国家研究和生产过数种针对人、动物和植物的真菌战剂，个别曾完成系统的研发和战剂武器化过程，作为生物战剂储备。

真菌类生物战剂包括攻击人与动物和攻击植物的两类。攻击人和动物的真菌战剂主要有粗球孢子菌和荚膜组织胞浆菌。攻击植物的真菌战剂，主要有危害小麦的麦锈病菌、危害稻谷的稻瘟病菌等。历史上美军曾经将这几种真菌作为生物战剂进行生产和储备。

（马　静）

dúsùlèi shēngwù zhànjì
毒素类生物战剂 （toxin warfare agents）

属于生物毒素类物质的一类生物战剂。简称毒素战剂。生物毒素是来源于微生物和动、植物的有毒活性物质，也可通过基因重组或人工合成制备。生物毒素的化学成分主要包括蛋白质类、多肽类、糖蛋白类、生物碱类等，具有细胞毒性、肠毒性、神经毒性和血液毒性等多种毒性作用。毒素类生物战剂进入机体，通过抑制体内蛋白质合成、促进细胞溶解、阻碍神经传导、影响凝血功能等，发挥杀伤作用。

生物毒素自然状况下，主要是通过进食、皮肤伤口或黏膜进入机体，导致机体靶器官受损，出现相应的神经系统、消化系统、呼吸系统和心血管系统中毒症状，也可出现多系统中毒症状。生物战中毒素类生物战剂多以施放气溶胶方式实施攻击，因此，呼吸道吸入含有毒素的气溶胶是生物战时毒素战剂中毒的主要途径，也可因食用沾染毒素战剂的食物、饮用水，或通过破损的皮肤、黏膜等途径进入机体导致中毒。毒素中毒的潜伏期长短和中毒程度，因暴露途径、暴露量和毒素的种类而不同，吸入毒素中毒的潜伏期一般较自然食入中毒要短，症状一般较重，而且通常不引起呼吸系统症状的毒素，也可因吸入中毒而出现呼吸系统症状。毒素类战剂不是活的病原体，不能在体内增殖，因而毒素中毒不具有传染性。但如果中毒者呕吐物和排泄物中含有毒素，造成环境和物品的污染，则有可能引发二次中毒。

毒素类生物战剂根据毒素来源的生物种类，可分为细菌毒素战剂、真菌毒素战剂、植物毒素战剂和动物毒素战剂四大类。细菌毒素战剂主要有肉毒毒素、葡萄球菌肠毒素、志贺毒素、产气荚膜梭菌毒素等，真菌毒素战剂有单端孢霉烯族毒素、黄曲霉毒素等，植物毒素战剂有蓖麻毒素、相思豆毒素等，动物毒素战剂有环蛇毒素、河豚毒素、石房蛤毒素等。

毒素类战剂既受《禁止细菌（生物）及毒素武器的发展、生产及储存以及销毁这类武器的公约》（简称《禁止生物武器公约》）的控制，也受《关于禁止发展、生产、储存和使用化学武器及销毁此种武器的公约》（简称《禁止化学武器公约》）的控制。例如，肉毒毒素、蓖麻毒素和葡萄球菌肠毒素等毒素类战剂，已被列入禁止化学武器公约控制清单，受《禁止化学武器公约》控制。

（马　静）

zhìsǐxìng shēngwù zhànjì
致死性生物战剂 （lethal biological warfare agents）

在未经干预的情况下，能致人自然发病死亡率很高的一类生物战剂。致死性生物战剂毒力强、发病迅猛、致死率高，在救治不及时的情况下，可在短时间内使大量受袭人员发病死亡。历史上，炭疽芽胞杆菌导致的肺炭疽、鼠疫耶尔森菌引发的肺鼠疫和败血症鼠疫、天花病毒引发的重型天花的自然病死率高达50%～90%，被公认为经典的致死性生物战剂。

病死率是衡量疾病严重程度的一个重要指标，也是评价生物战剂杀伤效能的重要指标。早期曾将自然病死率超过10%的生物战剂视为致死性生物战剂。随着社会的发展与医学的进步，一种传染病的出现通常都会及时采取一定的措施进行干预，未经干预的自然死亡率很难准确认定，同时，也难以用一个固定的死亡率值来界定致死性战剂和失能性生物战剂。军事学上已不再严格以10%的自然死亡率界定致死性生物战剂和失能性生物战剂。

公认的致死性生物战剂有炭疽芽胞杆菌、鼠疫耶尔森菌等细菌战剂，天花病毒、黄热病毒、埃博拉病毒、马尔堡病毒、东部马脑炎病毒等病毒战剂，肉毒毒素和蓖麻毒素等毒素战剂。21世纪以来新出现的SARS冠状病毒、人感染高致病性禽流感病毒，早期的自然病死率均超过50%，从军事学角度，这些病原体均可视为致死性生物战剂。

（马　静）

shīnéngxìng shēngwù zhànjì
失能性生物战剂 （incapable biological warfare agents）

能使人感染发病或中毒，但病死率通

常很低的一类生物战剂。失能性生物战剂致病性强、发病率高，可在短时间内致使受袭人员感染发病或中毒，丧失正常生活、工作、战斗能力，但在一般情况下很少致人死亡。

失能性生物战剂可使受袭者在短时间内感染发病或中毒，出现亚急性或慢性疾病状态，导致体能下降、战斗力丧失，甚至失去正常的活动能力，生活不能自理。同时，还要额外占用人员对他们进行照料、护理、救治，消耗大量人力、物力和医疗资源，使部队战斗力受到严重影响。由于失能性生物战剂不引起人员大量死亡，曾被一些生物战鼓吹者宣扬为"没有死亡的、人道主义的"武器。

失能性生物战剂虽然致死率低，但当暴露浓度高、剂量大、时间长，或暴露者的易感性高、免疫力低、抵抗力差的情况时，其感染发病或中毒的病死率也会随之增加。

公认的生物战剂中，属于失能性的生物战剂有委内瑞拉马脑炎病毒、基孔肯亚病毒等病毒战剂，布氏杆菌、贝氏柯克斯体、鹦鹉热嗜衣原体等细菌战剂，葡萄球菌肠毒素 B 等毒素战剂，以及厌酷球孢子菌和荚膜组织胞浆菌等真菌战剂。

（马　静）

chuánrǎnxìng shēngwù zhànjì
传染性生物战剂（infectious biological warfare agents）　能使人或动物感染发病并成为传染源，导致疾病传播流行的生物战剂。传染性生物战剂进入暴露者机体后，在机体内生长繁殖，致感染者发病或死亡，同时感染者能将活的战剂微生物排出体外污染环境，或经媒介生物叮咬传播，成

为传染源，导致疾病在人群间、动物群体间或人与动物之间继续传播，使疫情蔓延扩散，甚至暴发、流行。

传染性是生物武器独有的特性之一。传染性生物战剂的杀伤效果和范围，绝不局限于直接受到攻击的人群和地域，受袭者感染后成为传染源，使疾病随人员活动、物资流动和媒介生物传播而蔓延扩散，导致受到危害的人群和地域范围不断扩大。生物战剂中，除毒素战剂外的微生物战剂，都具有程度不同的传染性。这些战剂微生物侵入人和动物机体后，在体内生长繁殖，造成机体重要组织器官损伤，致使感染者发病或死亡。同时，感染者成为新的传染源，将体内的病原微生物以各种方式排出体外，污染空气、环境和物品，使周围人群受到传染，或感染者被吸血媒介昆虫叮咬而将病原微生物传播给其他人和动物。

传染性生物战剂的传染能力有强有弱，国际社会公认的生物战剂中，传染性强的生物战剂有鼠疫耶尔森菌、炭疽芽胞杆菌、贝氏柯克斯体、天花病毒、黄热病毒、埃博拉病毒、马尔堡病毒、委内瑞拉马脑炎病毒等微生物类生物战剂。

（马　静）

fēichuánrǎnxìng shēngwù zhànjì
非传染性生物战剂（un-infectious biological warfare agents）　能侵入人和动物机体导致发病或中毒，但不能使其成为传染源继续传播疾病的生物战剂。

非传染性生物战剂进入暴露的人和动物体内，只能导致暴露人员和动物个体发病或死亡，不能在其机体内生长繁殖。患者的排泄物、分泌物内一般不含生物

战剂，其居住、活动环境不会受到污染，也不会将疾病传染给其护理、治疗和生活的接触者，不会成为传染源。因此，不具有传染性的生物战剂，只能杀伤直接遭受袭击的对象和其污染物、污染环境的直接暴露者。

毒素类生物战剂不能在人和动物体内生长繁殖，中毒的人和动物不能成为传染源，属于非传染性生物战剂。公认的非传染性生物战剂有肉毒毒素、葡萄球菌肠毒素、蓖麻毒素、西加毒素、相思豆毒素等各种毒素类生物战剂。早期曾有人将部分虽能在人和动物体内增殖，而不能自主排出体外的微生物类生物战剂，如土拉弗朗西斯菌、贝氏柯克斯体、黄热病毒等分类为非传染性生物战剂，但这些微生物战剂的感染者，被吸血昆虫叮咬后可将病原体传播至其他人和动物，成为传染源。因此，这类生物战剂理应属于传染性生物战剂。

（马　静）

jīngdiǎn shēngwù zhànjì
经典生物战剂（classical biological warfare agents）　历史上曾经过武器化研究并生产，已经被国际社会公认的生物战剂。又称标准生物战剂。

20 世纪 30~70 年代，是生物武器研究最为活跃的时期。此间，德国、日本、美国、英国、加拿大以及苏联等国都大规模地开展了生物武器的研究，明确地制定了国家生物武器研究发展计划，设立了专门机构，对符合军事使用要求的致病微生物和生物毒素，进行了规模化培养、增殖、纯化、气溶胶化及其释放规律以及武器化的研究和试验。研究完成的生物战剂成品有冻干粉剂、浓缩液体等剂型，并给予了特定代号，

如美军研制的黄热病毒战剂干粉代号为OJ、液体代号为UJ，黄热病毒感染蚊虫代号为OJAP。在国际禁止生物武器行动中，缔约国将那些完成了致病性、大规模培养和武器化生产研究与发展的生物战剂，特别是美国和苏联曾经制备成有特殊编号代码的生物战剂，称为"标准生物战剂"。

国际公认的经典生物战剂，针对人和动物的有炭疽芽胞杆菌、土拉弗朗西斯菌、鼠疫耶尔森菌、布氏杆菌、鼻疽伯克霍尔德菌、类鼻疽伯克霍尔德菌、霍乱弧菌和贝氏柯克斯体等细菌类战剂，黄热病毒、委内瑞拉马脑炎病毒、天花病毒等病毒类战剂，蓖麻毒素、肉毒毒素、葡萄球菌肠毒素和黄曲霉毒素等毒素类战剂；针对农作物的生物战剂有麦锈病真菌、稻瘟病真菌等。

（马　静）

qiánzài shēngwù zhànjì
潜在生物战剂（potential biological warfare agents）

具有生物战剂的基本特性，但尚未经过武器化研究与发展的致病微生物、生物毒素。这类致病微生物和生物毒素具有生物战剂的某些或全部特性，可能被研究发展为生物战剂，因此被公认为是潜在的生物战剂。

根据《生物和化学武器的公共卫生应对措施——WHO指南》中引述的多个国际组织列出的针对人的生物战剂种类列表，未完成系统的研究和武器化发展进程的潜在生物战剂至少有17种，其中致病微生物11种、生物毒素6种。这些潜在的生物战剂，属于致病微生物的有乙型脑炎病毒、蜱传脑炎病毒等脑炎病毒，拉沙病毒、马尔堡病毒、埃博拉病毒、裂谷热病毒、登革病毒、汉坦病毒等出血热病毒，立氏立克次体、普氏立克次体等立克次体，粗球孢子菌、荚膜组织胞浆菌等真菌；属于生物毒素的有破伤风杆菌毒素、志贺毒素等微生物毒素，蛇毒毒素、河豚毒素、石房蛤毒素等其他生物毒素。

进入21世纪以来，新出现的SARS冠状病毒、人感染高致病性禽流感病毒、尼帕病毒等高致病性病原体，因其强致病性和高度传染性等特征，也被公认为潜在的生物战剂。

（马　静）

shēngwù zhànjì wēihài
生物战剂危害（hazard of biological warfare agents）

生物战剂对人和动植物生命健康造成的损害及随之产生的社会不利影响。生物战剂是人为非和平目的使用的病原微生物和生物毒素，通过侵入生物体致病，发挥危害效应。生物战剂的危害表现为对生命体的直接损害和对社会造成的不利影响。生物武器一般没有立即杀伤作用，但生物战剂有较强的致病性和传染性，杀伤效应作用时间长。因此，通常认为生物武器主要用于战略目的，强调秘密突然地使用，攻击对方后方战略地区，例如军队集结地，军队后方基地、设施；人口密集的城市、政府机关驻地；车站、机场、海港等重要交通枢纽；重要的工农业基地，牧场、水库、水源及粮食仓库等。生物武器袭击不仅可以直接削弱对方有生战斗力和战争潜力，还可造成对方军民传染病流行，影响正常生产、生活，造成人们心理恐慌，引起社会秩序紊乱。

对生命体的危害　生物战剂能直接导致暴露的人员和动植物感染、中毒，发病，死亡。针对人和动物的生物战剂，通过呼吸道吸入、消化道食入和皮肤黏膜等途径侵入暴露者机体，引发传染病或生物毒素中毒，丧失正常活动能力，严重者死亡；针对植物的生物战剂会使粮食作物、经济作物和林木感染发病，造成植株枯萎、死亡。生物战剂不但可以使直接暴露者感染发病，还可因其传染性，造成疾病的传播扩散，引发传染病的暴发流行，致使大范围、更多的人和动植物感染发病。生物战剂对生命体的危害，不仅可直接杀伤部队有生战斗力，还可严重危害民众健康，影响粮食及经济作物产量，甚至破坏当地的动植物种群生态平衡。

对社会的不利影响　生物战剂对生命体的危害造成大量人员和动植物发病、死亡，随之引起大众恐慌、社会资源消耗、生产生活秩序紊乱，严重危及社会安全稳定。

引发民众恐慌　生物武器袭击可造成受袭击区域大面积的生物战剂污染，尤其遭受生物战剂气溶胶袭击时，受袭击地区的空气、植被、建筑物、物体表面、水体和食物等均会受到生物战剂污染，人员防护异常困难，甚至使民众对防护效果失去信心。生物战剂暴露人员大量感染、发病、中毒、死亡，传染病的传播、蔓延，以及部分民众的亲人、同事、朋友感染发病，造成了民众的心理危机与恐惧。对疫情处理采取的污染区和疫区封锁，对可疑患者、暴露群体、患者接触者的医学观察、隔离留验等传染病预防控制措施，则可能进一步加深民众的心理恐慌。

消耗社会资源　应对生物袭击的基本措施包括人员防护，生物战剂污染区与疫区的封锁，采用消毒、杀虫等综合措施消除生物战剂污染，生物战剂伤病员现场救护、后送转运、隔离治疗，生物战剂暴露人员的医学观察与留验等。控制传染病的传播与扩散，减少或降低生物战剂的危害，不仅需要大量专业救援人员和医疗救护设施，消耗大量人员防护器材、消毒药剂与器械、医疗救治药品等，还需要动用大量社会医疗救护、卫生防疫、交通运输、物资供应、社会安全保卫等相关部门力量，消耗大量人力、物力等社会资源。

影响生产生活秩序　应对生物武器袭击要对污染区、疫区及相关道路进行封锁，影响人们的正常交通出行与物质运输供应。为防止传染病的扩散与蔓延，禁止人员密集的大型娱乐活动与聚会，学校停课、工厂停产，严重影响人们的正常生产、生活。为了应对生物武器袭击，各级政府部门的工作重心都转移到生物袭击处置，严重影响政府机构的正常工作秩序。

危及社会安全稳定　生物战剂不仅可以直接造成受袭击者发病死亡，消耗有生战斗力量，还可因其传染性导致受袭击地区传染病暴发与流行，造成大量人员感染发病，消耗大量社会资源，引起民众心理恐慌。严重时可造成大范围停产、停课、交通中断、生活必需品供应紧缺，政府职能部门工作瘫痪，出现各种社会谣言，危及社会安全稳定。

（马　静）

shēngwù zhànjì sǔnshāng

生物战剂损伤（damnification of biological warfare agents）

生物战剂致人和动植物发病、死亡的生物学效应。包括微生物类战剂所致传染病和毒素类战剂引起的中毒对生命健康的伤害。

生物战剂损伤没有明显的外科创伤，生物战剂侵入机体引起组织、器官病理改变，造成生理功能和代谢紊乱，导致受袭者发病、死亡，是生物武器杀伤效应的表现形式。

损伤表现　生物战剂损伤的主要表现为受袭者感染、中毒、发病、死亡。不同种类的生物战剂，所致感染发病或中毒具有不同的临床表现，基本的临床症状可归纳为：①流感样症状。多数微生物类战剂所致疾病，最早的发病表现为发热、流涕、咳嗽、头痛、肌痛等流感样症状。②呼吸系统综合征。以呼吸道为主要感染途径的生物战剂，均可引起呼吸系统综合征，表现为咳嗽、胸闷、胸痛、呼吸困难、发绀，影像学检查可见肺部炎性改变，严重者呼吸衰竭、休克、死亡。自然状态下非呼吸道途径感染的生物战剂，若经气溶胶方式攻击，也可表现出呼吸系统症状。③出血热综合征。黄热病毒、埃博拉病毒、拉沙热病毒、马尔堡病毒、汉坦病毒等多种出血热类病毒的感染者，早期出现发热症状，随即出现皮肤、黏膜、重要器官出血，甚至全身弥漫性出血。④脑炎综合征。委内瑞拉马脑炎病毒、东部马脑炎病毒、西部马脑炎病毒、乙型脑炎病毒、森林脑炎病毒等脑炎类病毒的感染者，继出现发热后，出现脑炎或脑脊髓膜炎综合征，表现为头痛、嗜睡、颈项强直、震颤、四肢无力或麻痹、语言障碍等，甚至昏迷。⑤胃肠道综合征。霍乱弧菌感染，葡萄球菌肠毒素B、志贺毒素中毒等早期特征性表现为腹痛、腹泻、恶心、呕吐等肠道症状。⑥皮肤损伤。部分生物战剂感染，早期可导致患者皮肤损伤，表现

为皮肤丘疹、疱疹、痘疹、溃疡，甚至皮下脓肿、溃烂，淋巴腺炎、淋巴结肿大坏死等。⑦松弛性麻痹。肉毒毒素战剂可使中毒者神经肌肉松弛性麻痹，表现眼睑下垂、复视、斜视，吞咽、咀嚼、语言困难，四肢肌肉弛缓性瘫痪无力，严重者膈肌、呼吸肌麻痹，自主呼吸困难，最终因呼吸衰竭而死亡。

损伤特点　生物战剂的损伤，通常因暴露于人工施放的生物战剂所致，主要表现为暴露者发生急性传染病或生物毒素中毒。其特点主要有：①生物专一性。生物战剂只能攻击人和动植物，对非生命物体无任何损害。同时，攻击人和动物的生物战剂对植物没有伤害；反之，攻击植物的生物战剂一般也不伤害人和动物。②效应滞后性。生物战剂造成的感染或中毒均具有几小时至数天的潜伏期，因此，在受到生物武器攻击一定时间后，才会出现生物战剂损伤效应。从战争的角度看，生物战剂没有即时杀伤作用。③群体性急性发病。生物武器攻击通常针对特定的目标和特定的人群，因此，多导致暴露人员群体性、急性发病。④致病途径异常。生物武器攻击通常以施放生物战剂气溶胶为主，一些自然条件下非呼吸道感染中毒的生物战剂，也可以因吸入生物战剂气溶胶，经呼吸道感染、中毒。因此，生物战剂损伤的致病途径可能与自然状态的疾病和中毒途径不同。⑤病程进展快。生物战剂均为烈性病原体，遭受生物武器袭击时，受袭人员暴露于生物战剂的剂量大。因此，受袭人员呈现的生物战剂损伤，病情严重，病程进展快。

（马　静）

shēngwù zhànjì shīfàng

生物战剂施放（release of biological warfare agent）

将生物战剂撒布到目标区域实施攻击的行动。通过各种方式将生物战剂送达并撒布在目标区域，污染目标区域的空气、环境、水源、食物等，使受攻击方人员和动植物遭受到生物战剂侵染而发病、死亡，以获取战争胜利。生物战剂施放是生物武器袭击的具体行动。

生物战剂施放手段随着科学技术的进步和生物武器发展而发展。原始的生物战阶段，人们用投放传染病人尸体、"赠送"传染病人用过的物品等方式，传播传染病病原体，以实现攻击。进入20世纪，随着细菌技术建立，人们开始使用人工培养的致病菌，直接投放到受袭击方人和动物的饮水、食物和草料中实施攻击。20世纪中期，开始将生物战剂、传染病媒介生物等制成生物弹药，通过航空布撒和低空爆炸分散等方式施放生物战剂，并在战场试用。20世纪下半叶，随着生物武器发展和气溶胶发生技术的进步，以及对微生物气溶胶规律的认识和研究的深入，将生物战剂气溶胶化实施攻击，成为生物战剂施放的主要方式。

施放方法 主要有人工直接投放、媒介生物传播、生物弹药施放和气溶胶施放。

人工直接投放 由人工直接将生物战剂投放到目标区域环境中，污染饮用水、食品、粮秣等，使人群和动物通过接触、食用污染水、食品等感染、中毒。

媒介生物传播 将染有生物战剂的媒介生物投放到目标区域，通过媒介生物活动、叮咬将生物战剂传播给人和动物，使其感染发病。投放方式可采用飞机或武器发射装置投放昆虫弹至目标区，也可通过交通工具将染有生物战剂的媒介生物运送至目标区，人工秘密投放。

弹药爆炸施放 将生物战剂装填至炮弹、航空炸弹，火箭弹、导弹弹头中制备成生物弹药，通过火炮、飞机、火箭、导弹等投送至目标区，爆炸释放生物战剂，污染目标区域环境，使暴露人员和动植物感染、发病、死亡。

气溶胶施放 利用装有气溶胶发生器的生物弹药或气溶胶发生装置，将生物战剂分散成气溶胶，在目标区域进行施放，污染目标区域空气、环境，造成暴露人员和动植物感染、发病、死亡。气溶胶施放可采用向目标区域发射喷雾型、喷粉型生物弹药进行施放，也可以通过定点气溶胶发生装置，或舰载、机载气溶胶发生装置等，进行定点施放或移动施放。

影响因素 生物战剂施放方式直接影响生物武器的杀伤效果，各种施放方式的杀伤效果都受某些因素影响，不同的施放方式受影响的因素不同。

人工直接投放 通常是将生物战剂人工投放到食物、饲料、饮用水中，在食物、饲料中投放生物战剂，污染范围有限，在水源中投放生物战剂，流动或较大的水体会很快将生物战剂稀释，失去杀伤效力。同时食物和饮用水还可通过加热处理杀灭生物战剂活性。因此，人工直接投放生物战剂的方式，杀伤范围较小，杀伤效果有限。

媒介生物传播 此施放方式受多种因素影响，主要包括：①媒介生物自身特性及其携带生物战剂的能力。②投放媒介生物的方式影响媒介生物的活力和存活率。③媒介生物投放季节，投放地区地形地貌等自然环境，以及投放时的气温、风向、风力、降水等气象条件，可以影响投放媒介生物的存活、活力及其活动范围。

弹药爆炸施放 通过生物弹药爆炸，将弹壳炸开，生物战剂随之分散成微粒释放到空气中。这种施放方式产生的生物战剂微粒直径大小不均，多数粒径较大，在空气中飘浮时间短，飘移扩散形成的污染区域小。同时，爆炸瞬间产生的热量和冲击力还可降低生物战剂活性，且固态生物战剂在爆炸分散时，容易受热凝结，分散效果更差。

气溶胶施放 以气溶胶方式施放生物战剂，生物战剂气溶胶粒子可较长时间大气中飘浮，随气流扩散，同时气溶胶可定点持续发生，也可移动连续发生，污染范围大。但是，气溶胶发生器的分散压力会损害生物战剂部分活性，目标区域的日光、温度、风力、降水等气象条件，影响生物战剂气溶胶的存活、扩散、沉降等，从而降低生物战剂的杀伤效果。

（马　静）

shēngwù zhànjì qìróngjiāo shīfàng

生物战剂气溶胶施放（release of biological warfare agent aerosol）

以气溶胶发生方式将生物战剂释放到目标区域所实施的攻击行动。此行动是人为地将生物战剂以各种方式分散为粒径$0.01\sim50\mu m$的微粒，均匀地喷撒到目标区域大气中，形成生物战剂气溶胶，使受攻击区域内人员通过呼吸道吸入生物战剂气溶胶，导致感染、发病、死亡。

气溶胶发生方式 生物战剂气溶胶发生方式，依据分散生物战剂粒子的动力源，可分为爆炸分散、压缩气体分散与高速气流分散三种方式。

爆炸分散 以炸药为动力源，通过生物弹药中炸药的爆炸，使生物战剂随着弹壳的爆炸而分散为微粒，释放到空气中，形成生物战剂气溶胶。20世纪曾经出现过的各种爆炸型生物弹，炸弹中央装有少量炸药，由引信控制其在低空或地面爆炸，使炸弹内装填的生物战剂被爆炸产生的压力分散成细小微粒，释放到空气中形成气溶胶。爆炸型生物弹药结构相对简单、易于生产，可远距离投放发挥生物战剂杀伤作用。爆炸分散法生成的生物战剂粒谱宽，5μm以下粒子较少，生成生物战剂气溶胶的效率低，能覆盖的效应面积相对小。同时，爆炸产生的冲击力和热力对生物战剂的活性有较大的破坏作用。

压缩气体分散 以压缩气体为动力源，利用压缩气体产生的高速气流，将生物战剂通过施放装置分散成微粒，喷射到大气中与空气充分混合，形成生物战剂气溶胶。施放装置由生物战剂容器、压缩气体系统以及释放控制系统等几个基本部分组成。压缩气体分散方式生成生物战剂气溶胶效率高，生物战剂粒子的粒谱均一，5μm以下的粒子比率较高。压缩气体分散装置既可分散液体生物战剂，也可分散粉状生物战剂，既可定点施放，也可移动连续施放，形成的气溶胶有效覆盖面积大。

高速气流分散 将生物战剂均匀地混入到高速气流中，通过高速气流将生物战剂分散成微细的颗粒，与空气混合生成生物战剂气溶胶。通常将生物战剂和施放装置置于飞行器中，在飞行器高速运行过程中，将生物战剂匀速混入到飞行器飞行产生的高速气流中，生物战剂被高速气流分散成均匀而微细的微粒，与高速气流混合生成生物战剂气溶胶。这种方式生成的生物气溶胶5μm以下的粒子比率较高，可施放液体或粉状生物战剂，形成的气溶胶有效覆盖面积大。

施放方式 根据气溶胶发生时是否发生位移，可将生物战剂气溶胶施放分为定点施放与移动施放两种方式。这两种施放方式生成的气溶胶云团初始形态和漂移扩散污染的范围、形状不同。

定点施放 生物战剂气溶胶施放过程中，气溶胶施放装置不发生位移，固定于一点施放。这种施放类型生成柱状的初始生物战剂气溶胶云团，初始云团生成后随气流向下风向飘散，通常产生以施放点为基点的扇面形状的点源污染区域。定点施放可以分为定点瞬时施放和定点连续施放。爆炸型生物弹在爆炸瞬间即将生物战剂全部释放，为定点瞬时施放；喷雾型、喷粉型生物弹，以及定点气溶胶发生装置，都利用压缩气体通过喷射口连续喷射施放生物战剂，为定点连续施放。

移动施放 通常将生物战剂气溶胶施放装置安放在飞机等交通工具上，施放过程中气溶胶施放装置随交通工具运行发生位移。这种施放方式生成带状的初始生物战剂气溶胶云团，然后随风向下风向飘散：①当施放装置逆主风向移动时，生成的初始云团顺着气流方向飘散，产生条带状污染区域。②当施放装置与主风向成90°夹角移动时，生成的初始带状云团横向被风吹散，产生以初始带状云团长度为上底，顺风漂移距离为高的梯形面污染区域。

影响因素 生物战剂气溶胶施放效果的影响因素较多，主要影响因素包括气溶胶发生方式、气溶胶施放方式、施放时气象条件和目标区地形地貌等。

气溶胶发生方式 不同的气溶胶发生方式，对生物战剂活性影响不同，有效气溶胶粒子发生率和形成的生物战剂气溶胶覆盖范围差异较大。爆炸分散气溶胶发生方式，对战剂的生物活性影响较大，形成的有效生物战剂气溶胶粒子比率低，战剂气溶胶覆盖范围相对小。

气溶胶施放方式 移动式施放生物战剂气溶胶，施放的效率高，生物战剂气溶胶覆盖面积大、范围广。定点式施放生物战剂气溶胶，形成的有效生物战剂气溶胶覆盖面积相对较小。生物战剂气溶胶的施放高度，过低或过高都直接影响生物战剂气溶胶的杀伤效应，生物战剂气溶胶只有在近地面的一定高度，才能最有效的发挥杀伤作用。

施放时气象条件 大气稳定度、风力、风向、空气湿度、降水、紫外线强度等气象条件，对生物战剂气溶胶施放效果影响很大。大气稳定度差，不利于气溶胶正常扩散；风力、风向可改变气溶胶的扩散速度和方向；空气湿度、降水、紫外线强度等影响生物战剂粒子的活性。一般认为，近地大气层稳定、中等风速（3~6m/s）、无降雨降雪的清晨和傍晚，比较适宜生物战剂气溶胶施放。

目标区地形地貌 生物战剂气溶胶施放目标区域的地形地貌影响生物战剂气溶胶施放效果。森林、建筑群、山坳等，可阻碍生物战剂气溶胶扩散，加速生物战剂气溶胶粒子沉降，山顶、高地因风力大，可加速生物战剂气溶胶的飘散、加快稀释生物战剂气溶胶粒子浓度。

（马　静）

shēngwù zhànjì yuánqiáng

生物战剂源强（biological agent source intensity）

单位时间内释放源释放生物战剂的量。这是借用环境保护工程中的污染源源强的概念，描述生物武器施放生物战剂有效量的一个参数，也是评估生物武器袭击危害的一个关键参数。

生物武器攻击的最佳方式是生物战剂气溶胶施放攻击。气溶胶施放方式的生物战剂源强，可以用单位时间内释放的生物战剂质量数计量（千克/秒），也可用单位时间内释放的生物战剂数量计量（菌落数/秒、半数致死剂量/秒、半数感染剂量/秒等）。生物战剂源强与施放源有密切关系，施放源是指施放生物战剂的弹药、装置、地点的统称，可分为点源和线源两类。

点源源强：点状施放源施放的生物战剂的有效量。点源又可分为瞬时点源和连续点源。瞬时点源是指瞬间完成生物战剂施放的点状施放源，源强以瞬时施放生物战剂总量（千克）或总数（菌落数、半数致死剂量、半数感染剂量等）表示。连续点源是连续均匀施放生物战剂的点状施放源，源强以单位时间生物战剂施放质量的总量（千克/秒）或施放的数量（菌落数/秒、半数致死剂量/秒、半数感染剂量/秒等）表示。点源施放的生物战剂云团浓度随源强增大而增加，随风速、大气湍流作用、施放源的距离增加而下降。

线源源强：由一定长度的线状施放源施放的生物战剂的有效量。线源可分为瞬时线源和连续线源。瞬时线源是瞬间完成生物战剂施放的线状施放源，如飞机播撒器在空中瞬间播撒生物战剂构成的生物战剂气溶胶云带，源强以单位线长的施放质量（千克/米）或数量（菌落数/米、半数致死剂量/米、半数感染剂量/米）等表示。连续线源是指连续施放生物战剂的线状施放源，如生物战剂施放线，可以看作是排列在一条线上许多连续点源。源强以单位时间单位线长的生物战剂施放质量［千克/（秒·米）］或数量［菌落数/（秒·米）、半数致死剂量/（秒·米）、半数感染剂量/（秒·米）］等表示。线源施放的生物战剂云带浓度随源强增加而增加，随风速、大气湍流作用、线源的距离增加而下降。

（李劲松）

jīyīn wǔqì

基因武器（genetic weapon）

利用基因改造、合成的生物战剂或专门攻击具有特定基因人群的生物战剂发展的新型生物武器。基因改造、合成的生物战剂是指利用遗传工程技术按人们的需要经基因改造或全新合成的微生物和毒素等生物活性物质；专门攻击具有特定基因人群的生物战剂是指对特定基因的民族或族群具有专一嗜性的微生物和毒素等生物活性物质，这类物质或是天然的或是人为改造的。

概念形成　基因武器的概念是随着分子生物学和遗传工程技术的发展而出现的。DNA重组等遗传工程技术手段的进步，使得按人们的意愿通过基因改造构建具有特殊功能的病原体已经成为现实。同时，各种基因组学计划的实施，不但可以揭示各种病原体的全基因组结构特征与功能，而且对人类基因组的结构与功能也基本搞清，发展基因武器的理论基础和技术条件已经具备，为针对特定基因组进行改造或实施生物攻击提供了可能。一些国家相继开展了不同烈性病原体基因重组、改造构建以及人工合成新病原体的相关研究。2001年初，时任美国总统布什宣布增加包括基因武器在内的新概念武器的研究经费，同年9月《纽约时报》披露，美国已经开始启动一项研究基因武器的秘密计划。基因武器的潜在威胁不断增大，已经引起世界各国的高度关注与警惕。

特点　基因武器是一种新型生物武器，具有传统生物武器的各种特性。此外，由于构成基因武器的生物战剂是经过遗传工程改造或全新合成的病原体或毒素，改变了原有生物战剂的某些生物特性，致病性更高，抵抗力更强；针对特定民族或族群的基因差异研制的生物战剂，对特定人群攻击具有专一性。与传统生物武器相比，基因武器具有战场杀伤效应更强，侦查、检测、鉴定难度更大，预防和治疗更加困难等特点，种族基因武器还具有定向杀伤能力，可对特定人群进行有效打击，对攻击方人员不产生威胁。

分类　基因武器尚无明确、统一分类。通常有根据构成基因武器的战剂类别和攻击的人种差异两种分类方法。

根据构成战剂类别分类　可将基因武器分为微生物类基因武器和生物毒素类基因武器等。

微生物类基因武器　利用遗传工程技术手段通过基因改造或基因合成产生的病原微生物研制的生物武器。包括对天然微生物基因进行改造，在微生物基因组内插入新的致病基因或耐药基因等重组的病原微生物；将两种以上不同病原微生物的特定基因拼接到一起，构建出的新型病原微生物；利用人工合成基因制造出的全新病原微生物。

毒素类基因武器 利用遗传工程技术手段通过基因改造或基因合成产生的毒素而研制的生物武器。这类毒素包括对天然毒素基因进行改造产生的毒素；将两种或两种以上的毒素基因融合、重组到一种生物体内产生的生物毒素；人工合成的全新毒素基因整合到生物体内产生的毒素。

根据攻击人种对象分类 可将基因武器分为种族基因武器和非种族基因武器。

种族基因武器 针对某一特定民族或族群的基因特点，研制的专门攻击这一特定人群的生物武器。这种基因武器只对具有或缺失某种相应特定基因的人种（群）有杀伤作用，对其他人种完全无害，是新式的生物制导性武器。有科学家将这种基因武器称为"种族武器"或"人种炸弹"。

非种族基因武器 对攻击的人种群没有选择性的基因武器，即种族基因武器以外的基因武器。

(杨银辉　祝庆余)

shēngwùzhàn

生物战 （biological warfare）

使用生物武器完成军事目的的行动。曾称细菌战。在作战中，通过各种方式施放生物战剂，造成对方军队及其后方地区传染病流行，大面积农作物被毁，从而削弱对方战斗力，赢取战争胜利。

发展简史 现代生物武器的历史虽然不长，但利用毒物或传染病来征服敌人的想法和行动却已有相当长的历史，早在石器时代，人类就曾用污物、腐尸污染水源、食物等作为手段攻击对方。历来战争中军队因传染病引起的疾病减员往往超过战斗减员，所以在微生物学尚未诞生以前人们就萌生了生物战的思想，并不断在战争中进行尝试。生物战的历史可以追溯到14世纪，鞑靼军队围攻克里米亚要塞卡法城，3年不克，直到1346年自己的队伍中发生鼠疫，他们把死于鼠疫的士兵尸体投入卡法城堡，造成鼠疫在城堡内流行，迫使守军弃城而逃，并把鼠疫传播到中欧。

第一次世界大战期间，德国军队多次派间谍将炭疽芽胞杆菌、类鼻疽伯克霍尔德菌等投放给同盟国及其中立贸易伙伴的马匹和饲养的家畜，造成马匹和其他牲畜大量死亡，使同盟国军队的后勤供应受到严重影响。

真正大规模实施生物战开始于第二次世界大战期间。1932年日军侵占中国东北后，在中国的哈尔滨等地大规模研制生物武器，生产的炭疽、鼠疫等细菌战剂数以吨计。1937年起，日军在中国开始实施生物战，首先是在中国东北地区施放染有鼠疫耶尔森菌的跳蚤和老鼠，造成鼠疫流行，继而扩展到中国的中、南部地区。1940~1945年，日军向浙江、湖南、河南、河北等省进行过数十次生物武器攻击，利用飞机播撒、施放生物战剂和染有病原菌的跳蚤和老鼠等，使衢县、宁波、金华、南阳等十几个县、市受到生物战剂污染，引起多个地区鼠疫等传染病流行。除日军外，英军和德军也实施过生物武器攻击。1941年12月29日，英军将携带毒素武器"BTX"的特工人员秘密空投到捷克斯洛伐克，将肉毒毒素通过装在手雷中爆炸分散的方式播撒，成功地杀死了德军驻捷克总管。1945年5月，德军曾使用普氏立克次体战剂污染被围攻的波希米亚西北部的大型水库。

朝鲜战争期间，美军对朝鲜北部及中国东北地区实施生物武器攻击，投下的生物弹和容器多种多样，如四格弹、陶瓷薄壳容器、绿色透明的昆虫容器等。投放带有炭疽芽胞杆菌、伤寒沙门菌、霍乱弧菌、鼠疫耶尔森菌等生物战剂的昆虫、小动物和杂物，造成朝鲜和中国东北地区当地从未出现过的一些传染病发生。

综观生物战的起源和发展历史，生物战的尝试几乎贯穿（伴随）了整个人类战争历史，尽管《禁止细菌（生物）和毒素武器的发展、生产及贮存以及销毁这类武器的公约》于1975年生效，但世界上生物武器的研发并未真正停止，生物战的威胁依然存在。美国2001年炭疽白色粉末恐怖事件后，国际社会普遍认为生物恐怖已经成为当前世界范围内的主要安全威胁之一，生物恐怖袭击可能成为生物战现代演化的另一种形式。

主要特点 生物战与其他形式的战争相比，具有下列特点。

隐蔽性强 生物战是一种无声、无火、无光、无形的战争，看不见、嗅不出、摸不着，往往是杀人而不为其所知。同时，生物武器显现效力都有一定的潜伏期，投放后短则几个小时、长则一周左右被投放区没有异样变化，即使到生物武器显现效力时，出现的也只是人员或牲畜发病、死亡，或农作物染病，与自然发生的传染病不易区分。

危害时间长 生物战剂释放后，在自然环境中其生物活性可维持一定时间，生物战剂气溶胶具有感染性的时间一般可维持数小时，土壤和物体表面的生物战剂感染性维持的时间更长，在一定条件下，某些生物战剂的危害时间可长达数月至数年。例如，1942年，英国在苏格兰海岸的格林亚德岛上进行的炭疽芽胞杆菌杀伤效果现场试验，至24年后检验证明该岛仍污染严重，直到1986年对该岛用福尔马林和海水彻底消毒处理，炭疽芽胞杆菌的芽胞才被完全消除。生物战剂一旦引起人或动物感染，还可继续传播，造成传染病流行，危害的时间要远远长于生物战剂投放后自然存活的时间，因此，一场生物战发生后造成的危害时间往往可达数月至数年。

易攻难防 实施生物战不需动用大规模的战斗部队，只需派遣几个人、几架飞机或用导弹等将生物武器投放到目标区就可实施生物武器攻击。生物战隐蔽性强，不易被发现，攻击目标不分前方、后方，且效应面积大，防御困难。

受自然环境因素影响大 生物战时，目标区域的气象条件及地形、地貌，都对生物武器的袭击效果产生重要影响。风向、风力等气象因素，影响生物战剂气溶胶云团的运行方向、覆盖面积和战剂污染浓度；温度、湿度和日光等影响释放的生物战剂活性；地形、地貌以及降雨、降雪等影响生物战剂的分布与扩散。这些因素不但直接影响生物武器杀伤效果，也可影响生物战对攻击目标的精确打击。

战场恢复容易 由于生物武器的生物专一性特征，生物战对建筑物、生产生活设施、设备等无生命的物体没有破坏作用。因此，战后只需彻底消除生物战剂污染，即可很快恢复正常生产、生活。

军事及社会效应 生物战从某种意义上讲是在特殊的情况下对特定人群人为制造的传染病流行。生物战打起来不分前方、后方，既可针对战场直接杀伤其有生战斗力量，也可战略性攻击后方重要的军事与政府职能部门、工业中心、人口密集的城市等。从军事效应层面讲，由于生物战可造成大量的疾病减员，使部队战斗力和后勤供应受到严重影响，可直接影响到整个战争的进程和结局。从社会层面讲，生物战一旦发生不仅将大量消耗被攻击方的人力、物力，尤其是公共卫生资源，还会使被攻击方大范围传染病流行，人员健康受损，造成人们心理的极大恐慌和全社会的精神恐惧，形成医院人满为患，学生不能上学、工人不能上班、工厂停产、交通中断，极大地影响人们的正常工作和生产、生活，甚至可能使整个社会处于几乎瘫痪的局面。

未来战争的趋势是向着全面战争的模式发展，相信生物武器未来前景的科学家、军事战略专家和军事领导者们认为生物战有实现全面战争目的的潜力。在现代战争中生物武器在正面战场上的直接杀伤威力并不大，而战略性地生物战攻击后方的重要职能部门和人口密集的城市等的军事效应和社会效应则会远大于正面战场攻击。

(杨银辉 祝庆余)

fǎnshēngwùzhàn

反生物战（anti-biological warfare） 针对生物战所采取的遏制、摧毁、防御等对抗行动。又称反细菌战。反生物战的宗旨是阻止生物战发生，制裁生物战发动者，最终消除生物战。

反生物战是世界各国政府和人民共同关注的重大问题，需动员世界范围内各方面的力量共同参与。国际上反生物战的工作主要通过签署国际、双边或多边的禁止生物武器相关公约和监督各缔约国实施生物军控与履约来实现。同时，反生物战也需要国际社会的各种力量参与和人民强大的舆论进行监督。对一个国家而言，反生物战是一种国家行为，制订国家反生物战的应对策略和长、短期规划，建立生物战防御体系，采取政治与外交努力、舆论监督、军事打击和防御行动等阻止生物战发生。

发展简史 第一、二次世界大战期间，德、日军队不断进行生物武器的研制并在战场上进行使用。继德国和日本之后，英、美等国也开始了生物武器的研发。世界人民和各国政府逐渐意识到生物战的巨大危害，随之开始反对生物战争，纷纷呼吁禁止使用和研制生物武器，要求销毁生物武器，控制生物武器的技术扩散。

在1925年召开的关于禁止化学武器的国际会议上，波兰代表提出，在考虑限制和禁止化学和有毒气体武器时，应同时考虑细菌武器的问题。这一建议得到了比较广泛的支持，因而将议定书的范围扩展到细菌武器。这个议定书就是著名的《日内瓦议定书》，即《禁止在战争中使用窒息性、毒性或其他气体和细菌作战方法的议定书》，它是第一个明确禁止使用生物武器的国际性文件，在反生物战的历史中具有里程碑意义。

1947年9月，经美国建议和许多国家提出修正意见后，确定生物武器、原子武器、化学武器同属于大规模杀伤性武器。自此之后，核、化、生武器就往往联系在一起成为国际军控所特别关注的问题。20 世纪 50~60 年代，禁止生物武器问题一直和禁止化学武器问题联系在一起，作为禁止大规模杀伤性武器中的一个重大议题被列入联合国会议的裁军议程。

依据国际战争法规和禁止生物武器的相关国际公约，对战争中研制和使用生物武器的战犯分别进行了审判。1946 年 9 月，经纽伦堡国际法庭审判，将纳粹德国战争期间试验使用细菌武器确定为战争罪；1949 年，对日军侵略中国期间试验和使用细菌武器的部分日本细菌战犯在苏联的哈巴罗夫斯克进行了审判，即伯力审判。

1952 年 6 月，针对美国在朝鲜战场上使用生物武器的问题，国际和平委员会成立了以英国科学家李约瑟（Joseph Needham）为首的国际科学家委员会，前往朝鲜和中国进行了为期 2 个月的调查、取证。经过周密的调查，委员会提出了一份 700 页的报告，详细记述了各种相关事件、证言、证词等，调查确认美军在朝鲜战场进行了生物战。

1971 年 12 月联合国大会通过《禁止细菌（生物）和毒素武器的发展、生产及贮存以及销毁这类武器的公约》，简称《禁止生物武器公约》，1972 年签署并在 1975 年生效。截至 2017 年 12 月，已有 179 个国家成为《禁止生物武器公约》缔约国。该公约是禁止生物武器最重要的国际公约。

20 世纪 80 年代以来，随着《禁止生物武器公约》的签署、生效，一些国家放弃了进攻性生物武器的研发，然而，仍有一些国家和组织违反公约原则，继续秘密研制生物武器。在生物技术飞速发展的今天，生物武器威胁的形势更加严峻。为了加强反生物战的能力，许多国家制定了生物武器防护研究计划，投入了大量的人力与经费，加强生物武器防护研究与防御能力建设，以提高生物武器防护和反生物恐怖活动的水平。国际社会持续开展了生物军控与生物武器核查谈判，以及生物两用品管控、疫情监测和重大传染病处置等国际协作，以限制和管控生物武器发展，提升国际社会对重大生物事件的应对与处置能力。

主要措施　反生物战的目的是通过政治、外交、军事等途径遏制生物战发生，通过提升生物武器防护能力建设，将遭受生物战的损害减至最小。反生物战采取的主要措施通常包括遏制、摧毁、防御三种手段。

遏制　采取各种手段让企图发动生物战者明白，发动生物战是要付出沉痛代价的，而且这种代价会远远大于其发动生物战所获得的利益，从而阻止生物战发生。一般可通过政治外交努力、军事行动威慑和防御措施来实现遏制的目的。政治外交方面，通过谈判、监督、制裁促进各国严格履行国际禁止生物武器公约，建立并强化禁止生物武器公约核查机制，切实禁止发展、生产、储存和使用生物武器，强化生物两用品和生物两用技术管控，防止生物技术滥用，同时对企图生产、扩散和使用生物武器的国家施加政治和经济压力，必要时启动国际制裁。军事威慑是警告企图发动生物战者，发动生物战将会遭受惨重的军事打击和政治、经济制裁，让对手意识到发动生物战的严重后果，使之不敢轻易发动生物战。防御措施遏制，则是通过加强国家生物武器防护建设、提升生物武器防护能力，让对手明白地意识到由于被攻击方已有充分的准备和足够的防护能力，即使发动生物战也将是徒劳无功的。这三种遏制手段相互补充形成一个有效的"遏制网"，可以减少生物战发生的可能性。

摧毁　在准确掌握敌方将要发动生物战时，果断动用军事力量直接摧毁敌方生产、储存的生物武器，以及研发、生产生物武器的相关设施、机构等，消除敌方发动生物战的能力。或者通过政治斗争手段，根据禁止生物武器国际公约和战争法，动员国际社会启动大规模杀伤性武器的核查，迫使其在国际社会监督下销毁拥有的生物武器以及研发、生产设施，摧毁敌方发动生物战的能力。

防御　对生物战的防御是一种国家和全民行为，要从国家层面加强进行生物战防御的准备，提高生物武器的防御能力。①制订国家反生物战的长、短期规划和生物战防御应对策略，设立专门的组织机构负责反生物战相关工作，并将反生物战工作列入国家和国防的财政预算。②组建反生物战的特种部队，承担反生物战和反生物恐怖任务。这支部队的建设既要着眼未来可能发生的生物战的应对与处置，更要注重随时都可能发生的生物恐怖袭击的应对与处置。③建立专业的生物武器防护研究机构，针对生物武器医学防护侦、检、消、防、治各环节开展技术、装备、药品和相应基础理论研究，全面提升生物武器防护水平。④进行反生物战知识普及教育和反生物战技能培训，让民众了解生物武器防护有关知识，能够正确使用防护器材、设备，掌握生物武器防护基本技能。

生物战的防御效果取决于国家整体生物战防御能力和全民反生物战知识与技能水平。国家整体生物战防御水平高、能力强，平时准备充分，战时处置得当，就可使生物战不能发挥其应有威力，从而遏制生物战。

艰巨性 虽然国际《禁止生物武器公约》已生效多年，世界上大多数国家成为《禁止生物武器公约》缔约国，但还有个别国家和组织在秘密研究、发展生物武器。同时，生物高新技术的飞速发展，既可提高生物武器的威力，又能消除生物武器生产、储存、运输方面的诸多不安全因素，克服生物武器在军事使用上存在的某些缺陷，为生物武器发展提供了新的技术手段和条件。此外，由于生物战剂获得相对容易，施放技术相对简单，越来越多的恐怖分子将生物战剂作为实施恐怖袭击的重要手段。因此，生物战的威胁形势依然严峻，反生物战是一项长期、艰巨的任务。

（杨银辉　祝庆余）

qìróngjiāo

气溶胶（aerosol） 固体或液体粒子悬浮于气体介质中形成的稳定分散系。气溶胶由悬浮的粒子和气体介质两部分组成，通常所说气体介质指空气，悬浮粒子的粒径为 $0.001\sim100\mu m$。日常所见到的烟、雾等都是气溶胶。

1841 年，美国气象学家詹姆斯·波拉德·埃斯皮（James Pollard Espy）制造出了在实验室条件下观察水汽形成的"测云器"，1888 年，英国物理和气象学家约翰·艾特肯（John Aitken）发明了爱根核计数器，用于测量大气凝结核浓度，这些工作可以认为是气溶胶研究的发端。1918 年，英国的物理化学家弗雷德里克·乔治·唐南（Frederick George Donnan）明确提出了"气溶胶"的概念，1920 年德国气象中心主任施曼茨（Schmanss）将该词引入气象领域。19 世纪末到 20 世纪初，国际上相继研制出了一些气溶胶采集、测量仪器，如丁达尔仪、测云器、热沉降器、静电沉降器等。

第二次世界大战前后，气溶胶技术广泛、深入地应用于军事领域。英国、美国和苏联等发达国家发展了气溶胶发生、采样、测量、战剂气溶胶化以及气溶胶扩散与攻击效能评价等技术，有的甚至建立了专门的气溶胶研究机构和实验场。随着气溶胶研究的不断深入，至二十世纪七八十年代，气溶胶研究从气象和军事领域逐步扩展到了环境科学、公共卫生和人类健康等领域。结合激光技术、计算机技术、现代机械制造技术等的应用，发展了多种新型气溶胶采集/测量仪器，促进了气溶胶与气候变化、气溶胶与健康等领域研究的快速发展，气溶胶技术已经广泛应用到生产、生活的各个方面。

来源及粒子构成 气溶胶来源可分为自然形成的和人类社会活动产生的两类。自然形成的气溶胶主要指大气流动、海洋活动、火山喷发、森林草原火灾，以及生物的生命活动等生成的各种粒子悬浮于空气中形成的气溶胶。人类社会活动产生的气溶胶，包括人类生产、生活过程产生的气溶胶和根据特殊需求专门制造的气溶胶。人类生产、生活过程产生的气溶胶，如工业、农业、交通、建筑、餐饮等活动产生的烟、雾、粉尘等和气溶胶产品。根据特殊需求专门制造的气溶胶，如工业活动的喷涂与降尘、农业生产的喷雾杀虫与防病、医疗卫生活动的喷雾消毒与雾化治疗、环境空气加湿等活动制造的气溶胶，以及用于军事目的的掩蔽烟幕，生物武器、化学武器和核武器产生的气溶胶等。

气溶胶粒子种类多，构成复杂，随来源不同有很大差异。自然气溶胶粒子常见的有宇宙尘埃、火山尘埃、地表尘埃、海水蒸发盐、燃烧烟尘、花粉与孢子、微生物等。自然气溶胶粒子根据其构成特点分为大陆性粒子、海洋性粒子和城市粒子等，其中大陆性粒子主要是源地地表和土壤成分的相关粒子，海洋性粒子主要是海水蒸发出的氯化钠、氯化钾、硫酸铵等吸湿性无机盐类物质，城市性粒子主要是工业、交通和生活等产生的细微颗粒物，及城市污染气体的反应生成物。人工发生气溶胶的粒子种类明确，构成简单。

特性 气溶胶特性取决于粒子的种类、性质及其在介质中的状态，主要包括动力学特性、电学特性、光学特性等。

动力学特性 扩散和沉积是气溶胶粒子群的主要运动形式，其动力学特性主要由粒子大小、形状、密度、浓度等因素决定。

气溶胶扩散 气溶胶在大气中的扩散包括平流输送和湍流扩散两个过程。空气的运动形成风，风速和风向决定了气溶胶整体输送的速率和方向，大气的湍流运动使气溶胶不断和周围空气混合，而使气溶胶的体积不断增大，粒子浓度不断降低。

气溶胶沉积 主要包括湿沉

积和干沉积。由于水汽凝结、雨、雪等各种形式的降水作用，使气溶胶粒子从大气中转移到地表或物体表面的过程，称为湿沉积。气溶胶在大气中输送和扩散时，在重力、湍流运动、热运动、惯性力和静电力等因素的作用下，气溶胶粒子不断从大气向地表或物体表面转移，这种与降水作用无关的转移过程，称为干沉积。沉积的结果造成气溶胶粒子浓度降低，地表和物体表面粒子沉积量增加。

电学特性 大多数气溶胶粒子都带有一定数量的电荷。电荷的吸引与排斥作用影响气溶胶粒子的运动。带电较多的粒子，静电力可能比它所受的重力大几千倍。气溶胶电学特性是多种空气净化设备和气溶胶采样与测量仪器的工作基础。

光学特性 气溶胶的光学特性主要包括粒子对光的散射、折射和吸收等作用。气溶胶粒子的化学组成及光源波长不同，其光学特性表现不同。日晕、彩虹、大气能见度降低和光化学污染等均与气溶胶的光学特性有关。

表征参数 气溶胶的常用表征参数有粒子粒径、粒子形状、粒子密度及气溶胶浓度等。

粒子粒径 表示气溶胶粒子大小的常用参数，气溶胶粒子的粒径可相差多个数量级，以空气为介质的气溶胶粒子大小范围为 $0.001\sim100\mu m$。自然界气溶胶粒子大部分在 $0.01\sim10\mu m$，大于 $100\mu m$ 的粒子在空气中只能停留很短时间而很快沉降，从气溶胶中分离出来。粒子呈悬浮状态的时间为气溶胶的稳定时间（或称寿命时间），气溶胶的稳定时间因粒子大小不同而异，最短数秒，最长可达数年。小于 $1.0\mu m$ 的粒

子称作亚微米粒子，大于 $1.0\mu m$ 而小于 $10\mu m$ 的粒子称作微米粒子，微生物气溶胶粒子通常属于微米粒子范围。

粒子形状 气溶胶粒子的形状多种多样，通常液体粒子呈球形，固体粒子则因组成的物质而异，部分形状较为规则，大多数形状不规则。

粒子密度 气溶胶粒子的密度取决于其母质物质及粒子结构，液体粒子的密度通常等于其母质物质的密度，固体粒子中单一小粒子的密度等于母质密度，由许多小粒子聚集而成的粒子呈松散的结构，其密度小于母质物质的密度。

浓度 气溶胶浓度通常用质量浓度或数量浓度表示，即单位空气体积中气溶胶粒子的质量或粒子总数。质量浓度单位通常用 g/m^3、mg/m^3、$\mu g/m^3$ 表示，数量浓度通常用粒子数/m^3 表示。大气中气溶胶浓度随着地点、时间和高度的变化有明显的不同。

作用 气溶胶影响到人类生产生活的方方面面，其中最受关注的是大气气溶胶对自然气候的作用和对人类生活与健康的影响。

对气候的作用 大气气溶胶是影响自然气候的重要因素，对于天气和气候的影响主要有两方面。一是直接影响，大气气溶胶的粒子通过微粒散射辐射和吸收辐射作用，既可以将太阳光反射到太空中，从而冷却大气，并使大气的能见度变坏，也能减少地面长波辐射的外逸，使近地面的大气升温。二是间接作用，大气气溶胶的粒子作为云凝结核，影响云的形成及降水过程，同时也可改变云的光学性质和生存时间。大气气溶胶的气候作用，影响降水、温度分布等气候的变化，进

而影响生态环境。

对健康的作用 气溶胶对人类健康产生两个方面的影响。一是大气气溶胶中的各种粒子积聚于空气，可能产生空气污染，影响人类生存环境和健康；二是合理利用气溶胶技术也可以维护和促进健康，例如，喷雾干燥技术可以提高药品产量和质量，气溶胶给药可以用于免疫预防和临床治疗。

分类 气溶胶分类的方法有很多，按气溶胶来源可分为自然形成的和人类社会活动产生的两类；按照气溶胶粒子成分及其理化特性，分为放射性气溶胶、化学气溶胶和生物气溶胶等。

（孙振海 李劲松）

qìróngjiāo kuòsàn

气溶胶扩散 （aerosol diffusion）

气溶胶云团随气流运动，体积不断增大，粒子浓度逐渐降低的现象。气溶胶扩散是气溶胶的基本运动形式，可使气溶胶云团体积不断增大而浓度不断降低。

空气运动形成风，风速和风向在平均运动的基础上有许多大小不一的波动，这种波动形成了不同大小和不同寿命的湍涡，不同时间和空间尺度湍涡的无规则运动构成湍流，包括由于风和地面摩擦产生的机械湍流及由于空气受热对流而产生的热力湍流。大气的平均运动决定了气溶胶整体输送的速率和方向，大气的湍流运动使气溶胶不断和周围空气混合。气溶胶扩散一方面造成了空气污染范围扩大，另一方面由于扩散的稀释作用，使污染的浓度降低。

形式 气溶胶的扩散主要表现为平流输送、湍流扩散和垂直扩散三种基本形式。平流输送是气溶胶云团随风向下风向漂移的

过程。湍流扩散是气溶胶随风和地面摩擦产生的机械湍流而扩散的过程。垂直扩散是空气温度垂直分布形成热对流致使气溶胶随之扩散的过程。湍流扩散是气溶胶扩散的主要形式，不同大小的湍涡对不同尺寸的气溶胶云团影响不同，实际大气中，低频的大尺度湍涡不断改变云团的运动方向，中尺度和高频的小尺度湍涡是造成云团扩散的主要原因。

根据影响范围的不同，气溶胶扩散通常可分为三个尺度：气溶胶扩散影响几到几十公里，属于小尺度扩散，如烟囱排放的烟和施放的毒气弹；气溶胶扩散影响几十到上百公里，属于中尺度扩散，如一个工业区甚至一个城市产生的污染气体；气溶胶扩散影响到数百公里以上，属于大尺度扩散，如火山爆发产生的火山灰和核弹爆炸产生的放射性尘埃等。不同尺度的扩散影响因素不同，小尺度扩散主要受局地微气象条件和地表状况的影响，中尺度扩散则主要由该地区天气条件和地形条件约束，大尺度扩散主要取决于大气环流。

影响因素　影响气溶胶在大气中扩散的主要因素有源的性质、气象条件和地形或下垫面特征。

源的性质　影响气溶胶的扩散速度和范围。源影响气溶胶扩散的主要因素包括气溶胶种类、源的强度、释放高度、施放方式、持续时间和源的空间分布（点源、线源和面源）等。

气象条件　气溶胶在大气中扩散，受当时当地气象条件的影响，主要包括风、湍流、温度层结、空气湿度等。

风对气溶胶云团具有整体输送和冲淡稀释作用，随着风的运动气溶胶云团不断向下风向扩散，云团增大，污染物浓度下降。风向和风速决定气溶胶云团的移动方向和扩散速度。

风向决定了气溶胶云团漂移的方向。较大范围的平均风向取决于当时当地的天气状况，局地的风向则主要受地形影响而与平均风向不同。风向在不同地点和不同高度都有所差异，不仅有水平方向的脉动，也有垂直方向的脉动，分别影响着水平扩散和垂直扩散，因此在确定污染物云团运动轨迹时要同时考虑大范围的平均风向和局地风向。风速决定气溶胶云团漂移和扩散速度，风速越大，单位时间内与云团混合的清洁空气越多，云团增大和污染物浓度下降越快。由于地面对大气运动的阻力使边界层风速越接近地面越小，随着高度增加风速也增加，气溶胶云团上部比下部移行速度快，所以气溶胶云团移行呈前倾形状。据此可以在高层建筑物顶部设置气溶胶监测装置，能比地面较早发现气溶胶粒子。

湍流使气溶胶云团在随风飘移过程中不断向四周扩展，将周围清洁空气卷入云团，同时将气溶胶粒子带到周围空气中，使得气溶胶浓度不断降低。不同尺度的湍流对气溶胶云团影响不同，低频的大尺度湍流不断改变云团的运动方向，中尺度和高频的小尺度湍流是造成气溶胶云团扩散的主要原因。

大气层气温的垂直分布称为温度层结，影响大气的稳定度及湍流的强弱，进而影响气溶胶扩散的方式。大气湿度影响气溶胶扩散速度和粒子的凝并与沉降。

地形或下垫面特征　地形对贴地层风速和温度分布都有影响，特殊的地形可形成特殊的局地风，如海陆风、山谷风等，影响气溶胶扩散的方向和速度。城市热岛效应增强了城市热力湍流，有利于气溶胶向上空扩散。气溶胶云团漂移过程中遇到森林，当林木密度低且树干较高时，云团可以穿林通过；当林木低矮茂密时，云团可从森林顶部越过，小部分渗入森林。林内风速减弱可造成云团滞留，树木枝叶对气溶胶粒子的捕获作用，可使气溶胶粒子浓度降低。

研究方法　气溶胶扩散研究包括野外实验、环境风洞仿真实验和数值模拟等方法。

野外实验是气溶胶扩散过程最直接、可靠的研究方法，但实验条件受气象、地形等因素的影响较大，投入大且实验过程基本上不可重复，实验结果普适性受到很大限制；风洞实验有科学的理论基础，条件可控，实验可重复性高，但对于大范围扩散以及同时考虑动力和热力因素的扩散过程难以精确模拟；数值模拟基于流体力学方程的求解和实验数据的归纳分析，其结果受所采用数学模型、算法设计和参数选择等要素的综合影响。理想的研究路线是统筹运用上述三种方法，统一研究设计，实验结果互相验证与修订，最终总结出科学实用的数学模型。

描述气溶胶扩散过程的数学模型种类繁多，但常用的基本模式为瞬时或连续点源的高斯扩散模式，其他类型源的扩散模式均可由这些模式经数学处理获得。此外，随着计算机技术的迅猛发展，基于大气扩散统计理论的统计模式，基于湍流相似理论的大气扩散相似模式等类型的扩散模型均有很大程度的发展和应用。

（孙振海　李劲松）

qìróngjiāo chénjī

气溶胶沉积 (aerosol deposition)

气溶胶粒子从气体介质中转移到地表或物体表面的现象。气溶胶中的悬浮粒子在移动和扩散过程中，受到重力等多种因素的影响，持续不断地从气体介质中沉降转移，沉积到地表或物体表面。沉积使气溶胶中的粒子不断减少，气溶胶浓度逐渐降低，地表或物体表面积存的粒子逐渐增加。对环境而言，气溶胶沉积可以使环境空气得到净化，但沉积的粒子可造成地表和物体表面污染。

气溶胶沉积是个复杂的物理过程，沉积形成的机制包括重力沉降、惯性撞击、布朗运动、湍流运动、静电作用、水汽凝结和雨滴捕获等。气溶胶沉积现象广泛存在于自然界和人类生产活动的各个领域。自然发生的火山喷发、扬尘、沙尘、雾霾和人类生产生活产生的烟尘等，因气溶胶沉积作用使空气得到净化；农、林业运用气溶胶技术喷洒药物，通过气溶胶沉积作用防治病虫害；核、化、生武器袭击中，产生的放射性尘埃和化学、生物战剂气溶胶沉积，可造成大范围污染，增强并扩大杀伤效应。

沉积类型 气溶胶粒子沉积的类型依据其是否与水汽有关，可以分为湿沉积和干沉积。湿沉积是由水汽凝结和雨、雪等降水捕获导致的气溶胶粒子沉积，而干沉积是不涉及水汽凝结和雨、雪等降水捕获过程的气溶胶粒子沉积。

干沉积 不涉及水汽凝结和雨、雪等降水，主要包括以下类型：①重力沉降。气溶胶粒子在气体介质中悬浮，同时受到重力和空气阻力的作用，当粒子的重力大于空气阻力时，粒子将下落沉降。重力沉降与粒子密度和粒径密切相关，质量相同的粒子，密度大、粒径小的沉降速度快。②惯性撞击沉积。气溶胶粒子运动过程中，由于惯性作用撞击到物体而沉积于其表面。惯性撞击的沉积效率取决于粒径、风速和物体的表面特性等。气溶胶随风运动，有湍流时气溶胶粒子会沉积于物体各方向的表面，没有湍流时气溶胶粒子沉积于物体的迎风面。③湍流沉积。气溶胶由于大气湍流运动向周围扩散，同时气溶胶粒子由于湍流作用而沉积于障碍物各方向的表面。湍流作用是野外气溶胶沉积的主要原因。④静电沉积。气溶胶粒子通常会带有一定量的电荷，晴天地表平地上带负电荷的电场强度约为 $1V/cm$，其静电作用力可能超过重力的 10 倍。通常情况下，小于 $0.1\mu m$ 的粒子随着粒径减小静电沉积作用迅速增大，大于 $0.5\mu m$ 的粒子，静电沉积作用变得不再显著。⑤布朗运动沉积。气溶胶粒子在空气中不断受到气体分子的碰撞产生的不规则布朗运动。常温下不同粒径的粒子布朗运动做移动的距离差异很大，当粒径大于 $0.01\mu m$ 时，布朗运动对粒子沉积的影响很小，但在贴近物体表面的片流亚层（约 1mm 厚）距离时，布朗运动则对粒子沉积起主要作用。

湿沉积 因水汽凝结、降雨、降雪等导致，主要有两种形式：①降雨、降雪时，气溶胶粒子被雨滴、雪花捕获，随之降落，沉积到地面或物体表面。②气溶胶粒子作为凝结核，使水汽在其表面凝结而成为水滴、霜雪而降落，沉积到地面或物体表面。

影响因素 影响沉积的主要因素包括粒子性状、地表或物体表面性状和气象条件三个方面。①粒子性状：包括粒子粒径、质量、形状等。不同粒径的粒子沉积机制不同，大于 $1.0\mu m$ 的粒子，重力沉降和湍流沉积起主导作用；同等质量的粒子，粒径大的沉降慢，粒径小的沉降快；不同形状的粒子沉积速率不同，通常球形粒子较片状或不规则粒子沉积速率快。②地表或物体表面性状：不同地形、地貌改变局地气流速度、方向，影响气溶胶沉积；建筑物或林木密集的地表较空旷平坦的地表更利于气溶胶粒子沉积；光滑的物体表面气溶胶粒子不易沉积，粗糙的物体表面气溶胶粒子易于沉积。③气象条件：风、温度和降水是影响气溶胶沉积的主要因素。气溶胶粒子随气流运动在下风向逐渐沉降，风速快时粒子沉降速度慢、沉积影响的范围大；气温影响大气稳定度和粒子的热沉积，大气稳定状态下气溶胶沉降速率低于大气不稳定状态；降水导致气溶胶粒子湿沉积，加速气溶胶粒子的沉降速度。

定量描述 描述沉积的方法和参数很多，最常用的是沉积速度和沉积量。

沉积速度 气溶胶在沉积面的沉积通量（单位时间、单位面积上的沉积量）与其上方空气中气溶胶浓度的比值，具有速度的量纲。沉积速度可以总体反映沉积过程强弱。通常情况下，不同大小粒子的沉积速度不同，采用的计算公式也不同。

沉积量 定量描述气溶胶中粒子由于沉积作用，转移到地表和物体表面的量，包括干沉积量和湿沉积量。沉积量的测量与计算过程复杂，干沉积和湿沉积的形成机制不同，测量与计算方法也不同。

（孙振海　李劲松）

shēngwù qìróngjiāo

生物气溶胶（bioaerosol）

具有生物活性的粒子悬浮于空气中形成的气溶胶。生物活性粒子主要有微生物（包括细菌、病毒、真菌等）、真菌孢子、尘螨、动物皮屑、植物花粉等。生物气溶胶广泛存在，与环境质量、人类健康、生产生活及国家安全等密切相关。

生物气溶胶从地球上生命诞生起就已经存在，与其他气溶胶并存。人类认识生物气溶胶是从荷兰微生物学家安东尼·列文虎克（Antony van Leeuwenhoek，1632—1723 年）首先从显微镜观察中记录了空气中有微生物的存在开始，130 多年后，法国微生物学家路易斯·巴斯德（Louis Pasteur，1822—1895 年）用 S 型曲颈瓶试验证明了空气中有微生物的存在，并可以通过空气传播微生物，同时对生物气溶胶粒子动力学有了初步的认识。1930~1939 年，美国微生物学家韦尔斯（Wells）提出并证明了呼吸道传染病主要是由致病微生物气溶胶引起。1943 年，美国为了生物武器研究，实施了"气溶胶感染"计划，证明了大部分微生物都能通过气溶胶途径感染。1947 年，美国学者罗泽伯里（Roserbury）编著出版了《实验空气感染》专著，奠定了生物气溶胶感染的理论。1948~1968 年，英国空气生物学家格雷戈里（Gregory）与他的学生、同事一起对真菌孢子和霉菌孢子气溶胶的形成、扩散、感染和致病进行了大量的研究，设计了标准定量的孢子气溶胶的采样器，研究了

真菌和真菌孢子与气象的关系、时空分布，以及对植物、家畜和人的致病作用。1961 年格雷戈里出版了《大气微生物学》一书，包括水的真菌扩散、扩散梯度、真菌过敏和农夫肺病四方面主要内容，对霉菌空气生物学发展作出了重要贡献。随后，英国空气生物学家沃尔夫（Wolf）出版了《微生物气溶胶的采样》一书，系统地阐述了微生物气溶胶采样器的原理、采样介质、粒子大小测定、采样器选择和使用等。到 20 世纪 70 年代，以生物气溶胶为主要研究内容的空气微生物学形成。

来源及粒子成分构成　生物气溶胶来源可分为自然形成的和人类社会活动产生的两类。自然形成的生物气溶胶主要指大气流动过程中，将微生物和动、植物生命活动生成的各种生物活性粒子悬浮于空气中形成的气溶胶。人类社会活动产生的生物气溶胶，是指人类生产、生活过程中使各种生物活性粒子悬浮于空气中形成的气溶胶，以及根据特殊需求专门制造的生物气溶胶。

生物气溶胶粒子种类多，构成复杂。自然生物气溶胶常见的生物粒子主要有细菌、病毒、真菌、真菌孢子、花粉等。人类社会活动产生的生物气溶胶常见的生物粒子除各类微生物、真菌孢子、花粉外，还有皮屑、蜱螨碎片等。此外，根据特殊需求专门制造的生物气溶胶，生物粒子种类较多，如疫苗、毒素、生物药剂等，这类生物气溶胶粒子成分明确，构成单一。

特性　生物气溶胶是气溶胶的一种，粒子中含有生物活性成分。因此，生物气溶胶既具有气溶胶的物理特性（动力学特性、电学特性、光学特性等），还具

有独特的存活、衰亡和感染等生物学特性（见微生物气溶胶），这些生物学特性与生物气溶胶所含的活性生物粒子种类、环境因素等有关。

具有生物活性　生物气溶胶主要特征就是具有生物活性，生物气溶胶中的生物粒子，多数可在宿主体内产生生物效应，有的可在合适的环境条件下或宿主体内生长繁殖。

产生生物效应　生物气溶胶的成分不同可引起不同生物效应，病原微生物、毒素类生物气溶胶，可使人和动植物致病；花粉、皮屑、蜱螨碎片类生物气溶胶可使人产生过敏反应；疫苗、生物药剂类人工制造生物气溶胶可用于预防或治疗相应疾病。

受环境影响大　生物气溶胶中生物粒子容易受到各种环境因素的影响，如温度、湿度、太阳辐射、紫外线、化学污染物等，这些环境因素可使生物粒子降低或丧失生物活性，不能产生应有的生物效应。

表征参数　生物气溶胶常用表征参数有粒子粒径、浓度、活性成分种类等。

粒子大小　生物气溶胶粒子大小以粒子粒径表示，生物气溶胶粒子通常属于亚微米和微米的粒子范围，在 $0.1 \sim 20 \mu m$。在 $0.1 \sim 5 \mu m$ 的生物气溶胶粒子是可吸入粒子，能够到达人呼吸道深部肺泡，危害性大；在 $5 \sim 20 \mu m$ 的生物气溶胶粒子一般仅能到达并滞留在人的上呼吸道，危害性较小。

浓度　生物气溶胶浓度通常用数量浓度表示，即单位空气体积中生物气溶胶粒子的总数。微生物气溶胶数量浓度通常用菌落形成单位（CFU/m^3）、空斑形成

单位（PFU/m³）表示；对于有致病作用的生物气溶胶浓度的表示，也可以用半数感染剂量/m³、半数致死剂量/m³ 等。

应用 生物气溶胶的研究对象和涉及领域与环境质量、人类健康、工农业生产、国家安全等密切相关，生物气溶胶的理论与技术方法在环境与气象，疾病预防与治疗，生物安全与军事领域等方面得到广泛应用。

(李劲松)

wēishēngwù qìróngjiāo

微生物气溶胶（microbiological aerosol） 微生物粒子悬浮于空气中形成的气溶胶。微生物气溶胶是一类重要的生物气溶胶，构成微生物气溶胶的微生物主要有细菌、病毒和真菌等。

微生物气溶胶的概念是在空气中发现微生物，研究空气中微生物的大小、存活、感染等内容后逐渐形成的。1768 年，意大利科学家斯帕兰扎尼（Spallanzani）提出了空气中存在有微生物并可传播的观点，1864 年，法国科学家巴斯德（Pasteur）用 S 形曲径瓶试验证实了斯帕兰扎尼观点。第二次世界大战时期，微生物气溶胶技术在军事领域的应用受到广泛重视，促进了微生物气溶胶研究与技术的发展。20 世纪 70 年代以来，各种新发和突发呼吸道传染病的不断发生，微生物气溶胶的研究进一步受到重视，微生物气溶胶的特性、传播感染机制、净化与防护技术等研究不断深入。微生物气溶胶的理论与技术方法，在疾病与健康、工农业生产、环境与气象以及生物安全与军事等领域得到了广泛应用。

来源 微生物气溶胶来源可以分为自然源和人类活动源。自然源是指自然界天然存在的微生物，包括土壤、水体、动物、植物等存在的微生物，经空气流动形成的微生物气溶胶。人类活动源是指人类利用微生物进行的生产活动过程产生的微生物气溶胶，如酿造业、制药业、食品加工业、污水处理等生产活动过程产生的微生物气溶胶。

特性 微生物气溶胶具有气溶胶的动力学、电学、光学等共有的物理学特性，同时还具有生物气溶胶的生物学特性。微生物气溶胶的生物学特性取决于含有的微生物粒子，主要生物学特性表现为微生物气溶胶的感染性、微生物气溶胶的存活和微生物气溶胶的衰亡。微生物气溶胶的感染性，指微生物气溶胶中的微生物粒子，通过人和动物呼吸与接触侵入机体，致使人和动物感染发病。微生物气溶胶的存活，指微生物粒子能在气溶胶中保持生命活性的状态。微生物气溶胶的衰亡，指微生物粒子在气溶胶中受各种环境因素影响而逐渐丧失生命活力的现象。

对健康的影响 微生物气溶胶对健康的影响取决于所含微生物粒子的种类和浓度。含有非致病性微生物的气溶胶通常对正常人的健康不会产生影响，但对一些免疫功能异常的人群可能产生过敏反应或条件致病。含有致病性微生物的气溶胶，可以通过空气传播病原微生物，使人和动物感染发病，对人和动物健康具有较大威胁。微生物疫苗气溶胶，可用于人和动物吸入免疫，进行疾病的预防和治疗。生物战剂气溶胶，用于生物战或生物恐怖袭击，可造成大范围的污染，导致大量人和动物感染发病，严重危害生命安全和社会稳定。

分类 微生物气溶胶按所含有的微生物种类可以分为细菌气溶胶、真菌气溶胶、病毒气溶胶等。自然形成的微生物气溶胶成分比较复杂，一般含有多种微生物粒子，人工发生的微生物气溶胶成分较为简单，一般只含有一种微生物粒子。

(李劲松 温占波)

wēishēngwù qìróngjiāo cúnhuó

微生物气溶胶存活（survival of microbiological aerosol） 微生物气溶胶中的微生物保持其生命活力的状态。微生物气溶胶中包含具有生命活力和已经死亡的两种微生物粒子，只有含活微生物粒子的气溶胶才具有感染性。微生物气溶胶存活与微生物的种类、生物学特性、环境因素等密切相关。研究微生物气溶胶的存活，认识微生物在气溶胶状态下的生存、感染规律，以及大气环境中微生物分布，对于预防和控制微生物气溶胶对生命健康、生产活动、环境质量等的影响，以及生物武器防护具有重要意义。

表述方式 微生物气溶胶存活的表述方式有气溶胶微生物回收率、存活率等。

气溶胶微生物回收率 分散成气溶胶后的活微生物数（B）与被分散材料中的活微生物数（A）的百分比。回收率代表特定条件、特定时间气溶胶中剩余的活微生物百分率，反映所测定时微生物气溶胶存活状态，测定计算相对方便，但不能区分微生物气溶胶的物理衰减和生物衰亡。计算公式：

$$回收率 = \frac{B}{A} \times 100\%$$

$$B = 采样液活微生物数（个/ml） \times \frac{采样液量（ml）}{采样流量（L/min） \times 采样时间（min）}$$

$$A = \text{喷雾液活微生物数(个/ml)} \times$$
$$\text{喷出量(ml/min)} \times$$
$$\frac{\text{喷雾时间(min)}}{\text{喷雾的活微生物所在空间的体积(L)}}$$

气溶胶微生物存活率　包括绝对存活率与相对存活率。绝对存活率指单位容积采样液中活微生物数与应有的微生物总数（活的+死的）的比值的百分率。相对存活率指形成气溶胶后存活的微生物数与微生物气溶胶形成瞬间存活的微生物数的比值的百分率。计算公式：

$$\text{绝对存活率} =$$
$$\frac{\text{采集到的活微生物数(个/L)}}{\text{采集到的微生物总数(个/L)}} \times 100\%$$

$$\text{相对存活率} = \frac{N_t}{N_0} \times 100\%$$

式中，N_0 为微生物气溶胶形成瞬间时的活微生物数，N_t 为 t 时间时的活微生物数。

微生物气溶胶回收率和微生物气溶胶存活率是有差别的。回收率是用分散前的悬液或干粉中总活菌数作分母，存活率是分散后某一时刻的微生物气溶胶总活菌数作分母。二者的比较对象不同，回收率是指微生物经过分散过程的衰亡率和物理损耗以及形成气溶胶后的衰亡率；存活率仅反映形成气溶胶后的存活情况，不包括形成气溶胶过程中所造成的衰亡情况。

测定方法　微生物气溶胶存活的测定有静态和动态两种方式。静态气溶胶测定在气雾室、气雾罐或转鼓等静止容器内进行；动态气溶胶测定在气溶胶处于流动状态的管道内进行。微生物气溶胶存活的测定方法主要为采样培养方法，使用微生物气溶胶采样器对微生物气溶胶粒子进行采样，然后对采集到的微生物粒子进行培养分析，确定微生物的存活数量，计算气溶胶微生物回收率和气溶胶微生物存活率。此方法是微生物气溶胶存活测定的经典方法，操作简单，使用广泛。

影响因素　微生物气溶胶存活受多种因素的影响，主要有：①微生物的种、株。不同种属的微生物，甚至同一种属但不同株的微生物，在空气中的存活能力各不相同。②气溶胶化方式。微生物气溶胶化的过程会对微生物会产生一定的损伤，不同的微生物气溶胶化介质、气溶胶发生方式、气溶胶发生器等均对微生物粒子的活性产生不同的影响。③环境因素。温度、湿度、日光辐射、气流、降水等环境因素，对微生物气溶胶存活有重要的影响，可使微生物存活能力丧失，导致微生物气溶胶存活率降低。④采样。微生物气溶胶的采样方式和采样介质种类，对微生物气溶胶存活的测定有一定影响，同一种微生物气溶胶，使用不同的采样介质、方法和培养方法，得到的活微生物数量不同，影响微生物气溶胶存活的测定结果。

（李劲松　温占波）

wēishēngwù qìróngjiāo shuāiwáng

微生物气溶胶衰亡 （decay of microbiological aerosol）　微生物气溶胶中具有生命活力的微生物粒子数量逐渐减少的现象。微生物气溶胶衰亡包括生物衰亡和物理衰减，生物衰亡是指微生物的自然死亡，物理衰减是指气溶胶中微生物粒子因重力沉降等因素导致其数量逐渐减少。微生物气溶胶衰亡与微生物气溶胶存活是两个相互对应的概念。研究微生物气溶胶的衰亡，认识微生物在气溶胶状态下的衰亡规律，对于微生物气溶胶的防护、空气净化、危害评估、传染病防治等领域具有重要意义。

表述方式　微生物气溶胶衰亡可以用衰亡率、衰亡常数、分钟衰亡率和半数衰亡时间等表述。

微生物气溶胶衰亡常数　微生物气溶胶衰亡常数用 K 表示。K 值的大小表示微生物气溶胶的衰亡程度，K 值越大，微生物气溶胶的衰亡越快，存活率越低。常数 K 反映微生物气溶胶的衰亡规律。试验条件不同，K 值也不相同，如已知 K 值，根据公式可以求出不同时间微生物气溶胶的浓度。K 值计算公式：

$$K = \frac{2.303}{t} \log \frac{C_0}{C_t}$$

式中，C_0 为微生物气溶胶形成起始瞬间时微生物气溶胶的浓度；C_t 为 t 时间微生物气溶胶的浓度。

微生物气溶胶分钟衰亡率　微生物气溶胶在 1 分钟内衰亡的百分率。

微生物气溶胶半数衰亡时间　微生物气溶胶中微生物数量衰亡到一半所需要的时间。

微生物气溶胶衰亡率　微生物气溶胶衰亡率常指总衰亡率，是物理衰减率和生物衰亡率之和，与微生物气溶胶存活率相对应。微生物气溶胶衰亡率=1-存活率。

测定方法　微生物气溶胶衰亡的测定有静态和动态两种方式。静态气溶胶测定在气雾室、气雾罐或转鼓等静止容器内进行；动态气溶胶测定在气溶胶处于流动状态的管道内进行。常用的测定方法有：①采样培养测定。对微生物气溶胶进行采样，然后对采集到的微生物粒子进行培养，分析计算微生物的存活率，从而得到微生物气溶胶的衰亡率。②示踪剂测定。此是一种间接测定方法，用只有物理衰减而无生物衰亡的物质示踪微生物，常用示踪剂有同位素 ^{32}P、^{35}S 及荧光素等，采集微生物气溶胶样本，进行示踪剂含量测定，分析计算微生物气溶胶物理衰减数据。③显微镜直接计数测定。将采集到的气溶胶标本在显微镜或电镜下直接进行微生物计数，得到微生物粒子总数，然后与经培养得到的活微生物数比较分析，计算获得生物衰亡率和物理衰减率。④紫外激光生物粒子计数测定。利用紫外激光生物粒子计数器，连续、实时测定气溶胶中生物粒子的荧光强度和各种粒径的粒子数，根据不同时间微生物气溶胶粒子的浓度得到物理衰减的数据，再与同时采样培养得到的活菌数综合分析，得到微生物气溶胶的生物衰亡数据。

影响因素 微生物气溶胶的衰亡受多种因素的影响，主要有：①微生物特性。不同种类的微生物对环境的抵抗力不同，粒径大小各异，不同种类的微生物气溶胶衰亡率不同。②气溶胶化因素。微生物气溶胶化方式、微生物介质、气溶胶发生设备等，均可对微生物衰亡产生不同影响。气溶胶化过程中外力可加速微生物的衰亡，液体气溶胶和固体气溶胶微生物衰亡率不同，喷粉或喷雾发生气溶胶的压力越大，气溶胶中微生物衰亡越大；微生物介质中添加适量保护剂可以减少微生物气溶胶的衰亡。利用微胶囊技术将微生物粒子包裹，可以减少或阻断外力及环境因素对微生物气溶胶衰亡的影响。③环境因素。环境温度、湿度、日光辐射、气流、降水等因素，对微生物气溶胶衰亡有重要的影响。这些环境因素既可影响微生物存活能力，也可影响微生物粒子的沉降，加速微生物气溶胶的生物衰亡和物理衰减。④采样。微生物气溶胶的采样方式和采样介质种类，对微生物气溶胶衰亡的测定有一定影响，同一种微生物气溶胶，使用不同的采样介质、方法和培养方法，得到的活微生物数量不同，从而影响微生物气溶胶衰亡的测定结果。

（李劲松　温占波）

wēishēngwù qìróngjiāo gǎnrǎn
微生物气溶胶感染（infection of microbiological aerosol）

因暴露于微生物气溶胶，导致气溶胶中的微生物侵入机体并在体内生长繁殖，引起机体发生病理生理反应的过程。气溶胶感染是微生物感染宿主的重要方式之一，不同种类的微生物在气溶胶状态下的存活率和致病性不同，因此，不同种类的微生物气溶胶对人和动物的感染力与致病性存在较大差异。

微生物气溶胶感染是导致传染病暴发、流行的重要因素，也是生物武器袭击的主要方式。在病原微生物感染致病的各种途径中，气溶胶吸入感染剂量低、传播速度快、影响范围广、预防控制难。微生物气溶胶感染研究，对于微生物危害评估、传染病预防控制和生物武器防护等具有重要意义。

感染途径 微生物气溶胶主要通过呼吸道吸入感染机体，也可通过黏膜、损伤皮肤暴露导致接触感染，还可通过食入被微生物气溶胶污染的食物经消化道感染。当微生物气溶胶进入呼吸道后，微生物粒子会从大到小分别沉积在鼻腔、口咽部、气管、支气管、细支气管和肺泡，生长繁殖，直接造成呼吸系统损害，或穿过血气屏障，通过血液的转运，造成机体其他组织系统的损害。

感染特点 微生物气溶胶感染的主要特点有：①感染剂量低。通常情况下多数微生物气溶胶感染的剂量低于其他途径。例如，人吸入 10~50 个土拉弗朗西斯菌就能感染，而食入则需要上亿个菌才能感染。猩猩吸入伤寒沙门菌的发病剂量为口服剂量的 1‰。豚鼠嗜肺军团菌气溶胶感染的半数致死量（1.4×10^5 个菌）约为腹腔注射感染半数致死量（3.0×10^6 个菌）的 1/20。②污染范围大。微生物气溶胶在空气中悬浮时间长，传播距离远，污染范围大，可造成大面积人群暴露、感染。③传播速度快。微生物气溶胶不易察觉，在污染区内吸入污染空气即可造成感染，易于引起疾病暴发。而且，感染者还会不断地将病原体排入空气，通过人员和空气的流动加速疾病传播，甚至造成疾病大流行。④临床表现复杂。同种微生物以不同途径感染会呈现不同的临床特征。微生物气溶胶可通过多种途径感染，气溶胶中微生物粒子悬浮在空气中可导致吸入感染，沉积在物体表面可造成接触感染，污染食物可经消化道感染。因此，气溶胶造成的感染，其临床表现更加复杂。例如，呼吸道吸入葡萄球菌会出现严重肺水肿、出血及坏死等特征，食入葡萄球菌所致疾病则无上述特征。⑤预防控制难度大。微生物气溶胶无色、无味、不易察觉，扩散渗透性强、无孔不入、污染范围大、暴露及感染人员多，感染预防、疾病治疗与疫情控制难度大。

影响因素 微生物气溶胶感染是一个复杂的过程，影响因素众多。气溶胶中的微生物种类与性质，气溶胶的状态，大气环境因素以及宿主的易感性等都对微生物气溶胶感染有着重要的影响。

微生物种类与性质 微生物粒子的感染力和毒力是影响气溶胶感染的决定性因素。不同种类微生物气溶胶感染性不同，同种微生物不同株间的气溶胶感染性与毒力差别很大，在相同的条件下不同株间微生物气溶胶感染剂量之差可以达到几个数量级。

气溶胶的物理性质 微生物气溶胶粒子浓度以及粒径大小等物理学特征都对微生物气溶胶感染具有直接的影响。粒子的粒径大小决定了粒子的质量和空气动力学行为，影响微生物粒子在空气中的滞留时间和在呼吸道内的沉着数量与分布部位。一般认为，空气动力学直径大于 $10\mu m$ 的粒子大部分沉积在鼻咽部，小于 $10\mu m$ 的粒子可进入呼吸道，其中 $5\sim10\mu m$ 的粒子主要沉积在上呼吸道，小于 $5\mu m$ 的粒子的可进入下呼吸道，$2.5\mu m$ 以下的粒子则可到达肺泡。由此可见，能够进入肺深部的小粒子的危害更大。因此，微生物气溶胶感染实验中多用 $1\sim5\mu m$ 的粒径进行评价。

微生物气溶胶胶龄 微生物气溶胶生成后气溶胶粒子悬浮于空气中的时间。胶龄越短微生物粒子存活的越多，胶龄越长微生物粒子衰亡越多，存活的越少。微生物气溶胶感染力随胶龄的延长而下降。

微生物气溶胶形成机制 气溶胶形成机制对微生物的损伤和活性影响很大，剂型（干粉/液体）、介质（保护剂、分散剂）和雾化方式（爆炸、喷雾、吹洒）等都会对微生物活性产生直接影响。微生物的浓度和发生的粒子

数量影响气溶胶的污染程度、范围和持续时间，浓度越大、发生的微生物数量越多，危害就越大。

环境因素的影响 大气是气溶胶传播的载体，也是影响气溶胶归宿和寿命的重要因素。风向决定着气溶胶的运动方向，风力决定着气溶胶的运动速度。相对湿度和降水影响气溶胶的沉降和清除。光照和温度影响微生物的存活与衰亡。此外，大气污染成分（SO_2、NO_2 等）也可以降低微生物的存活能力。

宿主易感性 宿主种类、机体状态以及暴露环境等是影响微生物气溶胶感染的重要因素。不同种类的宿主对某种微生物具有不同的易感性，宿主的性别、年龄、健康状况等对气溶胶感染的抵抗力不同，活动量的大小对吸入剂量的影响很大。暴露环境、持续时间、暴露方式不同，导致微生物气溶胶感染的结果也不同。

定量方法 微生物气溶胶的感染通常采用浓度时间剂量法、吸入剂量法和沉着剂量法进行定量。①浓度时间剂量法：是根据人或动物所处环境中的微生物气溶胶浓度和暴露时间进行计算。如以 De 表示浓度时间的剂量，C 为每升空气中的微生物量，te 为暴露时间（min），则 $De = Cte$。②吸入剂量法：在上述浓度时间法的基础上，根据人或动物每分钟吸入的空气量 Vi（L/min），计算吸入剂量 Di，则 $Di = Cte \times Vi$。③沉着剂量法：在上述两种方法的基础上，根据吸入气溶胶在呼吸道内的沉积率 Pd（%），计算微生物在呼吸道内的沉着剂量（Dd），则 $Dd = Cte \times Vi \times Pd$。

浓度时间剂量法、吸入剂量法和沉着剂量法不仅在计算上有差别，而且在概念上也有差别。

浓度时间剂量法只表示了暴露的强度，并不是吸入呼吸道的剂量。吸入剂量法表示了吸入呼吸道的强度，但也不是侵入机体的剂量。沉着剂量法才真正代表了侵入机体的剂量。

动物对微生物气溶胶感染的反应一般用有效百分数、发病（感染）百分数和致死百分数来表示。其中，有效百分数用字母 E 表示，发病（感染）百分数用字母 I 表示，致死百分数用字母 L 表示；有效、发病（感染）或致死的百分数用下标表示，百分数的多少没有明确的规定，有的用 5% 和 95% 表示，也有的用最大量和最小量表示，通常情况下用中值或半数（50%）表示。例如，ED_{50} 表示有效剂量，Ict_{50} 表示半数感染浓度时间，Lct_{50} 表示半数致死浓度时间，ID_{50} 表示半数感染剂量，LD_{50} 表示半数致死剂量等。除了动物以外，组织培养的细胞也常用于微生物气溶胶的感染研究。为了区分不同的实验对象，有时会在前面加上实验对象的英文缩写，如 HID_{50}（Human，人）、$MICID_{50}$（Mice，小鼠）、$TCID_{50}$（Tissue culture，组织培养）等。

预防与控制 微生物气溶胶感染的防护与控制的基本原则是规避和减少气溶胶暴露、消除微生物气溶胶的污染、增强机体抵抗力和免疫力。基本措施包括：①微生物气溶胶监测预警。利用定点或移动监测技术，定期和实时监测空气中微生物种类、浓度变化，分析评估空气中微生物的危害风险，对异常发现及时发出预警。②污染区的封锁与隔离。发现微生物气溶胶污染后，应首先对污染区进行封锁，控制人员和物品的出入，防止污染的扩散。③物理防护。利用已有防护装备

或就地取材，做好人员的物理防护，阻断微生物气溶胶侵入。个人应首先做好呼吸道防护，穿戴个体防护装备，防止微生物沾染、吸入；群体可利用封闭设施和装备、过滤通风净化设施，避免或减少暴露于微生物气溶胶。④污染消除。利用物理和化学消毒技术方法，对污染区环境、设施、装备、物品和人员进行清洗和消毒，清除和杀灭病原微生物。⑤预防与治疗。对已经暴露和可能暴露于微生物气溶胶的人员进行有针对性的疫苗接种和药物预防，对感染发病者进行规范性的隔离治疗。

（庞建春　李劲松）

wēishēngwù qìróngjiāo cǎiyàng

微生物气溶胶采样（sampling of microbiological aerosol）　采集捕获空气中微生物粒子的活动。又称空气微生物采样。空气微生物采样广泛用于传染病疫情、突发生物事件、生物武器袭击处置，以及空气微生物学研究和环境大气监测、卫生学评价等。空气微生物采样是从气体环境中采集捕获微生物，进行微生物的分离培养、检验鉴定、空气污染监测评估，是进行空气微生物研究的最基本、最重要的步骤，是空气微生物学检测、研究的前提。

微生物气溶胶的采样经历了由自然沉降采集，到仪器采集，再到自动控制采集的发展过程。最早的微生物气溶胶采样方法有19世纪60年代法国巴斯德的"封瓶检查法"和1881年德国细菌学家罗伯特·科赫（Robert Koch）的"自然沉降法"，以及布设哨点动物采集法。20世纪30年代，人们开始研究空气微生物仪器采样，相应的原理与技术不断得到发展，随之各种原理的

空气微生物采样器相继成型。至20世纪50年代，英国的Porton采样器，美国的Andersen采样器相继问世。20世纪60年代后，逐步实现了空气微生物采样的自动控制、大流量采样、采样与检验一体化。

技术方法　微生物气溶胶采样的技术方法有自然沉降采样、哨点动物采样和采样器采样三类。利用采样器采样是应用最广泛的空气微生物采样方法。自然沉降采样和哨点动物采样是最早、最简单的采样方法，现在仍在使用。

采样器采样　采集空气微生物标本最常用的方法，可满足各种环境条件下采集不同微生物标本的需求，不仅适用于传染病防治、突发生物事件处置、生物武器损伤医学防护中空气微生物的检测与鉴定，而且适用于空气微生物学研究、环境大气监测、卫生学评价等领域的微生物气溶胶研究与监测。使用采样器采样，一般按照相关采样器的使用说明与操作规程进行操作。不同采样器具有不同的特性，采样时应根据采样的目的与环境条件选择适宜的采样器，确定最佳的采样点、采样时间与采样介质。①采样器选择：根据采样环境、目的不同选择合适的采样器。针对特定病原体的采样，由于空气中特定病原体的含量较少，尽量选择流量较大的采样器，这样可以最大限度的采集到目标病原体。如果需要对标本中的空气微生物粒径进行测量，同时需要对采集到的微生物进行分离、纯化，此时宜选择Andersen多级固体撞击式采样器。室内洁净环境应选择流量较大的采样器，实验室研究发生较高浓度的气溶胶时应选用流量较小的采样器。大气环境微生物气

溶胶监测评估应选择对大于5μm的粒子采样效率较高的采样器，针对呼吸道传染病防治相关病原体的采样应选择对小于5μm的粒子采样效率较高的采样器。②采样点确定：微生物气溶胶使用采样器进行样本采集时，不可能将每一个空间位置，每一个时间的空气样本全部进行采集，应根据所采地区的自然环境、地区特征、植被和工业分布，以及人们的生产活动规律等综合因素进行分析，确定最有代表性的采样点的时空分布方案。③采样时间确定：微生物气溶胶采样器采样时应根据采样目的、微生物气溶胶浓度、微生物的耐冲击能力、所使用的采样器、采样介质等因素综合考虑设定采样时间。用于卫生人员职业暴露测定的个人随身佩带流量较小的采样器采样时间较长，其他的采样器采样时间不宜过长。对于液体冲击式采样器，采样时间过长，采样冲击会使微生物造成损伤，失去活性。对于固体惯性撞击采样器，采样时间过长会将培养基表面的水分吹干，降低黏附效果，导致采集效率下降。④采样介质选择：根据采集的目标微生物气溶胶的种类、采样方式和采样介质的特点，选择合适的微生物气溶胶采样介质。

自然沉降采样　不需要动力装置，依靠空气中气溶胶粒子的重力自然沉降，使微生物气溶胶粒子沉降在采样介质上的采集方法。常用的自然沉降采样法为平皿自然沉降法，即选用适合细菌、真菌等微生物生长的营养培养基平板作为采样介质，将其置于拟采样的空气环境中，静置一定时间后，空气中的微生物粒子自然沉降于培养基平板上，然后取平板进行微生物培养、计数、检测。

空气中微生物粒子在单位时间、单位面积上的沉降量，不仅与空气中微生物粒子的含量有关，而且与微生物的粒子大小、密度、形状等自身特性和环境等外界因素也密切相关。自然沉降采样法的捕获率易受气象因素特别是不稳定气流的影响，不能准确地定量空气中的微生物数量，需要对采样结果进行校正。

自然沉降法暴露时间取决于测定的环境空气清洁程度和测定目的。在室内，一般房间的暴露时间为30分钟，在洁净室内可以连续暴露24小时甚至更长。在室外清洁的地方，暴露时间通常为5分钟，在污染重的地方，暴露时间可适当减少。平皿自然沉降法不破坏被采气溶胶的自然状态，使用简单方便，适用于室内或气流较稳定场所大颗粒气溶胶的采样。该方法对气溶胶中的小粒子，特别是呼吸道感染有重要意义的 $5\mu m$ 以下的小粒子捕获率很低，不适于病毒、毒素的采样。

哨点动物采样 在特定区域内，放置敏感动物对微生物气溶胶进行监测采样，当有传染性微生物气溶胶存在时，病原微生物感染哨点动物，并在动物体内生长繁殖，通过采集感染动物标本对病原微生物进行分离、鉴定。自然来源的野生动物和人工标记的养殖动物均可以作为哨点动物。一种动物只对某些特定敏感的病原微生物感染发病，对不敏感的病原微生物不起作用，哨点动物应根据拟采集的目标微生物种类选择相应的敏感动物。另外哨点动物的使用受气候等多种条件的限制，不适宜动物存活的环境条件不能使用。微生物气溶胶采样器已得到了极大的发展，自然沉降采样法和哨点动物采样法的应

用较少，特别是哨点动物法由于受到多种因素的影响，只在特定的情况下使用。

注意事项 微生物气溶胶采样应根据采样目的、采集微生物种类、环境因素等科学合理设计采样方案，采集的标本应有代表性。采样人员应具备相应的微生物学基本专业知识，掌握微生物采样技术、程序。采样过程中防止样品受到其他因素污染和样品间交叉污染，详细记录采样的时间、地点、采样人员、标本数量和其他与采集样本相关的信息，同时在可能的情况下尽量对微生物气溶胶采样现场进行影像取证。采集的标本需要冷链保存、运输，由专业人员按要求进行运送。微生物气溶胶采样人员还应做好安全防护，避免造成采样人员自身感染和环境污染。

（李劲松 温占波）

wēishēngwù qìróngjiāo cǎiyàngqì

微生物气溶胶采样器（sampler of microbiological aerosol）

采集空气中微生物粒子的专用装置。又称空气微生物采样器。此类采样装置利用抽气泵使一定量的空气通过标本采集系统，将其中微生物粒子阻留捕获到固体或液体采样介质中。

空气微生物采样器自20世纪初逐步成型。1941年，布尔迪厄（Bourdion）使用裂隙式采样器采集空气中的细菌，成为空气微生物采样定量测定的开端。20世纪40年代，英国人设计了著名的全玻璃波顿（Porton）冲击式采样器（all glass impinge，AGI-4），1953年苏联研制出 KpOTOB 狭缝固体撞击式采样器，1957年英国在 AGI-4 采样器的基础上又发展为 AGI-30 液体采样器，1958年美国研制出安德森（Andersen）多

级固体撞击式采样器。20世纪60年代后，随着空气微生物学的发展和电子与自控技术的进步，促进了空气微生物采样器的发展，不断出现了自动控制、大流量和便携式等空气微生物采样器。安德森六级固体撞击采样器和 AGI-30 液体冲击式采样器仍被认为是空气微生物气溶胶的标准（参照）采样器。

基本结构 微生物气溶胶采样器由标本采集、抽气、控制系统等组成。

标本采集系统 采样器最重要的组成部分，设计要满足对目标微生物粒子损害小、采集效率高的要求。不同原理的标本采集系统，都有进气口、采样主体和抽气口，微生物气溶胶由进气口进入采样主体。采样主体利用气溶胶粒子的空气动力学原理进行设计，能最大限度地采集目标微生物粒子。

抽气系统 由抽气泵和连接管路组成，抽气口与抽气泵相连，采样气流在标本采集系统中定向流动，以使目标粒子被采集到采样主体中。抽气泵为采样器提供采样动力，使采样气流沿着采样设计的气流运动轨迹进行运动，以完成微生物气溶胶粒子的捕获。不同的采样器的采样流量不同，需要的采样动力不同，如 AGI-30 采样器流量 $7\sim12.5L/min$，安德森六级采样器的采样流量为 $28.3L/min$，有的大流量采样器的采样流量达每分钟几千升。

控制系统 主要由微处理器和各种芯片组成，控制采样器的采样流量、采样时间，记录环境大气压、温度和湿度等参数，实现智能化自动控制采样。标本采集系统、抽气系统和控制系统通过电路、气路连接成一体。智能

化自动控制采样器既可以实现单台远程控制、也可以实现联网多台控制，还可以实时数据传输。

工作原理 微生物气溶胶采样器根据微生物气溶胶粒子具有的沉降、凝并、吸附、撞击、带电、扩散等物理性质和存活、衰亡等生物学特性进行设计。微生物气溶胶采样器根据其工作原理可以主要分为惯性撞击（包括惯性原理）、冲击清洗原理、过滤阻留原理和沉降原理等。

惯性撞击 在一定抽气气流的作用下，微生物气溶胶被迫通过一狭缝或是圆孔式喷嘴，形成高速气流，其中的微生物粒子也随之高速运动，由于固体或半固体的采样介面的阻挡，运动惯性小的粒子随气流从介质面拐弯而去，而惯性大的粒子继续直线前进，撞击在采样介质表面被捕获。安德森撞击式采样器是惯性撞击原理的代表性采样器。离心式采样器和气旋式采样器也是利用微生物粒子高速运动的惯性原理进行微生物粒子的采集。离心式采样器借助采样器内叶轮高速转动产生的离心力，将微生物气溶胶以锥形几何形状的气流吸入，使微生物粒子撞击在介质上。气旋式采样器利用气流高速旋转时产生的惯性，把气流中的微生物粒子分离出来，并捕获于采样介质中。

冲击清洗 在一定的抽气动力作用下，运用气流的惯性冲击作用，高速气流沿进气管道冲击在液体界面上或液体中，把微生物气溶胶中的微生物粒子捕获在液体介质中。按其采样流速和气流的冲击方向，分为高速直线冲击式、高速切线冲击式和低速直线冲击式三种。高速直线冲击式最为常用，由于狭窄毛细管的阻力，冲击的气流流速可达声速。AGI 液体冲击式采样器是此类采样器的代表。

过滤阻留 通过采样泵的抽吸作用，微生物气溶胶粒子随气流通过各种滤材时，由于滤材的微孔对粒子的机械阻留作用、滤材对粒子的静电吸附作用，使粒子被捕获在滤材上。这种采样方式的采样器称之为过滤式采样器。滤材的阻留效果与其孔径的大小、厚度、带电程度和微生物种类有关。采样后，将滤材浸泡在液体中，反复振摇，洗下微生物，然后进行各种测试分析。滤膜分为不溶性滤膜和可溶性滤膜，不溶性滤膜主要有玻璃纤维膜、醋酸纤维素膜等，可溶性滤膜主要有泡沫明胶滤膜、藻朊酸钠滤膜、麸氨酸钠滤膜等。

沉降 通过重力、热辐射、高压电场等外加作用力，使微生物气溶胶粒子沉降在采样介质上。按沉降原理分为重力沉降、热沉降和静电沉降三种。重力沉降采样器利用重力对气溶胶粒子的吸引作用，把微生物气溶胶粒子采集到固体介质表面。热沉降采样器是气溶胶粒子通过由一定温差造成的冷热两表面之间，由于温差产生的辐射力作用，而使气溶胶粒子沉降在浸有营养液的滤膜冷表面。静电沉降式采样器是空气中的气溶胶粒子通过一高压电场，粒子因感应作用而带上电荷，遂被电场中的正极或负极所吸引而被沉降捕获。带阳性电荷的微生物粒子沉降在电场的阴极上，带阴性电荷的微生物粒子沉降在电场的阳极上。

功能用途 微生物气溶胶采样器种类较多，由于采样原理不同，各类微生物气溶胶采样器的功能特征与用途也有一定差异。

采样时应根据微生物气溶胶采集目的、用途、环境条件以及微生物气溶胶粒子大小、浓度、种类等特性选择适宜的采样器。

固体撞击式采样器 典型的代表是安德森采样器，它是模拟人体呼吸道的解剖结构和空气动力学的特征，运用惯性撞击的原理而设计制造的（图1）。

主要性能特点：①采集的粒谱广。可采集粒谱范围在 $0.2 \sim 20\mu m$，且可以对粒子大小进行分类，采样器的第一、第二级捕获的粒子类似人体上呼吸道沉积的粒子，第三至第六级捕获的粒子类似人体下呼吸道沉积的粒子。②采样效率高。采样主体微环境有利于微生物的存活，物理损耗小，逃逸少。$1\mu m$ 的粒子采集效率达到100%，$20\mu m$ 的粒子采集效率也能达到13%左右。③微生物粒子存活率高。该采样器具有自然增湿性能，气流通过采样器时，相对湿度逐级增高，对采集到的活性粒子具有重要的保护作用，且采集到的活性粒子能立即进入有利于其存活的采样介质。④动力要求简单。该采样器采样

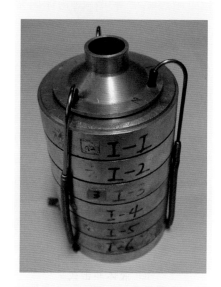

图1 安德森六级采样器主体

流量通常为 28.3L/min，一般的抽气泵都可以满足需求。

应用范围：该采样器适合于微生物气溶胶粒子总数和粒谱分布特征的研究，适用于细菌、真菌、病毒等多种微生物和毒素气溶胶样本的采集，使用选择性培养基还可以采集特定的微生物，采集后标本可以直接检测、计数或经培养进行检验、鉴定。该采样器已经广泛应用于微生物气溶胶研究，大气环境监测、室内环境监测，疾病预防与控制等诸多领域。

液体冲击式采样器 液体冲击式采样器种类繁多，AGI 采样器是典型代表，常用的是 AGI-30 采样器（图 2）。

主要性能特点：①对小的气溶胶粒子捕获率高，而对大于 5μm 的气溶胶粒子捕获率低。②采样时微生物气溶胶粒子被强大气流冲击到采样器的坚硬瓶底，

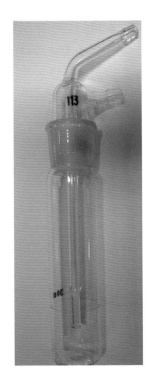

图 2　AGI 液体冲击式采样器
（AGI-30）主体

易造成微生物粒子损伤、死亡。③采集到液体采样介质内的微生物气溶胶粒子，由于气流的冲击，振荡和液体的湿润、溶解作用，可使粒子团块分散成单个的粒子或单个的微生物，分析测定结果反映微生物气溶胶的微生物总量。④动力要求简单，采样流量为 7~12.5L/min，一般的抽气泵即可满足需求。⑤采样流量小，采样需要的时间长，采样液在采样过程中易蒸发，对微生物的活性影响大。

应用范围：该采样器可用于细菌、真菌、病毒等多种微生物气溶胶样本的采集，微生物气溶胶粒子采集到液体介质中，便于标本的后续检测、分析。该采样器适用于对较高浓度的微生物气溶胶的采样，不适于长时间、高温低湿及低温条件下采样。

过滤式采样器 这是一类常用的微生物气溶胶采样器，常用于微生物总量分析的采样，不受微生物活性的影响。

主要性能特点：①气溶胶粒子的捕获率高，逃失率低。②采样流量可以根据采样需要进行调节。③结构简单，操作方便，将采样滤材、滤材支架和抽气泵组装就可以进行采样。④采样滤膜的稳定性好，易携带，适合长期保存。

应用范围：该采样器适用于细菌、真菌、病毒等多种微生物气溶胶标本的采集。能在各种环境条件下使用，尤其适于野外、低温、高空等特殊环境采样；常用于科学研究、卫生防疫、环境监测等各领域进行气溶胶微生物总量测定和定性分析，不适宜微生物气溶胶粒谱、活微生物总量分析。

沉降式采样器 常见的沉降

式采样器有静电吸附采样器和热沉降采样器。

静电吸附采样器 有小容量采样器和大容量采样器。

主要性能特点：小容量静电吸附采样器的设计流量较小，一般为 0.05~5L/min，可以分析 0.01~5μm 的气溶胶粒子。大容量静电吸采样器采样流量可以从几升/分到上万升/分，采样液循环流动，对亚微米的小粒子气溶胶捕获率高，该采样器的采样介质可以是液体，也可以是固体培养基。

应用范围：静电吸附采样器多适用于固定场所采样，主要用于气溶胶粒子形状和大流量采样的研究。小容量静电吸附采样器可将带电的气溶胶粒子直接采集到显微镜载玻片上或电子显微镜的格网上，用于气溶胶粒子形状研究。大容量静电吸附采样器适宜较低浓度的微生物气溶胶粒子的采集，可采集室内外空气中致病性微生物粒子及洁净环境中的微生物粒子，常用于空气中致病微生物监测和气溶胶感染传播的研究。静电吸附采样器一般不适用于微生物气溶胶粒谱分析。

热沉降采样器 这种采样器的捕获效率取决于两面的温差幅度、距离以及采样流量等因素，采样流量仅有 3~400ml/min，对 1μm 以下的小气溶胶粒子具有较高的捕获率；不能进行生物气溶胶粒谱分析，结构复杂，价格昂贵，实际使用很少。

离心式采样器 借助采样器内叶轮高速转动使微生物粒子获得高速离心惯性把微生物气溶胶粒子撞击在采样介质上。该采样器对大于 5μm 的微生物气溶胶粒子捕获率高，体积小，携带方便，使用机动灵活，主要用于大气环

境监测研究。

气旋式采样器 利用气流在采样器中高速旋转时产生的惯性，把气流中的生物粒子分离、收集到采样介质中。该采样器结构简单，耗能低，可连续采样，但对微生物粒子活性影响较大。该采样器适用于抵抗能力较强的微生物采样，为了保护采集微生物粒子的活性，采样介质中须添加适当保护剂。

（李劲松 温占波）

微生物气溶胶采样介质（collection medium of microbiological aerosol）

wēishēngwù qìróngjiāo cǎiyàng jièzhì

微生物气溶胶采样过程中用于收集、捕获、保存微生物粒子的载体。微生物气溶胶采样介质是获取空气中微生物粒子的关键物质，对提高微生物捕获率，保持微生物活性具有重要的作用。

在微生物气溶胶采样过程中，微生物气溶胶粒子由于惯性撞击、冲击清洗、过滤阻留和沉降作用等使其被留置于采样介质，以供进一步检测分析。采样介质有不同的类型，不同的采样原理和采样方法对采样介质的要求不同，需要不同的采样介质。

特性 微生物气溶胶采样介质是捕获保留微生物粒子的物质，介质材料的选择必须有利于保持微生物活性和适用于微生物气溶胶采样，具备无毒、稳定、黏附力强和利于微生物存活等基本的特性。

无毒性 采样介质材料及组成成分，对微生物无毒副作用，不影响微生物的活性。

稳定性 化学性质和物理性状稳定。采样介质材料及组成成分化学结构稳定，不因环境条件变化改变性状或产生不利于微生

物活性的物质，在一定温度、湿度条件下，其黏度、形态等物理性状不发生改变，不影响微生物粒子的捕获和保留，易于储存。

黏附性 固体采样介质具有黏着、留置空气中微生物粒子的性能，采样时可不断将采样气流中的微生物粒子黏附捕获，不被高速气流带走。

保护性 微生物气溶胶采样介质多数含有微生物保护剂，有利减少采样过程对微生物的损伤，保持微生物活性。

类别与选择 根据微生物气溶胶采样介质的特性，可以分为培养基介质、缓冲液介质和膜介质三类。各种介质的特性与用途不同，选择适宜的采样介质可以提高采样的捕获率和微生物的存活率。

培养基介质 分为固态培养基和液态培养基介质。

固态培养基介质 由微生物生长的基础营养成分和适量的琼脂组成，其中的营养成分可根据采样的目标微生物进行选择。此类介质在常温下呈固体状态，表面湿润光滑，具有较好的黏附性，采样后可以直接进行细菌或真菌培养、计数，也可经洗脱后直接进行检测分析。固态培养基采样介质常用于采集细菌、真菌等微生物标本，适用于撞击式采样器采样和自然沉降法采样。

液体培养基介质 由微生物生长必需的各种营养成分和磷酸盐缓冲液组成。此类介质不仅渗透压和酸碱度适宜微生物存活，还能为微生物的生长繁殖提供必需的营养，对微生物活性具有较好的保护作用，所采集的标本可直接进行微生物分离培养，也可直接进行检测分析，可用于采集细菌、真菌、病毒等微生物标本，

适用于液体冲击式采样器。液体培养基介质中的营养成分可根据拟采集微生物种类进行选择。在采集气溶胶中病毒标本时，应在液体培养基介质中添加胎牛血清和抗生素，以保护病毒和抑制其他微生物生长。

缓冲液介质 由各种盐类配制而成，常用的有磷酸盐缓冲液、碳酸盐缓冲液、枸橼酸盐缓冲液等。此类介质为等渗溶液，酸碱度稳定，对微生物完整性具有一定保护作用，所采集的标本可用于微生物粒子计数和定量分析，也可直接进行微生物检测分析，监测空气中微生物的浓度常选择缓冲液介质。该介质适用于液体冲击式采样器。

膜介质 主要分为不溶性滤膜介质和可溶性滤膜介质。采样过程中，大于滤膜孔径的粒子被拦截于滤膜表面，小于滤膜孔径的粒子由于静电的作用也可部分被阻留于滤膜之中。不溶性滤膜介质主要有玻璃纤维、硝酸纤维滤膜和醋酸纤维滤膜等，采样后，可以将滤膜贴在培养基表面直接进行培养，也可以将滤膜上采集的标本冲洗下来进行培养及检测分析。可溶性滤膜介质主要有泡沫明胶滤膜、藻朊酸钠滤膜、谷氨酸钠滤膜等，采样后可以放入缓冲液等液体介质中溶解，使被采集的微生物标本直接释放到溶液中，以供进一步检测分析，不仅克服了捕获在不溶性滤膜介质上的微生物不能全部被洗下来的缺点，同时由有机物质构成的可溶性滤膜还有利于微生物的存活。滤膜介质适用于细菌、病毒等各种微生物气溶胶的采样，并能在严寒环境下使用，适用于各种过滤阻留式采样器。

微生物气溶胶采样，应当根

据采样目的、采样方法、拟采集的微生物种类等选择适宜的采样介质。

（李劲松　温占波）

shēngwù zhànjì qìróngjiāo

生物战剂气溶胶（biological warfare agent aerosol）

生物战剂粒子悬浮于空气中形成的气溶胶。生物战剂气溶胶是人为发生的气溶胶，其粒径一般为 $0.01 \sim 50 \mu m$，大部分为可吸入粒子，容易侵入机体的呼吸系统，是生物武器攻击的一种主要方式。

第二次世界大战前后，随着微生物学和武器生产工艺的发展，气溶胶技术广泛、深入地应用于军事领域。20 世纪 30 年代，德国就曾建立过几个生物武器研究机构，进行了利用地下铁路的通风系统撒布生物战剂的研究，并重点开展了飞机喷撒生物战剂气溶胶的技术和装备研究。1936 年，日军在中国建立了庞大的生物武器研究机构和试验场，专门研究各种细菌战剂，并先后研制了多种金属和陶瓷外壳的细菌炸弹，还研制了细菌炮弹和安装在飞机尾部的利用压缩空气喷洒菌液的喷雾装置，并进行了飞机喷洒细菌战剂气溶胶的试验。英国、美国和苏联等发达国家发展了气溶胶发生、采样、测量、战剂气溶胶化以及气溶胶扩散与攻击效能评价技术等，有的甚至建立了专门的气溶胶研究机构和实验场。生物战剂气溶胶研究的不断深入，不但证实了气溶胶是众多传染病的重要传播方式，为生物战剂的大规模洒布方式奠定了基础，同时，推动了流行病学和空气生物学的发展。

构成　生物战剂气溶胶以大气为气体介质，主要粒子成分是细菌、病毒、真菌、毒素等生物粒子，同时，还含有微生物的各种培养基成分。此外，还含有为提高生物战剂气溶胶的分散性和微生物耐受雾化损伤的能力，以及耐受环境因素的抵抗能力而添加的各种赋形剂和保护剂。

特性　生物战剂气溶胶是依据特殊目的人为发生的，除具有气溶胶的基本物理特性和微生物气溶胶的基本生物学特性外，还具有一些独特的性质：①高致病性。生物战剂气溶胶所含的生物粒子多为高致病性微生物和生物毒素，人或动、植物易感，一旦暴露于生物战剂气溶胶环境，极易引起感染发病或中毒。②环境抵抗力强。生物战剂气溶胶一般选用在空气中存活力强的病原体，同时在生物战剂气溶胶发生时，还添加有生物活性保护剂和赋形剂，进一步提高了生物粒子的环境抵抗力和耐气溶胶化的能力，因此，生物战剂气溶胶较自然存在的微生物气溶胶对环境的抵抗力强。③粒谱范围窄。生物战剂气溶胶袭击以呼吸道感染为主要途径，发生的气溶胶粒子大部分为可吸入性粒子，粒子大小较为均匀，粒谱范围多在 $0.01 \sim 50 \mu m$。④粒子浓度高。生物战剂在空气中只有达到一定的浓度才能产生生物战剂的杀伤效应，为获得较高杀伤效应，人为发生的生物战剂气溶胶中都含有高浓度的生物战剂粒子。⑤优势粒子明显。生物战剂施放后，空气中瞬间形成高浓度的生物气溶胶，生物战剂粒子为优势粒子，数量占据优势，种类较为单一。

杀伤效应　生物战剂气溶胶的杀伤效应是指生物战剂气溶胶中的战剂微生物或毒素，通过呼吸系统进入人或动物机体，也可通过黏膜和破损皮肤接触，食入污染水及食物等途径，导致人和动物感染发病和中毒，使人丧失战斗力和生产生活能力，甚至发生大范围传染病暴发流行。生物战剂气溶胶的杀伤效应取决于气溶胶中的战剂种类、生物活性和粒子浓度。不同种类的生物战剂杀伤效应不同，感染性强、致病力高的战剂微生物或毒素，相对杀伤效应大。生物战剂气溶胶衰亡、战剂粒子活力、浓度直接影响其杀伤作用，活力越强、半衰期越长、浓度越高，杀伤效力越大。生物战剂气溶胶的杀伤效应受多种因素影响，其中风力、降水、日光、地形、地貌等气象环境因素影响最大。

发生方式　生物战剂气溶胶的发生方式，大多采用雾化、喷粉和爆炸的方式。

爆炸式气溶胶发生方式，利用爆炸型生物弹药在爆炸时产生的高压气体，瞬时将生物战剂分散成细小粒子喷射到空气中，形成生物战剂气溶胶。这种方式的分散效果较差，只有小部分生物战剂会形成 $1 \sim 5 \mu m$ 的可吸入性气溶胶粒子，大部分生物战剂粒子较大，溅落在炸点附近，或沉降在炸点下风向较短的距离范围内，杀伤面积不大。

雾化或喷粉气溶胶发生方式，利用喷雾器或喷粉器等气溶胶发生装置，通过压缩气体将液态或粉状生物战剂分散成微小粒子，喷撒到空气中形成生物战剂气溶胶。雾化或喷粉气溶胶发生方式，都可以通过控制发生条件分散出适宜粒径的生物战剂粒子，在空气中悬浮时间长，可吸入粒子比例高，并且可通过控制发生速率和雾化时间，控制源强和污染范围。

影响效应的因素　影响生物

战剂气溶胶生物效应的主要因素包括生物战剂的制备、战剂介质与助剂、分散方法，以及气溶胶所处的环境条件等。

生物战剂制备 微生物培养基、培养条件、收获时间等对微生物的产量、活力与抵抗力等有较大影响，应用最佳培养基、在最适条件下培养并于对数生长期收获的生物战剂，产量较高，活力、抵抗力较强。

战剂介质与助剂 用于发生气溶胶的生物战剂材料中，除战剂外还含有培养基成分、宿主细胞成分、保护剂和分散助剂等物质。这些物质可影响战剂微生物的活性、分散性，以及生成气溶胶后的存活与衰亡。适宜的保护剂等有机物质可以提高微生物对气溶胶发生的耐受力和环境抵抗力，分散助剂有利于提高战剂微生物的分散性，减轻气溶胶发生时分散力对微生物的损伤，发生更多的可吸入性活性粒子。

气溶胶分散方法 将液体或干粉分散成微小颗粒的气溶胶，必须施加一定的外力，破坏其原有的表面和分子之间的相互作用力，形成新的表面。液体生物战剂的分散受液态战剂的表面张力和黏度的影响，液体分散的粒度与表面张力和黏度成正比，表面张力和黏度越大，液体分散的粒度越大。干粉生物战剂的气溶胶发生率决定于干粉的松散性和流动性，松散性和流动性越差，分散效果越差。爆炸分散的应力和强度以及爆炸产生的高温对生物战剂的活性影响较大，爆炸的强度越大、温度越高对生物战剂的活性影响越大。雾化或喷粉分散时的气体压力与流速也可对战剂微生物造成一定损伤，压力与流速越高对微生物损伤越大。不同

种类的微生物由于其自身结构和成分的差异，对外界损伤作用的耐受力也不相同。

环境因素 生物战剂气溶胶是人为发生的生物气溶胶，施放后易受各种环境气象因素影响。①温度。气温对生物战剂气溶胶的生物活性影响很大，气温越高，生物战剂气溶胶衰亡率越高，生物战剂活性降低越快。不同种类的微生物对温度的反应有所不同。②湿度。空气相对湿度对生物战剂气溶胶存活影响很大，特别在气溶胶形成的初期最明显。不同种类生物战剂气溶胶受相对湿度影响不同，芽胞菌气溶胶受影响最小，革兰阳性菌次之，革兰阴性杆菌最敏感。类脂病毒，低湿存活稳定，高湿差；非类脂病毒则相反，低湿存活差，高湿存活稳定。微生物气溶胶发生受湿度影响，高湿有利于悬液材料分散，低湿有利于干粉材料分散。悬液分散与干粉分散后形成的气溶胶粒子在空气中得失水分不同，悬液分散的气溶胶粒子失水，干粉分散的气溶胶粒子得水，因而受相对湿度的影响也不同。③日光辐射。日光对微生物具有一定的杀灭作用，悬浮于空气中的微生物比在物体表面或培养悬液内对光辐射更敏感。日光辐射杀菌主要是紫外线的作用，日光照射到生物战剂气溶胶时，可使战剂微生物丧失活性，加速气溶胶的生物衰亡。悬液分散的气溶胶生物衰亡率与日光强度呈直线相关，干粉分散的气溶胶生物衰亡率受日光照射的影响不明显。④大气气体。大气环境的某些气体对微生物气溶胶存活具有一定影响，如大气中的一氧化氮、二氧化氮和二氧化硫等有害气体，对气溶胶中的生物战剂具有杀伤作用。

⑤气象因素。生物战剂气溶胶在空气中的传输、扩散、沉降、存活、衰亡等，受日光、降雨、大风等气象条件的直接影响。

防护 生物战剂气溶胶防护的基本原则是规避和减少气溶胶暴露、消除生物战剂污染、增强机体抵抗力和免疫力。物理防护是规避和减少生物战剂气溶胶暴露最直接、最有效的措施，不需要区分生物战剂的种类，具有即时防护效果。物理防护采用各种防护设施、器材及个人防护装备，隔离、阻断生物战剂气溶胶，避免人体吸入或沾染生物战剂，其中呼吸防护对避免生物战剂气溶胶感染最为关键。生物战剂没有即时杀伤效应，受袭击后要经过数小时至数天的潜伏期才能发病，生物战剂气溶胶暴露后，尽早疫苗接种和预防性服药，可有效避免或降低生物战剂的感染发病。遭受生物战剂气溶胶袭击时，立即采取物理防护措施，及时有针对性地进行药物防护和免疫防护，彻底消除污染，可有效控制或减少生物武器袭击的危害。

(鹿建春 李劲松)

shēngwù zhànjì wūrǎnqū
生物战剂污染区（biological warfare agent contaminated area） 染有生物战剂的区域和空间。生物战剂污染区，包括直接遭受生物弹药攻击的地域，以及生物战剂扩散的区域和空间。及时准确的划定污染区，是生物武器防护的重要环节，对生物战剂损伤的预防与控制、生物袭击危害评估，消除和降低生物武器袭击危害，均具有重要意义。

生物战剂污染区范围，受生物战剂施放方式、气象条件、地形地貌、战剂特性等因素影响。生物战剂释放方式中，气溶胶施

放、媒介昆虫施放、人工直接投放的污染范围差别很大，其中以气溶胶施放方式污染范围最大，人工直接投放的污染范围相对较小。风速、风向、日光和降水等气象条件影响生物战剂气溶胶扩散与衰亡，直接影响生物战剂的污染范围。山地、丛林、城市建筑等地形地貌，阻碍生物战剂气溶胶扩散，影响生物战剂的污染范围。不同种类的生物战剂对环境耐受力不同，在空气中的存活、扩散能力也不同，形成的有效污染范围不同。

划定生物战剂污染区，是生物武器袭击处置应对的重要环节。生物战剂污染区应依据生物武器袭击方式，受袭地区的地形地貌、气象条件等因素综合分析进行划定。

生物战剂气溶胶袭击污染区划定　生物战剂气溶胶袭击有点源施放和线源施放两种方式。污染区面积估算的主要参数有生物气溶胶危害时间、风速、风速换算系数、喷洒带长度等，生物气溶胶最长危害时间白天一般取2小时，夜晚取8小时；风速换算系数随生物气溶胶释放高度而异，高度100m时取2。最大污染面积计算公式为：最大污染面积（km²）＝风速（km/h）×最长危害时间（h）×风速换算系数×喷洒带长度（km）。

点源施放污染区划定　点源施放通常是向目标区域投放生物战剂炸弹或利用气溶胶发生装置定点施放，一般不用于风向不稳定或风向不能预测的情况，污染区传统划定方法如图1所示，具体步骤如下：①在地图上标注袭击点位置，围绕袭击点，在袭击区上风向绘制半径1km的半圆。②计算下风向最大危害纵深［4×

风速（km/h）×生物气溶胶最长危害时间（h）］。③以受袭点为起点，沿风向画一与最大危害纵深等长的线段，并在线段终点画一与风向垂直的直线。④以受袭点为初始点，沿风向反方向画一延长线，长度为圆半径的2倍（2km）。⑤以反风向线的终点为起点，画两条与步骤①所做圆的切线，并与风向线终点垂直线相交。⑥根据上述步骤得到一个三角形，除去圆外上风向的部分即为污染区。⑦在最大下风向危害纵深1/4处画一与风向垂直的直线和两条圆切线相交所得区域为

Ⅰ区，该区域内人员伤亡概率大约在30%以上，该垂直线与步骤③所做垂直线之间的区域为Ⅱ区，该区域内人员伤亡概率从20%～30%逐渐递减到1%～3%，污染区外通常不高于1%～3%。

线源施放污染区划定　线源施放通常利用飞机布洒，也可以利用汽车、舰船等移动沿途施放。飞机布洒通常利用飞机喷洒出一条与风向垂直的生物战剂气溶胶带，依靠风力将战剂吹向目标区，并实现大面积覆盖，传统污染区划定方法如图2所示。具体步骤如下：①用当地当时风速、云团

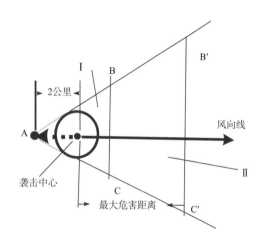

图1　点源施放污染区划定

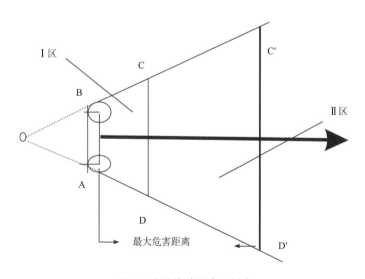

图2　线源施放污染区划定

持续时间等估算下风向危害纵深（方法同点源）。②在地图上标出喷洒线始、末端并直线连接。③从布洒线中央开始，按比例做一条与实际风向一致、与下风向危害纵深等长的线段。④以布洒线的始、末两端点为圆心，各做一半径1km的圆。⑤在最大纵深点画一条与风向垂直的直线。⑥在喷洒线的始、末两端，逆风向延长到2km，并分别以这两延长线端点为起点做各自圆的切线，直至与最大危害纵深垂直线相交。⑦画一条与喷洒线平行、在上风向与喷洒线始、末两端圆相切的直线，除去该直线上风向的三角形区域，其余部分即为生物战剂污染区。⑧在最大下风向危害纵深1/4处画一与风向垂直的直线，其与圆切线相交所围的区域即为Ⅰ区，其余的污染区为Ⅱ区。

上述污染区划定方法针对户外气溶胶方式袭击的情况，源于高斯点源扩散模型（线源施放情形借用了虚拟点源的方法），是一线人员概略估算的简易方法，通常适用于风向比较稳定、地形并不复杂的条件，实际情况比上述情形复杂得多。

媒介生物袭击污染区划定利用感染或机械携带生物战剂的媒介生物实施的生物袭击，其污染区应根据投放的媒介生物种群，以及投放地的地形地貌、气象条件和生态环境综合判定。通常情况下，投放媒介生物进行袭击，即时的污染区往往不大，但随着媒介生物的活动其污染范围会逐渐扩大，因此媒介生物袭击的污染区不仅包括媒介生物的直接投放地，还应包含媒介生物可能活动的范围。污染区划定时通常以媒介生物散落点为中心向周围适当扩大，扩大的范围根据媒介生

物种类及其活动能力确定，如蚤类的活动范围30~50m，蚊虫的飞行距离每天100~1000m。

人工直接投放生物战剂污染区划定人工直接投放生物战剂是指通过人工直接将生物战剂投放至饮用水、粮秣、食品及人员活动场所等实施的生物袭击。饮用水受到污染时，污染区包括受到污染的水体及其扩散的范围。通常污染区的划定除直接受到污染的水库、水厂、水井、蓄水池等水源外，还应包括这些水源的流域和供水范围。粮秣、食品受到污染时，污染区以受污染的粮秣、食品存放地为中心，扩展延伸到生产、运输、销售、消费等范围。人员活动场所受到生物袭击，污染区以受到污染的场所为中心，扩展到与之互通的相邻场所，以及人员扩散的范围。

生物战剂污染区的划定是生物武器袭击应对处置的重要手段之一。当发生生物袭击时，应根据生物袭击侦查、监测情况，及时、尽快划定战剂污染区，以利于更好地控制和消除污染。污染区的划定范围应适当，污染区范围划定过小，可导致防护不足，不能有效控制污染，以至实际污染范围继续扩大；污染区范围划定过大，可能导致过渡防护，资源浪费。划定的污染区，可根据生物战剂检验鉴定结果适时进行调整。

（孙振海　李劲松）

shēngwù zhànjì wūrǎnqū chǔzhì

生物战剂污染区处置（countermeasures for biological warfare agent contaminated area）

对生物战剂污染区采取的控制和清除生物战剂污染的行动。生物战剂污染区处置目的是通过控制并消除生物战剂污染，减少人员

暴露和感染发病，阻止疾病暴发流行，最大程度降低或消除生物战剂的危害。

污染区处置原则生物战剂污染区的处置，在统一组织领导下，以专业技术队伍为骨干，相关部门协同配合，共同开展工作，并坚持以下原则：①严格污染区管控，控制污染区内的人员、物质流动，防止污染扩散。②尽早进行污染区采样和检测分析，明确战剂种类、污染状况、污染范围等。③采取综合措施，彻底消除污染。④避免过度处置，防止对环境造成次生危害。

污染区管控生物战剂污染区管控，是对划定的污染区进行封锁，对出入污染区的人员、动物、交通工具和物质实施严格控制，防止污染扩散。

在划定污染区的边界，设置明显警示标识、哨卡，对污染区域进行封锁，对出入污染区的人员、动物、交通工具和物质实施严格控制。在污染区封锁期间，污染区周边设置巡逻人员，进出路口设置哨卡，禁止人员、物资等自由出入；凡从污染区出区人员、物质、车辆等，必须由相关部门审批，经彻底消毒处理后方可放行；非污染区处置必需的工作人员，不得进入，批准进入污染区人员，必须按要求做好严格的物理防护和必要的医学防护；采取适当措施，减少人员流动与接触，停止娱乐、聚会等人员聚集的活动。污染区封锁时间，视生物战剂的检出与暴露人、畜感染发病情况而定。污染区内不再检出活的生物战剂，并至战剂所致疾病的最长潜伏期末，无战剂所致疾病的病例发生，即可解除封锁。

污染消除生物战剂污染区

的污染消除，是利用物理、化学等手段，杀灭或消除污染区内的生物战剂，杀灭或控制生物战剂的媒介动物，以防止污染的扩散与蔓延。污染消除的具体措施须依据污染的环境、污染的对象及战剂种类进行选择。对于人烟稀少的旷野，可进行封锁，使其自然净化；人员居住和活动的室外环境，可使用化学消毒剂进行喷雾、喷洒（撒）消毒；室内、舱室等密闭环境，可采用化学消毒剂喷雾、熏蒸进行消毒。生活、办公用具、用品等，武器装备、仪器设备可采用喷雾、擦拭消毒，或紫外线照射、气体熏蒸消毒。暴露人员的污染消除，首先使用消毒剂擦拭或喷雾方法，对暴露体表皮肤，服装及随身携带物品进行表面消毒处理，然后到指定洗消场所进行全面彻底的污染消除处理。采取化学、物理等方法，杀灭与控制污染区内媒介生物，彻底杀灭清除敌投媒介生物，最大限度地降低当地媒介生物密度，对杀死的媒介生物尸体须进行消毒、集中焚烧处理。

生物战剂污染消除，应综合生物战剂种类、污染程度和污染对象等因素，选择适宜的污染消除技术方法、消毒杀虫药剂及其使用剂量。污染消除作业人员要做好个人防护，按生物战剂个人防护要求穿戴和使用个人防护装备、用品。生物战剂污染消除，不仅要确保污染消除效果，还应防止处置过度引起人畜中毒，造成环境污染、破坏。

检疫 对生物战剂污染区内暴露人员和动物，通过医学观察和留验等检疫手段，及早发现感染者，及时采取预防控制措施，防止污染扩散与疾病蔓延。检疫期通常为污染的生物战剂所致疾

病的最长潜伏期，如出现感染发病者，应在最后一例病人有效隔离后，再延长一个最长潜伏期。①医学观察。污染区内的所有暴露人员，在生物战剂所致疾病的最长潜伏期内限制在指定范围内活动，不得离开污染区，并观察记录体温和健康状况，身体出现不适时，及时报告并采取相应处置措施。②留验。核心污染区的暴露人员、可疑感染人员及感染人员的密切接触者，须进行留验观察。留验期内与其他人员隔离，限制在指定范围活动，进行相关的临床检查和必要的生物战剂感染检测，发现感染者及时报告，并送专科救治场所进行隔离治疗。

污染区内暴露的动物，须严格管理，封闭饲养，密切观察动物健康状况，出现有动物感染发病时，立即扑杀，并进行深埋或焚烧等无害化处理，对动物圈舍及周边环境彻底进行消毒及杀虫灭鼠处理。

污染区内出现人和动物因生物战剂感染发病时，根据患者、病畜发病地点和活动范围，及时划定疫区，按生物战剂疫区进行处置。

（孙振海 李劲松）

shēngwùzhàn yìqū
生物战疫区（epidemic area caused by biological warfare）

生物战所致传染病暴发、流行的区域。生物战疫区主要指生物战剂所致传染病患者和动物发病时的居住地及活动范围。

战剂微生物侵入人或动物机体，在机体内增长繁殖，一方面侵犯机体重要脏器和功能系统，使感染者发病；另一方面还会将病原体通过呼吸、排泄、呕吐等方式排出体外，成为传染源，患者或发病动物排出的病原体污染

其居住和活动环境成为小的疫源地，即疫点，大的疫点或多个连成片的疫点所在地理区域称为疫区。

生物战时，受袭击目标区域内的人和动物因暴露或接触生物战剂而感染发病，出现非自然的传染病疫情暴发或流行。微生物类战剂袭击引发的传染病疫情，会出现病例的空间、时间和人群聚集性，表现为疫情暴发，同时因所致疾病的传染性，会出现因接触病例而发生的二代或继发病例，表现为传染病流行。病例发生的地域范围可能在生物战剂污染范围内，也可能沿着交通路线扩散，随污染区人员或物品流动而蔓延。

疫区划定 生物战疫区划定是指导生物战疫区处置、控制生物战剂所致传染病传播扩散、消除生物战剂危害的重要手段。传染病暴发时，以病例聚集地为重点，所有病例出现的地域连片划为疫区。传染病流行蔓延时，需要将所有病例发生地均划为疫区，这种情况下可能出现相互分离的多个疫区。

划定原则 划定生物战疫区是处置生物战所致疫情的重要手段，生物战疫区划定的基本原则就是要有利于疫情控制，有效遏制疾病传播与扩散，同时尽可能减少对军事行动、交通、经济和生产生活的影响。划定疫区范围要适当，过小不能使疫情得到有效控制，过大则对作战、生产和生活产生影响较大，还会增加疫情处置的负担。

划定依据 生物战疫区范围主要依据以下三个基本要素确定：①病例发生地及患者发病前后的活动范围。病例发生地包括患者居住地或发病地点，活动范围包括生活、学习、工作、娱乐、购

物、旅游等去过的各种地方。②生物战剂种类、传播方式、传播媒介。不同种类的生物战剂有不同的传播方式和传播媒介，影响所致传染病的传播速度与传播范围。例如，通过气溶胶传播的疾病，传播速度快、范围大；媒介生物传播的疾病，传播范围与媒介生物的活动范围相关。③疫情的流行病学特征。疫情的流行病学状况和发展态势，包括疫情的发病人数，病例的时间、人群和地点分布，指示病例、始发病例和典型病例的暴露时间和感染途径，疾病的传播方式、临床症状体征和严重程度等。

划定范围 疫区范围划定是一项专业技术性、社会管理性很强的工作，通常由流行病学、传染病学、微生物学、公共卫生学领域的专家组成的专家组提出建议，经过授权的卫生行政机构和政府管理部门批准。生物战疫区的划定，还需要生物武器医学防护学和军事预防医学等领域的专家参加。

生物战疫区的划定以患者出现的地区、活动范围为中心，结合生物战剂种类、传播途径、传播媒介、疾病在人群的传染效能，以及当地气候条件、人口分布和人群流动状况、媒介分布等，综合分析疫情可能波及范围，划定生物战疫区。生物战疫区的划定由军队和地方政府相关职能部门，按照国家有关法律法规要求组织实施。

疫区类型 依据遭受生物袭击及发病情况，生物战疫区可分为单一传染病疫区和混合传染病疫区。单一传染病疫区为一种生物战剂感染形成的疫区，混合传染病疫区由两种或两种以上生物战剂感染所形成的疫区。混合传染病疫区范围以波及范围最大的病种划定。

疫区宣布 生物战疫情发生后，经由军队和地方卫生行政部门组织相关专家组调查，提出生物战疫区建议，经由国家卫生行政部门批准、公布。禁止生物武器公约缔约国还要按照《禁止细菌（生物）及毒素武器的发展、生产及储存以及销毁这类武器的公约》（简称《禁止生物武器公约》）和《国际卫生条例》的条款，通报联合国和世界卫生组织。

疫区解除 在传染病控制中，疫区中最后一例患者康复，传染源已经消除，再经过该病的一个最长潜伏期，疫区内没有新病例发生，疫区封锁等措施方能解除。生物战疫区达到传染病疫区解除标准，经原建议划定疫区的专家组综合评估，认为疫区可以解除后，报原批准机关批准，解除生物战疫区。

（马 静）

shēngwùzhàn yìqū chǔzhì
生物战疫区处置（countermeasures for biological warfare epidemic area）

对生物战疫区进行控制疫情和消除污染的行动。控制疫情包括疫区封锁、隔离、检疫、免疫接种和药物预防，消除污染包括消除生物战剂污染和杀灭或控制媒介生物。生物战疫区处置是控制生物战所致疫情的紧急行动，对遏制传染病流行、扩散，减轻生物战危害后果具有重要作用。

生物战造成的传染病疫情具有暴发性、聚集性和传染性强、传播速度快等特点，部分疫情发生和流行不符合该种疾病自然发生规律，通常已有药物及治疗方法的治疗效果不佳。生物战疫区处置遵循平时传染病疫区处置的基本原则和措施，在政府领导下，以生物武器医学防护、疾病预防控制、医疗救治等专业力量为主，组织社会各方力量协同参与，动员民众积极配合，快速遏制疫情，彻底消除污染。生物战疫区处置的主要工作内容包括疫区管控、消除污染和疫情调查。

疫区管控 生物战疫情一旦发生，应当立即组织划定疫区，对划定的生物战疫区进行严格管控，主要包括疫区封锁、隔离检疫、患者救治、人员防护等。

疫区封锁 依据疫区划定范围，在疫区周边、交通路口设立检查站、岗哨、流动哨，管理、控制出入疫区的人员和物资。必须进出疫区人员和物资须经过批准，并进行登记、检疫和消毒，防止传染源及战剂病原体向疫区外扩散。

隔离检疫 控制传染源、及早发现感染者，及时采取预防控制措施，防止传染病传播扩散的有效手段。隔离，将生物战剂所致患者、疑似病例及其密切接触者，分别安置在指定区域、场所内，限定在指定的区域范围活动，不允许随意与他人接触，防止传染其他人员。检疫，包括医学观察和留验，对生物战剂疑似病例、患者密切接触者及周边人员，进行健康状况监测，观察记录体温及身体不适状况，必要时进行相关的临床检查和必要的生物战剂感染检测，及时发现感染者并尽快采取隔离救治措施。

患者救治 疫区就地就近设立救治站点或指定专科医院负责生物战伤病员的接诊、转送和隔离救治。发现患者首先应在疫区内就地就近进行隔离救治，需要转送专科医院治疗的，应按生物战伤病员转运要求做好安全防护，防止转运过程中发生人员感染或环境污染。

人员防护　为保护人员健康，在疫情处置活动中，各类人员均应按要求穿戴个人防护装具，防止暴露感染。根据疫情预防控制需要，对疫情处置工作人员和疫区内人员分别进行有针对性的疫苗接种或预防性服药，提高人员自身抗感染能力，预防暴露感染。

消除污染　疫区污染消除包括生物战剂污染的消毒处理和媒介生物杀灭与控制。对患者分泌物、排泄物、呕吐物，日用品及生活垃圾，医疗废弃物等生物战剂污染物，以及患者居住、生活环境及医疗救治场所等生物战剂污染环境，须按生物战剂污染消除技术规范，分别进行消毒灭菌和无害化处理。疫区内的媒介生物控制，包括对敌投媒介生物和当地自然存在的媒介生物的杀灭与控制。对敌投媒介生物必须采取各种方法及时、快速、彻底杀灭，并对尸体进行消毒或焚烧处理，消除其可能携带的生物战剂。对本地区自然媒介生物，应积极采用物理化学方法进行捕杀，最大限度地降低疫区内媒介生物密度，切断传播途径，控制其对疾病的传播与扩散。

疫情调查　生物战疫情调查采用流行病学调查的技术方法，通过现场调查、病例分析、资料收集、标本采集、病原检测等手段，一方面查清疫情基本情况、流行过程、流行特征等，指导疫情控制，另一方面收集疫情与生物武器袭击的关联证据，为揭露生物战罪行提供证据。

疫情基本情况调查　调查的主要内容包括疫情发生时间、地点、范围；疾病种类、发病人数、人群分布；首发病例的发病地点、时间和发病过程；典型病例的临床表现、症状体征、治疗效果；密切接触者及二代病例的感染发病情况；疾病的感染途径、传播方式、传播媒介；疫区地理环境特征和气象条件等。通过调查，明确疫情的疾病种类、传染源、传播途径、疫情波及的范围、流行强度、流行态势等，指导疫区处置，有效控制疫情扩散。

疫情与生物战关系调查　调查的主要内容包括疫情发生与受生物袭击的时间关系；疫区与生物战剂污染区的关系；患者有无生物战剂暴露史；当地是否发生过该种传染病；疾病的感染途径、临床特征和流行规律是否异常；环境标本和患者标本生物战剂筛检情况；病原体变异情况及耐药性等。综合各种调查结果，收集生物袭击相关证据，分析判断疫情与生物战的关系。

生物战疫区处理，使疫区内民众活动受到一定限制，生产、生活受到较大影响，加之生物战剂所致疾病的威胁，容易使疫区内民众产生心理恐慌。因此，生物战疫区处理在进行疫区管控、消除污染和疫情调查的同时，还要积极开展心理疏导、消除民众心理恐慌，宣传普及生物武器防护知识与技能，提升民众防控生物武器危害的信心，动员疫区民众积极配合，并参与生物战疫区处理。

（马　静）

shēngwù zhànjì méijiè shēngwù

生物战剂媒介生物（vector of biological warfare agent）

能携带并传播生物战剂的动物。这些动物可通过叮咬将生物战剂直接注入人和动物机体，或通过机械携带传播生物战剂，或通过分泌物和排泄物排出生物战剂污染环境，造成人和动物感染、发病。同时由于媒介生物的活动和扩散，还会进一步导致污染扩散和疾病流行。

生物战剂媒介生物在生物战中既可直接作为武器进行攻击，同时因其特有的媒介效能还能传播扩散生物战剂，扩大污染范围，延长危害时间，增强生物战剂的杀伤效应。历史上，曾先后有过直接利用生物战剂媒介生物进行生物战的实例，也曾研制过多种生物战剂昆虫弹。侵华日军在中国投放过感染鼠疫耶尔森菌的蚤类和鼠类动物，美军在朝鲜战争中使用过装有多种昆虫的"四格弹"等昆虫弹。媒介生物构架了生物战剂与易感人群的传播链，在自然界适宜条件下扩大生物战剂的污染范围和攻击力。随着媒介生物养殖技术的革新，以及人工膜技术与人造血液制品等在媒介节肢动物养殖中的应用，媒介生物大规模、标准化养殖得到了发展，为媒介生物的应用创造了更有利的条件；现代生物技术在媒介生物学研究中的应用，使得经遗传修饰的媒介生物感染率更高、传病能力和野外生存能力更强，为生物战提供了新型媒介生物；媒介生物高密度储运、施放系统的不断改进，使得发展媒介生物武器比以前更具优势。因此，利用媒介生物进行生物战的威胁依然存在。

特征　生物战剂媒介生物能够感染、机械携带和传播生物战剂，具有以下显著特征：①能感染或携带生物战剂。蚊、蜱、蚤、鼠等多数生物战剂媒介生物，不仅能感染生物战剂，且能使生物战剂在其体内增殖。蝇、虻等部分生物战剂媒介生物虽不能被感染，但可机械携带生物战剂并使其扩散。②媒介生物感染携带生物战剂的种类具有特异性，一种媒介生物只能感染、传播特定的一种或几种生物战剂。③对人和动物具有攻击性。生物战剂媒介生物对人和动物具有明显偏嗜习性，喜好人居环境活动并攻击人和动物，在生物战剂传播过程中构架了生物战剂与人和动物的"桥梁"。攻击人和动物的媒介如蚊、蜱、蚤、螨等媒介节肢动物，偏好人居环境的媒介生物如鼠、蝇等。④贮存和传播生物战剂。生物战剂可在生物战剂媒介生物中长期贮存，不仅可在被感染的母代媒介生物体内终生携带，还能传播给子代和其他个体，是新疫源地形成和持续危害的根源。同时，感染生物战剂的媒介生物还可将生物战剂传播给其他类群的媒介生物，如蚊、蚤等可通过叮咬吸血将生物战剂传播给鼠类，再由鼠类传播给蜱、螨等。⑤繁殖能力强，易于人工饲养。生物战剂媒介生物一般具有惊人的繁殖能力，如蚊虫一生可产卵数十次，每次可产卵数百枚，硬蜱一次产卵量可达 3000~5000 枚。大多数媒介生物可在人工环境下饲养繁殖，蚊、蚤、蜱等已经实现规模化生产。⑥媒介生物分布有自然地理相关性。自然条件下媒介生物种类的分布局限于特定的地域和生境，不同种类一般只在各自适应的分布地域和生境下生存，并有其特定的季节分布规律。

作用　生物战剂媒介生物在生物战中的主要作用表现为以下几个方面：①生物载体作用。感染或机械携带生物战剂的媒介生物，成为生物战剂的生物载体，因其嗜血习性和人居环境偏好性，主动传递生物战剂，发挥生物载

体作用。②直接伤害作用。生物战剂媒介生物通过叮咬、吸血直接将生物战剂注入人和动物机体，导致人和动物感染，同时也可通过污染食品及环境，使人和动物感染生物战剂。例如，蚊、蜱、螨、蚤等可通过叮咬直接将生物战剂注入人和动物机体，蝇、鼠等通过活动使其携带的生物战剂污染食物或环境，导致人或动物感染。③级联放大作用。媒介生物感染生物战剂后通过共同叮咬和吸血，将生物战剂传播给其他媒介生物个体和种类，增加了感染的媒介生物数量，扩大了感染的媒介生物种类，使生物战剂媒介效能级联放大。例如，感染鼠疫耶尔森菌的跳蚤叮咬老鼠吸血时，可将鼠疫耶尔森菌感染老鼠，同时引起叮咬该鼠的其他跳蚤等媒介生物感染，不仅增加了感染的跳蚤数量，也使老鼠等成为携带鼠疫耶尔森菌的媒介。④污染扩散作用。生物战剂媒介生物通过自身活动，以及随人员与物资流动扩大生物战剂污染范围。不仅使原有污染区域扩大，也可造成新的污染区。⑤持续危害作用。生物战剂媒介生物不仅可以终生携带生物战剂，还可将生物战剂传播给子代和其他个体，同时由于媒介生物的高繁殖能力和极强的环境适应性，在自然环境中难以完全清除，可以作为入侵种类在一个地区定殖，因此，其传播生物战剂的风险持续存在，甚至形成新的疫源地。

主要类群　生物战剂媒介生物是具备传播生物战剂的几类媒介生物，可传播生物战剂的潜在媒介生物种类包括节肢动物、哺乳动物和鸟类等，在动物分类学上分布在节肢动物门的昆虫纲、蛛形纲和脊椎动物门的哺乳纲、

鸟纲。主要包括以下各科的某些种类：①昆虫纲中双翅目的蚊科、蝇科等，蚤目的蚤科、角叶蚤科，虱目的虱科。②蛛形纲中蜱螨目的蜱科、革螨科、恙螨科等。③哺乳纲中啮齿目的鼠科、跳鼠科、松鼠科、鼯鼠科、睡鼠科、跳兔科等，食虫目的猬科、鼩鼱科、鼹形科等，翼手目的狐蝠科、菊头蝠科、蝙蝠科、鼠尾蝠科等，树鼩目的树鼩科，兔形目的兔科、鼠兔科等。④鸟纲中鸡形目的雉科，鸽形目的鸠鸽科，雁形目的鸭科，雀形目的雀科、鹟科、山雀科、燕科等。

袭击的局限性　生物战剂媒介生物在生物战中虽可直接作为武器进行攻击，发挥其传播扩散生物战剂，增强生物战剂杀伤效应的作用，但由于媒介生物的自身特性，发展、应用媒介生物武器实施攻击仍受到诸多因素的制约。①受媒介生物生存周期的限制，媒介生物武器不能长期储存，缺乏军事准备的机动灵活性。②媒介生物在武器制备、储运、施放过程中自然损失率高，生物效能不稳定。③媒介生物受气候气象和地形地貌影响，在不适宜的地理环境、季节和气象条件下，施放的媒介生物活动和攻击能力显著降低。④媒介生物只能在适宜的生境条件下生存，且活动范围不大，其危害和携带生物战剂污染的范围有限。

袭击的判定　判定生物战剂媒介生物袭击须依据现场观察、媒介生物分类鉴定和微生物学检验结果，结合情报信息、生态学和流行病学调查综合分析判定。根据历史上反生物战的经验，判定生物战剂媒介生物袭击可采用"三联系、七反常、一对照"的方法。联系当地空域是否出现异常

飞行物活动、地面是否发现可疑生物武器遗留物及异常媒介生物，以及当地人群和动物是否出现疫情，分析媒介生物地理分布、种群密度、出现季节、活动场所和节律、群落结构、药物敏感性及带毒（菌）情况是否出现反常，对照本地区本底资料，结合情报信息、生态学和流行病学调查综合分析判定。

（赵彤言 李春晓）

shēngwù zhànjì jiézhī dòngwù méijiè

生物战剂节肢动物媒介

（arthropod vector of biological warfare agent） 能携带并传播生物战剂的节肢动物门的动物。节肢动物是生物战剂媒介生物的主要类群，多数种类通过叮咬吸血活动将生物战剂直接传播给人和动物，个别种类通过机械携带传播生物战剂。

节肢动物作为生物战剂媒介，在生物武器的发展过程中一直受到高度重视。20世纪40年代，侵华日军曾大量培养跳蚤并感染鼠疫耶尔森菌，装填于特制陶瓷弹内空投撒布，在1940~1944年，多次在中国华东、华中地区投放，致使被袭击地发生大范围鼠疫疫情，据《伯力审判材料》公布数据，至少造成700人死亡。20世纪50年代朝鲜战争中，美军曾在朝鲜北部和中国东北地区使用金属四格弹、铁轴陶瓷弹和带有降落伞的纸筒，空投跳蚤传播鼠疫、撒布蝇类传播霍乱等肠道疾病。瑞典斯德哥尔摩国际和平研究所1973年报告，美国在1953年实施了昆虫战计划，研究了埃及伊蚊感染、传播黄热病毒的效能，制成生物弹药，并进行了现场试验。而后美军发展了装载蚊虫的武器系统，有340kg集束弹、114mm的球形航弹、装在"中士战术导弹"生物弹头内的89mm的球形弹。1975年《禁止细菌（生物）及毒素武器的发展、生产及储存以及销毁这类武器的公约》（简称《禁止生物武器公约》）生效以来，生物武器研发虽然没再有公开的报道，但实际并未真正完全停止。随着媒介生物大规模、标准化养殖技术的发展，经现代生物技术遗传修饰的媒介生物的出现，以及媒介生物高密度储运、施放技术的改进，利用媒介生物发展生物武器仍备受关注。

特征 生物战剂节肢动物媒介在生物战剂媒介生物中占有十分重要的地位，除具备媒介生物的基本媒介特性外，在感染、携带、储存、传播生物战剂等方面还有其自身的特点。①叮咬吸血感染、传播生物战剂。绝大多数节肢动物媒介如蚊、蜱、蚤、螨等都通过叮咬吸血活动感染生物战剂，同时能将生物战剂传播给其他媒介和宿主动物。②携带生物战剂时间长。感染生物战剂的节肢动物能终生携带生物战剂，有些还能使生物战剂在体内生长繁殖、垂直传播给子代，使生物战剂在媒介种群中长期存在。③媒介效能与发育阶段相关。节肢动物一生需经过多个发育阶段，不同发育阶段生活习性不同，仅在吸血阶段具有感染传播生物战剂的能力，且传播生物战剂的效能也不同。蚊类生命周期需经过卵、幼虫、蛹和成虫四个发育阶段，仅成虫具有吸血能力。蜱、螨一生经过卵、幼虫、若虫和成虫四个阶段，恙螨仅幼虫阶段具有吸血能力，蜱类幼虫、若虫和成虫均具有吸血能力但传播效能不同。④易于规模化养殖。生物战剂节肢动物媒介大多数可在人工环境下饲养繁殖，为发展媒介生物武器提供了有利条件，如蚊、蚤、蜱等已经实现规模化养殖。

作用 生物战剂节肢动物媒介在生物战中的作用主要是传播生物战剂，表现为：①节肢动物媒介作为生物战剂的载体，可感染传播生物战剂。通过释放携带生物战剂的节肢动物媒介，可实施生物战剂攻击。②节肢动物媒介感染生物战剂后，可延长生物战剂的存活期，扩大生物战剂的污染范围。③叮咬吸血是节肢动物媒介的特性，通过叮咬吸血将生物战剂直接注入人和动物机体，感染、传播效率更高。④节肢动物媒介复杂的生活史、生命周期、生态类型以及环境适应性，可将生物战剂扩散到多种环境和更大的范围。⑤节肢动物媒介依赖于宿主动物而生存，一种节肢动物一般具有多种寄生宿主。自然状态下多数生物战剂病原体可在媒介和宿主动物中循环，有利于生物战剂在不同物种间传播，维持或增强生物战剂的毒力和感染力。

主要类群 生物战剂节肢动物媒介在动物分类学上隶属于节肢动物门的昆虫纲和蛛形纲，主要以叮咬吸血和机械携带方式传播生物战剂。

叮咬吸血方式传播生物战剂的节肢动物媒介 叮咬吸血是节肢动物媒介传播生物战剂的主要方式。

昆虫纲：①蚊科的按蚊属、伊蚊属、库蚊属等类群，主要种类有埃及伊蚊、白纹伊蚊、尖音库蚊、冈比亚按蚊等，可传播的生物战剂有黄热病毒、裂谷热病毒、委内瑞拉马脑炎病毒、西部马脑炎病毒、东部马脑炎病毒、基肯孔尼雅病毒以及西尼罗病毒等。②蚤科和角叶蚤科的蚤属、客蚤属、山蚤属等类群，主要的种类有方形黄鼠蚤、谢氏山蚤、印鼠客蚤、斧形盖蚤等，可传播的生物战剂有鼠疫耶尔森菌、肾综合征出血热病毒、普氏立克次体等。③虱科人虱属的体虱、头虱和阴虱，可传播的生物战剂有普氏立克次体等。

蛛形纲：①蜱科的锐缘蜱属、钝缘蜱属、硬蜱属、血蜱属、革蜱属、璃眼蜱属等类群，主要种类有波斯锐缘蜱、乳突钝缘蜱、全沟硬蜱、长角血蜱、森林革蜱、边缘革蜱、小亚璃眼蜱、血红扇头蜱等，可传播的生物战剂有新疆出血热病毒、森林脑炎病毒、普瓦松病毒、贝氏柯克斯体、土拉弗朗西斯菌等。②革螨科的厉螨属、血革螨属、血厉螨属、下盾螨属、真厉螨属和阳厉螨属等类群，主要种类有毒厉螨、格氏血厉螨、厩真厉螨、柏氏禽刺螨、单阳厉螨等，可传播多种出血热病毒、贝氏柯克斯体、土拉弗朗西斯菌等。③恙螨科的纤恙螨属、新恙螨属、囊棒恙螨属、背展恙螨属等，主要种类有地理纤恙螨、田鼠新恙螨、印度囊棒恙螨、八毛背展恙螨、单阳厉螨，可传播出血热病毒、东方立克次体、贝氏柯克斯体、土拉弗朗西斯菌等。

机械携带方式传播生物战剂的节肢动物媒介 主要涉及昆虫纲，包括蝇科、丽蝇科、麻蝇科、虻科等类群。重要的种类有夏厕蝇、家蝇、红尾粪麻蝇、大头金蝇等，主要携带霍乱弧菌、炭疽芽胞杆菌、贝氏柯克斯体、土拉弗朗西斯菌和多种病毒等。

效能的影响因素 ①气候、气象因素。节肢动物媒介生物受气候、气象影响较大，在严寒季节大多数种群不能活动，在强风、大雨、酷暑等极端天气条件下，其生存活动受限，吸血能力下降。节肢动物媒介只有在适宜的季节和气象条件才能发挥其媒介效能。②地理生境因素。节肢动物媒介在自然界有各自适宜的地理分布区域和生存环境，在不适宜的地理生境条件下，难以活动与生存。节肢动物进入新的地理区域，即使生境条件比较适宜，也需要一定的环境、宿主适应过程，在短时间内难以充分发挥媒介效能。③媒介自身因素。不同种类的节肢动物媒介嗜血习性和感染传播生物战剂的种类不同。节肢动物种类、生理阶段、饥饿状态和活动能力等均影响吸血传播生物战剂的媒介效能。

（赵彤言 郭晓霞 孙 毅）

shēngwù zhànjì nièchǐ dòngwù méijiè

生物战剂啮齿动物媒介

（rodentia vector of biological warfare agent） 能携带和传播生物战剂、在分类学上属于哺乳纲啮齿目的一类动物。生物战剂啮齿动物媒介感染和携带生物战剂后，可通过分泌物、排泄物和呼吸产生的气溶胶等排出生物战剂，污染环境、物品等造成人和动物感染、发病。啮齿动物是多种传播生物战剂的节肢动物媒介的寄生宿主，节肢动物媒介的叮咬吸血活动，会进一步导致生物战剂的污染扩散和疾病流行。

生物战剂啮齿动物媒介具有特有的宿主效能，可感染和长期携带多种生物战剂，并能垂直传播给子代和横向传播给其他媒介种类，发挥长期贮存生物战剂的作用。生物战剂啮齿动物媒介也具有传播效能，既可通过分泌物、排泄物和呼吸产生的气溶胶等排出生物战剂，污染环境、物品等造成人和动物感染、发病，也可以借助节肢动物媒介叮咬吸血感染人和动物，传播生物战剂。此外，啮齿动物媒介自身具备活动能力，可扩大生物战剂的污染范围，延长危害时间，增强生物战剂的杀伤效应。历史上，曾先后有过直接利用生物战剂啮齿动物媒介进行生物战的实例。1945年侵华日军在中国湖南常德和浙江金华等地投放过感染鼠疫杆菌的鼠类，1952年美军对朝鲜北部和中国东北实施生物攻击，于黑龙江省甘南县空投大量染菌的狭颅田鼠等，都造成了人间鼠疫流行。随着啮齿动物媒介养殖和基因改良技术的革新，啮齿动物媒介大规模、标准化养殖得到了长足发展，美国理查德·汉森等人于2007年成功培育出对生物战剂更易感、活动能力更强、寿命更长、繁殖能力更高并耐受高剂量的灭鼠剂的"超级老鼠"，啮齿动物媒介地位更加受到关注。

特征 生物战剂啮齿动物媒介是生物战剂媒介生物的主要组成部分，主要特征包括：①病原微生物感染谱广。自然状态下啮齿动物可感染多种病原微生物，有的可造成感染发病，有的不发病或症状轻微长期携带病原体，对多数战剂微生物易感并是其储存宿主。②多种节肢动物媒介的寄生宿主。啮齿动物通常寄生着多种节肢动物，也是多种嗜血节肢动物的血餐来源。因此啮齿动物既是节肢动物寄主，也是众多病原体的储存宿主，构成病原体在节肢动物和啮齿动物之间的自然循环链，导致病原体在一定地理环境条件下长期存在。③偏好人居环境。啮齿动物媒介具有杂食习性，偏好于人居环境活动，与人和其他动物接触密切。④环境适应能力强。啮齿动物媒介种群数量大、繁殖能力强，而且环境适应能力强，可在多种复杂环境中广泛滋生，难以根除。⑤具有自然地理分布的种属特性。自然条件下，不同种类的啮齿动物一般只在各自适应的地域和生境下生存，具有特定的地域和生境分布特性，季节活动规律明显。

作用 生物战剂啮齿动物媒介在生物战中的主要作用表现为以下几个方面：①生物战剂的贮存宿主。啮齿动物媒介可感染和终生携带多种生物战剂，并能垂直传播给子代，发挥长期贮存生物战剂的作用。②传播生物战剂。感染生物战剂的啮齿动物既能通过呼出的气体、飞沫直接感染人和其他动物，又能通过其唾液、粪便、血液等污染环境物品，间接感染人和其他动物，导致生物战剂扩散并引发传染病流行。同时，共栖于同一生境的多种啮齿动物，通过抢食、噬咬等行为可将生物战剂相互感染传播，形成新的传播循环链。③蓄养节肢动物。啮齿动物是多种节肢动物的寄主，多种节肢动物媒介如蚊、蜱、螨、蚤、虱等依赖吸食啮齿动物血液维持其自然生物种群。这种特征使得啮齿动物感染的生物战剂得以通过节肢动物媒介更有效地传播。④扩大污染范围。啮齿动物的活动性、隐蔽性和扩散性均较强，借助人、物流活动和自身的迁徙，不仅可扩大生物战剂的污染范围，甚至形成新的疫源地。⑤生物战剂分离与保种。多数生物战剂能感染啮齿动物并能导致发病，出现临床症状。实验室常用啮齿动物进行现场标本的战剂病原体分离，特别是病毒性战剂使用啮齿动物进行分离是最为有效的方法。在生物战剂防护研究中，也常用啮齿动物进行

病毒等生物战剂的传代、增殖和保种。

重要种类 可作为生物战剂潜在媒介的啮齿动物种类，在生物学分类上隶属于哺乳纲啮齿目，主要分隶于6科24属，常见的有50余种。它们是鼠疫耶尔森菌、土拉弗朗西斯菌、贝氏柯克斯体、肾综合征出血热病毒、克里米亚-刚果出血热病毒和森林脑炎病毒等多种生物战剂的有效贮存宿主。主要包括：①鼠科的姬鼠属、鼠属、白腹鼠属、小鼠属、仓鼠属、鼢鼠属、䶄属、绒鼠属、田鼠属、沙鼠属、大耳沙鼠属、大沙鼠属等，主要种类有黑线姬鼠、大林姬鼠、齐氏姬鼠、屋顶鼠、褐家鼠、青毛鼠、白腹巨鼠、社鼠、针毛鼠、小家鼠、大仓鼠、黑线仓鼠、长尾仓鼠、灰仓鼠、中华鼢鼠、棕背䶄、红背䶄、黑腹绒鼠、甘肃绒鼠、东方田鼠、根田鼠、狭颅田鼠、子午沙鼠、长爪沙鼠、大沙鼠等。②松鼠科的旱獭属、黄鼠属、松鼠属、丽松鼠属、岩松鼠属等，主要种类有喜马拉雅旱獭、长尾旱獭、灰旱獭、蒙古黄鼠、长尾黄鼠、天山黄鼠、赤腹松鼠、普通松鼠等。③跳鼠科的三趾跳鼠属、五趾跳鼠属、长耳跳鼠属等，主要种类有三趾跳鼠、大五趾跳鼠、小五趾跳鼠、长耳跳鼠等。④鼯鼠科的鼯鼠属、飞鼠属等，主要种类有赤鼯鼠、云南鼯鼠、飞鼠等。⑤跳兔科的跳兔。⑥鼠兔科的鼠兔属，主要种类有达乌尔鼠兔和黑唇鼠兔等。其中与生物武器研发相关啮齿媒介动物主要有姬鼠、仓鼠、田鼠、沙鼠、黄鼠、跳鼠和旱獭等种类，生物武器医学防护实验研究中常用的啮齿类实验动物有小白鼠、仓鼠和豚鼠等。

（赵彤言　张映梅　孙　毅）

shēngwù zhànjì méijiè shēngwù fángzhì

生物战剂媒介生物防治

（control of biological vector of biological warfare agent） 运用化学、物理、环境治理及人员防护等综合措施，阻断生物战剂媒介生物传播与扩散生物战剂的活动。通过杀灭、驱除、控制及人员防护等技术手段，降低媒介生物密度，防止媒介生物与人群接触，切断生物战剂的媒介生物传播途径，从而有效阻断媒介生物传播与扩散生物战剂，避免或减轻生物战剂的危害。生物战剂媒介生物防治是生物武器防护的重要环节，对控制生物战剂的传播和疾病流行有重要作用。

生物战剂媒介生物防治主要包括快速杀灭外来或异常媒介生物和防治本地的媒介生物两方面。生物战发生时，无论是否发现投放媒介生物，都必须进行生物战剂媒介生物防治。生物战剂媒介生物涉及节肢动物、哺乳动物和鸟类，防治重点对象是蚊、蝇、蚤、蜱、螨等节肢动物媒介以及鼠类等啮齿动物媒介。

防治原则 生物战时媒介生物防治可通过物理、化学等综合防治措施，降低媒介生物的种群密度，减少生物战剂媒介生物同人和动物的接触，切断生物战剂通过媒介生物向人群传播的途径，从而避免或减轻生物战剂的危害。生物战时媒介生物综合防治需遵循下列原则：①外来、异常媒介生物杀灭与本地媒介生物控制相结合。外来或异常媒介生物可能是敌投携带生物战剂的传播媒介，同时，它们进入新的环境还需要经历一定的适应期，短时间内扩散距离有限，便于杀灭和控制。外来、异常媒介生物作为传染源

和传播媒介，首先需对其立即杀灭。由于生物战剂也可感染本地的媒介生物，使之成为传染源和传播媒介，因此，必须对本地的媒介生物一同进行杀灭和控制。②核心区域防治与外围区域防治相结合。生物战时媒介生物控制的核心区域是生物战剂的污染区。对该区域应采取快速的杀灭措施，彻底清除外来或异常的媒介生物，降低当地媒介生物种群密度，可有效地控制生物战剂经媒介生物传播和扩散的污染范围。同时，由于媒介生物具有主动觅食、迁徙和栖息的习性，媒介生物可在外围区域与核心区域间流动，外围区域的媒介生物就可感染、传播和扩散生物战剂，因此，延展防治范围，对外围区域媒介生物进行防治，可有效地控制生物战剂及其媒介生物的危害。③快速杀灭与持续控制相结合。高效、快速地杀灭和控制媒介生物是降低媒介生物种群密度、防止生物战剂借助媒介生物进行扩散的重要手段。然而，由于媒介生物种类多、数量大、生活环境复杂，难以在短时间内彻底清除，媒介生物及其感染的生物战剂对人和动物的危害作用也会在一段时间内持续存在。因此，还需采用环境治理措施等持续控制媒介生物的种群数量，快速杀灭与持续控制相互补充，发挥更好的控制效用。④媒介杀灭措施与人员防护措施相结合；生物战发生时，在实施媒介生物杀灭措施的同时，还需对人员采取媒介生物防护措施，防止人员受媒介生物的攻击感染生物战剂。

防治方法 媒介生物具有主动觅食、交配、迁徙和栖息等习性，并适应于一定的自然环境内生存，根据这些特点研发出多种媒介生物的防治技术和综合防治方法。生物战时，生物战剂媒介生物防治对象主要包括节肢动物媒介生物和啮齿动物媒介。媒介生物防治措施主要包括化学防治、物理防治、生物防治和环境防治等以及多种措施结合的综合防治。

化学防治 使用具有毒杀、引诱、驱离、调节生长、阻断交配等功能的化学物质杀灭和控制媒介生物的种群数量的方法。常用的化学物质针对节肢动物媒介的主要有杀虫剂、驱避剂、信息素等，针对啮齿动物媒介的有灭鼠剂、驱鼠剂等。这些化学物质通常制作成一定剂型，由人工或器械喷洒、投送或布放使用。其中，常用的杀虫剂有拟除虫菊酯类、氨基甲酸酯类和有机磷类等，通常以喷洒、弥雾、毒饵、发烟等方式使用；常用的灭鼠剂有无机盐类、香豆素类和茚三酮类等，通常制成饵料布放使用。生物战时的化学防治通常选用具有见效快、易于大面积使用的高效化学杀虫剂和灭鼠剂。

物理防治 利用声、光、电、热、机械、射线等原理，通过电击、阻隔、引诱、粘捕、捕杀等手段控制媒介生物的种群数量的方法。常用的物理防治方法针对节肢动物媒介的有电击、笼捕、粘捕等；针对啮齿动物媒介有夹捕、笼捕、粘捕、电击等。这些物理防治方法通常由一定的器械用品来实现，针对节肢动物媒介的有蝇拍、蚊拍、粘纸、蝇笼、诱杀灯等；针对啮齿动物媒介有鼠夹、鼠笼、粘鼠板、地箭等，这些方法在生物战时均可使用。

生物防治 利用媒介生物的天敌、病原微生物及其衍生物来杀灭或控制媒介生物的种群数量。蚊蝇等节肢动物媒介生物的天敌有蜻蜓、蝙蝠等，鼠类动物的天敌有鹰、蛇、猫等。媒介生物的病原微生物主要有苏云金杆菌、球形芽胞杆菌、白僵菌、绿僵菌、微孢子菌及线虫等，也可用于媒介生物的生物防治。媒介生物的生物防治虽然安全，但作用周期长、见效慢，因此，生物战时该防治方法很少使用。

环境防治 通过改变或消除媒介生物的滋生或栖息环境，影响其吸血、觅食、交配、迁徙、繁殖等行为，降低媒介生物的种群数量的方法。通过清除积水、杂草、平整地面等环境治理措施实现对节肢动物媒介的环境防治。通过清除垃圾、杂物、硬化路面、使用防鼠设施或构建防鼠建筑等环境治理措施实现对啮齿动物媒介的环境防治。生物战时可采取环境治理措施，实现对媒介生物的防治。

综合防治 运用化学、物理、环境治理、人员防护等多种手段防治媒介生物的措施，是媒介生物的防治实践中最常用、最有效的方法。生物战时，无论是外来或异常媒介生物还是本地媒介生物，核心区域还是外围区域的媒介生物防治都须采用综合措施进行防治，并且延续一段时间。

效果评估 生物战剂媒介生物防治效果评估是媒介生物防治工作的重要环节，对于保障媒介生物防治工作实现预期目标具有重要作用。生物战剂媒介生物防治预期目标是：①外来或异常媒介生物全部消灭。②本地媒介生物密度大幅度下降，达到不足以造成危害的水平。③该区域的媒介生物样本中不再携带生物战剂。④在相关生物战剂最长潜伏期内，该区域不再有新的病例发生。生物战剂媒介生物防治效果评估，通过了解防治过程中媒介生物的种类、密度和分布范围的变化，监测媒介生物类群携带生物战剂的状况，观察人群中媒介生物相关疾病疫情的发生情况等，综合评价生物战剂媒介生物的防治效果。生物战剂媒介生物防治效果评估由专业人员通过媒介生物采样、分类鉴定、病原检测等措施，结合生物战剂的潜伏期以及疫情监测等相关信息，分析生物战剂及媒介生物的危害状况及发展趋势，评估防治策略和应对措施的有效性。

（赵彤言 邢 丹 董言德）

shēngwù zhànshí méijiè shēngwù rényuán fánghù

生物战时媒介生物人员防护

（personal protection against vector in biological warfare） 通过物理阻隔和化学驱避等措施，阻止生物战剂媒介生物对人群的袭击，避免或减轻生物战剂对人群危害的活动。生物战时媒介生物的人员防护主要是对节肢动物媒介的人员防护，在发生生物战的地区，针对可能传播生物战剂的节肢动物种类，应用织物为主的物理隔离方法和以驱避剂为主的化学驱避方法，阻止节肢动物与人群的接触，切断生物战剂经节肢动物传播给人的途径，避免或减轻生物战剂对人群的危害。

化学驱避的使用历史可追溯到一千多年前，中国已经应用燃烧艾蒿、菊科类植物的办法来驱赶蚊虫。国际上，20世纪30年代初人工合成驱避剂逐渐发展，1929年合成了避蚊酯（邻苯二甲酸二甲酯，DMP）。第二次世界大战期间，基于军事上的需要，驱避剂的研究得到了长足的发展。1937年获得避蚊酮（3,4-二氢-2,2-二甲基-4-氧代-2H-吡喃-6-甲

酸丁酯）专利，1939年制得驱蚊醇（2-乙基-1,3-己二醇），1956年美国发现了广谱性驱避剂避蚊胺（N,N-二乙基-3-甲基苯甲酰胺，DEET）。到2010年广泛使用的驱避剂主要有避蚊胺、驱蚊酯（丁基乙酰氨基丙酸乙酯）、驱蚊灵（5-降冰片烯-2,3-二羧酸二甲酯）、羟哌酯［2-（2-羟乙基）-哌啶-1-碳酸］等。物理隔离防护早在驱避剂出现以前就已广泛使用，伴随着驱避剂的使用，单纯的物理防护已发展为与驱避剂、杀虫剂结合的综合防护措施，应用杀虫剂、驱避剂处理的纱门、纱窗、头网、衣物、蚊帐等新型防护装备，其防护效果更好。

防护原则 生物战时节肢动物媒介防护重点是避免或减少节肢动物对人群的直接攻击，切断生物战剂经节肢动物传播给人的途径，实施防护通常需遵循以下原则：①化学驱避与物理隔离结合。物理隔离可避免媒介生物与人接触，阻止媒介生物对人叮咬，是人员防护的最常用方法，化学驱避可驱离节肢动物，保护人体裸露皮肤。两者联合使用，防护效果优于单一方法。②个人防护与集体防护结合。个人防护是节肢动物防护的基本形式，效果明确、易于实施，在人员驻地、活动场所配合采用集体防护措施，可提高防护效果。③制式装备与简易材料结合。生物战时应使用配备的制式防护装备进行防护，在不具备制式防护装备条件时，可就地取用简易材料进行临时防护。④防护与杀灭结合。节肢动物媒介防护应与杀灭相结合，在采取防护措施的同时，应尽早进行媒介杀灭与控制，快速降低媒介节肢动物密度，有效控制生物战剂的媒介传播。

技术方法 生物战时节肢动物媒介防护主要包括以驱避剂为主的化学防护、以织物隔离为主的物理防护，以及两者结合的综合防护措施。

物理防护 节肢动物媒介的物理防护主要指应用物理隔离手段，阻止媒介节肢动物对人的叮咬。生物战时节肢动物媒介的物理防护主要以织物隔离为主，包括日常的衣服、鞋帽、蚊帐、纱帘、纱窗等，以及专业的防虫服、防虫头网、防护帐篷等。衣服、鞋帽、蚊帐、防虫服、防虫头网等用于个人防护，纱帘、窗纱、防护帐篷等用于集体防护。日常用的衣服、鞋帽等具有一定的防护效果，但颈、面等裸露部位不能得到保护，且领口、袖口、裤脚等部位遮闭不严，部分节肢动物可钻入；防虫服、防虫头网等专业防护装备解决了日常衣物的防护缺陷，人体的所有部位均被有效地保护，无论是静止还是在进行各种活动时，都不会有皮肤暴露，可以完全避免蚊虫等吸血节肢动物的叮咬，且穿着轻便，透气性好。

化学防护 节肢动物媒介的化学防护主要指运用化学药剂驱离节肢动物，避免人受到节肢动物叮咬。化学防护常用药物以驱避剂为主，驱避剂是由植物提取或人工合成的，对节肢动物具有驱避作用的化学物质。常用的驱避剂有效成分主要为避蚊胺、避蚊酯、驱蚊灵、驱蚊酯、羟哌酯等。驱避剂原药不能直接应用，须加工成不同剂型使用。多数商品化的驱避剂采用酒精为溶剂，一般有效时间较短。新型的缓释和控释剂型可提高驱避剂的性能，延长有效作用时间。例如，将20%~30% DEET与缓释剂、成膜

剂等相结合制成的长效驱避剂，涂抹一次对人的有效保护可达6~8小时。

驱避剂的使用效果与其种类、剂型和剂量，媒介节肢动物种类、密度、生理状态以及使用方法和环境条件等因素密切相关。不同种类的驱避剂驱避效果各异，同一驱避剂的不同剂量和剂型驱避效果也不同。不同种类的节肢动物对驱避剂的敏感性不同，同种节肢动物的不同生理阶段和状态，对驱避剂的敏感性也不同。在空气湿度大、环境温度高、空气流动性大，以及使用者活动量大、出汗多的情况下，驱避效果明显降低。

综合防护 节肢动物媒介综合防护是将物理防护与化学防护措施联合使用的防护措施，可在使用普通物理隔离防护措施时，同时使用化学防护措施，也可用化学驱避剂或杀虫剂处理物理隔离用织物。

节肢动物综合防护是平战时节肢动物媒介防护最常用和最有效的措施。根据环境条件和节肢动物媒介种类，选择适宜的个人和集体防护措施。个人野外环境活动时穿防虫服、戴防虫头网等专业防护用品，同时对可能裸露部位或服装表面喷涂化学驱避剂，在不具备上述条件时，可就地取材，使用衣物等遮盖裸露部位，扎紧领口、袖口、裤脚和上衣下摆，并将手套套住袖口、袜子罩住裤脚。在临时驻地和营区可使纱帘、纱窗、防护帐篷等隔离措施，还可在纱帘、纱窗、防护帐篷表面喷洒驱避剂或杀虫剂，同时个人也可使用驱避剂。室内还可使用驱蚊香，喷洒驱避剂，室外可用艾蒿等具有驱虫效果的植物进行烟熏。使用的防虫服、防虫头网、蚊帐、纱帘、纱窗、防护帐篷等经过化学驱避剂或杀虫剂处理的，防护效果更好。

化学驱避剂或杀虫剂处理的织物与防护用品，对节肢动物媒介既具有物理隔离防护功能，又具有化学驱避和杀灭作用。使用经化学驱避剂或杀虫剂处理的防虫服、防虫头网、蚊帐、纱帘、纱窗、防护帐篷等，其防护效果更好，在媒介生物防护中已被广泛应用。驱避剂一般采用喷涂的方法处理织物，一次喷涂效果较短，可反复喷涂。杀虫剂处理织物基本方法是用杀虫剂充分浸泡后晾干使用，也可采用特殊工艺将杀虫剂与织物纤维结合，此种织物具有的驱避、杀虫功能维持时间较长，且耐清洗，可反复多次使用。

（赵彤言 李春晓）

shēngwù zhànshí jiézhī dòngwù méijiè fángzhì

生物战时节肢动物媒介防治

（control of arthropod vector in biological warfare） 生物战时运用杀灭、驱除、环境治理及人员防护等技术手段，阻断节肢动物媒介传播与扩散生物战剂的活动。生物战时通过快速杀灭敌投媒介昆虫，治理节肢动物滋生环境，降低本地节肢动物媒介密度，做好人员物理、化学防护，有效阻断节肢动物媒介传播与扩散生物战剂，从而避免或减轻生物战剂的危害。生物战剂节肢动物媒介防治是生物武器防护的重要环节，对控制生物战剂的传播和疾病流行具有重要意义。

生物战剂节肢动物媒介防治，包括快速杀灭外来或异常节肢动物媒介和防治本地的节肢动物媒介。生物战时，无论是否发现投放的节肢动物媒介，都必须进行生物战剂节肢动物媒介防治，防治重点对象是蚊、蝇、蚤、蜱、螨等节肢动物。

防治原则 节肢动物媒介是一类重要生物战剂媒介生物。其防治遵循外来、异常媒介杀灭与本地媒介控制相结合，核心区域防治与外围区域防治相结合，快速杀灭与持续控制相结合，媒介杀灭措施与人员防护措施相结合的生物战剂媒介生物防治的基本原则。同时，根据节肢动物媒介通过叮咬吸血、栖息、迁徙、滋生等方面的特点，生物战剂节肢动物媒介防治还需遵循以下原则。

分类防治 不同的节肢动物媒介种类具有不同的觅食、栖息、滋生习性和活动规律，因此不同的节肢动物媒介应采取不同的防治方法。飞翔的节肢动物媒介如蚊、蠓、蚋等通常采用空间喷洒技术等进行防治，爬行的节肢动物媒介如虱、蚤、蜱、螨等则一般采用表面滞留喷洒技术等进行防治。

分期防治 节肢动物媒介具有多个生理发育时期，不同发育期其取食、活动、栖息环境不同，环境适应性不同，对生物战剂传播的效能也不同，因此，生物战时节肢动物媒介的防治，还应当针对其不同生理发育期采取相应的防治方法，在杀灭成虫的同时，兼顾幼虫和卵的防治。蚊、蝇等节肢动物在成虫期采用空间喷雾和滞留喷洒为主，幼虫期则要处理水体、粪便等滋生地。

与寄主动物控制相结合 节肢动物媒介依赖吸食特定的寄主动物的血液而生存，寄主动物的数量和分布影响着节肢动物媒介的数量和分布。生物战时，通过控制寄主动物的数量和分布也可达到节肢动物媒介防治的目的。

如防治媒介蚤时，必须同灭鼠工作相结合，才能取得更好防治效果。

多方位立体防治 节肢动物媒介的栖息、活动方式多样，既能在空中飞翔，又能在物体表面爬行，也可钻入洞穴、缝隙等隐蔽场所。因此，对节肢动物要多方位立体防治，不同方法相互补充，既杀灭空中飞行的节肢动物，也杀灭地面、各种物体表面、甚至洞穴、缝隙中的节肢动物媒介，更好地将节肢动物媒介控制在不足危害的水平或彻底清除。

技术方法 生物战时节肢动物媒介防治主要包括物理防治、化学防治、生物防治、环境治理等以及将这些技术方法相互结合形成的综合防治。

物理防治 主要包括电击、烟熏、捕杀、驱赶、火烧等物理方法，快速杀灭节肢动物媒介，控制其种群数量。物理防治方法操作简易，便于实施，可在杀灭药品、器械不具备时、外来或异常节肢动物媒介聚集分布时使用，也可配合其他防治方法使用。此外，采用物理阻隔原理对人员进行防护也是节肢动物媒介物理防治措施之一。

化学防治 将化学药物制成不同剂型通过器械喷洒或人工投放至目标环境中对节肢动物媒介进行有效杀灭，控制节肢动物媒介的种群数量。

常用于防治节肢动物媒介生物的化学药物有杀虫剂、驱避剂、生长发育调节剂、信息素等。其中，杀虫剂主要有拟除虫菊酯类杀虫剂、氨基甲酸酯类杀虫剂和有机磷类杀虫剂等，驱避剂主要有酯类驱避剂、胺类驱避剂等，生长发育调节剂则主要有保幼激素、蜕皮激素以及类激素等，外

信息素主要有性外信息素、聚集信息素、防御信息素等。生物战时，通常使用化学杀虫剂和驱避剂，前者多用于直接杀灭节肢动物或处理节肢动物滋生地，后者则多用于人员防护。化学杀虫剂中，拟除虫菊酯类杀虫剂、氨基甲酸酯类杀虫剂效力高，作用快，为生物战时的首选。

化学杀虫剂常见的剂型有：①气雾剂系列，如油基气雾剂、水基气雾剂和醇基气雾剂等，气雾剂的单位体积表面积大、用量少、见效快、效果好、使用方便，多用于室内。②蚊香系列，如蚊香片、蚊香液等，蚊香类使用方便，常于室内夜间使用。③喷洒系列，如粉剂、可湿性粉剂、颗粒剂、悬浮剂、油剂、乳油、水剂等。其中，粉剂的药效稳定，作用时间长，干粉即可直接撒布，可湿性粉剂溶于水即可用于滞留喷洒；颗粒剂药效持续时间长，可悬浮于水中，多用于处理水体，杀灭蚊类幼虫；油剂，以有机溶剂为溶媒，黏附性强、触杀作用好、耐雨水冲刷，适合于大面积喷洒使用。④烟雾剂系列，如热烟雾剂、冷烟雾剂、烟片等，烟雾剂穿透性好、使用方便，多用于相对密闭或荫蔽的环境。

使用化学杀虫剂的基本方式主要有喷洒、发烟、涂抹、浸泡等。喷洒和发烟主要用于杀灭环境中的节肢动物媒介，涂抹和浸泡织物主要用于人员防护。在生物战时，喷洒和发烟是最有效、最常用的节肢动物媒介化学防治技术。根据防治对象和环境的不同，喷洒分为空间喷洒和滞留喷洒，空间喷洒使药物微粒或雾滴悬浮于空中，节肢动物媒介飞行中接触药物后被杀死，而滞留喷洒则是将药物喷洒至物体表面，

节肢动物停落或爬行接触药物后被杀死。空间喷洒又根据药物剂量或雾滴直径的不同，分为常量喷洒、低容量喷洒和超低容量喷洒等。其中，超低容量喷洒雾滴直径最小，用药量最少，作用面积最大，对环境的不利影响最小，在气象条件许可的情况下，尽可能使用超低容量喷雾。节肢动物媒介化学防治的施药器械分为喷雾和喷烟两种类型，这些器械有人工背负、车载、机载等多种载运方式，施药效率高，使用方便。在不具备这些机动器械时，简易手动的喷雾或发烟器械亦可使用。

环境治理 通过改变或消除节肢动物媒介生物的滋生或栖息环境，影响其吸血、觅食、交配、栖息等行为，控制其种群数量的防治方法。常用的环境防治技术包括清除积水、杂草，清理废物、垃圾，疏通下水道、排水沟，平整或硬化路面，设置防虫隔离带、使用防虫设备等。节肢动物媒介滋生场所的治理可有效控制媒介生物的种类、数量和分布，以及节肢动物媒介垂直和水平传播生物战剂的途径，从而彻底控制节肢动物媒介，消除其传播生物战剂的危害。

生物战时，节肢动物媒介的防治通常要将化学防治、物理防治、环境防治等措施综合使用，使之相互结合，效果互补，以尽快彻底清除外来或异常节肢动物，杀灭或控制本地节肢动物，控制和消除生物战剂危害。

注意事项 在节肢动物媒介的综合防治实践中应注意以下问题：①节肢动物的活动状态。综合防治措施应根据节肢动物媒介的种类及其活动状态来确定，蚊虫等节肢动物飞行状态沾染的药量为静息时的4倍多，空间喷雾

对飞翔状态的节肢动物媒介杀灭率最高。蚤类白昼多潜藏在缝隙和表层土中，用粉剂杀灭效果好。②空气流动状况。使用烟雾方法进行综合防治时，近地层气流垂直稳定状态、风力风向和地形地貌影响烟雾杀灭效果，晴天比阴天好，早晚比午间好，风小比风大好。③节肢动物杀虫剂抗性。节肢动物媒介对化学杀虫剂的抗性及抗性程度影响节肢动物的防治效果，选用敏感的化学杀虫剂和适宜的剂量，可保证节肢动物的防治效果。④用药安全。一般的化学杀虫剂对人畜都有一定的毒性，施药人员应当采用适当的防护措施。用药时应注意剂量和使用方法，避免人、畜接触中毒。

（赵彤言 郭晓霞 董言德）

shēngwù zhànshí nièchǐ dòngwù méijiè fángzhì

生物战时啮齿动物媒介防治

（control of rodent vector in biological warfare） 生物战时运用物理、化学杀灭和环境治理等技术手段，阻断啮齿动物媒介传播与扩散生物战剂的活动。通过物理化学方法快速捕杀和环境治理，彻底消灭敌投啮齿动物媒介、快速降低本地生物战剂啮齿动物媒介的种群密度，切断生物战剂由啮齿动物传播扩散的途径，从而避免或减轻生物战剂的危害。

生物战时啮齿动物媒介防治一是杀灭外来或异常啮齿动物媒介，二是杀灭和控制本地啮齿动物媒介。防治的主要对象是鼠科、跳鼠科的部分重要成员，如姬鼠、仓鼠、田鼠、沙鼠黄鼠、跳鼠和旱獭等。

防治原则 啮齿动物媒介是一类重要生物战剂媒介生物。生物战时，啮齿动物媒介的防治遵循杀灭敌投媒介与控制本地媒介相结合，核心区域防治与外围区域防治相结合，快速杀灭与持续控制相结合，杀灭措施与人员防护措施相结合的生物战剂媒介生物防治基本原则。同时，根据啮齿动物觅食、栖息、活动、繁殖等生物学特性，生物战剂啮齿动物媒介防治还需遵循以下原则：①灭鼠与防鼠并重。在杀灭啮齿动物的同时，还需使用防鼠设施或防鼠建筑等阻止啮齿动物的流窜，进入重要的设施、设备或建筑物。②啮齿动物防治与节肢动物媒介防治相结合。啮齿动物是吸血节肢动物媒介的寄主，可相互间传播生物战剂。防治啮齿动物的同时，还需防治节肢动物。

技术方法 啮齿动物媒介防治技术方法主要包括物理防治、化学防治、生物防治和环境防治等，生物战时主要采用物理防治和化学防治技术，以及与环境治理相互结合的综合防治方法。

物理防治 啮齿动物物理防治的常用技术主要包括物理灭鼠技术和物理防鼠技术。①物理灭鼠技术：常用的技术方法有鼠夹法、鼠笼法、粘鼠板法、电击法等，这些方法由鼠夹、鼠笼、粘鼠板、电子捕鼠器等灭鼠器械和诱饵组成，放置于啮齿动物经常出没的场所，可将其直接捕杀。此类方法操作简便，见效快，多用于营区、工事、设施和大型装备鼠类防治。②物理防鼠技术：利用防鼠设施、设备阻挡鼠类动物进入特定区域、建筑、装备等空间的技术方法。在建筑物、工事、营地周边设置防鼠沟，建筑物、坑道、洞库等的出入口使用挡鼠板，建筑物内使用防鼠箅子、防鼠地漏等。战时数量集中的敌投啮齿动物，可组织围捕，直接杀灭。

化学防治 生物战时啮齿动物化学防治技术主要指使用化学药物杀灭啮齿动物的方法。啮齿动物摄入化学药物的途径分为消化道食入和呼吸道吸入两种，经消化道食入的化学药物俗称为胃肠性杀鼠剂（或灭鼠药），经呼吸道吸入的化学药物俗称为熏蒸性杀鼠剂。

胃肠性杀鼠剂根据作用快慢可分为急性和慢性两类。急性胃肠性杀鼠剂主要有磷化锌、甘氟、毒鼠强、氟乙酰胺等。其主要特点是作用快，一次取食即可被毒杀，但易产生拒食性和耐药性，对人、畜、禽毒性大，且无特效解毒方法，部分种类已被明令禁用。慢性胃肠性杀鼠剂主要有敌鼠钠盐、杀鼠灵、杀鼠迷、杀他仗、大隆、溴敌隆、溴鼠灵等，这类药物适口性好，作用缓慢，需多次取食后才能蓄积中毒致死，对人、畜、禽安全。综合灭鼠效果和安全性，慢性毒杀药物是平时灭鼠比较理想和科学的药物，生物战或其他紧急状态时灭鼠，可选择急性毒杀药物，或与慢性毒杀药物联合使用。使用急性毒杀药物须有专业人员指导监督，在指定的区域内使用，并做好人员防护。

胃肠性杀鼠剂的投放方法主要有毒饵法、毒水法和毒粉法等。①毒饵法：将灭鼠药、诱饵和添加剂通过浸泡、黏附、蜡化等方法制成毒饵投放使用。投放毒饵可按鼠洞、鼠迹投放，也可在一定范围等距投放，毒饵可设置为毒饵包、毒饵盒和毒饵站等形式，可避免其他动物取食和雨淋。②毒水法：是将灭鼠药溶于水中，啮齿动物饮用含灭鼠药的水而被毒杀。该方法适合于如仓库、舰艇、沙漠地带等缺水环境灭鼠。

③毒粉法：是将灭鼠药与惰性粉末如滑石粉等混合后布撒在啮齿动物经常活动的场所，啮齿动物活动时沾染毒粉，经舔爪、整理皮毛等修饰行为而摄入灭鼠药被毒杀。该方法可用于多种环境灭鼠，杀灭小家鼠效果更好，但用药量大，易受风雨等气象条件影响，且污染环境。

熏蒸性杀鼠剂通常以气态有毒分子进入啮齿动物体内起到毒杀作用，分为直接使用的毒气和经化学反应产生毒气。可直接使用的毒气如氯化苦、一氧化碳、二氧化硫、硫酰氟，经化学反应产生的毒气如磷化氢（磷化铝与水反应生成）、氰化氢（氰化钠与水反应生成）等。熏蒸性杀鼠剂有速效、渗透力强、杀鼠谱广的特点，兼有杀灭啮齿动物体外寄生的节肢动物媒介的作用，且不受鼠类动物取食行为的影响，无二次毒性，多用于杀灭密闭空间及洞穴内的啮齿动物。施药时须做好人员防护。

环境治理 通过改变或消除啮齿动物的滋生和栖息环境，影响其觅食、打洞、繁殖等生存行为，降低啮齿动物的种群数量。生物战时啮齿动物防治的环境治理内容主要有清除鼠类的食物来源、阻断其取食途径，封堵洞穴，消除隐蔽和筑巢环境条件等。战时突击性的环境治理对提高物理化学防治效果，快速降低鼠类种群密度具有重要作用，持续的环境治理可有效巩固啮齿动物的防治效果。

生物战时啮齿动物媒介的防治须采用化学防治、物理防治、环境防治等配合使用的综合防治措施，快速降低啮齿动物种群数量，控制和减轻啮齿动物媒介的危害。

注意事项 根据啮齿动物的生活习性，生物战时啮齿动物媒介防治应注意：①不同种类的啮齿动物对食物的嗜好不同，杀鼠剂诱饵的适口性应满足不同啮齿动物的取食嗜好。②根据不同的环境选择适宜的防治方法。开放环境以毒饵毒杀为主，相对密闭的环境以熏蒸杀灭为主。③杀灭地面啮齿动物的同时，还需对洞穴、地下管道、阴沟等环境的啮齿动物进行杀灭。④啮齿动物尸体应及时进行消毒处理，并予以深埋或焚烧，彻底清除啮齿动物携带的生物战剂。

（赵彤言 张映梅 孙毅）

shēngwù wǔqì yīxué fánghù

生物武器医学防护 （medical defense for biological weapon）

应对生物武器袭击而采取的一系列医学相关防护措施和行动。生物武器医学防护通过对生物武器袭击的侦察预警、生物战剂检验鉴定与溯源、生物战剂污染消除与媒介控制、生物战时的人员防护以及生物战伤病员救治等行动，预防控制生物武器的损伤，降低生物战造成的危害，保护有生战斗力量和人民群众的健康。

生物武器医学防护是反生物战的基本内容之一，关系国家安全，是一种国家和全民行为。国家组织协调机构负责制定生物武器医学防护发展战略与规划，组织协调生物武器医学防护的能力建设和物资储备。战时，在国家统一组织领导下，依托国家医疗卫生防疫系统，组织军队和地方生物武器医学防护专业力量，动员民众密切配合，协同完成生物武器医学防护任务。国家整体生物武器医学防护能力强，平时准备充分，战时就可从容应对，最大限度地减少生物武器的危害。

防护原则 生物武器医学防护应遵循平战结合，预防为主；军民结合，协同防护和军事斗争与政治斗争相结合的原则。

平战结合，预防为主 生物战是特殊情况下人为制造的传染病流行，平时做好传染病的预防控制对提高战时生物武器防护能力具有重要意义。生物武器医学防护坚持平战结合，通过平时传染病疫情的预防与控制，为战时生物武器防护从思想、技术、人才和物资等方面做好准备。开展经常性反生物战专业知识宣传教育，增强军民生物武器防护意识，普及全民生物武器防护技能，做好生物武器防护准备；强化传染病防治与生物武器医学防护理论基础、技术方法、药品器材研究，积累生物武器防护技术储备；结合平时传染病防治及重大疫情处置，培养锻炼生物武器医学防护专业人才队伍；针对战时生物武器防护的需要，研制、生产、储备生物武器医学防护物资器材和药品。

军民结合，协同防护 历史经验表明，生物武器的袭击目标不仅限于战场和军队驻地，往往波及战略后方的广大城镇乡村。因此，生物武器防护必须在国家层面建立军地统一的组织协调机构，建立信息、资源共享平台。以生物武器防护专业队伍为骨干，依托国家卫生防疫系统和医疗救治机构，全民动员，军民结合，统一行动，资源共享，相互配合，协同防护。

军事斗争与政治斗争相结合 生物武器的使用历来受到国际社会的强烈反对，1925年签署的《禁止在战争中使用窒息性、毒性或其他气体和细菌作战方法的议定书》（简称《日内瓦议定书》）

以及 1975 年生效的《禁止细菌（生物）及毒素武器的发展、生产及储存以及销毁这类武器的公约》（简称《禁止生物武器公约》）均严格禁止使用生物武器。因此，生物武器医学防护工作应配合国家政治、外交和军事斗争战略，积极推进国际《禁止生物武器公约》履约，遏制生物武器研究与发展。一旦遭遇生物武器袭击时，在积极做好各项医学防护工作的同时，还要充分搜集生物战的各种证据，通过政治和外交途径对其进行揭露，争取国际社会的支援，对生物战发动者给予政治、经济和军事等全面制裁。

主要内容 生物武器医学防护基本任务是针对生物武器的特点，利用微生物学、传染病学、流行病学以及预防医学的基础理论与技术手段，通过人员防护、战剂检验鉴定、污染消除、媒介控制以及伤病员救治等防护措施，避免或减轻生物武器的危害，保护军民生命安全。

人员防护 生物战时的人员防护包括心理防护、物理防护、医学防护。心理防护是引导官兵正确认识生物武器的危害性，消除恐惧心理，当遭到生物武器袭击时，做到镇定不慌，按照生物武器防护的统一部署做好各项防护工作。物理防护是指采用物理的方法对生物战剂以及染有生物战剂的媒介昆虫的防护，包括个人防护和集体防护。个人防护采用防护面具、口罩、眼罩、手套、防护服及防护靴等保护呼吸道、面部、眼、手等暴露部位，防止感染；集体防护采用装有空气过滤装置和隔离防护门窗的工事、帐篷、方舱等，阻隔战剂微生物进入，保证人员免受感染。医学防护包括疫苗接种和药物预防，

是在生物战发生前或战剂潜伏期内，根据初步判断的生物战剂种类，让可能受到生物武器袭击的人群，接种相应的生物战剂疫苗或服用相应的预防药物，预防生物战剂感染、发病。

侦察与检验 有效应对生物武器袭击，进行医学防护与处置的第一环节。生物武器的侦察通过监测、检测、探测、调查等手段，获取敌方实施生物武器攻击的迹象和证据，及早发现生物武器袭击，及时进行预警。侦查基本手段包括仪器设备侦察和流行病学调查。生物战剂的检验鉴定，通过对生物战剂病原体的检测、分离培养与系统鉴定，对生物武器袭击和生物战剂种类作出判断，为污染消除、医学防护和伤病员救治提供依据。同时，也为指证生物武器袭击提供确凿证据。

生物战剂溯源 在生物战剂检验鉴定的基础上，通过分类学和系统发生学技术手段，以及情报学和流行病学调查分析，追溯生物战剂的来源、扩散途径与过程。生物战剂溯源是确定生物战剂来源和传播途径的重要手段，不仅可为生物武器医学防护提供依据，更重要的是在反生物战斗争中，为指证敌人使用生物武器提供重要的科学证据。

污染消除与媒介控制 生物武器医学防护的重要措施之一，其目的是控制污染蔓延，消除污染，最大限度降低生物战剂的危害。消除污染是利用物理、化学等方法杀灭或清除污染区和疫区的生物战剂，通常利用化学消毒剂或焚烧杀灭或消除环境、物品污染的战剂微生物，或封锁污染区域，使之在自然条件的紫外线和温度等因素作用下自然净化，逐步达到无害化。媒介生物控制

是通过喷洒或投放化学药剂、器械，杀灭敌投媒介生物，控制或降低当地媒介生物密度，消除生物战剂的传播媒介，切断传播途径，防止生物战剂随媒介生物活动扩散传播。

生物战伤病员救治 生物战所致伤病员救治遵循传染病防治的规律与准则，并结合生物战和伤病员的特点，及早发现及时救治。生物战剂的感染不同于自然感染，其感染途径、临床症状和流行病学特征等方面，均可能与自然感染存在一定差别，因此，在生物战剂感染诊断时，应根据主要临床表现与化验结果，结合生物战剂侦察、检验提供的信息，进行综合分析判定。生物战伤病员救治坚持就地就近治疗为主，现场救治与专科救治结合，病因治疗与综合治疗结合的原则。救治方式主要包括现场救护、转运后送和专科治疗。生物战伤病员根据需要进行隔离救治，全程采取严格的生物安全防护措施，防止污染扩散，避免疫情传播。

(祝庆余 户 义)

shēngwù wǔqì xíjī zhēnchá

生物武器袭击侦察（reconnaissance of biological weapon attack）

为获取生物武器袭击线索与证据开展的情报搜集、监测、检测、调查等活动。生物武器袭击侦察是有效进行生物武器医学防护与处置的第一环节，其目的是摸清敌方生物武器研发、生产状况及生物武器袭击能力，及时发现和识别生物武器的袭击，可以及早采取有效的预防和处置措施，避免或减少生物武器的危害，揭露生物袭击犯罪，为反生物战提供证据。

发展史 生物武器袭击侦察，伴随着生物武器的使用而发展。

早期的生物袭击手段主要是人工直接投放染有病原体的物品、感染发病动物、死亡患者或动物尸体等方式，造成受袭方人员和动物感染发病，此时生物袭击"侦察"的方法，主要依靠监视敌方可疑袭击行为，观察受袭方人和动物的发病及死亡情况。第二次世界大战期间，随着微生物学和近代工业的发展，生物袭击受到广泛重视，多个国家开始研发制造生物武器，并在战争中实际使用，生物武器袭击的方式发展为投放生物弹药、飞机撒布病原体培养物和病媒生物等。这个时期生物武器袭击侦察的方法，在监视敌方袭击行动和疫情分析的基础上，增加了生物袭击相关情报搜集和生物战剂检验技术手段等。第二次世界大战后，随着生物学科技发展，生物战剂气溶胶施放成为生物武器袭击的主要方式。这时生物武器袭击侦察的手段，在原有基础上，又发展了生物战剂气溶胶监测和生物气溶胶远程探测等侦察技术手段。

侦察手段　主要包括军事情报搜集、生物气溶胶监测、现场侦察、战剂检测和流行病学调查等手段。

军事情报搜集　通过跟踪敌方生物武器研发、生产及装备状况，了解掌握其发动生物武器袭击的能力；研判军事斗争形势及战场态势，分析实施生物武器袭击的可能性；搜集生物武器相关部队的编制，参战部队生物武器防护装备水平、免疫接种情况，分析判断发动生物武器袭击的动向和时机。

生物气溶胶监测　通过气溶胶实时监测和远程探测，及时发现大气中的生物战剂气溶胶云团。采用定点、移动、实时、连续气溶胶监测技术，或现场气溶胶采样检测，监测大气中生物气溶胶粒子，分析判断大气生物粒子的异常变化。利用远程激光探测技术探测识别生物气溶胶云团及云团的大小、移动方向、移动速度等。

现场侦察　通过空情侦察与地情侦察发现生物武器袭击迹象。空情侦察主要观察发现不明低空飞行物，飞行物的异常飞行、投放活动，大气异常云团等。地情侦察主要搜寻发现生物弹弹片、弹坑、气溶胶发生器、特殊容器，异常蚊、蝇、蚤、蜱等节肢动物或老鼠等啮齿动物，以及地面、物体表面及植物叶片上来源不明的粉末或液滴等敌投物品。

生物战剂检验　利用生物战剂快速检测技术方法，对气溶胶标本、可疑物标本、病媒生物标本、患者标本中的病原体进行筛查，初步了解标本中是否含有生物战剂，对可疑生物战剂标本做进一步检验鉴定。

流行病学调查　采用现场流行病学调查的方法，调查引发疫情的疾病种类、患者暴露场所和感染途径、发病特征及流行规律。分析疫情是否为本国或本地区从未有过的传染病；是否为自然情况下非呼吸道感染病原体引发的呼吸道感染疫情；是否为特定职业传染病在普通人群中突然暴发；是否为当地、当季不应有的虫媒传染病等。

应用　生物武器袭击侦察主要用于发现生物武器袭击或生物恐怖袭击。由于生物袭击的隐蔽性强、识别难度大，生物武器袭击侦察需要应用信息学、微生物学、传染病学、流行病学、空气生物学、大气物理学等多个学科的专业知识与技术，侦察任务应

组织专业技术队伍协同完成。是否遭受生物武器袭击，应根据各种侦查技术手段的侦查结果综合分析判定。

（鹿建春　李劲松）

shēngwù wǔqì xíjī jìxiàng
生物武器袭击迹象（traces of biological weapon attack）　生物武器袭击产生的可被发现的情况与现象。生物武器袭击释放的生物战剂无色、无味，没有即刻杀伤效应，难以通过感官即时识别。但是，生物武器袭击由于自身特征，总会产生和留下一些指征性现象和痕迹，通过观察、监测、检验和调查等侦查手段可以发现这些迹象，据此可分析判断是否发生了生物武器袭击。

迹象类别　生物武器袭击的迹象可归纳军情迹象，通过感官直接发现的空中迹象、地面迹象，通过仪器或其他技术手段探测、监测、发现的相关迹象，以及通过疾病调查分析发现的疫情迹象。

军情迹象　主要包括：①开展生物武器研发、生产及储备。②突然大量生产储备生物弹药。③部队配发生物武器防护装备，大量采购、接种生物战剂疫苗等。

空中迹象　包括：①空中出现不明的飞机、无人机、航模、气球等低空飞行物，在天气晴朗或少云、大气稳定度好的傍晚或拂晓时段应特别关注。②飞行物的异常飞行活动，如投放异常炸弹、杂物，施放烟、雾等。③低空出现条带状等异常云团。

地面迹象　包括：①生物弹袭击遗留在地面的弹壳、弹片，浅而小的弹坑，特殊容器。②地面出现与当地、当季种类和密度等不符的可疑蚊、蝇、蚤、蜱等节肢动物以及老鼠等啮齿动物。③发现来源不明的食品、杂物或

其他投放物。④地面、物体表面及植物叶片上发现不明的粉末或液滴，气溶胶发生器等。

疫情迹象 由于生物袭击的隐蔽性，很多情况下不能第一时间发现生物战剂袭击的直接证据，发病患者的突然大量增加和与该病自然状况不同的流行特征，成为推断可能遭受了生物战剂袭击的重要迹象。生物战剂所导致的疫情与自然状况下发生的疫情，在疾病种类、传播途径、病例发生的时间、地区以及人群分布等方面有一定差异，表现出如下特征：①突然集中暴发烈性传染病疫情。②突发呼吸道感染发病疫情，尤其自然情况下非呼吸道感染传播的病原体突然通过呼吸道感染引发疫情。③突发来源不明或当地从未发生的人类或动物疾病疫情。④突发流行季节反常的疫情。⑤突发多种病原体混合感染的疫情。⑥非职业暴露人群突发特定职业相关传染病疫情。

大气迹象 通过生物气溶胶远程探测和实时监测，发现大气中异常生物气溶胶云团、生物粒子浓度异常增高、$10\mu m$ 以下小粒径生物粒子比例显著增大，特别是在重要时段、重要目标区域发现浓度较高的可疑病原生物粒子。

迹象搜寻 生物武器袭击迹象搜寻，需要在平时的工作基础上，结合军事情报收集、环境大气监测、疾病监测、媒介生物监测等，对重要目标区域，开展实时监测，进行全面侦查，寻找发现生物武器袭击可疑迹象。基本手段包括：①情报搜集。寻找发现可能使用生物武器的各种动向。②观察观测。在重要目标、区域设立观察哨点、安装监视设备，观察、记录空中和地面的生物武器袭击迹象。③现场搜寻。勘察

可疑袭击现场，询问目击证人，收集、寻找生物袭击现场的遗留证据。④大气监测。利用生物气溶胶远程探测和实时监测设备，监测重要目标区域生物气溶胶浓度变化和生物战剂粒子。⑤媒介监测。结合当地媒介生物种群及生态本底状况，监测是否出现与当地当季种类和密度等不符的可疑蚊、蝇、蚤、蜱和鼠类等媒介动物。⑥疫情监测。监测疫情发生发展状况，结合疫情流行病学特征及病原学检测结果，对比当地自然疫情相关资料，分析判断疫情是否为非自然疫情。⑦采样检测。采集大气标本，现场环境及媒介生物标本，进行生物战剂快速检测筛查，发现气溶胶中的生物战剂粒子，现场或媒介生物标本中可疑生物战剂病原体。

（鹿建春 李劲松）

shēngwù qìróngjiāo jiāncè
生物气溶胶监测（bioaerosol monitoring）
检测生物气溶胶中生物粒子种类、数量、浓度等，观察分析其时空分布和动态变化规律的活动。生物气溶胶广泛存在，定时、连续监测分析大气中气溶胶生物粒子构成、浓度变化、时空分布等，对环境质量控制、保护人类健康，特别是对生物武器袭击防护具有重要意义。

生物气溶胶粒子种类繁多，构成复杂。在实际存在的生物气溶胶中，不管是自然产生的还是人工释放的，气溶胶中的生物粒子往往都混杂有非生物粒子，甚至二者吸附、凝并在一起。生物气溶胶监测包括自然产生的生物气溶胶和人工施放生物气溶胶，监测的生物粒子既包括自然存在的，也包括人工施放的。生物气溶胶监测活动目的的不同，监测的生物粒子种类和使用的监测手段

也不尽相同。含有病原微生物的生物气溶胶是呼吸道传染病的主要感染、传播方式，生物战剂气溶胶是生物武器袭击的主要方式。因此，在健康与安全领域，微生物生物气溶胶和生物战剂气溶胶是生物气溶胶监测的主要对象。

监测内容 主要包括气溶胶粒子的种类、数量、粒径大小、形态结构及其生物学特性。

粒子种类 生物气溶胶的粒子构成复杂，生物粒子和非生物粒子混杂，生物粒子中活的和死的并存。生物气溶胶的粒子种类监测，要区分生物粒子和非生物粒子，对生物粒子要区分死的、活的、致病的、非致病的等。

粒子数量 生物气溶胶粒子数量监测，包括生物气溶胶粒子总数、生物粒子数、生物粒子数与粒子总数的比例。

粒子大小 粒子粒径的大小是生物气溶胶监测的重要参数，包括粒谱分布、粒谱范围、优势粒子粒径等。不同种类生物粒子、不同发生方式产生的生物气溶胶具有各自的粒径大小和粒谱分布范围；气溶胶粒子的大小决定着该粒子在空气传输过程中的行为和归宿；气溶胶粒子大小与呼吸吸入、沉积部位、吸入后被清除等密切相关。

粒子生物学特性 监测生物气溶胶粒子存活、衰亡、感染、致病等生物学特性，用以识别生物粒子和非生物粒子，区分生物粒子种类。

监测方法 不同目的、不同环境的生物气溶胶监测采用的技术方法虽不同，但均有气溶胶采样、粒子测定和结果分析报告等技术环节，基本的技术方法有采样检测监测法、大气气溶胶浓度监测法、生物气溶胶粒子实时监

测法等。

采样检测监测法 使用气溶胶采样仪器，现场进行气溶胶采样，再对采集的标本进行检测、计数、培养，测定生物粒子及其种类的方法。这种方法中空气样本的采集和生物粒子的检测是分开进行的，须将现场采集标本送至实验室进行检测，有人称其为离线采样检测法，是生物气溶胶监测最早使用的方法。该方法生物学特异性强，受非生物粒子影响小，可以直接鉴别生物粒子的种类。

气溶胶粒子浓度监测法 生物战剂施放后，大气中气溶胶粒子数量在一定时间内会显著升高，通过专用仪器直接监测大气中可吸入气溶胶粒子的浓度变化，分析气溶胶粒子总数与可吸入气溶胶粒子的比例关系，判断是否遭到生物武器袭击的方法。这种方法主要测定气溶胶粒子的数量、直径、形状等，不能区别生物粒子与非生物粒子，检测结果可反映大气中气溶胶粒子的浓度变化，但容易受自然因素和人类活动的影响。

气溶胶生物粒子实时监测法 随着激光诱导荧光技术、拉曼散射技术、傅里叶变换红外吸收技术和气溶胶质谱分析技术的发展与应用，利用相应的仪器设备可直接对生物粒子中的某些特征性成分或标志物进行检测和分析，实时对气溶胶生物粒子数量、粒径、粒谱或类别等进行监测的方法。其中应用较广的为激光诱导生物粒子荧光技术，相应的仪器装备包括紫外激光生物气溶胶实时在线光谱仪和生物气溶胶远程探测激光雷达。

监测方式 生物气溶胶监测方式主要有定点监测、移动监测和远程探测等。

定点监测 在固定地点对特定区域实施的生物气溶胶监测。定点监测可设单点监测，也可进行多点监测。多点监测时，可以根据各监测点的生物气溶胶浓度变化情况，综合分析生物气溶胶云团的扩散速度、运动方向和污染面积，进而估算生物气溶胶可能造成的危害范围。定点监测可根据监测目的和条件选用采样检测监测、气溶胶浓度监测、生物气溶胶粒子实时监测等监测方法。监测点应依据监测目的、监测范围、监测区域环境等进行布设。生物袭击监测，重点选择人员密集、活动频繁的部队集结地、人口密度大的居民区、交通枢纽、大型活动的场所，以及政府机关、指挥场所等布设监测点。

机动监测 随时根据需要选择监测点或监测区进行生物气溶胶监测。机动监测是定点监测的有效补充，可以根据当时需要，及时对未设监测点区域实施监测，或对重点区域加强监测。机动监测常使用便携式或车载式生物气溶胶监测装备，机动性强，巡测范围大，方便灵活，特别适用于短时或紧急情况下生物气溶胶的监测。必要时，也可与微生物检验车及移动式生物安全实验室联合进行监测，提高监测效率和可靠性。

远程探测 运用远程生物探测仪器设备监视发现数公里以外生物气溶胶云团。生物袭击时，远程探测可发现远距离的生物气溶胶云团，监视云团的大小、运动方向和速度，在生物气溶胶云团未到达防御目标前发出预警，及早采取必要的防护措施，避免或减轻生物气溶胶袭击的伤害。远程生物气溶胶探测主要装备为激光雷达，先使用红外激光探测云团的存在，再使用紫外激光判别是否为生物气溶胶。激光雷达的探测距离取决于激光器的功率，远程探测激光雷达红外激光的探测距离为 $30\sim40km$，紫外激光的探测距离为 $5\sim10km$；近程激光雷达生物气溶胶的探测距离为 $1.5\sim5km$。激光雷达探测范围大，探测装备不直接接触生物气溶胶云团即可识别生物气溶胶。为了提高激光雷达的机动性，已研制出了车载式和机载式生物气溶胶激光雷达。

应用 生物气溶胶监测广泛应用于环境保护、传染病防控、生物武器防护等领域。

环境监测 空气中生物粒子是影响空气质量的重要因素之一。自然状态下，大气中的生物气溶胶粒子种类、浓度及构成，不同地理位置、不同季节和不同气象条件下存在明显差异，即使是一天内的不同时段也有较大变化，呈现明显的峰谷现象，但这些变化具有一定规律。在同一地区、相同季节和相同气象条件下，生物气溶胶粒子种类、浓度及构成比例相对稳定。监测大气环境中的生物粒子种类、浓度等变化，可作为空气质量评价的重要参数。大气中的生物气溶胶粒子变化与人类活动密切相关，如污水处理场、垃圾处理场、皮革加工厂、发酵车间等特殊工作环境，在生产过程中会产生大量的生物粒子，形成生物气溶胶，是重要的大气污染源。这些环境的生物气溶胶监测，对加强污染治理，提高大气质量具有重要的作用。此外，疫苗、药品、食品生产加工车间，手术室和病房，生物安全实验室等对洁净度有较高要求的环境，定期进行生物气溶胶监测，控制生物粒子浓度，对保证产品质量，保障生物安全和人员健康具有重要作用。

传染病监测　生物气溶胶的重要特征是具有生物活性，生物气溶胶中的生物粒子，可在人和动物体内产生不同的生物效应，严重危害人和动物健康。生物气溶胶中的病原体类生物粒子可使人和动物感染发病，甚至造成传染病暴发流行，毒素类生物粒子可致人和动物中毒，致敏原性生物粒子可致人产生过敏反应。生物气溶胶监测，可以及早发现这些有害生物粒子种类及其浓度变化，提前采取防护措施，避免和减少其危害。在传染病流行季节、重大自然灾害时，以及医院、人员密集场所、家禽家畜养殖场等特殊环境，进行生物气溶胶监测，开展环境危害评估，可及早发现致病微生物，预防传染病发生及控制传染病扩散流行。

生物袭击侦察　生物战剂气溶胶监测是生物武器袭击侦察的重要内容之一。通过生物气溶胶远程探测，可发现远距离的生物气溶胶云团，监视云团的大小、运动方向和速度，发出预警；通过定点和机动监测，依据生物气溶胶粒子种类、浓度等情况，综合分析估算生物气溶胶可能造成的危害范围，以及可疑生物战剂种类。生物战剂气溶胶监测可以获取早期生物袭击迹象和证据，有利于及早采取有效的预防和处置措施，避免或减少生物武器的危害。

（鹿建春　李劲松）

shēngwù qìróngjiāo jiāncè bàojǐngqì

生物气溶胶监测报警器

（bioaerosol detection alarm）监测空气中生物气溶胶粒子的动态变化，并及时发出警报信号的

装置。生物气溶胶监测报警器通过监测生物气溶胶粒子种类、数量、浓度等变化，分析其时空分布和动态变化规律，实时发出异常生物气溶胶警报，是监测、发现大气中生物气溶胶异常变化的重要仪器设备，对空气质量监测，生物袭击侦查等具有重要作用。

发展史　自气溶胶施放成为生物武器袭击的主要手段以来，生物气溶胶监测已经成为生物袭击侦察的重要技术手段。第二次世界大战以来，许多国家都在努力探索和研究快速、灵敏、特异的生物气溶胶监测报警技术与仪器设备，实现自动、连续、实时、准确的生物气溶胶监测报警，成为研发生物气溶胶监测报警器的理想目标。为了实现生物战剂气溶胶的监测和报警，人们根据生物气溶胶和生物战剂的物理特性、生化特性、生物学特性分别研制了不同原理的生物气溶胶监测报警器。基于生物气溶胶物理特性研发的生物气溶胶监测报警器有气溶胶光电粒子计数器、气溶胶粒径比例报警器、静电粒子计数器、库尔特（Coulter）计数器等；基于生物战剂生化特性研发的生物气溶胶监测报警器有粒子颜色报警器、化学发光报警器和激光雷达等；基于生物战剂生物学特性研发的生物气溶胶监测报警器有沃尔夫（Wolf）捕获器、格利弗（Gulliver）检测器等。这些仪器设备虽然都可以独立使用，实现对生物气溶胶的监测报警，但由于它们的监测灵敏度和特异性问题，致使报警准确性较低，容易产生漏报或误报。为此，人们开始研制综合多种功能的生物战剂气溶胶集成监测报警系统。美军研制的生物战剂集成检测系统（biological integrated detection sys-

tem，BIDS），集气溶胶浓缩分离器、大流量气溶胶采样器、气溶胶粒子计数器、流式细胞仪、生化气溶胶质谱仪等于一体，实现了可吸入粒子浓缩分离、气溶胶粒子监测、采样、生物粒子检测和报警的全部功能，已经装备部队。随着对生物粒子检测技术的发展，基于拉曼光谱、红外光谱、傅里叶变换光谱等不同原理的监测仪器也相继问世，实现了对生物气溶胶粒子的实时监测，已经商品化的生物气溶胶监测报警器，主要有以荧光空气动力学粒谱仪为核心的生物气溶胶监测报警器，和以飞行时间质谱仪为核心的生物气溶胶监测报警器。

分类与结构　生物气溶胶监测报警器常用的有单机式生物气溶胶监测报警器和集成式生物气溶胶监测报警系统两类。

单机式生物气溶胶监测报警器　基本结构通常包括气溶胶收集、粒子监测和分析报警三部分，主要有光谱监测报警器和质谱监测报警器两类。

集成式生物气溶胶监测报警系统　一般包括生物气溶胶监测预警单元、采样检验单元、气象监测单元和中央控制单元，见图。其中，生物气溶胶监测预警单元由气溶胶浓缩分离器和生物气溶胶监测仪组成，采样检验单元由大流量气溶胶采样器和生物检测传感器组成。

工作原理　集成式生物气溶胶监测报警系统，在常规监测情况下，中央控制单元首先启动监测预警单元和气象监测单元。当中央控制单元综合分析生物气溶胶监测和气象监测的数据，发现生物气溶胶浓度异常升高时，发出预警信号，同时启动采样检测单元，气溶胶采样器进行采样，

图 集成式生物气溶胶监测报警系统结构框架

采集的空气样本富集到采样液中，并输出给生物检测传感器进行快速检测。中央控制单元分析发现采样检测单元检测目标生物病原体时，发出报警信号。

气溶胶浓缩分离器和大流量气溶胶采样器 二者都是利用气溶胶粒子的飞行轨迹与气流流线相分离的原理，从大流量的进样气流中去除不含生物粒子的尘埃小粒子和花粉、真菌等生物大粒子，分离出含有生物粒子的可吸入粒子，并将其浓缩至较小的样品气流中。气溶胶浓缩分离器将浓缩的样品气流输送给生物气溶胶监测仪。大流量气溶胶采样器将采集的空气样本富集到采样液中，并输出给生物检测传感器。

生物气溶胶监测仪 应用较多的生物气溶胶监测仪主要采用光谱识别法和质谱分析法进行监测。光谱识别法是采用一定波长的紫外激光击打气溶胶粒子，不同的激发波长可以诱导生物粒子中的不同成分产生荧光，通过检测蛋白质、氨基酸、生物细胞内的代谢物质辅酶Ⅱ[NAD(P)H]或核黄素分子等产生的固有荧光来识别生物粒子。质谱分析法主要采用热裂解离子阱质量分析原理

和基质辅助激光解吸电离-飞行时间质量分析原理。热裂解离子阱质量分析技术，是对浓缩富集的群体样本进行裂解，适合于大流量空气样本的检测，因其检测的是群体粒子，只能对生物气溶胶进行简单分类，不能识别生物粒子的具体种类。基质辅助激光解吸电离-飞行时间质量分析技术，是用紫外激光对单个气溶胶粒子进行击打将其裂解为碎片离子，通过检测碎片离子的飞行时间计算质荷比，分析生物粒子的组成成分，确定生物粒子的种类。

生物检测传感器 主要由生物敏感元件、换能器及数据处理系统组成。待检生物气溶胶粒子扩散进入生物敏感元件，发生特异性生物反应，产生相应的物理或化学变化信号，继而被相应的物理或化学换能器转变成电信号，经过数据处理系统分析处理，便可测得待检生物气溶胶粒子的种类及其浓度。生物敏感元件主要由酶、抗体、抗原、微生物、细胞、组织、核酸等生物活性物质构成，是生物传感器的关键元件，在检测过程中能够特异性地识别特定待检物质。换能器由光学标记物、顺磁标记物、压电晶体等

新型材料与感应器件构成，可将生物识别反应产生的信号转换为电信号。

应用 生物气溶胶监测报警器可以配置在固定位置定点监测，也可以车载或人工携带机动监测。定点监测时，根据防护目标范围，在不同的方位、间隔一定的距离，配置多个监测报警器，实时监测空气中微生物气溶胶浓度的变化。定点监测主要用于机场、车站、地铁和港口等交通枢纽，以及特定机构和重要场所的生物气溶胶长期监测。机动监测时，可使用人工携带便携式生物气溶胶监测报警器、车载生物气溶胶监测报警系统，随时随地根据需要布设，并能在行进中实时监测，主要用于生物袭击的侦察和预警。生物气溶胶监测报警器也可用于环境空气质量监测，医院、人员密集场所及畜禽养殖场所等的传染病预防监测。

(鹿建春 李劲松)

shēngwù qìróngjiāo lìzǐ jìshùqì
生物气溶胶粒子计数器

(bioaerosol particle size spectro-metric analyzer) 测定、计量气溶胶中生物粒子大小及数量的仪器。生物气溶胶粒子计数器可进行大气生物粒子浓度变化的实时监测，是生物武器袭击侦查预警的关键技术仪器设备。

发展史 最早的生物气溶胶粒子检测采用人工采样、培养后进行计数、大小测定的技术方法，所用时间长，不能进行实时监测，而且采样培养的方法还会使微生物在采集和样本处理过程中，受固体撞击、液体冲击、干燥、吸附、采样介质等多种因素的影响。随着生物学和量子物理学的发展与融合，20世纪90年代激光诱导荧光技术出现，并应用到气溶胶

中生物粒子大小和数量的检测，使生物气溶胶粒子实时检测技术得以实现。以激光诱导荧光技术为原理的生物气溶胶计数器，在气溶胶物理特性检测的基础上，增加紫外激发光源和荧光检测系统，研制出了空气动力学生物气溶胶粒子计数器和粒子形状生物气溶胶粒子计数器。其中空气动力学生物气溶胶粒子计数器有脉冲激光式和连续激光式两种，脉冲激光式生物气溶胶粒子计数器具有较高的单脉冲激光能量，是灵敏度最高的生物气溶胶粒子测定和计量的仪器，连续激光式生物气溶胶粒子计数器体积小、重量轻，便于携行。

结构 脉冲激光式空气动力学生物气溶胶粒子计数器灵敏度最高，使用最多，由气溶胶进样模块、流量控制模块、激发光源模块、光学检测室、光电转换模块、信号处理模块以及计算机控制和数据处理模块组成，其主要结构示意图见图。

气溶胶进样和流量控制模块 气溶胶进样模块，采用壳流包裹的气溶胶粒子束聚焦技术，即样流中的气溶胶粒子在清洁壳流的裹挟下以直线排队的方式穿过样流喷孔，并产生加速度，不同质量大小的粒子获得不同的飞行速度，便于进行单一粒子的检测，包括样品气流流路和壳流流路。流量控制模块，通过控制总流量（样品流量+壳流流量）和壳流流量实现对样品气流的控制。

激发光源模块 脉冲激光空气动力学生物气溶胶粒子计数器有两个光源，一个连续激光红光光源和一个紫外脉冲激光光源。连续激光红光光源所发出的光束被分成2束重叠的双峰光束，照射在紧靠加速喷口的下方，用于检测气溶胶粒子的飞行时间。紫外脉冲激光照射在双峰红光光束的下方，用于激发生物粒子的荧光。紫外脉冲激光的发射受粒子飞行时间的延迟触发控制，保证不同飞行速度的粒子都能受到紫外脉冲激光的照射。

光学检测室和光电转换模块 光学检测室是进行粒子检测的场所，由气溶胶喷口和排气口、入射光和消光器件、散射光与荧光聚焦镜及光电转换模块组成。光电转换模块包括散射光光电转换器件和荧光光电转换组件。荧光光电转换组件由红光滤光片、紫外光滤光片和荧光光电转换器件组成。

信号处理模块 由气溶胶粒子飞行时间测量电路、荧光信号

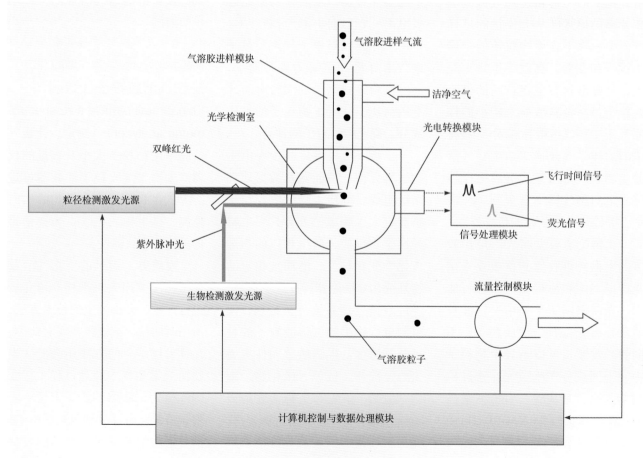

图　脉冲激光式空气动力学生物气溶胶粒子计数器结构示意

探测电路、荧光信号处理电路等组成。气溶胶粒子的散射光强度被转换为双峰电压信号，两个峰值之间的时间就是粒子的飞行时间。由于生物粒子发出的荧光很微弱，光电倍增管转换后的荧光强度信号经过消噪、提取、放大后，转换成数字信号。

计算机控制和数据处理模块 计算机控制系统控制各个功能模块的工作流程和工作状态。数据处理模块负责粒子飞行时间信号和荧光强度信号的采集、分级、记录、显示和存储，并绘制出粒子直径-荧光强度-粒子数量的三维数据图形，显示出测定的生物粒子数量和大小量值。

工作原理 激光诱导生物粒子荧光原理，是解决生物气溶胶粒子的实时在线检测和识别的关键理论基础，以此原理和相关技术为基础，研制出了激光诱导荧光生物气溶胶粒子计数器。

激光诱导生物粒子荧光技术的原理是：生物粒子中的某些特征物质在特定波长激发下吸收能量后会从基态到激发态发生跃迁，发射出一定波长的特定荧光光子，通过检测相应的荧光光谱，分析比较其强度和光谱分布及粒谱分布，即可对生物气溶胶粒子进行识别和计数。不同的物质在不同的激发波长作用下具有不同的光谱特征，例如，生物粒子的基本成分蛋白质和氨基酸在 266～280nm 波长激发下，能够发出较强的荧光；活性生物细胞内新陈代谢的基础酶类物质，是生物生长过程中保持活性的基本要素，如还原型辅酶Ⅰ（还原型烟酰胺腺嘌呤二核苷酸，NADH）和氧化型辅酶Ⅰ（烟酰胺腺嘌呤二核苷酸磷酸，NADPH）的激发波长中心在340nm，荧光发射光谱在

400～540nm；核黄素是生物体内新陈代谢另一种指示性物质，其最佳的激发波长约为385nm，发射波长为 480～580nm，其荧光波段与 NADH 的波段部分重叠，在检测 NADH 时，也可以检测到核黄素。由此，当用激光激发空气中的气溶胶粒子时，通过比较它们的荧光光谱，就可以对生物气溶胶粒子和非生物气溶胶粒子进行激光光谱识别。

基本性能 根据所要检测的特征物质的不同，生物气溶胶粒子计数器所采用的激发波长也不相同，有的采用四倍频的 266nm，有的采用三倍频的 355nm，还有的采用 280nm 或 405nm。例如，美国和加拿大联合研制的紫外脉冲激光空气动力学荧光光谱仪采用脉冲式固态激光器，激光波长为 355nm，检测的主要特征物质为活的生物细胞内的辅酶Ⅰ和核黄素，脉冲频率可达 5kHz，检测灵敏度高，每升空气中几个生物粒子时就可以报警；美国研制的连续激光荧光光谱仪，采用 405nm 半导体激光器，检测的主要特征物质为核黄素。这两种生物粒子荧光光谱仪检测的都是活性生物粒子的代谢物质，受其他有机粒子的干扰小，特异性较好。此外，英国研制的粒子形状荧光光谱仪，采用氙灯光源，产生的激发光波长为 280nm，检测的主要特征物质为氨基酸和蛋白质，可检测毒素等非生命活性的生物物质，但不能区分活细胞和死细胞，每升空气中超过 100 个生物粒子时就能报警。

应用 生物气溶胶粒子计数器响应速度快、灵敏度高、具有生物学特异性，可实时监测空气中生物气溶胶粒子的浓度变化，能及时发现生物战剂气溶胶的侵

袭，是生物武器袭击侦察的关键装备。该类仪器设备除用于生物武器袭击的侦查预警外，也被用于生物恐怖事件和意外生物事件的监测，以及进行日常大气生物气溶胶生物粒子浓度变化的监测和特殊室内环境空气质量的检测。

（庞建春 李劲松）

shēngwù zhēncháchē

生物侦察车（biological reconnaissance vehicle） 执行生物袭击侦察任务的技术车辆。生物侦察车通过现场监测生物气溶胶粒子浓度及种类的异常变化，发出预警信号，是战场环境中实施生物袭击机动侦察的重要装备，也可用于在非战争条件下生物突发事件的侦查监测。

发展史 根据生物武器袭击侦察任务的需要，20 世纪中期开始研究发展生物侦察车，初期只是将车辆作为运载工具，由侦察人员身着防护衣，携带侦查用的仪器设备，乘车到目的地进行徒步侦察和人工采样检测，完成现场侦察任务。随后，人们将侦查仪器设备固定在专用车辆上，出现了现代生物侦察车的雏形，并不断发展出各种生物侦察车，以及将生物侦察与化学侦察、核辐射侦察联合，研制成集核化生侦察为一体的多功能侦察技术车辆，称为核化生侦察车或"三防"侦察车。20 世纪 80 年代初，德国研制出当时最先进的核生化侦察车——"狐式"核生化侦察车，并被德国、美国、英国、荷兰等多个国家的军队装备使用。美国、德国、英国军队在使用过程中对该车进行了多次升级改造，性能不断提升，但限于科技水平和技术能力，该车实际上一直没有实现生物气溶胶粒子实时监测的功能。20 世纪 90 年代后期，激光诱

导生物粒子荧光（laser induced fluorescence，LIF）技术取得了突破，使生物气溶胶粒子实时监测成为可能。美军从1999年开始研究生物战剂综合监测系统，并于2002年试制出第一台生物侦察车。2005年开始研制新型的核化生侦察车，2011年斯特瑞克核生化侦察车（Stryker NBCRV）开始生产、装备部队使用。而后，随着侦察装备的自动化、智能化、信息化、网络化的发展，以及抗冲击、振动和电磁干扰性的提升，兼容性和环境适应性得到改进，生物侦察车和核化生侦察车的生物侦察能力和水平不断提高。

基本结构　生物侦察车通常有轮式侦察车和履带式侦察车两种。生物侦察车的基本构成包括功能单元和辅助保障单元两部分。

生物侦察车的功能单元有生物侦检单元和通讯指挥单元组成：①生物侦检单元，包括生物气溶胶监测模块、空气样本和其他样本采样模块、检验分析模块、样品储存运送器材，以及气象监测仪器等。②通讯指挥单元，配备有指挥辅助决策模块、联络通讯模块、地理信息模块、数据传输模块和设标器材等。

辅助保障单元包括供电保障系统和生物安全保障系统：①供电保障系统，除车辆自身供电系统外，还配备有车载发电机及相应配电系统。②生物安全保障系统，配备有空气过滤模块、清洗消毒模块和个体防护装备等，保障人员安全及车内工作环境的生物安全。

主要功能　生物侦察车能够机动实施生物战剂侦察，实时捕捉生物袭击信息，及时发出生物袭击报警信号。生物侦察车有多种类型，根据现代战争的需要，生物侦察车在功能上，除保证生物侦查功能外，多配有化学、核与辐射侦察装备，形成能同时完成生物、化学、核与辐射侦察任务的专业技术车辆，即"三防"侦察车。

美国陆军服役的斯特瑞克（Stryker）M1135核生化侦察车（图），是国际上最具代表性的核生化侦察车。该车是M93A1"狐式"核生化侦察车的换代装备，最突出的优点是具有在行进中远距离的生物、化学气溶胶探测能力，核生化采样能力，现场快速检测分析能力，数字通信能力，气象观测分析能力，以及电子绘图能力。斯特瑞克核生化侦察车配备有先进的通信系统，安装有多种数字化监视设备，具备支持

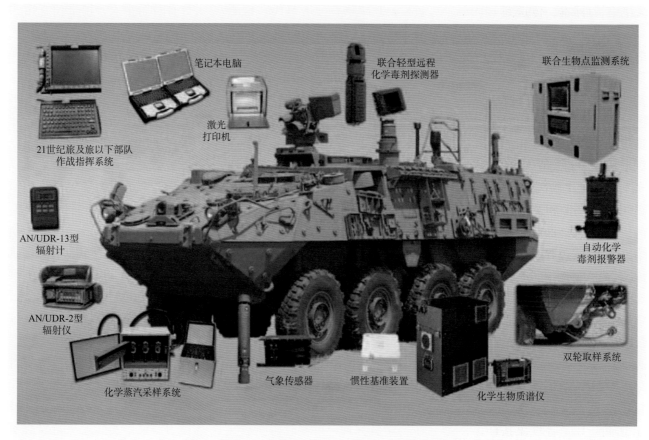

笔记本电脑
联合轻型远程化学毒剂探测器
联合生物点监测系统
激光打印机
21世纪旅及旅以下部队作战指挥系统
AN/UDR-13型辐射计
自动化学毒剂报警器
AN/UDR-2型辐射仪
双轮取样系统
化学蒸汽采样系统
气象传感器
惯性基准装置
化学生物质谱仪

图　斯特瑞克（Stryker）M1135核生化侦察车装备配置

指挥、控制、通信、计算、情报、监视和侦察的能力，能进行无线通讯及卫星网络数据传输，实时为作战指挥系统和部队提供侦查获得的数据信息。

斯特瑞克（Stryker）M1135核生化侦察车配备的主要生物侦查用监测、检测装备及功能：①联合生物点探测系统（JBP-DS），能够连续监测生物气溶胶粒子浓度的变化，当检测到生物粒子浓度异常升高时发出预警信号，初步鉴别生物战剂种类，并采集和保存用于实验室检验确认用标本。②双轮取样系统（DWSS），由两个采样臂/采样杆构成，采样臂/采样杆从车内自动伸出采集地面标本，供给CBMSⅡ进行生物和化学分析。③改进Ⅱ型化学生物质谱仪（CBMSⅡ），侦察车装配的双轮取样系统采集沉降在地面含有生物战剂、化学毒剂等的标本，传送到CBMS加热探头，实施分类检测，对采集的生物战剂标本，可识别细菌芽胞、繁殖体和毒素。④METSMAN气象观测系统，实时监测侦察车所处环境的温度、相对湿度、风速与风向，以及气压的变化，获取气象观测数据。⑤设标器材，对侦查判断的污染区域，利用设标器材，按照相关标准标记出生物战剂、化学毒剂和放射性物质污染的区域边界。该核生化侦察车还装备有化学、核袭击侦查装备，能同时具有化学袭击侦查和核武器袭击侦查能力。

应用　生物侦察车可在战场环境中实施生物袭击的机动侦察、预警，并能初步识别生物战剂的种类，可根据生物战剂浓度变化和风向、风速等气象条件评估污染地域范围，为指导部队采取适当的防护措施提供依据。在非战

争条件下，生物侦察车可用于生物突发事件的侦查监测。生物侦察车的地域适用范围取决于车辆的越野性能，原则上只要车辆能到达的地方都可以进行侦察。侦察车生物战剂的检测能力，取决于监测、采样和检验装备的能力和水平。由于侦察车要进入污染区进行工作，侦察人员要做好个人防护，车辆及装备使用后要进行必要的消毒和清洗，监测和检测要注意防止自然因素和人为因素的干扰，结果分析要注意排除环境等因素的影响。

（庞建春　李劲松）

shēngwùzhàn xiànchǎng liúxíngbìngxué zhēnchá

生物战现场流行病学侦察

（field epidemiological reconnaissance for biological warfare weapon attack）　运用现场流行病学调查的技术手段，搜寻获取遭受生物袭击线索与证据的活动。生物战现场流行病学侦察，是发现、确认生物武器袭击的必要手段，通过现场勘查，开展生物袭击线索与证据搜集、标本采集与病原筛检、疫情调查与分析等，为判定生物袭击发生、确定污染区与疫区范围，明确疫情与生物袭击的关系等提供重要依据。

生物战时的现场流行病学侦察，是生物武器袭击侦察的重要内容，与自然突发疫情的现场流行病学调查相比，更重视生物袭击相关迹象与证据的搜集和现场疫情与生物袭击关系的调查。通过对袭击发生的现场进行勘查与调查，搜寻生物武器袭击的迹象与证据；采集可能指证生物武器袭击的各种标本，检验确认使用的生物战剂种类；调查生物战现场疫情的疾病种类与特征、疫情发生发展与分布状况，查明引发

疫情的致病微生物或生物毒素及其来源等，为综合判断生物武器袭击、确认生物战剂种类和污染范围，以及疫情处置等，提供微生物学和流行病学依据。

侦察方法　生物战现场流行病学侦察采用现场流行病学调查的基本技术与方法，通过现场勘察、访谈问询、信息搜集、标本采集、病原学检验、描述性分析等，搜寻生物武器袭击证据，明确战剂种类及污染范围，确定疫情疾病种类以及疫区范围，分析疫情与生物袭击的关系，提出应对处置措施与建议。生物战时现场流行病学侦查，需要组成现场侦查组，确定侦查任务与目标，明确责任分工。侦查组以流行病学专业人员为主，组织微生物学、传染病学、卫生勤务学、军事情报信息学等相关专业的人员协同配合。

侦察内容　现场流行病学侦察的主要工作内容为现场勘察搜寻生物武器袭击迹象及证据、现场标本采集与病原筛查、现场污染及疫情状况调查、现场医学地理信息调查等。

现场生物袭击迹象及证据搜寻　勘察可疑袭击现场，询问目击证人，收集、寻找生物袭击现场的遗留证据。包括：①观察、访查、核实遭受袭击时的空情、地情、虫情等可疑迹象。②勘察袭击现场的弹坑、武器碎片，弹药容器、遗留物及痕迹。③搜寻发现现场来源不明的媒介昆虫、动物以及其他与环境不符的可疑物品。

现场标本采集与病原筛查　采集现场各类标本，包括现场发现的生物袭击遗留物标本，弹坑或爆炸点及其周围的土壤、植被、空气标本，现场媒介生物标本，

暴露者和可疑患者、动物标本。运用快速检验方法对采集的标本进行现场生物战剂快速筛查，同时将标本送指定检测机构进行生物战剂检验鉴定。

现场污染及疫情状况调查　调查现场地形地貌以及生物袭击时的风力和风向、温度和湿度等气象信息，结合生物袭击迹象、受袭点和遗留物分布，以及媒介生物分布状况，综合分析判断生物袭击的区域和污染范围。开展现场疫情调查，查明疫情的疾病种类、诊断依据；患者发病时间、地点、人群分布；发病人数、发病率，疾病严重性；疫情发生过程、感染途径、传播方式、流行强度及疫区范围等。综合分析疫情是否为本国或本地区从未有过的传染病；是否为自然情况下非呼吸道感染病原体引发的呼吸道感染疫情；是否为特定职业传染病在普通人群中突然暴发；是否为当地、当季不应有的虫媒传染病等。结合病原学检测结果分析判定疫情与生物袭击的关系。

现场医学地理信息调查　开展生物袭击现场地理区域医学地理信息调查，收集调查当地的地理特征、气象条件、生态环境、卫生防疫水平等基本信息，当地自然疫源性疾病和曾经流行的传染病种类、分布、传播途径、流行情况，当地自然存在的媒介生物及宿主动物种类、分布及传染病情况等，为分析判定疫情的性质、制订疫情防控方案提供依据。

侦察报告　现场流行病学侦察工作，要对侦查获得的各种信息、证据，利用描述性流行病方法进行梳理和分析，最终形成现场流行病学侦察报告。报告的基本内容包括：①详细描述侦查收集的可疑生物武器袭击的各种迹象，当时的风力风向、日光、雨雪等气象条件，现场遗留物等，分析判定生物武器袭击发生的时间、生物战剂施放方式以及污染范围。②详细描述疫情状况，包括疫情出现时间，疾病种类、临床表现、发病人数，病例的时间、地点、人群分布，疫情发生、发展过程，病原体筛查结果，首发病例的详细情况等，分析判定疫情的传染源，疾病的感染途径、传播方式、传播媒介、流行强度以及疫区范围等。③详细描述侦查发现的与当地自然疫情异常的各种现象，如当地未曾发生过的传染病，发现大量当地没有的媒介昆虫或出现的季节异常，自然条件下非呼吸道传播的疾病发生气溶胶感染等，分析判定疫情与生物袭击的关系。④综合分析各种侦查结果，提出现场处置及疫情控制建议。

应用　现场流行病学侦察，是在部队进驻某地区或进行某项军事行动之前，对行军沿途和进驻地以及周边地区进行的环境卫生和流行病学调查研究工作。目的是查明该地区及其邻近地区的卫生状况、传染病流行状况、地方病发病情况、媒介生物分布情况，采取相应预防控制措施，以保障部队指战员健康和军事任务的顺利完成。生物战时现场流行病学侦察主要用于：①部队进驻某地区或进行某项军事行动之前，对沿途和进驻地以及周边地区进行环境卫生和流行病学调查，掌握沿途及驻地的卫生与流行病学状况，分析判定是否遭受生物战剂污染。②发现可疑生物武器袭击时，对事发地进行现场流行病学侦察，勘察现场，询问、访查目击证人，寻找空情、地情、虫情等可疑迹象，收集各种袭击遗留物、不明来源的媒介生物以及其他与环境不符的可疑物品等证据，分析判定是否发生生物袭击。③发现可疑疫情时，对疫情发生地进行现场流行病学调查，查明疫情的疾病种类、传染源、传播途径、流行状况等，分析判断疫情与生物袭击的关系。

（马　静）

shēngwù zhànjì jiǎnyàn jiàndìng

生物战剂检验鉴定（detection and identification of biological warfare agents）　对标本中生物战剂进行的检验检测、分离培养、鉴别确认活动。应用微生物学、免疫学和分子生物学等技术手段，检测标本中的生物战剂及其抗原、核酸和特异性抗体，并对分离培养出的病原微生物进行分类鉴定，为判断生物武器袭击、防控生物战剂危害提供依据。

生物战剂检验鉴定包括生物战剂检测和鉴定两个部分。检验是从标本中直接检测生物战剂及其抗原、核酸和特异性抗体，分离培养战剂微生物；鉴定是对分离培养物进行形态特征、免疫特性、基因构成、核酸序列和致病性等系统检验与测定，并确定其生物学分类地位。根据生物战剂的种类不同，生物战剂检验鉴定可分为细菌战剂检验鉴定、病毒战剂检验鉴定、立克次体战剂检验鉴定、真菌战剂检验鉴定以及毒素战剂检验鉴定。生物战剂检验鉴定对象为高致病性病原体和毒素，检验鉴定过程中必须严格生物安全防护，确保人员和环境安全。

检验鉴定　生物战剂检验鉴定包括生物战剂标本采集、标本直接检验、病原体分离培养、分离培养物系统鉴定。生物战剂检验鉴定程序见图。

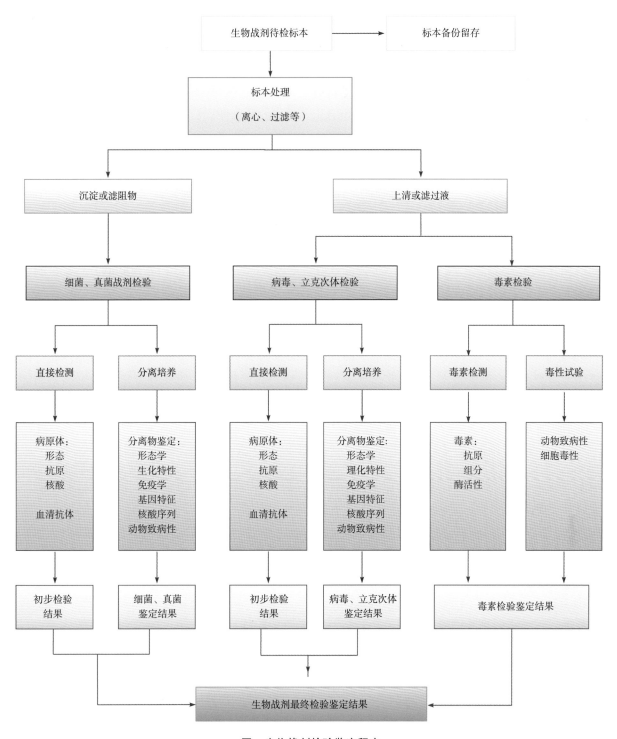

图　生物战剂检验鉴定程序

标本采集　生物战剂检验鉴定的首要环节，标本采集的时机、地点、种类和质量，直接影响检验鉴定结果的准确性和可靠性。生物战剂标本包括现场环境、空气、可疑施放工具、生物弹药遗留物、可疑媒介生物等标本，以及伤病员临床标本。生物战剂是人工播撒，标本种类多，采集范围广，时效性强，要求严格。生物战剂标本采集应及时，采集范围应覆盖污染区域，标本种类无遗漏，采集后的标本须妥善包装、低温保存、及时送检。

标本直接检验　标本经过初步处理，不经病原体分离培养，直接进行生物战剂检验。标本直接检验是生物战剂检验鉴定的重要组成部分，可在标本采集现场进行快速初步检验，也可将标本送至实验室进行检验，包括战剂微生物形态观察和生物战剂抗原、核酸、特异抗体检测。标本中直接观察到战剂病原体、检出战剂抗原或特异基因片段，说明该标本含有相应的生物战剂；检测出特异性战剂微生物抗体，说明提供该标本的人或动物曾感染相应生物战剂。标本经过离心、过滤处理后，上清或滤过液用于病毒、立克次体和毒素类战剂的直接检测，沉淀物或滤阻物用于细菌和真菌类战剂的直接检测。

战剂微生物形态观察，通常采用直接镜检和染色镜检的方法，细菌、真菌和立克次体战剂可采用光学显微镜，病毒战剂须用电子显微镜观察。生物战剂抗原、特异抗体检测常用免疫凝集技术、免疫酶标记技术、免疫荧光标记技术等免疫学技术方法。战剂微生物核酸检测常用核酸杂交、各种聚合酶链反应（PCR）及其衍生技术等分子生物学技术方法。

病原体分离培养　将待检标本接种于人工培养基、细胞、鸡胚或实验动物，使标本中的病原体生长增殖，获得生物战剂病原微生物的方法。病原体分离培养是生物战剂检验鉴定的重要环节，是生物战剂分类鉴定的前提条件，分离出的病原微生物不仅可进行生物战剂的系统鉴定，也可为生物战剂损伤治疗和生物武器防护提供病原学依据。细菌和真菌类战剂主要使用人工培养基进行分离培养，病毒和立克次体战剂须利用细胞、鸡胚和实验动物进行分离培养。生物毒素类战剂为无生命的毒性蛋白，不能进行分离培养。

分离培养物鉴定　对人工培养基、细胞、鸡胚或实验动物分离培养出的病原微生物，进行系统检验与测定。通过系统检验与测定，确认病原微生物的类别、属种、遗传变异、致病特征等，为确认生物武器袭击提供战剂微生物学证据。生物战剂系统鉴定的基本内容，包括微生物的形态结构、生长特性、菌落形态、理化特性、生化反应、免疫原性、基因组成、核酸序列和致病性等。细菌、病毒、立克次体、真菌不同类别的生物战剂检验鉴定内容各有侧重。

生物安全　生物战剂均为高致病性微生物或其代谢产物，并且大部分能够以气溶胶方式传播，因此生物战剂检验鉴定必须严格执行生物安全法规与技术规范，确保标本不被污染，检验结果准确可靠，确保战剂病原体不泄露、不扩散、不污染环境，确保检验人员健康安全，不受感染。从事生物战剂检验鉴定人员，必须经过专业技术和生物安全培训，具有从事高致病性病原微生物实验活动的资质。生物战剂检验鉴定应在具有相应生物安全防护条件的环境内进行，标本处理、病原体分离培养及动物实验等涉及活病原体的活动，必须在具有生物安全三级防护水平及以上的设施内进行。检验鉴定活动必须严格执行生物安全防护及操作技术规范。检验鉴定过程中产生的各种废弃物、污染物必须及时进行消毒灭菌处理。

（李钟锋　户义）

xìjūn zhànjì jiǎnyàn jiàndìng

细菌战剂检验鉴定（detection and identification of bacterial agents）　对标本中细菌战剂进行检验检测、分离培养、鉴别、确认的实验活动。应用微生物学、免疫学和分子生物学等技术手段，直接检测标本中的细菌战剂及其抗原、核酸和特异性抗体，分离培养标本中的战剂细菌，并对分离培养出的细菌进行分类、鉴定，为判定生物武器袭击、防控生物战剂危害提供病原学依据。

细菌是一类单细胞原核生物，有球状、杆状和螺旋状三种基本形态，直径多在 $0.3 \sim 2.0 \mu m$，一般在光学显微镜下就能观察到，能够在无生命的人工培养基中生长繁殖。在生物战剂研发历史中，细菌最早受到关注，最先研究、生产、储存，并曾在战争中使用。细菌战剂的检验鉴定包括直接从标本中观察细菌形态，检测细菌抗原、核酸和抗体；运用人工培养基进行细菌分离培养；从形态、生长特征、生化特性、化学组成、基因构成、免疫原性和致病性等方面对分离到的细菌进行系统的鉴定。

检验鉴定程序　按生物战剂检验要求对待检标本进行处理和备份留存。将标本进行离心或过滤处理，取沉淀物或滤阻物分别进行直接检测和细菌分离培养。通过对标本的细菌形态观察，抗原、核酸和抗体检测，得出标本直接检验的初步结果；通过人工培养基和实验动物分离培养，获得可疑战剂细菌病原体；对分离培养出的细菌进行系统检验，得到分离细菌的鉴定结果。综合分析直接检测和系统鉴定结果后，作出最终检验鉴定结论。细菌战剂检验鉴定程序见图。

技术方法　细菌战剂检验鉴定涉及标本处理、直接检验、细菌分离培养和系统鉴定等方面，采用的技术方法包括细菌染色镜检、分离培养、生化鉴定、脂肪酸分析、免疫学检测、核酸分析、噬菌体裂解试验，以及动物致病性试验等。

标本处理　细菌战剂待检标本处理，依据标本的性状和检验

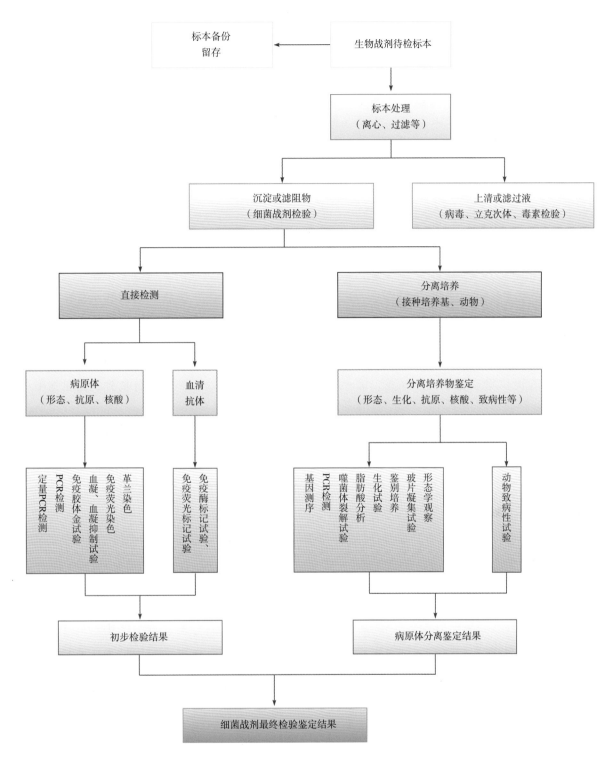

图　细菌战剂检验鉴定程序

目的，按照细菌学检验的技术要求，选用适宜的方法。血液标本，通常可直接进行检验和细菌培养；组织标本，一般可进行直接检验和细菌分离培养，也可制备成组织匀浆进行检验和细菌分离培养。环境标本中，液态标本一般先去除杂质，然后经浓缩或增菌处理后待检；固态标本需用适量标本处理液洗涤，收集洗涤液，按液态标本处理后待检。媒介昆虫标本，一般加适量标本处理液，制备成昆虫匀浆后待检。见生物战剂标本处理。

直接检验　运用染色镜检方法，直接观察标本中的细菌形态和染色特征；利用已知细菌战剂的抗原或抗体，通过血细胞凝集试验、免疫酶标记技术和免疫荧光标记技术，检测标本中相应细菌的抗体或抗原；依据已知细菌战剂基因序列，设计、合成特异的核酸探针或基因扩增引物，用核酸杂交、聚合酶链反应（polymerase chain reaction，PCR）及其各种衍生技术，检测标本中可疑战剂细菌的特异基因片段。直接检验标本中细菌战剂特异核酸片段或抗原、抗体，还可以利用基因芯片或蛋白芯片技术进行高通量筛查。

分离培养　细菌战剂的分离培养是指用人工的方法使标本中的可疑战剂细菌在适当的环境和营养基质中生长繁殖，获得细菌纯培养物，进行细菌种类鉴定及致病性测定等，为细菌战剂危害的预防控制，追踪溯源，以及指证生物武器袭击提供重要依据。细菌战剂分离培养通常使用人工制备的无生命培养基，也可使用敏感动物。对于杂菌污染严重或目标菌含量少、不易分离培养的复杂样品，可利用特定的选择培养基或动物进行选择性分离培养，抑制杂菌，使目标细菌生长繁殖。见细菌战剂分离培养。

系统鉴定　细菌战剂的系统鉴定主要是对分离出的细菌进行形态特征、生化特性、脂肪酸含量、免疫原性、基因组成、核酸序列以及致病性等全面检验鉴定，确定其细菌属、种。

形态特征　不同的细菌在一定条件下，具有稳定的特征性形态结构。形状有球状、杆状、弧状和螺旋状等；结构包括细胞壁、细胞膜、细胞质和核质等基本结构，荚膜、芽胞、鞭毛和菌毛等特殊结构。不同的细菌与结构具有不同的染色特征，通过染色镜检观察待测细菌的形态、结构，可进行细菌的形态学分类鉴定。细菌的染色方法很多，不同的方法具有不同功能和用途，如革兰染色可将细菌分为革兰阴性菌和革兰阳性菌两类，鞭毛染色、芽胞染色以及荚膜染色可观察到细菌相应的特殊结构。此外，某些细菌在特定的培养基和特定的培养条件下，可形成特征性的菌落，对细菌的分类鉴定也具有一定的意义。

生化特性　不同细菌具有不同的酶系统，产生不同的代谢产物，通过生化反应试验检测细菌战剂的代谢产物以及参与代谢过程的酶类，可以对细菌战剂进行分类和鉴别。细菌战剂检验鉴定所涉及的生化反应主要包括：①碳水化合物代谢试验，如糖（醇、苷）类发酵试验、葡萄糖代谢类型鉴别试验、甲基红（MR）试验、伏-波试验、淀粉水解试验、甘油复红试验、葡萄糖酸氧化试验。②氨基酸和蛋白质代谢试验，如硫化氢试验、明胶液化试验、吲哚试验、尿素酶试验、霍乱红试验。③酶类试验，如凝固酶试验、触酶试验、硝酸盐还原试验、卵磷脂酶试验、石蕊牛乳试验。见生物战剂生化检验鉴定技术。

噬菌体裂解试验　噬菌体是细菌的病毒，可在宿主细菌细胞内增殖，导致宿主菌细胞裂解。噬菌体对于细菌的裂解具有型、种或属的特异性，这种特异性是噬菌体试验用于细菌战剂检测鉴定的基础。噬菌体裂解试验包括平板法和液体法，分别将纯化的细菌培养液均匀地涂布于平板琼脂培养基上，或滴加于液体培养基中，然后分别向平板或培养液滴加噬菌体，培养一定时间后，如果噬菌体能裂解待测细菌，可看见平板培养基上出现清晰的噬菌斑，或观察到培养液由清变浊再变清。试验方法见生物战剂噬菌体检验鉴定技术。

免疫学检测　选择已知细菌的特异抗体或抗原，检测标本中相应细菌战剂的抗原或抗体，比较常用的免疫学检测手段有凝集试验、免疫荧光检测试验以及酶联免疫吸附试验等。见生物战剂免疫学检验鉴定技术。

脂肪酸分析　脂肪酸是细菌细胞中一种含量较高且稳定的化学组分，主要存在于细胞膜等生物膜脂双层以及游离的糖脂、磷脂、脂蛋白等生物大分子之中。细菌中存在着300多种脂肪酸及脂肪酸衍生物，每种脂肪酸在某一细菌中存在与否，以及其含量的多少都可以用于分类鉴定。脂肪酸分析方法是在获得细菌纯培养后，提取细菌全细胞脂肪酸甲酯，用气相色谱进行脂肪酸成分测定，借助参考菌株脂肪酸数据库及统计分析软件系统，通过聚类分析、主成分分析、模式识别等，进行待测菌株的种或型的鉴定。

核酸测定　细菌战剂的核酸测定是通过检测细菌战剂的特异性基因片段，测定基因组序列，分析基因组特征，从基因水平对细菌战剂进行检验鉴定。主要技术方法有PCR、16S rRNA序列测定、G+Cmol%含量测定，以及全基因组序列测定、分析。

PCR是细菌战剂特异基因片段检测常用的技术方法。该方法依据已知细菌战剂的特异基因序列（如毒力基因或抗原基因等），设计、合成基因扩增引物或核酸探针，用PCR及其各种衍生技术，检测细菌战剂的特异基因片段，进行细菌战剂的检验与鉴定。

DNA杂交，是利用DNA碱基配对的原理，通过DNA杂交，比对两条不同来源DNA的同源性，进行细菌战剂检验与鉴定的方法。常用方法有DNA-DNA杂交和

DNA 探针杂交。DNA-DNA 杂交是将两株细菌的 DNA 进行杂交，比对两者 DNA 之间核苷酸顺序的互补程度，推断它们的同源性，该方法常用于细菌的种、株鉴定。DNA 探针杂交是将已知细菌的特异性 DNA 片段，用同位素、生物素或荧光素等标记，制成 DNA 探针，与待检标本的核酸进行杂交，通过测定杂交核酸中的探针标记物，判定标本中是否含有与 DNA 探针同源的靶核酸，该方法常用于细菌的快速检测。

16S rRNA 序列测定，是分析细菌战剂同源性的一种常用方法。细菌 16S rRNA 是细菌核糖体 RNA 的一种，其序列含有保守区和可变区。保守区序列反映了细菌属种间的亲缘关系，高变区序列则能体现属种间的差异，这种核酸序列特征为不同分类级别的近缘种系统分类奠定了分子生物学基础。而且 16S rRNA 大小适中，测序容易，已经广泛应用于细菌鉴定和系统发生学研究。16S rRNA 序列测定的基本方法是，获得细菌纯培养物后，提取 DNA 模板，用通用的引物扩增全长 16S rRNA 基因并进行序列测定，将测序结果与公认的 16S rRNA 基因数据库中已知序列进行比对，获得 16S rRNA 序列鉴定结果。

G+C mol%测定，通过测定细菌 DNA 的 G+C mol%，分析判定细菌同源性及种属关系。各种生物 DNA 的碱基组成稳定，即使个别基因发生变化，其碱基组成也不会发生变化。G+C 占全部碱基的克分子百分数（G+C mol%）可反映各类生物的 DNA 碱基组成特征。细菌 DNA 碱基的 G+C mol% 范围为 25% ~ 75%，同一种细菌 G+C mol%相当稳定，亲缘关系越近的 G+C mol%越相近。因此对细菌 G+C mol%测定可作为判定细菌种属间亲缘关系的参考标准。细菌 G+C mol%测定常用的方法有热变性温度法、高效液相色谱法和浮力密度法。

基因序列分析，是细菌战剂检验鉴定最可靠的方法，不但可以鉴定细菌的属、种、株，还可以确定种或株的变异。基因组序列分析包括部分基因序列分析和全基因组序列分析。由于细菌基因组较大，检测鉴定通常选择部分特征性基因进行序列测定分析，如 16S rRNA、毒力基因、特异性抗原基因等。基因序列分析一般采用核酸扩增技术获取待测基因，然后利用核酸测序仪进行测序，再利用序列分析软件将测得的序列与基因信息库中的已知序列进行分析比对，依据基因分析比对的结果确定待检细菌战剂的分类地位。

致病性试验 细菌战剂的致病性试验常使用豚鼠或小鼠等敏感实验动物，将分离到的细菌纯培养物接种动物，观察其发病和死亡情况，测定分离细菌的毒力和致病性。

结果判定 标本中直接检出战剂细菌抗原或特异基因片段，显微镜下观察到特征性菌体，提示该标本可能含有战剂细菌；血清标本中检测出特异性战剂细菌抗体，说明该标本来源的人或动物曾感染相应战剂细菌。标本中分离出战剂细菌，说明该标本中存在有活的该战剂细菌。检出细菌与当时暴发疾病的关系，需要结合临床和流行病学资料综合分析确定；检出细菌与生物袭击的相关性，需要从生物袭击情报、现场侦察、流行病学调查及疾病临床特征等方面进行综合判定。

注意事项 细菌战剂检验鉴定应按照高致病性病原微生物实验活动要求，在具备相应生物安全防护条件的环境、设施内，由经过生物安全培训的专业技术人员具体实施，严格执行高致病性病原微生物实验活动的防护要求和技术操作规范。检验鉴定全过程均需采取必要措施，防止标本交叉污染和实验室污染，PCR 检测相关技术的各环节应严格分区进行。检验鉴定应采用成熟、可靠、公认的技术方法，检验结果须有两种以上方法相互印证。

（杨瑞馥 邓仲良）

bìngdú zhànjì jiǎnyàn jiàndìng

病毒战剂检验鉴定（detection and identification of viral warfare agents） 对标本中病毒战剂进行检验检测、分离培养、鉴别、确认的实验活动。应用微生物学、免疫学和分子生物学等技术手段，直接检测标本中的病毒战剂及其抗原、核酸和特异性抗体，分离培养标本中的病毒，并对分离培养出的病毒进行分类、鉴定，为判定生物武器袭击、防控生物战剂危害提供病原学依据。

地球上的病毒种类繁多，人类传染病约有 2/3 为病毒性疾病。据世界卫生组织 2004 年出版的《化学和生物武器的公共卫生应对措施——WHO 指南》介绍，病毒类战剂占公认生物战剂种类的半数以上，是一类极为重要的生物战剂。病毒类战剂主要分布在 9 个病毒科的 10 个病毒属中，除天花病毒的基因组为 DNA 外，其余病毒类战剂的基因组均为 RNA。

病毒体积微小、不能在无生命培养基中生长繁殖，必须借助电子显微镜下才能观察到其形态特征，只能利用细胞、鸡胚和动物进行病毒分离培养。病毒战剂的检验鉴定包括直接检验标本中的病毒颗粒及其抗原、核酸和抗体，对标本进行病毒分离培养，并从形态学、生长特性、基因特征、致病性和免疫原性等方面对分离到的病毒进行系统鉴定。

检验鉴定程序 按病毒检验要求对待检标本进行处理和备份留存。处理后的标本分别进行直接检测和病毒分离培养。直接检测得出战剂检验初步结果，分离培养获得病原体后，对其进行病毒学系统鉴定，得到分离病毒鉴定结果。综合分析直接检测和病毒系统鉴定结果后，作出最终检验鉴定结论。病毒战剂检验鉴定程序见图。

技术方法 病毒战剂检验鉴定包括标本处理、直接检验、病原体分离培养和分离培养物系统鉴定等步骤。

标本处理 病毒战剂检验鉴定除组织病理检验外，多用待检标本的滤过液或离心上清液。进行病毒分离培养时，需在标本中

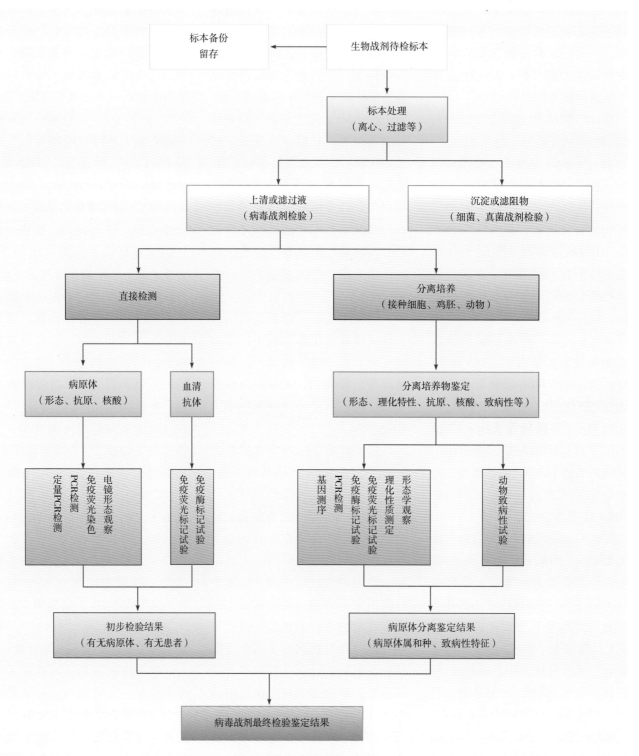

图　病毒战剂检验鉴定程序

加入适量的抗生素以抑制杂菌生长。标本处理方法见生物战剂标本处理。

直接检验　主要检测标本中的战剂病毒颗粒、抗原、核酸和抗体。病毒战剂颗粒采用直接电镜法检验，通过电镜染色观察病毒颗粒的形态特征。选择已知病毒的特异抗体或抗原，检测标本中相应病毒的抗原或抗体，常用免疫酶标记技术、免疫荧光标记技术等免疫学技术方法。依据已知病毒基因序列，设计、合成特异的核酸探针或基因扩增引物，用核酸杂交、聚合酶链反应（polymerase chain reaction，PCR）及其各种衍生技术，检测病毒战剂的特异基因片段。对标本中病毒战剂基因、核酸片段或抗原、抗体，还可利用基因芯片或蛋白芯片技术进行高通量筛查。

分离培养　病毒战剂分离培养，是获取活的战剂病毒的唯一手段，对病毒战剂检验鉴定、追踪溯源、预防控制，以及指证生物武器袭击均具有重要意义。病毒类生物战剂的分离培养采用细胞培养法、鸡胚培养法和动物接种培养法。细胞培养法较鸡胚及动物接种法更为便捷、安全，是分离培养病毒最常用的方法。细胞培养包括原代细胞培养和传代细胞培养，常用的细胞有鸡胚成纤维细胞、地鼠肾细胞和猴肾细胞等原代细胞，非洲绿猴肾细胞（Vero 细胞）、BHK-21、C6/36 等传代细胞。鸡胚培养一般选用6~8 日龄鸡胚。动物接种分离培养常用动物包括小鼠、地鼠、大鼠、豚鼠等，其中乳小鼠最为常用。病毒战剂分离培养应根据欲分离病毒的种类选择适宜的方法，同时选用两种分离方法，可提高分离的阳性率。具体方法见病毒

战剂分离培养。

系统鉴定　病毒战剂的系统鉴定主要是对分离出的病毒进行形态特征、理化特性、免疫原性、基因组成、核酸序列以及致病性等全面检验鉴定，并确定其病毒学分类地位。形态学检验采用透射电镜或扫描电镜进行观察，确定病毒颗粒的形状、大小、对称性，以及病毒寄生的组织、细胞及其增殖部位等。理化特性检测，通过核酸型测定可确定为 RNA 病毒或 DNA 病毒，通过脂溶剂敏感试验、耐酸性试验，检测病毒对脂溶剂和酸的敏感性，可确定有包膜病毒或无包膜病毒。免疫原性检验主要通过血凝抑制试验、中和试验、免疫荧光测定技术、免疫酶测定技术等免疫学方法，进行分离病毒的属、种鉴定。基因组成与核酸序列测定，主要利用 PCR 扩增技术和基因序列分析等，分析病毒的基因结构与序列特征，确定分离的病毒种、株及其基因变异情况。根据细胞病变及动物感染致病状态，可判定病毒的毒力与致病特征。

结果判定　标本中直接检出战剂病毒抗原或特异基因片段，电镜观察到病毒颗粒，说明该标本含有相应的病毒；血清标本中检测出特异性战剂病毒抗体，说明该标本来源的人或动物曾感染相应战剂病毒。标本中分离出战剂病毒，说明该标本中存在有活的该战剂病毒。检出病毒与当时暴发疾病的关系，需要结合临床表现和流行病学资料综合分析确定；检出病毒与生物袭击的相关性，需要结合生物袭击情报、现场侦察、流行病学调查及疾病临床特征等方面进行综合判定。

注意事项　病毒战剂检验鉴定应按照高致病性病原微生物实

验活动要求，在具备相应生物安全防护条件的环境、设施内，由经过生物安全培训的专业技术人员具体实施。①生物战剂待检标本都应视为含有未知高致病性病原体的标本，检验鉴定应在生物安全三级以上实验设施内进行，严格执行高致病性病原微生物实验活动的防护要求和技术操作规范。②标本处理、病毒分离及鉴定的全过程中需防止标本之间及标本以外的其他病原体污染，此期间不得在同一实验室开展其他病毒的相关工作，PCR 检测应严格分区进行。③标本直接检测与病原体分离培养时，应注意标本中多种病毒混合存在的可能性，防止病毒战剂的漏检与误判。④检验鉴定应采用成熟、可靠、公认的技术方法，检验结果须有两种以上方法相互印证。

（李钟铎）

lìkècìtǐ zhànjì jiǎnyàn jiàndìng
立克次体战剂检验鉴定

（detection and identification of rickettsial agents）　对生物战剂标本中立克次体进行检测、分离、鉴别、确认的实验活动。采用微生物学、免疫学、分子生物学等技术，检测标本中的立克次体抗原、核酸、特异性抗体，进行立克次体分离培养，并对分离物进行立克次体分类鉴定，为判断是否遭受立克次体战剂袭击、防控立克次体战剂危害和损伤治疗提供依据。

立克次体是一类专性细胞内寄生的细菌，不能在人工培养基上生长。立克次体检验鉴定一方面可从标本中直接检测立克次体抗原、核酸和抗体，另一方面需要采用动物接种或细胞培养方法对立克次体进行分离培养，再从形态学、生长特性、基因特征、

致病性和免疫原性等方面对分离到的立克次体进行检验和鉴定。

检验鉴定程序 首先将立克次体战剂检验标本一分为三，一份用于直接检测立克次体及其特异性抗原、核酸和抗体，一份用于接种敏感的动物、鸡胚或细胞，进行立克次体分离培养，另一份留存备用。在立克次体分离培养过程中，通过观察动物致病性、鸡胚活力和细胞病变，初步判断是否有立克次体生长。然后对分离培养物进行立克次体形态特征、抗原、抗体特性，核酸序列等系统分析测定，最后作出分离立克次体的属和种的鉴定。立克次体战剂检验鉴定程序见图1。

技术方法 立克次体为严格细胞内寄生菌，在外环境中的生存能力较差，环境标本中立克次体检出率较低，因此多用人或动物感染标本，通过直接检测和病原体分离培养进行立克次体战剂检验鉴定。直接从标本中检测立克次体及其抗原、核酸和抗体，可以初步判断标本中是否含有立克次体；如果标本中分离到立克次体，则对其作系统鉴定，以明确该立克次体战剂的分类地位、致病力等。

标本处理 对不同性质和来源的标本，进行预处理，以提高病原体分离培养、检验的敏感性和可靠性。标本应保留备份，以备复查。

血液标本 病程一周内，尽

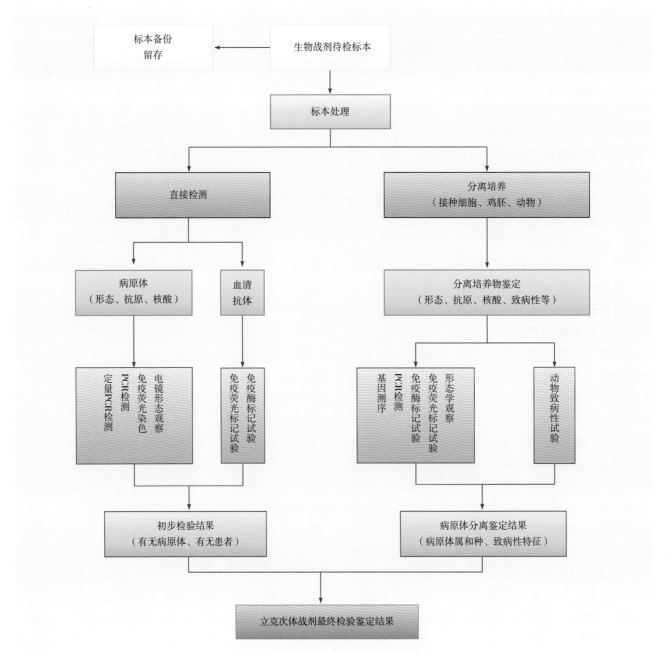

图1 立克次体生物战剂检验鉴定程序

可能在患者使用抗生素前采静脉血，抗凝和不抗凝血各一份。采集的抗凝血立即接种动物或细胞做立克次体的分离培养，不抗凝血分离血清做立克次体抗体检测和提取血标本 DNA 做立克次体基因检测。

组织标本　将活检或尸检的淋巴结、脑、脾、肾、肝等组织标本，加适量的立克次体保存液，研磨制成悬液，离心后取上清，进行直接检测和病原体的分离培养。病原体分离培养时，可在标本中加入适量的青霉素杀灭或抑制杂菌。

媒介昆虫标本　采集的蜱等媒介昆虫可放入适当容器中保存活体标本，也可置于酒精-干冰浴或液氮中速冻保存。分离立克次体时按相同来源的同种节肢动物分组，洗涤后置 1:1000 硫柳汞中浸泡 1 小时，冲洗数次后加含青霉素（100~1000U/ml）的无菌生理盐水研磨成悬液。

病原分离　立克次体分离培养最常用的方法为动物接种，敏感动物多选豚鼠。将血标本或组织悬液经腹腔接种雄性豚鼠。接种后定时测定豚鼠肛门体温，并观察豚鼠活动及进食情况。立克次体感染雄性豚鼠，可引起豚鼠阴囊肿大（图2）。如果豚鼠发热（≥39℃），在发热高峰期将豚鼠解剖，取少量脾脏或其他感染组织制作印片，染色镜检组织中的立克次体。将其余组织研磨成悬液腹腔接种正常豚鼠，进行二次传代。对分离物用免疫学和分子生物学等方法进行立克次体检测和系统鉴定。

染色镜检　立克次体菌体比一般细菌小，呈多形性（0.3~0.6μm）×（0.8~2.0μm），但以球杆状为主。普通革兰染色对立

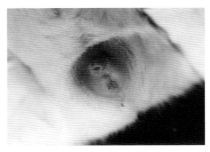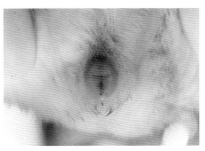

图2　立克次体感染雄性豚鼠阴囊
可引起豚鼠阴囊肿大（左图），非感染豚鼠做对照（右图）

克次体染色效果不佳，而需要采用特殊的染色方法如希门尼斯（Giménez）或吉姆萨（Giemsa）染色。①希门尼斯染色：将复红染液滴加于涂片或印片上，染 3~5 分钟；水洗、吹干后，再用孔雀绿液染 1 分钟；水洗、吹干后用光学显微镜油镜检查，镜下背景为绿色，立克次体为红色小杆菌/小球杆菌（图3）。②吉姆萨染色：在涂片或印片上滴加吉姆萨染液，染 2 分钟后再加等量的蒸馏水继续染 15 分钟；水洗、吹干后光学显微镜油镜检查。镜下的立克次体呈紫红色，背景为淡蓝色（图4）。

血清学试验　主要采用间接免疫荧光试验检测标本中立克次体抗原或抗体。

间接免疫荧光试验（indirect immunofluorescence assay，IFA）检测立克次体　将待检立克次标本固定于玻片；滴加已知立克次体抗体（免疫血清），37℃ 作用 30 分钟；磷酸盐缓冲液（PBS）冲洗、晾干，滴加稀释的荧光素标记抗 IgG 抗体（第二抗体），37℃ 作用 30 分钟；PBS 漂洗 2 分钟、晾干，荧光显微镜下观察。标本中含有待检立克次体时，立克次体与特异性立克次体抗体及荧光素标记第二抗体形成免疫复合物，在紫外光激发下呈苹果绿荧光或黄绿色（图5）。

IFA 检测立克次体抗体　将已知立克次体菌体抗原固定于玻

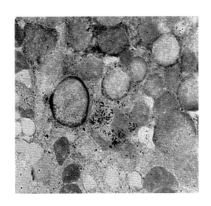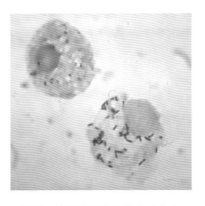

图3　小鼠脾脏内的贝氏柯克斯体（希门尼斯染色，光镜，×1000）

图4　蜱淋巴细胞内的立氏立克次体（吉姆萨染色，光镜，×1000）
引自美国 CDC 网站

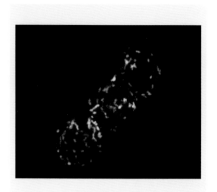

图5 立氏立克次体感染 Vero 细胞（间接免疫荧光染色，荧光显微镜，1000×）

片上，滴加适当稀释的待检患者/动物血清，37℃作用30分钟；PBS冲洗、晾干，滴加稀释的荧光素标记的相应第二抗体，37℃作用30分钟；PBS漂洗2分钟、晾干，荧光显微镜下观察。标本中含有待检立克次体抗体时，待检立克次体抗体与已知立克次体及荧光素标记第二抗体形成免疫复合物，在紫外光激发下呈苹果绿荧光（黄绿色）。测定人或动物立克次体感染时需采集检测双份血清，当恢复期血清抗体效价高于急性期血清抗体效价4倍及以上时，可以确认为现症立克次体感染。

基因检测与分析 立克次体基因片段测定和序列分析，常采用聚合酶链反应（polymerase chain reaction，PCR）、定量 PCR 和基因序列测定方法。

PCR检测立克次体基因片段 依据立克次体种特异性序列设计引物，对标本做立克次体特异基因片段扩增，将扩增产物进行琼脂糖凝胶电泳，在紫外光下观察电泳后凝胶中形成的特异核酸带条。发现与目的基因大小一致的扩增片段，则说明标本中存在相应的立克次体。

实时荧光定量 PCR 检测立克次

次体基因 该方法是一种将 PCR 与液相探针杂交相结合的基因检测技术。依据立克次体种特异性序列设计引物和荧光素标记探针，对样本中立克次体基因作特异性扩增和对扩增基因拷贝做实时定量分析。实时荧光定量 PCR 技术的敏感性显著好于普通 PCR，并由仪器自动给出检测结果，无需对扩增产物做电泳分析。

基因序列分析 采用 PCR 直接从标本中扩增立克次体基因（如 rRNA 基因）片段，再测定基因片段的碱基序列，最后将测得的序列与已知立克次体的同源基因序列进行比较分析，确认标本中立克次体的属、种。

注意事项 立克次体战剂检验鉴定应在生物安全二级以上实验室内进行，立克次体分离培养和动物感染等涉及病原体增殖的试验活动，必须在生物安全三级实验室内进行，严格遵守生物安全技术操作规范，确保人员和环境安全。PCR 检测操作时，特别要注意防止标本之间的交叉污染，标本处理、DNA 提取、反应物的配制、PCR 产物电泳分析等试验环节需严格分区进行，移液器吸头内需要加防污染塞以防样本对移液器的污染和移液器对样本的污染。检验鉴定应采用成熟、可靠、公认的技术方法，检验结果须有两种以上方法相互印证。

（温博海　熊小路）

zhēnjūn zhànjì jiǎnyàn jiàndìng

真菌战剂检验鉴定 （detection and identification of fungal warfare agents） 对生物战剂标本中真菌战剂进行检测、分离、鉴别、确认的实验活动。利用微生物学、免疫学和分子生物学等技术手段，检测标本中的真菌战剂孢子、抗原、核酸和特异性抗体，进行真

菌战剂的分离培养和分类鉴定，为判断是否遭受真菌战剂袭击、防控真菌战剂危害和损伤治疗提供依据。

真菌是一类真核微生物，具有真正的细胞核，有纤维素或几丁质等组成的坚硬细胞壁可产生孢子，不含叶绿素，以寄生或腐生方式吸取营养，行有性繁殖和无性繁殖。真菌分为单细胞和多细胞两类，单细胞的统称为酵母菌，多细胞的统称为丝状真菌或霉菌。有些真菌可因营养、温度、氧气等环境条件改变，两种形态可以互变，称为双相型真菌。真菌种类繁多，与人类疾病有关的近300余种。真菌孢子体积小、重量轻，存活时间长，易形成气溶胶，长期悬浮在空气中，人吸入真菌孢子可导致感染，引起严重疾病，甚至死亡。其致病方式包括局部或系统性感染、过敏反应以及毒素中毒和致癌。

某些人类致病真菌作为潜在生物战剂备受关注，已被国际社会列为生物战剂的真菌有厌酷球孢子菌和荚膜组织胞浆菌。这两种真菌都是双相型真菌，在不同的温度和环境条件下会表现出不同的形态特征，在人体内部或37℃条件下生长呈酵母相，在室温条件下生长表现为菌丝相。真菌战剂的检验鉴定包括标本直接镜检、培养检查、组织病理学检查、对真菌核酸和特征性多糖抗原或细胞壁成分的分子生物学或免疫学检测，以及致病性鉴定等。

检验鉴定程序 真菌战剂检验鉴定包括标本处理、标本直接检测、真菌分离培养及分离物系统鉴定等。真菌战剂检验鉴定程序见图。

技术方法 真菌战剂检验鉴定包括标本处理、直接检验、分

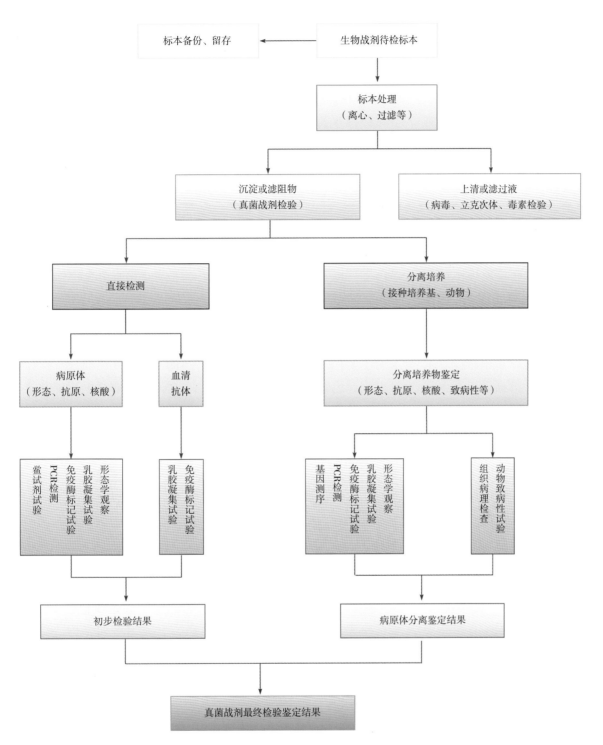

图　真菌战剂检验鉴定程序

离培养和系统鉴定等几方面，采用的技术方法有形态学方法、组织病理学方法、免疫学方法、分子生物学方法，以及动物试验等。

标本处理　依据真菌战剂检验技术方法的需求，对待检标本进行必要的处理，并备份留存。

通常将待检标本进行离心处理，取沉淀用于检测。固体标本加适量标本保存液制成悬液，呼吸道黏稠标本，可加入溶酶处理。污染严重的标本可加入抗生素抑菌，但荚膜组织胞浆菌酵母相对氯霉素敏感，慎用氯霉素。

直接检验　对经处理的标本直接在显微镜下观察标本中的真菌形态和染色特征，检测标本中真菌抗原、抗体或核酸。标本直接检验是简便、快速、实用的真菌战剂检验方法，阳性结果可确定真菌的存在或真菌感染。

形态学观察　常用 10% 氢氧化钾（KOH）制备的真菌混悬液涂片，经苏木素-伊红（HE）、吉姆萨、过碘酸及苯胺蓝等方法染色，镜检观察。例如，荚膜组织胞浆菌，在油镜下 HE 染色可观察到 2~4μm 大小的具荚膜的卵圆形芽生孢子；厌酷球孢子菌，与 10% KOH 混合后涂片镜检，可见直径 10~80μm 无荚膜的圆形厚壁的球形体，内含直径 2~5μm 的内孢子。

抗体、抗原和核酸检测　利用真菌战剂的抗原或抗体，通过乳胶颗粒凝集试验、酶联免疫吸附试验、免疫扩散试验及补体结合试验等，检测标本中相应真菌的抗体或抗原；依据已知真菌战剂基因序列，设计、合成特异的核酸探针或基因扩增引物，用核酸杂交、聚合酶链反应（polymerase chain reaction，PCR）及其各种衍生技术，检测标本中可疑战剂真菌的特异基因片段。

组织病理检验　主要是观察病原真菌在感染组织细胞中的形态特征及引起机体组织的病理变化，根据真菌各自不同的形态学特征及组织病理，提示真菌感染及真菌种类。真菌战剂的组织病理学检测方法包括传统的 HE 染色、各种特殊染色方法、免疫组化法等。在 HE 染色基础上再进行镀银染色、过碘酸希夫染色（PAS 染色）等特殊染色有利于真菌特征性形态结构观察，免疫组化结合分子探针的原位杂交技术可提升组织病理检验的特异性和准确性。例如，厌酷球孢子菌组织病理检查典型特征是可见内有孢子的小球体；荚膜组织胞浆菌经特殊染色，在巨噬细胞或白细胞中可见有卵圆形、双轮廓的厚壁孢子。

分离培养　真菌战剂分离培养通常使用人工制备的无生命培养基，如沙氏葡萄糖琼脂或脑心浸膏培养基。为抑制杂菌生长，一般加入适量抗细菌类抗生素。真菌战剂生长缓慢，培养的最适温度为 30℃，培养至少 4 周未见真菌生长才能确认为阴性。具体方法见真菌战剂分离培养。

系统鉴定　真菌战剂的系统鉴定主要是对分离出的真菌进行形态特征、免疫原性、基因组成、核酸序列以及致病性等全面检验鉴定，确定其真菌属、种。

形态特征　真菌属真核生物，形态多种多样，在真菌鉴定方面起着主要作用。其菌丝生长，孢子发生、色素、大小、形态及分隔等，可作为真菌鉴定的依据。不同的真菌及其结构具有不同的染色特征，通过染色镜检观察待测真菌的形态、结构，可进行真菌的形态学分类鉴定。所有真菌革兰染色均为阳性。真菌在培养基上生长形成的菌落大小、形态、色素和质地，对真菌的分类鉴定也具有重要意义。

免疫学检测　真菌战剂的免疫学检测，选择已知真菌的特异抗体或抗原，检测标本中相应真菌战剂的抗原或抗体，比较常用的免疫学检测手段有乳胶凝集、免疫扩散、补体结合试验以及酶联免疫吸附试验等。见生物战剂免疫学检验鉴定技术。

质谱鉴定　对样品（直接标本或真菌纯培养）进行质谱分析，借助参考菌株质谱数据库及统计分析软件系统，通过聚类分析、主成分分析、模式识别等，进行待检菌株的种或型的鉴定。

核酸测定　真菌战剂的核酸测定是通过检测真菌战剂的特异性基因片段，测定基因组序列，分析基因组特征，从基因水平对真菌战剂进行检验鉴定。主要技术方法有 PCR 及其衍生技术、18S rRNA 序列测定、全基因组序列测定分析等。

PCR 是真菌战剂特异基因片段检测常用的技术方法。该方法依据已知真菌战剂的特异基因序列（如毒力基因或抗原基因等），设计、合成基因扩增引物或核酸探针，用 PCR 及其各种衍生技术，检测真菌战剂的特异基因片段，进行真菌战剂的检验与鉴定。

18S rRNA 序列测定，是分析真菌战剂同源性的一种常用方法。真菌 18S rRNA 是真菌核糖体 RNA 的一种，其序列含有保守区和可变区。保守区序列反映了真菌属种间的亲缘关系，高变区序列则能体现属种间的差异。18S rRNA 序列测定的基本方法与细菌的 16S rRNA 序列测定基本相同，即获得真菌纯培养物后，提取 DNA 模板，用通用的引物扩增全长 18S rRNA 基因并进行序列测定，将测序结果与公认的 18S rRNA 基因数据库中已知序列进行比对，获得 18S rRNA 序列鉴定结果。

基因序列分析，是真菌战剂检验鉴定最可靠的方法，不但可以鉴定真菌的属、种、株，还可以确定种或株的变异。基因组序列分析包括部分基因序列分析和全基因组序列分析。由于真菌基因组较大，检测鉴定通常选择部分特征性基因进行序列测定分析，如 18S rRNA、毒力基因、特异性抗原基因等。基因序列分析一般采用核酸扩增技术获取待测基因，然后利用核酸测序仪进行测序，再利用序列分析软件将测得的序列与基因信息库中的已知序列进行分析比对，依据基因分析比对的结果确定待检真菌战剂的分类地位。

致病性试验 真菌战剂的致病性试验常使用小鼠等敏感实验动物，将分离到的真菌纯培养物接种动物，观察其发病和死亡情况，测定分离真菌的毒力、酵母相的形态特征和致病性。

结果判定 与细菌的结果判定相同。标本中直接检出战剂真菌抗原或特异基因片段，显微镜下观察到特征性真菌菌体，提示该标本可能含有战剂真菌；血清标本中检测出特异性战剂真菌抗体，说明该标本来源的人或动物曾感染相应战剂真菌。标本中分离出战剂真菌，说明该标本中存在有活的该战剂真菌。检出真菌与当时暴发疾病的关系，需要结合临床和流行病学资料综合分析确定；检出真菌与生物袭击的相关性，需要从生物袭击情报、现场侦察、流行病学调查及疾病临床特征等方面进行综合判定。

注意事项 真菌战剂检验鉴定应按照高致病性病原微生物实验活动要求，在具备相应生物安全防护条件的环境、设施内，由经过生物安全培训的专业技术人员具体实施，严格执行高致病性病原微生物实验活动的防护要求和技术操作规范，真菌战剂培养应在试管或培养瓶等安全可靠的容器中进行，不可使用平皿或玻片培养。检验鉴定全过程均需采取必要措施，防止标本交叉污染和实验室污染，PCR 检测相关技术的各环节应严格分区进行。检验鉴定应采用成熟、可靠、公认的技术方法，检验结果须有两种以上方法相互印证。进行荚膜组织胞浆菌免疫血清学检测时，应排除患者因皮肤试验注入该菌抗原而导致的假阳性。

（王景林 辛文文 韩黎）

dúsù zhànjì jiǎnyàn jiàndìng
毒素战剂检验鉴定（detection and identification of toxin warfare agents） 对生物战剂标本中毒素战剂进行检测、鉴别、确认的实验活动。利用生物学、生物化学、免疫学和仪器分析等技术手段，检测战剂毒素蛋白、抗原、特异性抗体及生物效应，对标本中的毒素战剂进行识别、确认，为判断是否遭受毒素战剂袭击、毒素中毒急救与治疗提供依据。

自然界生物毒素种类众多，可用于生物战剂的毒素有十余种。毒素战剂毒性强，作用快，自然情况下一般通过食入或皮肤损伤导致中毒，生物袭击时，还可使用气溶胶施放，致使呼吸道吸入中毒。毒素战剂不具有生命活性，其检验鉴定不能采用微生物类战剂的培养增殖法，只能直接检测标本中的毒素物质。标本中毒素战剂含量达到使人中毒的浓度时，比较容易检出，即使毒素已经丧失毒性，仍可利用其抗原性将其检出。原始标本中毒素含量少时，将标本进行浓缩或选用高灵敏度的检测方法可提高检出率。

毒素战剂的检验鉴定早期主要通过动物实验、常规免疫学方法及一般理化分析方法进行。随着生物技术的不断发展，免疫标记技术、生物质谱分析技术、芯片技术和生物传感技术等，越来越多地应用于毒素战剂的检验，使其检验鉴定更加快速、准确，分析的灵敏度也有很大的提高。

检验鉴定程序 待检标本备份留存后，用于检验的标本经离心或过滤去除杂质，取上清或滤过液分别进行毒素检测和毒性试验。检验鉴定程序如图。

技术方法 毒素战剂的检验鉴定技术方法，依据毒素特有生物效应和理化性质、分子结构、抗原性等特性而建立。例如，利用毒素的毒性效应建立有小鼠致死性实验、乳猫致吐实验、禽眼睑实验、细胞毒性试验、溶血试验等；利用毒素的理化性质和分子结构特征建立有高效液相法、色谱法和质谱法等仪器分析技术和氨基酸序列测定技术；利用毒素的抗原性建立有各种免疫学实验方法，包括免疫扩散、免疫凝集、酶联免疫吸附试验等；利用毒素的酶活性建立有磷脂酶水解活性试验、N-糖苷酶活性试验和肽链内切酶活性试验等。毒素战剂的检验鉴定方法可归纳为生物学方法、免疫学方法和分析化学检测方法等。

生物学检测方法 毒素战剂的生物学检测方法是根据毒素的毒性作用原理，利用其特定靶物鉴定其毒性效应的检测方法，主要包括动物毒性实验、细胞毒性试验和酶活性试验。

动物毒性实验 选取对毒素敏感的动物，将待检标本喂食或注射动物，观察动物的反应和致病情况，判断毒素毒性。例如，小鼠毒性实验可用于多数毒素战剂的毒性检测，乳猫致吐实验可用于检测肠毒素，禽眼睑注射实验可用于检测肉毒毒素，豚鼠角膜实验可用于检测志贺毒素，豚鼠的皮肤实验可用于金黄色葡萄球菌肠毒素 B（SEB）、产气荚膜梭菌 α 毒素、ε 毒素、T-2 毒素的检测或鉴定。

细胞毒性试验 部分毒素对细胞有较强的毒性作用，可致细胞病变或死亡，将待检标本悬液接种于毒素敏感细胞，通过观察细胞病变情况，可用于毒素检测。例如，将可疑标本悬液接种于人羊膜细胞、人肺成纤维细胞和金

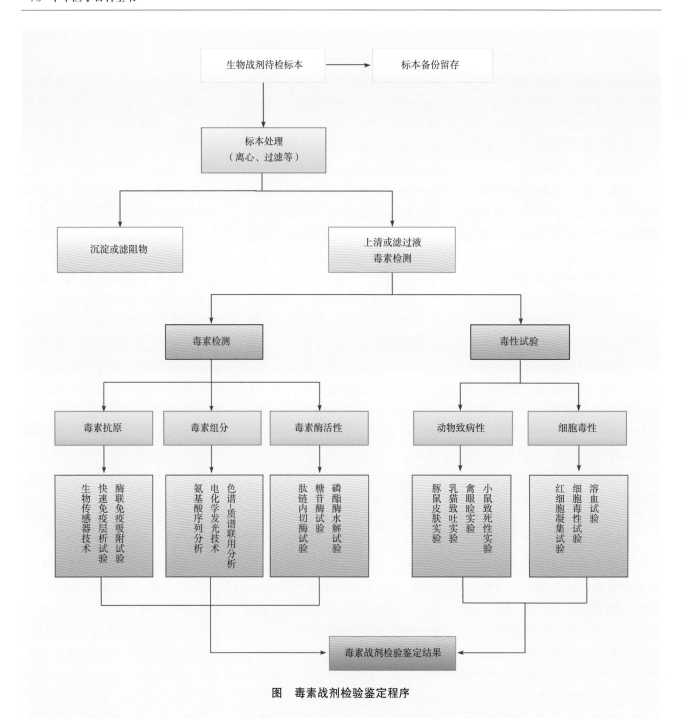

图 毒素战剂检验鉴定程序

黄地鼠肾细胞等敏感细胞，可进行产气荚膜梭菌 α、ε 毒素检测。

酶活性试验 有些毒素具有独特的酶活性，通过测定毒素的酶活性，可用于毒素的检测或鉴定。例如，利用磷脂酶水解活性试验可测定产气荚膜梭菌 α 毒素，利用 N-糖苷酶活性试验可检测志贺毒素、蓖麻毒素和相思子毒素，肽链内切酶活性试验可用于检测肉毒毒素。

免疫学检测方法 毒素战剂都是抗原物质，可以在机体内诱导产生特异性抗体，基于抗原与抗体之间可以特异结合的特性，建立的各种免疫学检测方法，均可用于毒素战剂的检验与鉴定。已有的方法有免疫双扩试验、反向乳胶凝集试验、协同凝集试验、酶联免疫吸附试验（enzyme-linked immunosorbent assay，ELISA）、放射免疫试验、荧光标记免疫试验、化学发光免疫试验、胶体金免疫层析试验等。其中 ELISA 灵敏度高，特异性强，应用最广泛，部分战剂毒素已有商品化的 ELISA 检测试剂盒。快速免疫层析试验是将已知的特异性抗原（或抗体）固定于特定的硝酸纤维素膜上作为检测带，借助毛细管虹吸引力（层析作用）使液体样品在条状膜内泳动，通过抗原抗体结合使标记的胶体金颗粒在检测带处聚集显色。该方法检测速度快，操作简便，结果可目测或机读，适合野外、现场毒素战剂筛查。

分析化学检测方法　运用分析化学手段检测毒素的化学组成成分，对毒素战剂进行分析、鉴别的方法。毒素的化学组成成分检测分析主要采用高效液相色谱法、质谱法和色谱-质谱联用法。高效液相色谱法灵敏度高、耗时较少、结果客观性强，不仅可用于毒素检测，还可以用于毒素的分离纯化，已成为实验室毒素分析鉴定常用方法。质谱法是通过质谱仪将待检物在特定的条件下转变为高速运动的离子，并在静电场和磁场的作用下分离，经检测器记录各种离子的相对强度并形成质谱图，通过与数据库中的图谱比对，实现对毒素战剂的准确鉴定。实际运用中将色谱法与质谱法联用，使色谱的分离功能和质谱的分析功能有效结合，可提高检测的灵敏度和准确性。

生物传感器检测法　生物传感器一般由生物识别元件、转换元件及数据处理系统组成。生物识别元件载有识别特异生物物质的已知生物活性物质，如抗体、抗原、蛋白质和受体等，待检物质扩散进入生物识别元件后，与已知生物活性物质发生特异性生物反应，产生的物理量或化学量变化信息被相应换能器转变成电信号，经过数据处理系统处理、识别待检物。生物传感器具有特异性好、敏感性高、检测速度快、高度自动化、适宜现场检测等特点。表面等离子共振传感器、光纤免疫传感器、上转换发光传感器和电化学免疫传感器等多种生物传感器已广泛用于环境中肉毒毒素、葡萄球菌肠毒素 B、蓖麻毒素、霍乱毒素等毒素战剂的快速侦检。

生物芯片检测法　将已知生物大分子有序密集地固定于载体上，形成微型检测生物芯片，将待检标本标记后与生物芯片反应，待检物与芯片上的已知生物大分子特异结合，由仪器读取反应信号、经计算机软件处理分析，得到标本的检测结果。生物芯片检测技术具有高通量、快速高效、灵敏度高、可靠性好等特点。生物芯片依据固定的生物大分子分为基因芯片和蛋白芯片两类，用于检测毒素战剂的生物芯片主要为蛋白芯片。

注意事项　毒素战剂虽不具有传染性，但毒素战剂大多由高致病性微生物产生，毒素战剂检验鉴定应在具有一定生物安全防护条件的环境设施内，由经过生物安全培训的专业技术人员，严格按照安全防护要求和技术操作规范实施操作。检验鉴定全过程均需采取必要措施，防止标本交叉污染和实验室污染。检验鉴定应采用成熟、可靠、公认的技术方法，检验结果须有两种以上方法相互印证。

（王景林　高姗　辛文文）

shēngwù zhànjì jiǎnyàn jiàndìng jìshù

生物战剂检验鉴定技术

（detection and identification techniques for biological warfare agents）　针对生物战剂的生物学特性与理化性质建立的用于生物战剂检测、鉴别、确认的各种技术方法。生物战剂检验鉴定技术是微生物学理论知识与分类鉴定技术在生物武器医学防护领域的应用，并随着生物武器医学防护学、微生物学、免疫学、分子生物学、材料科学等的发展而不断发展。生物战剂检验鉴定技术是生物战剂检验鉴定的支撑条件，对生物武器医学防护具有至关重要的作用。

发展史　生物战剂的检验鉴定技术是随着微生物的检验鉴定技术的发展而发展的。生物战剂检验鉴定技术的发展，大致经历了由形态学、血清学、生物化学到现代免疫学和分子生物学的技术发展过程。早期生物战剂检验鉴定主要依赖于形态学观察、血清学检验和生化反应试验。20 世纪中期，随着现代免疫技术的发展，放射免疫技术、荧光标记免疫技术和酶标记免疫技术等，广泛应用于生物战剂的检验鉴定，不仅提高了生物战剂检验鉴定的敏感性和特异性，而且缩短了检验时间。20 世纪后期以来，分子生物学技术的快速发展，核酸检测分析技术成为生物战剂检验鉴定不可或缺的重要手段。聚合酶链反应（PCR）、核酸杂交等基因检测技术使生物战剂检验更为快速、准确，基因测序技术和生物信息技术的应用，使生物战剂分类鉴定更加简便、可靠。同时，分析化学技术、生物传感技术、生物芯片技术等在生物战剂检验鉴定中的应用，为生物战剂检验鉴定的自动化、仪器化、高通量发展奠定了基础。

技术分类　生物战剂检验鉴定技术根据其检测对象大致分为形态学观察技术、免疫学检测技术、核酸检测分析技术、化学组分分析测定技术、分离培养技术及生物学特性检定技术等。

形态学观察技术　一类通过观察战剂微生物形态、结构特征，识别生物战剂的方法。不同类型战剂微生物其生物学特性不同，形态结构各异，借助光学和电子显微镜可对其个体和群体进行形态和结构观察，并作出初步判断。生物战剂的形态学观察包括生长特征观察、显微镜下不染色观察和染色观察。细菌、真菌战剂一般在光学显微镜下即可观察，病毒、立克次体战剂则需要利用电子显微镜进行观察。生长特征观察主要观察战剂微生物在人工培养基上生长的菌落形态、颜色、气味等；显微镜下不染色观察可见到微生物个体的基本形态、大小、运动状态等；显微镜下染色观察是形态学观察最常用的方法，不同微生物及其结构有不同的着色特性，通过特殊的方法染色后，可在显微镜下更清晰地观察其形态、结构特征。例如，革兰染色可将细菌分为革兰阳性菌和革兰阴性菌两大类，鞭毛染色、荚膜染色、芽胞染色可分别观察到细菌的鞭毛、荚膜和芽胞。

免疫学检测技术 通过检测特异性抗原、抗体识别不同生物战剂的技术方法。免疫学检测技术是应用最广泛的微生物检验鉴定技术，依据抗原抗体特异性结合的原理建立，可分为非标记和标记免疫检测技术两类。非标记免疫检测技术通常称为血清学免疫技术，常用方法有凝集试验、血细胞凝集试验、血细胞凝集抑制试验、补体结合试验、中和试验、免疫扩散、免疫电泳等。标记免疫检测技术是将已知的抗体或抗原用示踪物标记，检测待检标本中未知抗原或抗体的技术，根据标记的示踪物质不同，常用的标记免疫检测技术有放射免疫标记技术、荧光免疫标记技术和酶免疫标记技术等。此外，依据抗原抗体反应原理发展的新的检测技术不断涌现，如胶体金免疫层析技术、免疫传感器技术、上转发光免疫技术和蛋白芯片技术等。

核酸检测分析技术 通过检测特异基因识别生物战剂的技术方法。核酸是生物的遗传物质，检测战剂微生物特异的核酸序列可从基因水平上对战剂微生物进行识别与鉴定。核酸检测分析技术可分为碱基含量测定、特异基因片段检测和基因序列测定三种类型。碱基含量测定常用 G+C mol%测定技术，特异基因片段检测常用核酸杂交技术、聚合酶链反应（polymerase chain reaction, PCR）及其衍生技术，基因序列测定包括特异基因片段测序和全基因序列测定。随着核酸检测分析技术的发展，PCR-酶免疫测定技术、实时定量 PCR 技术、基因芯片技术、核酸生物传感技术等，也在生物战剂的检验鉴定中得到应用。

化学组分分析测定技术 分析测定微生物中具有分类学意义的化学组分，鉴别生物战剂的技术方法。微生物中某些特殊化学物质的含量或结构，具有种属特征或分类学意义，如脂肪酸、类脂、磷脂、多糖和醌类等，采用分析化学技术测定这些物质的种类和含量，也是一类生物战剂检验鉴定的技术方法。生物战剂检验鉴定常用的分析化学技术主要是色谱技术和质谱技术，以及色谱-质谱联用技术，如高效液相色谱、气相色谱、气相色谱-质谱联用、液相色谱-质谱联用等。此类技术方法借助于特殊仪器设备，待检样品经简单处理即可进行检测分析，结果评价客观性较强，多用于细菌和毒素类生物战剂的鉴定。见生物战剂分析化学检验鉴定技术。

分离培养技术 使待检标本中的生物战剂生长增殖，以供进一步检验鉴定的技术方法。生物战剂分离培养技术包括人工培养基分离培养技术、组织细胞分离培养技术、鸡胚接种分离技术和动物接种分离技术。细菌和真菌战剂常用人工培养基进行分离培养，见细菌战剂分离培养、真菌战剂分离培养；病毒战剂分离培养常用细胞培养法，其次为动物接种法和鸡胚接种法，见病毒战剂分离培养；立克次体和衣原体战剂的分离培养通常采用鸡胚接种法，也可选用动物接种法和细胞接种法，见立克次体战剂检验鉴定和衣原体战剂分离培养。

生物学特性检定技术 通过检定生物战剂的某些特定的生物学性质，识别判断生物战剂种类的技术方法。生物战剂检验鉴定常用的生物学特性检定技术有生化反应试验、噬菌体裂解试验和致病性试验等。

生化反应试验 通过检测战剂微生物特征性代谢产物及酶类进行生物战剂分类和鉴别的技术方法。生化反应试验是一种传统的细菌检验鉴定方法，广泛应用于医学及其他领域细菌的分类鉴定。生化反应试验种类繁多，大致可归纳为糖代谢试验、蛋白质代谢试验和酶活性试验三大类。随着生物化学检测技术和仪器设备的快速发展，生化反应试验已基本实现了仪器化、自动化，如利用全自动微生物生化鉴定仪可以对待测细菌战剂一次完成多项生化反应测定。

噬菌体裂解试验 利用噬菌体专性寄生、裂解寄主微生物的特性，进行生物战剂检测鉴定的技术方法。噬菌体是细菌、放线菌、真菌或螺旋体等微生物的病毒，必须寄生在这些微生物体内才能得以生存、繁殖，并可导致寄主微生物裂解、死亡。噬菌体对寄主微生物的寄生和裂解具有型、种或属的特异性。噬菌体裂解试验有平板法或液体法两种，通过将噬菌体接种于纯培养的待测菌中，继续培养，观察噬菌体对待测菌的裂解情况，判断待测菌的型、种、属。噬菌体裂解试验多用于细菌战剂的检验鉴定。

致病性试验 包括动物致病实验和细胞毒性试验。将待检生物战剂接种于敏感动物或细胞，通过观察动物发病、死亡情况或细胞病变，测定生物战剂的致病性和毒力，是生物战剂鉴定的必要指标。动物致病实验常用小鼠、豚鼠和猴等，适用于测定各类生物战剂的感染剂量、损伤器官、致病特征、发病与死亡情况等；细胞毒性试验一般选用传代细胞，多用于测定病毒与立克次体战剂的毒力。此外动物致病试验和细胞毒性试验还可用于生物战剂的定量测定。

（杨瑞馥 邓仲良）

shēngwù zhànjì xíngtàixué jiǎnyàn jiàndìng jìshù

生物战剂形态学检验鉴定技术（detection and identification of biological warfare agent by morphological examination techniques）

依据微生物形态结构特征，对战剂微生物进行检验、鉴别的技术方法。形态特征是微生物战剂检验鉴定的重要依据之一，微生物在一定条件下具有稳定的形态和结构，借助于显微镜观察战剂微生物特征性的形态结构，可以此为依据对不同种类的微生物战剂进行鉴别。该技术是应用最早的微生物检验鉴定技术，在生物战剂检验鉴定中具有重要作用，既可用于生物战剂标本的直接检验，也可对标本的分离培养物进行形态学鉴定。

理论基础 不同种类的微生物具有不同的形态与结构，某些形态和结构具有种属特征，可用于微生物的分类与鉴定。例如，各类微生物大小、形状不同，增殖状态各异；有些微生物具有细胞壁、细胞膜、细胞质和核质等完整的细胞结构，有些微生物具有荚膜、芽胞、菌毛、鞭毛等某些特殊结构，还有些微生物不是一个完整的细胞，没有细胞壁、细胞核，如病毒仅有一种核酸和少数几种蛋白质。借助光学和电子显微镜，对微生物的个体和群体进行形态结构与增殖特征观察，可对微生物战剂进行检验与鉴定。

技术方法 生物战剂可分为微生物战剂和毒素战剂两大类，毒素战剂不使用形态学方法进行检验鉴定。微生物生物战剂个体微小、细菌、真菌战剂以微米（μm）为测量单位，病毒战剂以纳米（nm）为测量单位。因此，生物战剂形态学观察必须借助于显微镜和各种染色技术。显微镜是生物战剂形态学观察必备的工具，包括光学显微镜和电子显微镜。光学显微镜一般放大到1000倍左右，电子显微镜通常可放大数十万倍，甚至数百万倍。细菌、真菌战剂形态学观察通常使用光学显微镜，包括普通光学显微镜、暗视野显微镜、相差显微镜等，病毒战剂形态学观察则须使用电子显微镜。

染色技术是生物战剂形态学观察的重要手段。依据微生物种类及其结构的着色特性，利用不同的染料与染色方法，可将不同的微生物及其某些特殊结构染成不同的颜色，有利于显微镜下对微生物的形态结构的观察与种类的鉴别。生物战剂形态学检验鉴定有不染色镜检和染色镜检两种方式。

细菌战剂形态学检验鉴定包括细菌、立克次体和衣原体的个体形态观察和群体形态观察，可以采用不染色镜检法和染色镜检法。

不染色镜检法 用于观察细菌活体的形态、大小和运动状态，以及群体菌落形态、形状、颜色等形态特征。个体形态观察常用悬滴法和压滴法两种检查方法，通过暗视野显微镜或相差显微镜进行观察。暗视野显微镜可在黑暗背景中观察到发亮的菌体形态及运动状态，相差显微镜通过光波穿过细菌密度不同的部位引起光波相位差异形成的鲜明对比，观察到菌体不同结构。例如，霍乱悬滴标本，在暗视野显微镜下可观察到发亮的弧菌呈"鱼群样穿梭"运动。群体形态观察常用于观察细菌的菌落形态及其生长特征。例如，炭疽杆菌在普通营养琼脂培养基表面生长，菌落为粗糙型、表面湿润、呈雄狮头状，低倍镜下边缘呈卷发样。

染色镜检法 细菌战剂含有的某些组分在溶液中带正电荷或负电荷，能与碱性染料或酸性染料相结合而着色，利用不同染料将待检标本染色，有利于细菌形态结构的观察。染色镜检法是生物战剂形态学检验鉴定的主要方法，可以观察到生物战剂的形态、大小、排列方式、染色特性及特殊结构等。染色镜检法的基本步骤包括标本涂片、干燥、固定，染色，镜检。常用的染色方法有：①革兰（Gram）染色法，由于细菌细胞壁组成成分的不同，可被染成深紫色或淡红色两大类，分别称为"革兰阳性菌"和"革兰阴性菌"。细菌战剂中，炭疽芽胞杆菌属于革兰阳性菌，鼠疫耶尔森菌、土拉弗朗西斯菌、布氏杆菌和鼻疽伯克霍尔德菌等大部分为革兰阴性菌（图1）。②芽胞染色法，观察细菌芽胞的染色方法。利用细菌的芽胞和菌体对染料的不同亲和力，用不同染料进行着色，使芽胞和菌体呈不同的颜色，以便观察芽胞形态结构。芽胞染色法常用孔雀绿将芽胞染成绿色，再用复染液将菌体染成其他颜色（图2A）。③荚膜染色法，荚膜是某些细菌表面的特殊结构，由细菌新陈代谢过程中分泌于细胞壁外的黏液状物质形成。荚膜与染料的亲和力弱，不易着色，通常采用负染色方法，使菌体和背景着色而荚膜在菌体周围呈一透明区域（图2B）。④鞭毛染色，鞭毛是某些细菌表面细长而弯曲的丝状结构，不同菌的鞭毛数量和位置不同。由于鞭毛极细，只能用特殊染色方法才能在显微镜下观察到，通常采用镀银法进行染色。⑤希门尼斯（Giménez）和吉姆萨（Giemsa）染色法，适用于立克次体和衣原体类生物战剂形态结构观察。希门尼斯染色，先用复红染色，再用孔雀绿复染，镜下观察背景为绿色，立克次体、衣原体菌体为红色；吉姆萨染色，用含天青、伊红的吉姆萨染液染色，镜下观察背景为淡蓝色，立克次体、衣原体菌体呈紫红色。此外，衣原体可在寄生宿主细胞内形成一种特殊的包涵体，可通过特殊染色观察包涵体形态、位置和着色性。

真菌战剂形态学检验鉴定 真菌战剂主要有球孢子菌和荚膜组织胞浆菌，均为双相型真菌，在不同的生长条件下表现为菌丝型和酵母型两种形态。真菌的个体形态特征观察常用10%氢氧化钾（KOH）制备的真菌混悬液涂片，经苏木素-伊红（HE）、吉姆萨、过碘酸及苯胺蓝染色等方法染色，显微镜下观察真菌特有的

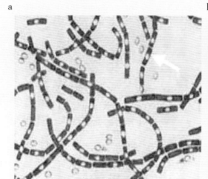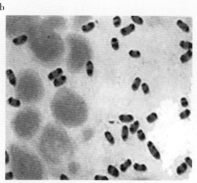

图1 炭疽芽胞杆菌和鼠疫耶尔森菌的革兰染色（×1000）
a. 炭疽芽胞杆菌，革兰染色阳性，两端平截，呈竹节状排列；b. 鼠疫耶尔森菌，革兰染色阴性，短小杆状，两端浓染

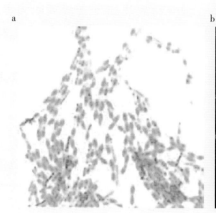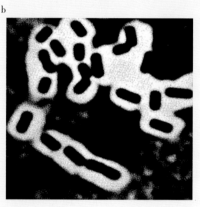

图2 细菌特殊结构染色
a. 炭疽芽胞杆菌芽胞染色（光镜，×1000）；b. 炭疽芽胞杆菌荚膜负染（光镜，×1000）

菌丝、各类孢子、球体等形态结构。荚膜组织胞浆菌镜检，菌丝相可见菌丝及菌丝侧面或孢子柄上四周有齿轮状棘突的特征性圆形大分生孢子，酵母相在油镜下HE染色可观察到2~4μm的具有荚膜的卵圆形芽生孢子。厌酷球孢子菌镜检，菌丝相可见长方形或椭圆形、类似念珠排列的关节孢子，酵母相可见无荚膜的圆形厚壁的球形体，内含大量直径2~5μm的内生孢子。真菌群体形态观察主要观察真菌在培养基上的菌落形态及其生长特征。厌酷球孢子菌在沙保弱培养基上，25~30℃培养3~5天菌落呈湿润

薄膜状，以后逐渐形成棉花样菌丝体，初为白色，逐渐变为棕色，而在37℃培养7天左右，呈酵母相生长特征。荚膜组织胞浆菌在沙保弱培养基上25℃培养，2周左右呈现白色棉花团样菌落，继续培养，菌落逐渐变成黄棕色。

病毒战剂形态学检验鉴定 必须依赖电子显微镜及其相关技术，观察病毒的形态大小、核衣壳、壳微粒数、对称性、有无囊膜等结构特征，以及形态发生特性。病毒战剂形态学观察主要采用透射电镜和扫描电镜，常用电镜技术有超薄切片技术、负染色技术、X线晶体衍射技术、免疫

电镜技术等。透射电镜用于观察病毒粒子结构的二维平面图像，结合负染技术和蚀刻技术等，可以观察病毒的三维结构；扫描电镜景深大，可获得样品的立体图像，能够显示细胞和组织的三维结构形貌，在观察样品形貌的同时还可以在微小区域上做成分和晶体结构分析。

超薄切片技术　制作电镜观察样品的专门技术。将待检标本制作成 10~100μm 的极薄切片，用于电镜观察。超薄切片技术是研究病毒特征和病毒与细胞关系的有效手段，超薄切片材料既可是病毒感染的组织，也可是接种病毒的细胞团块，基本步骤包括固定、脱水、浸透包埋、聚合、切片。该切片经直接染色或负染色后即可进行病毒形态电镜观察。

负染技术　又称阴性反差染色技术，是观察病毒细微结构、进行病毒学检验与研究的常用技术。该技术利用重金属盐类溶液与待检标本混合，电子散射力强的重金属衬托出电子散射力弱的物体像，呈现良好的反差。电镜下病毒颗粒周围背景因电子散射力强为黑色，病毒颗粒因电子散射力弱而较透明，病毒内部结构也因密度不同而呈现不同程度的黑色。常用染色液有磷钨酸、磷钼酸、硅钨酸、醋酸铀等，其中pH 6.8、2%的磷钨酸溶液在病毒诊断中最为常用。

X线晶体衍射技术　分析病毒三维结构的常用方法。病毒衣壳具有二十面体几何对称和螺旋对称，病毒壳粒及原体排列有序，适于X线晶体衍射分析。病毒的X线衍射图像可以显示病毒高度规则的内部结构，并能给出病毒体积、形状、对称性等信息。同时还能根据这些信息检测病毒蛋白亚单位多肽链的构型、核酸部分的分子排列和完整病毒中的一些相关蛋白，甚至可以在原子水平上认识病毒的结构。

免疫电镜技术　将免疫技术与电镜技术结合的一种技术，可用于研究抗原-抗体的相互作用，在超微结构与分子水平上研究各种组织和细胞内的免疫反应，并进行定性、定位和半定量，使形态与功能紧密结合。病毒免疫电镜技术运用抗原与抗体特异结合的原理，通过已知抗体凝聚、结合待检标本中相应的病毒，在电镜下进行病毒的形态学观察与鉴定。病毒免疫电镜技术依据抗体是否固定在固相载体上分为固相免疫电镜和液相免疫电镜，依据抗体是否标记分为标记免疫电镜和非标记免疫电镜。病毒免疫电镜技术不仅能使标本中的待检病毒聚集，有利发现和观察病毒，还可对形态结构相近的病毒进行准确鉴别。

注意事项　生物战剂形态学检验鉴定是生物战剂检验鉴定的重要组成部分。部分生物战剂可能因外界环境、培养条件和生长时间不同呈现不同的形态特征，形态学检验鉴定时，需了解掌握标本来源、种类、采集时间、保存条件等相关信息。镜检标本的质量直接影响形态观察结果，标本制作过程中，光镜标本的涂片、干燥、固定、染色及电镜标本的固定、脱水、浸透包埋、聚合、切片、染色等技术环节都应严格执行技术规范，确保制作质量。多数生物战剂形态学检验结果必须结合免疫学或分子生物学检验结果综合判定，生物战剂的系统鉴定应具有战剂微生物的形态学特征数据信息。

（杨瑞馥　韩延平）

shēngwù zhànjì miǎnyìxué jiǎnyàn jiàndìng jìshù

生物战剂免疫学检验鉴定技术（detection and identification of biological warfare agent by immunology-based techniques）依据抗原和抗体特异反应原理建立的用于检测和鉴别生物战剂的技术方法。抗原是能刺激机体免疫系统产生抗体或致敏淋巴细胞，并能与其发生特异性反应的物质。抗体是机体经抗原刺激诱导产生的能与相应抗原特异性结合的糖蛋白。依据抗原和抗体特异性反应原理建立的免疫学技术广泛应用于医学、微生物学等众多领域，是生物战剂检验鉴定的重要技术手段。

1896年，患者的血清与细菌发生特异性凝集的现象被发现，并建立了伤寒血清诊断的肥达凝集试验，此后相继建立中和试验、补体结合试验、血细胞凝集试验、免疫沉淀试验等，使血清学试验逐渐在临床检验和微生物学研究中得到广泛应用，是实用的免疫学检验技术之一。随着微生物学与免疫学的发展，免疫标记技术相继问世，1942年孔斯（Coons）建立了异硫氰酸荧光素标记抗体技术，1959年美国物理学家亚洛（Yalow）和伯森（Berson）建立了放射免疫检测技术，1966年皮尔斯·阿夫拉美斯（Pierce Avrameas）建立酶标抗体技术，不断提高了免疫检测的灵敏度和可靠性，使操作更加简便快速，应用更加广泛。20世纪中后期以来，进一步发展了免疫传感技术、免疫层析技术和蛋白芯片技术等新型免疫学检测技术，提高了微生物检测速度与筛查能力，并已逐步应用于生物战剂的免疫学检验。

理论基础 任何一种抗原分子，均可刺激机体产生抗体，并只能与由它刺激所产生的抗体结合发生反应，这种反应专一性称为抗原抗体反应的特异性。抗原和抗体的特异性结合是基于二者表面的特殊结构，抗原的特殊结构是分子表面的抗原决定簇，抗体的特殊结构是抗体分子具有抗原结合功能的可变区。抗原和抗体的特异性结合可形成抗原抗体复合物，用已知抗原或抗体与待检标本反应，通过检测抗原抗体复合物，可判定标本中存在的相应抗体或抗原。生物战剂均具有抗原性，可以刺激机体产生特异性抗体，利用抗原抗体特异性反应建立的生物战剂免疫学检测技术，可对生物战剂进行准确的检验与鉴定。抗原抗体反应模式见图1。

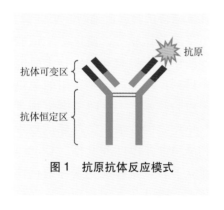

图1 抗原抗体反应模式

技术方法 生物战剂免疫学检验鉴定技术分为血清学试验技术和免疫标记技术。

血清学试验技术 根据抗原与相应的抗体在适宜的条件下能在体外发生特异性结合的原理，可以用已知抗体或抗原来检测未知抗原或抗体的技术。因抗体主要存在于血清中，早期抗原或抗体检测时一般都要采用血清，故早期建立的体外抗原抗体反应试验技术统称为血清学试验或血清学反应。血清学试验包括血清学鉴定和血清学诊断。血清学鉴定即用含已知特异性抗体的免疫血清（诊断血清）去检测患者标本中或培养物中的未知病原体，以确定病原体的种类及型别。血清学诊断是指用已知抗原检测患者血液中的相应抗体，主要用于诊断感染性疾病。血清学试验技术包括凝集试验、补体结合试验、中和试验及沉淀反应等。

凝集试验 分为直接凝集试验和间接凝集试验。直接凝集试验是指颗粒性抗原（如细菌、细胞等）与相应的抗体在适当电解质溶液中反应，凝集成肉眼可见的团块。直接凝集试验有玻片凝集试验和试管凝集试验，常用于细菌战剂的检验鉴定。间接凝集试验是将可溶性抗原或抗体吸附于与免疫无关的载体形成致敏颗粒，与相应的抗体或抗原在适当电解质溶液中反应，凝集成肉眼可见的团块。间接凝集试验依据选用的载体可分为红细胞凝集试验、乳胶凝集试验等，可用于检测病毒、毒素和其他生物战剂可溶性抗原，以及各种生物战剂的抗体。

中和试验 特异性抗体与相应的病原微生物或毒素结合，可导致病原微生物或毒素的生物活性丧失，这种现象称为中和反应。中和试验通常将已知血清与待检病原体或毒素悬液混合，作用一定时间后，接种于试验动物或培养细胞，观察动物发病、死亡或细胞病变情况，判断中和效果。利用中和反应原理建立的中和试验技术常用于各种生物战剂的鉴定及其毒力测定。

补体结合试验 用补体介导的免疫溶血现象做指示，检测待检标本中抗原或抗体的试验，可用于各类生物战剂的检验与鉴定。抗原抗体复合物可以结合补体，红细胞和其相应抗体形成的抗原-抗体复合物结合补体后，可使红细胞溶解。通常以绵羊红细胞与相应抗体（溶血素）结合形成的复合物（致敏红细胞）作为指示系统。试验时先将已知抗原或抗体与待检标本作用，然后加入定量的补体，作用一定时间后再加入致敏红细胞。如果标本中存在相应抗体或抗原，所形成的抗原-抗体复合物优先结合补体，使后加入的致敏红细胞不再有补体与其结合，不出现溶血现象，试验为阳性；反之，标本中不存在相应抗体或抗原时，没有抗原-抗体复合物形成，游离补体则与后加入的致敏红细胞结合，出现溶血现象，试验为阴性。

沉淀反应试验 可溶性抗原与相应抗体在适合的条件下结合，呈现肉眼可见的沉淀现象，称为沉淀反应。利用沉淀反应原理建立的免疫沉淀反应试验常用的有免疫琼脂扩散、免疫电泳等。

免疫琼脂扩散是使抗原或抗体在琼脂中自然扩散，通过观察抗原-抗体相遇时产生的沉淀线来检测相应的抗体或抗原。抗原或抗体一方在琼脂中自然扩散的称单向免疫扩散试验，抗原和抗体双方均在琼脂中自然扩散的称双向免疫扩散试验。

免疫电泳是由免疫扩散与电泳结合的免疫分析技术。该技术利用各种蛋白质带电荷不同的特性，通过电泳将其分开，再与抗体反应，生成可见的沉淀带。免疫电泳首先将抗原加入凝胶中进行电泳，使抗原各成分依次分散开，然后沿电泳平行方向在凝胶中挖一直线形槽，于槽内加入相应抗体，使抗原、抗体自然扩散，抗体与对应的抗原成分结合，产生抗原抗体复合物，形成沉淀线，借此确定待检的抗原或抗体。

免疫标记检测技术　使用荧光素、酶、放射性同位素等作为示踪物标记已知的抗体或抗原，通过抗原和抗体反应检测未知抗原或抗体的免疫学检验技术。免疫标记检测技术在实际应用中有直接法、间接法、竞争法和双抗体夹心法等技术方法。直接法是将示踪物标记已知的特异性抗体或抗原，直接与待检标本作用，检测标本中相应的抗原或抗体。间接法是将示踪物标记特异性抗体的抗体（第二抗体），试验时先将已知特异性抗体或抗原与待检标本作用，形成相应抗原-抗体复合物，再加入标记的第二抗体与之反应，形成抗原-抗体-标记第二抗体的复合物，通过检测此复合物判定标本中的待测抗原或抗体。竞争法是标记抗原与待检抗原竞争有限量的特异性抗体，试验时先将特异抗体固定于载体上，然后加入待检标本作用一定时间后，再加入标记抗原，通过检测标记抗原-抗体复合物含量确定待检标本中的抗原，竞争法也可通过标记已知抗体检测待检标本中的抗体。双抗体夹心法适用于具有至少两个抗原决定簇的多价抗原，试验时，先将特异性抗体吸附在固相载体上，加入待检标本作用一定时间，使标本中相应抗原载体上的抗体形成固相抗体-抗原复合物，然后加入标记的特异性抗体，后者通过抗原也结合到载体的表面，形成固相抗体-抗原-标记抗体复合物，测定此复合物，利用待检抗原含量与复合物形成量成正比的关系判断检测结果。免疫标记检测技术依据标记用示踪物可分为免疫荧光标记技术、免疫酶标记技术、放射免疫技术等。

免疫荧光技术　利用荧光素标记的抗体或抗原检测标本中的相应抗原或抗体的免疫学检测技术。该技术将抗原抗体反应特异性和敏感性与显微示踪的精确性相结合，具有安全、灵敏、可靠的特点，在荧光显微镜下可以直接观察呈现特异性荧光的抗原抗体复合物及其存在的部位。免疫荧光技术标记示踪常用的荧光素有异硫氰酸荧光黄、四乙基罗丹明等，检测方法有直接法、间接法和双抗体夹心法等，以间接法应用最为广泛。在生物战剂检验鉴定中免疫荧光技术常用于各种标本中生物战剂抗原、抗体的检测，以及分离培养物的分类鉴定。

免疫酶标记技术　将抗原抗体反应的特异性与酶催化底物的高效性和专一性结合的免疫学技术。该技术以酶作为标记物和抗体或抗原偶联，与相应的抗原或抗体作用后，通过底物的颜色反应作抗原、抗体的定性、定量和定位测定，可分为酶免疫测定技术和酶免疫组化技术。酶免疫组化技术通常用于组织中抗原或抗体的定位检测与研究，酶免疫测定技术通常用于标本中抗原或抗体检测。

酶免疫测定技术的应用，最为广泛的是酶联免疫吸附试验（enzyme linked immunosorbent assay，ELISA），将抗原或抗体吸附于固相载体，随后进行的抗原抗体反应均在载体表面进行。该方法标记用酶通常为辣根过氧化物酶（HRP）和碱性磷酸酶（AP），通过酶与底物的显色反应判定结果，既可肉眼观察定性，也可通过仪器测定光密度值进行定量，其敏感度可达纳克水平。ELISA

包括直接法、间接法、竞争法和双抗体夹心法等，既可检测抗原，也可检测抗体。ELISA 广泛用于各种标本中生物战剂抗原、抗体的检测，是在生物战剂检验鉴定最常用的免疫学检测技术之一。图 2 显示，ELISA 测定的步骤包括：①样品包被表面。②用非特异蛋白封闭未被结合的部分。③与一抗结合。④与酶标记的二抗结合。⑤加入底物。⑥形成有色产物表明待测抗原的存在。

放射免疫检测技术　应用放射同位素标记的抗原或抗体，通过免疫学反应检测相应抗体或抗原物质的免疫学检测技术。放射免疫检测技术有直接法和间接法，间接法较为常用。标记用同位素有 ^{125}I、^{131}I、^{3}H、^{14}C 等。放射免疫检测技术灵敏度高，是三大免疫标记技术之一。但由于放射性同位素使用对人防护要求较高，污物处理繁琐，在生物战剂检验鉴定中应用较少。

免疫层析技术　建立在层析技术和抗原-抗体特异性免疫反应基础上的免疫检测技术。其原理是将特异的抗体固定于硝酸纤维素膜的某一区带，当将干燥的硝酸纤维素膜一端浸入待检标本后，由于毛细管作用标本将沿着该膜向前移动，当移动至固定有抗体区域时，标本中相应的抗原即与抗体特异性结合，再通过免疫标记示踪染色，使该区域显示出一定的颜色，实现特异性免疫诊断（图 3）。免疫层析试纸条在加样后，如果分析膜上只有质控带有信号，则样品为阴性；若质控带和检测带都有信号，则样品为阳性。生物战剂检验常用的免疫层析技术有免疫胶体金层析技术、上转换发光层析技术，适用于现场标本的快速检测。

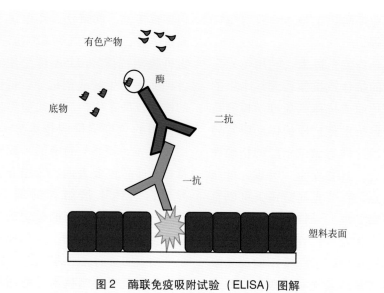

图 2　酶联免疫吸附试验（ELISA）图解

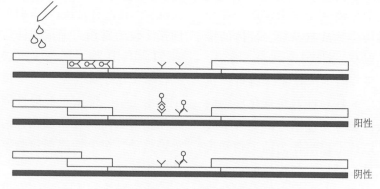

图 3　免疫层析试纸条的反应模式

免疫传感器技术　将免疫反应原理与生物传感器技术结合的免疫检测技术。生物传感器是由生物敏感元件、换能器和数据处理系统构成的检测生物活性物质的仪器，根据生物敏感元件中生物活性分子不同，生物传感器有酶传感器、核酸传感器、微生物传感器、免疫传感器等。免疫传感器由抗体或抗原分子组成生物敏感元件，用于检测待检标本中的相应的抗原或抗体。依据换能器免疫传感器可分为光纤免疫传感器、压电免疫传感器、电化学免疫传感器等。在生物战剂检验鉴定中免疫传感器常用于现场监测或快速检测。

免疫芯片技术　将免疫技术与生物芯片技术结合的检测技术。根据检验目的，选用特异的抗体或抗原作为探针制成芯片点阵，捕获标本中相应的抗原或抗体，然后经激光扫描系统和软件进行图像扫描、分析及结果解释。免疫芯片技术具有高通量、自动化、信息量大等特点，同一芯片可密集排列将数十种甚至更多的抗体或抗原，一次检测可获取标本的大量信息，在生物战剂检验鉴定中可用于待检标本中多种生物战剂的快速筛查。

注意事项　免疫检验鉴定技术以抗原抗体反应为基础，试验中使用已知抗原、抗体（包括标记抗体）的质量，如纯度、活性、效价、亲和力等，直接影响检验的特异性、敏感性和可靠性，因此，对试验用抗原、抗体等应有严格的质控措施以保证其质量。某些生物战剂免疫学上存在有一定的抗原交叉性，检验中应采取必要的措施减少或排除交叉反应，如选用高特异性单克隆抗体等。免疫学检验鉴定结果是否成立必须依据试验对照综合判定，试验中应依据实验方法设全各种对照。

（杨瑞馥　张平平　周　蕾）

shēngwù zhànjì hésuān jiǎnyàn jiàndìng jìshù

生物战剂核酸检验鉴定技术

（detection and identification of biological warfare agent by nucleic acid-based techniques）通过检测、分析微生物的基因片段、基因组成，甄别、判定生物战剂种类的技术方法。基因是决定生物遗传特性和个体特征的物质基础，核苷酸是构成基因的基本单元，不同基因的核苷酸排列组合不同，决定生物的不同特性。检测、分析微生物的基因及其组成，可以进行微生物的检验与鉴定。核酸检验鉴定技术是生物战剂检测和鉴定的重要技术手段。

核酸检测技术是在现代分子生物学与分子遗传学发展基础上建立的新型检测技术，又称基因检测技术或分子生物学检测技术。随着人类对生物基因研究与认识的不断深入，核酸检测技术得到了快速发展与广泛运用。20 世纪中期以来，相继建立了核酸序列测定、核酸杂交、DNA 体外扩增以及基因芯片等技术，使生物医学的检验鉴定由表型特征、生化特性、免疫反应等发展到了分子水平的遗传基因测定与分析。核酸检测技术灵敏度高、特异性强，并具有自动化、高通量、操作简便等特点，广泛应用于生命科学的各个领域，促进了相关领域的发展。

理论基础 核酸包括脱氧核糖核酸（DNA）与核糖核酸（RNA），在同一种微生物基因中核酸的组成、排列与结构稳定，具有储存和传递遗传信息的作用，不同种类的微生物基因及其核酸的组成、排列与结构存在明显差异。检测分析微生物特征性基因序列与结构可对不同种类微生物进行甄别、判定。

技术方法 生物战剂检验鉴定常用的核酸检测技术方法主要有核酸杂交、聚合酶链反应、基因芯片、DNA 测序以及 G+C 含量测定等。

核酸杂交技术 用已知的标记 DNA 或 RNA 探针，检测与之对应的 DNA 或 RNA 的技术。核酸杂交是具有一定互补序列的核苷酸单链在液相或固相中，按照碱基互补配对原则缔合成异质双链的过程。核酸杂交检测技术依据检测的核酸分为 DNA-DNA 杂交、RNA-RNA 杂交和 DNA-RNA 杂交，依据杂交的反应体系分为液相杂交和固相杂交。DNA 探针是最常用的核酸探针，核酸探针标记常用同位素、生物素、荧光素等。核酸杂交的基本过程是将核酸探针与待检标本在液相或固相反应体系中杂交，测定杂交分子中的标记示踪物，分析判断待检同源核酸的存在。生物战剂核酸杂交检验鉴定技术，选择已知战剂微生物特有的核酸片段标记为探针，与待检标本进行核酸杂交，检测标本中的生物战剂核酸，确定待检生物战剂的种类。常用的核酸杂交检测方法有斑点杂交、印迹杂交、原位杂交等。

基因扩增技术 一类在体外进行特定基因片断高效扩增，以供基因检测与分析的技术。此技术依据扩增原理有聚合酶链反应（polymerase chain reaction，PCR）、连接酶链反应（ligase chain reaction，LCR）、环介导等温扩增（loop mediated isothermal amplification，LAMP）等方法。其中 PCR 及其各种衍生技术在微生物检验鉴定中应用最为广泛。

PCR 20 世纪 80 年代中期发展起来的体外核酸扩增技术。该技术是将待检 DNA 与寡核苷酸引物、脱氧核糖核苷酸及耐热的 Taq DNA 聚合酶等在适宜的缓冲液中相互作用，经过反复变性、退火及延伸，使目的 DNA 大量扩增，从而被检出。由于 PCR 具有特异、敏感、高效、快速、简便、重复性好，对标本的质量和数量要求较低等特点，迅速在众多领域得到广泛应用，并衍生出反转录聚合酶链反应（reverse transcription PCR，RT-PCR）、原位聚合酶链反应（in situ PCR，原位 PCR）、多重聚合酶链反应（multiplex PCR，多重 PCR）、实时荧光定量 PCR，以及 PCR 酶联免疫吸附测定（PCR-ELISA）等更加灵敏、实用的技术方法，将基因检测技术提高到一个崭新的阶段。

PCR 是生物战剂检验鉴定的重要技术方法，既可用于各类微生物战剂现场标本的直接快速检验，也可用于分离培养物分类鉴定。PCR 用于标本直接检验，不受标本来源、种类、标本量、存留时间等影响，只要标本中存在待检战剂的基因片段，即可检出；用于分离培养物鉴定，则可从基因水平上确定生物战剂的种类和型别，同时还可结合核酸序列测定，对战剂微生物进行遗传变异分析。PCR 及其衍生技术在生物战剂检验鉴定中，可依据检测对象和目的的需要选择使用。

RT-PCR 是专用于检测 RNA 的 PCR 技术，首先将待检 RNA 反转录成与之互补的 cDNA，再通过 PCR 对 cDNA 进行扩增，然后检测扩增产物，判断标本中是否存在待检 RNA，在生物战剂检验鉴定中常用于 RNA 病毒战剂的检验与鉴定。

原位 PCR 是在组织细胞内进行 PCR 反应，结合了具有细胞定位能力的原位杂交和高度敏感特异的 PCR 技术的优点，既能分辨鉴定带有待检核酸序列的细胞，又能确定该核酸序列在细胞内的位置，在生物战剂检验鉴定中，适用于对组织标本中的生物战剂进行检测与定位。

多重 PCR 又称多重引物 PCR，是在同一 PCR 反应体系中加入两对以上的不同引物，同时扩增出多条核苷酸片段，可同时检出多种待检核酸，在生物战剂检验鉴定中可同时对标本中多种生物战剂进行检验与鉴定。

实时荧光定量 PCR 是在 PCR 反应体系中，加入引物的同时加入特异的荧光标记探针，反应过程中利用荧光信号积累实时检测 PCR 进程，通过标准曲线计算待测样品的初始浓度，该技术灵敏度高、特异性强、重复性好，而且实现了实时、准确定量，适用于各种微生物战剂的快速、定量检测。

PCR-ELISA 是利用 ELISA 检测方法对 PCR 扩增产物进行分析判断的核酸检测技术。该技术将 PCR 扩增、探针杂交以及 ELISA 检测技术有机结合，主要步骤为：用亲和素包被微孔板，通过生物素和亲和素的交联作用将生物素标记核酸探针固定在微孔板上，形成固相捕获系统；再用抗原（地高辛等）标记引物，扩增待检靶基因；将带有标记抗原的扩增产物与微孔板上的探针杂交，捕获靶序列；然后加入辣根过氧化物酶标记的对应抗体与靶序列上的抗原结合，加入底物显色，用酶标仪读取结果。该方法提高了PCR检验生物战剂的敏感性和特异性。

LCR 20世纪90年代建立的连接酶链反应体外基因扩增技术。该技术以DNA连接酶将某一DNA链的5′端磷酸与另一DNA链的3′端羟基连接为基础，重复变性-复性-连接的过程，使连接产物呈指数增长，实现基因大量扩增。LCP是继PCR后新出现的一种更加完善的DNA体外扩增和检测技术，在检测基因点突变等方面具有独特的优点。在生物战剂检验鉴定中可用于战剂微生物种及亚种的鉴别。

LAMP 20世纪末建立的环介导等温体外基因扩增技术。针对靶基因的六个区域的四条特异性引物，使用一种具有链置换活性的DNA聚合酶在等温条件下进行聚合反应。LAMP只需把基因模板、引物、链置换DNA聚合酶及基质等共同置于一个温度（60~65℃）条件下扩增，一个步骤即可完成。该方法在15~60分钟内可以使待检基因扩增109~1010倍，扩增产物产生白色沉淀或绿色荧光，肉眼即可观察结果。LAMP与常规PCR相比，不需要模板的热变性、温度循环、电泳及紫外观察等过程和专门仪器设备，具有操作简单、快速、特异性强等特点，是一种全新的基因扩增技术。LAMP技术已在细菌、病毒、真菌等病原微生物所致疾病的诊断和病原体快速检测中广泛应用，可用于生物战剂现场标本快速检测及种类鉴定。

基因芯片技术 将已知DNA或寡核苷酸探针分子在固相基片上组成微点阵，利用核酸杂交原理对待检核酸进行检测分析的技术，是微芯片、基因扩增和核酸杂交技术有机结合的新型核酸检测分析技术。基因芯片又称DNA芯片或核酸芯片。基因芯片技术可以一次对大量待检基因片段进行测定，具有高通量、微量化和自动化等优点，广泛应用于基因表达分析、微生物检测与鉴定、疾病诊断等领域。在生物战剂检验鉴定中，生物芯片技术主要用于标本中生物战剂的筛查。

基因测序技术 测定、分析基因碱基排列顺序的技术方法，又称DNA测序。基因测序技术分手工测序和自动测序，自20世纪80年代出现DNA自动测序仪以后，自动测序技术得到快速发展，已成为基因测序的主要方式。在生物战剂检验鉴定中，基因测序技术应用日益普及。既可通过测定特异基因片段进行生物战剂的分类鉴定，还可以通过基因组测序和遗传进化分析，对生物战剂进行基因变异监测与溯源。

核酸传感器技术 将核酸分子杂交技术与生物传感器技术结合的核酸检测技术。生物传感器是由生物敏感元件、换能器和数据处理系统构成的检测生物活性物质的仪器。核酸传感器就是在传感器的生物敏感元件上偶联特异核酸片段，使之在固相或液相反应体系中，依据碱基配对的原则与标本中待检核酸进行杂交形成双链DNA，通过换能器采集、放大双链DNA相关信号，再经数据处理系统分析处理，得出检测结果。核酸传感器在生物战剂检验鉴定主要用于现场监测或快速检测。

G+C摩尔百分比（G+C mol%）测定 通过检测微生物核酸中G+C碱基对占总碱基量的摩尔百分比来判定微生物种类差异的一种方法。多数生物的脱氧核糖核酸含有腺嘌呤（A）、鸟嘌呤（G）、胸腺嘧啶（T）和胞嘧啶（C）四种碱基，在同一生物中，A+T与G+C碱基对的比率是稳定的，在不同生物间则存在一定差异。测定微生物DNA的G+C mol%，能反映出微生物间DNA分子的同源程度，已作为细菌、真菌分类鉴定的一种方法。G+C mol%常用的测定方法有热变性温度法、高效液相色谱法、浮力密度法等。在生物战剂检验鉴定中，G+C mol%常用于细菌战剂种属间亲缘关系的鉴别。同一种细菌G+C mol%相当稳定，不受菌龄、培养条件和其他外界因素影响，不同菌属间的G+C mol%范围很大，在25%~75%，亲缘关系越近的细菌，它们G+C mol%越相近。

注意事项 生物战剂核酸检验鉴定技术是从基因水平上对生物战剂进行检测鉴定分析，技术方法种类繁多，在生物战剂检验鉴定的实际运用中，应根据标本种类、检测对象、检测目的等，选择最适宜的技术方法，以快速、准确地检出待检生物战剂的目的基因。核酸检测技术敏感、特异、快速，但影响检测结果的因素较多，在实际运用中必须严格加以控制。特别应注意以下技术环节：①引物与探针的设计。引物与探针是决定检测结果特异性的首要因素，必须依据拟检战剂的特异性基因设计引物或探针。引物设计时应遵循引物设计的基本原则，控制引物长度、碱基分布及 G+C 含量，避免引物内部自身互补或引物之间互补等。②标本的核酸提取。待检标本的核酸提取必须严格遵循核酸提取技术规范，依照程序进行，防止核酸降解或被外源性核酸污染。③核酸扩增。保证试验用各种试剂质量，准确设定反应条件和扩增参数，控制并维持反应条件稳定。④防止污染。由于 PCR 强大的扩增能力和检测的敏感性，痕量的污染即可导致假阳性，检验全程必须严格分区进行、试剂分装使用、规范技术操作，避免标本间交叉污染、实验室污染和 PCR 产物污染等。

（杨瑞馥　刘　磊）

shēngwù zhànjì shēnghuà jiǎnyàn jiàndìng jìshù

生物战剂生化检验鉴定技术

（detection and identification of biological warfare agent by biochemical techniques）　运用生物化学理论与方法，检测分析微生物代谢能力及代谢产物，对生物战剂进行鉴别确认的技术方法。生化检验鉴定技术通常称为生化反应试验。细菌等原核生物不同种属间具有不同的代谢酶类，对物质的代谢能力及产生的代谢产物不同，且各具特征，运用生物化学的技术方法，检测细菌代谢产物以及参与代谢的不同酶类，是区别、鉴定细菌种、型的经典分类鉴定方法之一。

生化检验鉴定技术广泛应用于微生物学相关的众多领域，是临床微生物学检验常用的技术方法，也是生物战剂检验鉴定的重要技术手段。随着生物化学技术和微生物学检验技术的不断发展，细菌生化检验鉴定已实现了仪器化和自动化，简化了试验过程，缩短了检验时间，可同时进行多项试验，并能自动分析试验结果，给出检验报告。

理论基础　不同种类的微生物具有不同的酶系统，在生长繁殖过程中利用各种化学物质的能力及产生的代谢产物各具特征，同种微生物具有的酶类和代谢能力则相对稳定。利用生化试验的方法检测细菌对特定化学物质的代谢作用及其产物，可对细菌进行分类鉴别。

技术方法　细菌战剂检验鉴定所涉及的生化反应主要包括碳水化合物代谢试验、氨基酸和蛋白质代谢试验、酶类试验等。

碳水化合物代谢试验　主要包括糖（醇、苷）类发酵试验、葡萄糖代谢类型鉴别试验、甲基红试验、伏-波试验（Voges-Proskauer test；VP test）、淀粉水解试验、甘油复红试验、葡萄糖酸氧化试验。

糖（醇、苷）类发酵试验　细菌具有降解糖（醇、苷）并产酸或产酸、产气的能力，不同种类的细菌降解糖（醇、苷）的能力各异。将待检细菌接种于含糖培养基中培养，检测其降解不同糖（醇、苷）后产酸或产酸、产气的能力，若分解培养基中的糖类产酸时，培养基中的指示剂显酸性反应；若分解培养基中的糖类产气时，可在液体培养基的倒管中出现气泡，或在半固态培养基中出现气泡或断开现象；若培养基无变化则表示不分解培养基中的糖类。依据细菌战剂分解糖的种类及其代谢产物，可进行细菌战剂的分类、鉴别。常用于发酵试验的糖类物质有葡萄糖、乳糖、麦芽糖、甘露糖、木糖、棉籽糖、山梨糖、蔗糖、鼠李糖、阿拉伯糖、半乳糖、纤维二糖。糖醇类物质有甘油、侧金盏花醇、阿拉伯糖醇、木糖醇、甘露醇、卫茅醇、山梨醇、肌醇。糖苷类物质有水杨苷、七叶苷等。

葡萄糖代谢类型鉴别试验　细菌类微生物代谢过程中利用葡萄糖分为三种类型：必须有氧参加的氧化型、能进行无氧降解的发酵型和不分解葡萄糖的产碱型。将待检细菌类生物战剂分别加入两个含指示剂和葡萄糖的培养管中，在其中一管加入无菌液体石蜡以隔绝空气，另一管不加石蜡作为开放管，将两支培养管置 37℃ 孵育，细菌分解葡萄糖则产酸，并导致指示剂变色。孵育一定时间后观察培养管中颜色，若加液体石蜡管颜色不变、不加液体石蜡管颜色变黄，为氧化型；两管都变为黄色，为发酵型；两管培养基颜色均不变则为不分解葡萄糖的产碱型。

甲基红试验　某些细菌分解葡萄糖产生丙酮酸，并进一步将丙酮酸分解为甲酸、乙酸和琥珀酸等，导致培养基的 pH 值下降，使甲基红指示剂变色。试验时，将待检细菌接种至含甲基红指示剂的葡萄糖磷酸肉汤培养基中，培养一定时间后，培养基转变为红色即为阳性。

伏-波试验　某些细菌可分解葡萄糖产生丙酮酸，丙酮酸进一步脱羧形成乙酰甲基甲醇。在碱性条件下，乙酰甲基甲醇被氧化成二乙酰，进而与培养基中的精氨酸等含胍基的物质结合形成红色化合物。试验时，将待检细菌战剂接种葡萄糖蛋白胨水培养基中，培养一定时间后，加入一定量 α-萘酚和氢氧化钾溶液，结果显示红色者为阳性。

淀粉水解试验　产生淀粉酶的细菌能将淀粉水解为糖类，淀粉与碘液反应可呈现蓝色，若淀粉被细菌水解则菌落周围出现透明区。试验时，将被检细菌战剂接种于淀粉琼脂平板试管中，孵育一定时间后，加入革兰碘液数滴观察结果，若菌落周围出现无色透明区即为阳性反应。

甘油复红试验　某些细菌可将甘油分解生成丙酮酸，丙酮酸脱去羧基生成乙醛，乙醛与无色的复红生成醌式化合物，呈深紫红色。试验时，将细菌类生物战剂接种于甘油复红肉汤培养基中，孵育一定时间后，呈紫红色，为阳性。

葡萄糖酸氧化试验　某些细菌可氧化葡萄糖酸钾，生成 α-酮基葡萄糖酸。α-酮基葡萄糖酸是一种还原性物质，可与班氏试剂起反应，出现棕色或砖红色的氧化亚铜沉淀。试验时，将待检细菌类生物战剂接种于葡萄糖酸盐培养基中，孵育一定时间后，加入一定量班氏试剂，出现黄到砖红色沉淀者为阳性。

氨基酸和蛋白质代谢试验　主要包括硫化氢试验、明胶液化试验、吲哚试验、尿素酶试验、霍乱红试验。

硫化氢试验　某些细菌能分解含硫氨基酸生成硫化氢，与亚铁离子或铅离子结合形成黑色沉淀物。试验时，将待检细菌类生物战剂接种于含有含硫氨基酸及亚铁离子的培养基中，如克氏双糖铁琼脂培养基，培养一定时间，有黑色沉淀物出现为阳性。

明胶液化试验　某些细菌分泌的胞外明胶酶能分解明胶，使明胶失去凝固能力而液化。试验时，将待检细菌类生物战剂穿刺接种于半固体明胶培养基，适宜温度下培养一定时间后半固体培养基出现液化则为阳性。

吲哚试验　某些细菌有色氨酸酶，能分解色氨酸产生吲哚，吲哚与对二甲氨基苯甲醛形成红色的玫瑰吲哚，又称靛基质试验。试验时，将待检细菌类生物战剂接种于富含色氨酸的蛋白胨水培养基中，孵育一定时间后，滴加含对二甲氨基苯甲醛的靛基质试剂，培养基呈现红色为阳性结果。

尿素酶试验　某些细菌能产生尿素酶，分解尿素产生大量的氨，使培养基变碱性，可用酚红指示剂检测。试验时，将待检细菌类生物战剂接种于含有尿素的培养基中，培养一定时间后，培养基呈现红色为阳性结果。

霍乱红试验　霍乱弧菌分解色氨酸生成吲哚，并能使硝酸盐还原为亚硝酸盐，当加入硫酸后生成亚硝酸吲哚，呈红色反应。将待检菌接种于含有硝酸盐的蛋白胨水培养基中，培养一定时间后，加入浓硫酸，呈红色为阳性结果。

酶类试验　主要包括凝固酶试验、触酶试验、硝酸盐还原试验、卵磷脂酶试验、石蕊牛乳试验。

凝固酶试验　某些细菌可产生两种凝固酶，一种是结合在细菌细胞壁表面的凝固酶，称结合凝固酶；另一种是分泌到培养基中的凝固酶，称游离凝固酶。检测结合凝固酶时，在玻片上滴加新鲜血浆和生理盐水各一滴，挑取待检细菌菌落，分别与血浆和生理盐水混合，若血浆中有明显颗粒出现，而生理盐水中无自凝现象为阳性。检测游离凝固酶时，将细菌培养物与血浆混合，孵育一定时间后，若有凝块或整管凝集出现为阳性。

触酶试验　触酶又称过氧化氢酶，具有过氧化氢酶的细菌类生物战剂，能催化过氧化氢成为水和原子态氧，继而形成氧分子，出现气泡。挑取待检菌落并置于玻片上或试管内，滴加新鲜配制过氧化氢溶液，若立即出现大量气泡为阳性。

硝酸盐还原试验　某些细菌能使硝酸盐还原为亚硝酸盐，亚硝酸盐与醋酸作用生成亚硝酸，亚硝酸与试剂中的对氨基苯磺酸作用生成重氮基苯磺酸，重氮苯磺酸与 α-萘胺结合生成 N-α-萘胺偶氮苯磺酸。将待检细菌类生物战剂接种到含硝酸盐的培养基中，培养一定时间后，加入由对氨基苯磺酸、α-萘胺和醋酸制备的检测试剂，出现红色为阳性。

卵磷脂酶试验　某些细菌产生的卵磷脂酶，经钙离子作用，能迅速分解卵磷脂，形成混浊沉淀状的甘油酯和水溶性磷酸胆碱。将待检细菌类生物战剂划线接种或点种在含卵磷脂的琼脂平板上，培养一定时间后，观察结果。在菌落周围形成乳白色混浊，即为卵磷脂酶试验阳性。

石蕊牛乳试验　牛乳内含有丰富的乳糖和酪蛋白，细菌对这些物质的分解能力存在差异。根据细菌分解牛乳中乳糖和酪蛋白引起产酸、产气、凝固、胨化或产碱等现象，可进行细菌类生物战剂鉴别。在牛乳中加入石蕊作为指示剂，若细菌发酵乳糖产酸，则石蕊指示剂变红色，酸度高时，牛乳可产生凝固，若发酵乳糖同时产气，可观察到产气现象；若细菌产生蛋白酶分解酪蛋白产碱，石蕊指示剂变为蓝色，酪蛋白则变为胨，继而牛乳变清；若细菌产生凝乳酶，牛乳中酪蛋白凝固，石蕊指示剂呈现蓝色或不变色。

注意事项　生化反应试验常用来鉴别一些在形态等方面不易区别的微生物，主要用于同类病原微生物间的生物学分型。①试验时，待检菌应使用新鲜的纯培养物，若待检菌不纯，则可能出现不止一种菌的生化反应结果，导致结果无法判定；若待检菌不是新鲜培养物，死菌较多，则可能使应有的生化反应过弱或不出现，导致结果误判。②细菌的代谢是一个复杂的过程，生物反应试验的不同时段可能产生不同的代谢产物，特征性代谢产物的检测与观察，必须严格遵守试验规定的反应观察时间。③新分离培养的待检物，至少挑取 2~3 个疑似菌落分别进行生化反应试验，以防漏检或错检。④生化反应试验应遵照试验的技术规范设置必要的阴性、阳性和质控对照，并严格控制试验条件。⑤生化反应试验均使用活菌进行培养，试验过程中须严格执行生物安全操作规范，确保试验样品、试验人员和试验环境安全。

（杨瑞馥 王效义）

shēngwù zhànjì fēnxī huàxué jiǎnyàn jiàndìng jìshù

生物战剂分析化学检验鉴定技术（detection and identification of biological warfare agent by analytical chemistry-based techniques）

运用现代分析化学手段检测分析生物战剂的化学组成成分，对生物战剂进行鉴别确认的技术。生物战剂分析化学检验鉴定技术有别于生物学和免疫学检测技术，是一类依赖仪器分析进行生物战剂检验鉴定的技术。该技术采用色谱和质谱技术，借助气相色谱仪、液相色谱仪和质谱仪等现代分析仪器设备，测定微生物的特征性化学组成成分，通过与标准数据库比对分析，进行生物战剂的分类鉴定。

随着分析化学技术的发展，

20 世纪以来，以气相色谱、液相色谱和质谱技术为代表的仪器分析技术在化工、制药、环保、食品安全等众多领域得到广泛应用。该类技术主要用于化学物质的分离、提纯，以及定性、定量和分子结构的分析。微生物学研究的不断深入，人们对微生物的化学组成成分与结构越来越清晰，从而发现某些特殊化学物质与微生物种类密切相关，利用分析化学技术检测微生物的特征性物质，可以对微生物进行分类鉴定。

理论基础 微生物细胞结构中含有一些化学物质，其含量或结构具有种属特征性且稳定，这些物质的种类和含量可以作为区分和鉴定微生物的指标。常用于区分和鉴定微生物的指标性化学物质包括脂肪酸、蛋白质、核酸、类脂、磷脂、多糖和醌类等，此外还有一些特殊的、仅存于特定微生物中的化学物质，如细菌芽胞中含有的吡啶-2,6-二羧酸。生物战剂的分析化学检验鉴定则是利用高效液相色谱、气相色谱、气相色谱－质谱联用、液相色谱－质谱联用等分析仪器，检测分析这些物质的种类和含量，进行生物战剂的鉴定。

技术方法 主要有色谱技术和质谱技术，常用的方法包括气相色谱、高效液相色谱、气相色谱－质谱联用、液相色谱－质谱联用等。

色谱技术 分离混合物中不同成分的有效手段，主要依据不同化合物的亲疏水性、所带电荷、分子量大小、手性特征等不同性质实现化合物的分离。通常依据流动相将色谱技术分为以下两种。

气相色谱法（gas chromatography，GC） 以惰性气体为流动相的色谱法。气相色谱法利用被

测物质各组分在气－液或气－固两相间分配系数（溶解度）的微小差异，当两相作相对运动时，这些物质在两相间进行反复多次的分配，使原来只是微小的性质差异逐步放大，从而使不同组分的物质得到分离。检测时，待测样品先经皂化、甲酯化处理，然后酯类被萃取到有机相中，即可注射到气相色谱仪中进行分析，经过一定柱长的色谱柱，各组分便彼此分离，顺序离开色谱柱进入检测器，产生的离子流信号经放大后，在记录器上描绘出各组分的色谱峰。气相色谱法选择性强、灵敏度高、分析速度快，但只适用于沸点低、易于气化的物质的分析，在生物战剂的分析鉴定中主要用于细菌脂肪酸成分分析。

液相色谱法（liquid chromatography，LC） 以液体为流动相的色谱法。利用被测物质各组分在液－液或液－固两相间迁移速率的差异，将样品各组分在色谱柱中逐渐分离。液相色谱法有经典的液相色谱法和高效液相色谱法。高效液相色谱法已经成为常用的液相色谱法。高效液相色谱法（high performance liquid chromatography，HPLC）采用高压输液系统，将流动相泵入装有固定相的色谱柱，在柱内各成分被分离后，进入检测器进行检测，被测组分经色谱柱分离后进入检测器，信号经放大后在记录器上描绘出各组分的色谱峰。液相色谱法检测不受样品挥发性的限制，只要求样品能制备成溶液，特别适用于不易挥发、热稳定性差、高分子量的极性化合物，在生物战剂的分析鉴定中主要用于细菌 G+C 含量测定、醌类分析、糖类分析等。

质谱技术 质谱法（mass spectrometry，MS）是通过对样品

的分子电离后所产生离子的质荷比及其强度的测量来进行成分和结构分析的仪器分析方法。被分析样品气化后，在高真空中受到高速电子流或其他能量形式的作用，失去外层电子生成分子离子，或进一步发生化学键的断裂或重排生成多种碎片离子。然后，将各种离子导入质量分析器，利用离子在电场或磁场中的运动性质，使多种离子按不同质荷比的大小次序分开，并对多种离子流进行控制、记录，得到质谱图。最后，得到谱图中的各种离子组分及其强度，实现对样品成分及结构的分析。质谱技术在生物战剂的分析鉴定中主要用途是蛋白质、多糖、脂类物质、核酸等的分析。

色谱-质谱联用技术 将色谱技术的有效分离能力与质谱技术的强大组分鉴定能力有机结合，分离分析复杂有机混合物的有效技术手段。常用的色谱-质谱联用技术是使用气相色谱-质谱的联用仪（GC-MS）和高压液相色谱-质谱的联用仪（HPLC-MS），将待检物在色谱仪的色谱柱中完成成分分离后，直接引入质谱仪离子化室，经离子化处理后进行质谱分析。

应用 分析化学检验鉴定技术在生物战剂检验鉴定中，主要用于细菌类生物战剂和毒素类生物战剂的鉴定。检测分析的主要成分有脂类、蛋白质、糖类、核酸、醌类等。

细菌脂肪酸成分分析 脂肪酸是细菌细胞中一种含量较高、相对稳定的化学组分，主要存在于细胞膜等生物膜脂双层以及游离的糖脂、磷脂、脂蛋白等生物大分子之中。种类不同的细菌中所含有的脂肪酸成分在种类和含量上都会有较大的区别。依据不同种细菌中脂肪酸成分的组成谱不同，可以对未知菌株进行鉴定。气相色谱技术是分析细菌脂肪酸成分的主要手段，所有可培养的细菌均可利用气相色谱法进行脂肪酸分析鉴定。提取待检菌的脂肪酸，注入气相色谱仪进行脂肪酸成分分析，借助参考菌株脂肪酸数据库，通过对比分析作出待检菌株的鉴定。此方法可将待检菌株鉴定到种及型的水平。

细菌 G+C 含量测定 细菌 DNA 含有腺嘌呤（A）、鸟嘌呤（G）、胸腺嘧啶（T）和胞嘧啶（C）四种碱基，且 A+T 与 G+C 两两严格配对，同一种细菌 G+C mol% 相当稳定，不受菌龄、培养条件和其他外界因素影响，不同菌属间的 G+C mol% 存在一定差异。HPLC 是测定细菌 G+C mol% 含量的主要手段，提取细菌 DNA，将 DNA 降解为核苷酸或核苷，注入液相色谱仪进行分析，以四种核苷酸或核苷的标准品对照，通过计算待检菌的四种核苷酸色谱峰面积得出待检菌的 G+C mol% 含量。G+C mol% 可用于细菌战剂种属间亲缘关系的鉴别。

醌类分析 泛醌（ubiquinone, UQ）和甲基萘醌是微生物中普遍存在的醌类物质，是细菌细胞质膜和线粒体膜的组成成分，在电子传递链和氧化磷酸化中起重要作用。每种细菌都有一种主要的醌类成分，醌类种类和含量的差异可以作为鉴定细菌的指标，醌类结构中的异戊二烯侧链的长度有重要的分类学意义。真核微生物和 α-原细菌中的泛醌以 UQ-10 为主，完全需氧的革兰阴性菌主要为 UQ-4 到 UQ-14，个别厌氧的革兰阴性菌如大肠埃希菌还含有萘醌、甲基萘醌、去甲基萘醌，

而古细菌缺乏泛醌。利用 HPLC-MS 技术检测分析待检细菌的醌类组成和含量，从而为细菌性生物战剂的鉴定提供依据。

脂类成分分析 除了脂肪酸成分以外的脂类物质也可作为生物标志物用于微生物的鉴定。质谱是用于分析脂类物质的主要技术，用于脂类分析的方法种类较多，如快原子轰击质谱（FAB-MS）、电喷雾电离质谱（ESI-MS）等。这些方法检测的主要是脂类分子的裂解碎片，根据质谱图进行统计学处理，将未知菌的质谱图与已知菌的质谱图数据库相比较后给出细菌的鉴定结果。

脂多糖分析 脂多糖（lipopolysaccharide, LPS）是脂质和多糖的复合物，为革兰阴性细菌细胞壁的主要成分，在不同细菌类群、甚至菌株之间存在差异。通过质谱技术分析待检细菌的 LPS 的成分与结构，与标准菌株 LPS 图谱进行比较，可以进行革兰阴性细菌的种群及菌株鉴定。

多糖分析 细菌的多糖占其细菌干重的 0.1%～2%，其含量和种类在不同细菌中存在差异，可以用于细菌种属鉴定。细菌多糖分析可直接测定细菌全细胞裂解液中多糖，也可以测定多糖衍生化反应生成的醇醛酸衍生物。HPLC 是测定细菌全细胞裂解液中多糖成分的常用方法，GC-MS 常用来检测细菌多糖的醇醛酸衍生物。

胞壁酸分析 胞壁酸是除支原体和衣原体外所有真细菌细胞壁中特有的氨基糖，在自然界其他生物中都不存在，约占细菌干重的 4%。胞壁酸的检测需要衍生化过程，如胞壁酸的丹磺酰衍生物、三氟乙酰化衍生物和三甲基硅烷化衍生物等，检测手段主要

是 LC-MS、GC-MS 等。通过酸水解把胞壁酸释放出来，中和多余的酸，再加入一定量的内标，利用串联质谱（MS/MS）测定可以给出定性定量结果。

蛋白质分析　细菌含有的蛋白质种类繁多，不同种类细菌的蛋白质种类与数量具有一定差异，微生物的蛋白质指纹图谱分析已经成为鉴定细菌的有效手段。利用质谱技术进行细菌蛋白质指纹图谱分析，通过检索标准菌株的蛋白质指纹图谱库及蛋白质分子量数据库，将待检菌的蛋白质指纹图谱与标准菌株的蛋白质指纹图谱及其蛋白质分子量数据比对，经统计分析作出细菌种类鉴定。质谱技术还可直接用于蛋白类毒素生物战剂的检验鉴定。

单核苷酸多态性分析　单核苷酸多态性（single-nucleotide polymorphism，SNP）是指在基因组水平上由单个单核苷酸的变异引起的 DNA 序列多态性。微生物 SNP 分析可用于细菌、病毒等微生物致病机制、耐药机制等研究。传统 SNP 分析是基于 PCR 扩增技术，HPLC、电离飞行时间质谱（MALDI-TOF MS）等技术则可直接检测分子量较大的寡核苷酸片段，进行单核苷酸多态性分析。

注意事项　此类技术主要通过分析细菌的某些特征性物质的分布和含量谱，鉴别确定细菌战剂的种类。采用分析化学技术检验鉴定生物战剂时，为了提高鉴定的准确性，可以对同一样品分别检测不同特征性物质成分，综合分析判断结果。不同品牌、不同型号的分析仪器对样品制备有不同要求，检测分析结果可能存在差异，不同实验室间进行数据交换时应予以注意。

（杨瑞馥　谭亚芳）

shēngwù zhànjì shìjūntǐ jiǎnyàn jiàndìng jìshù

生物战剂噬菌体检验鉴定技术（detection and identification of biological warfare agent by bacteriophage lysis）

利用噬菌体专性寄生特定微生物的特性检测、鉴别生物战剂的技术方法。噬菌体是细菌、放线菌、真菌或螺旋体等微生物的病毒，必须寄生在特定微生物体内才能得以生存，且具有寄生宿主的型、种或属特异性。部分噬菌体在宿主微生物中繁殖到一定程度能引起宿主细胞裂解，这种特性可用于微生物的检验鉴定。

20 世纪 50 年代，噬菌体已经开始用于细菌的检测和鉴定，以噬菌斑鉴定细菌应用最早。噬菌体检验鉴定技术已经发展为实验室标准化的鉴定手段。随着质谱技术鉴定细菌技术的发展，噬菌体裂解结合质谱鉴定也逐渐走向临床。

理论基础　一种噬菌体只能感染一种或一类细菌，噬菌体与宿主菌的关系具有型、种或属的高度特异性。噬菌体在宿主细菌细胞内增殖到一定程度，导致宿主菌细胞裂解，成熟的子代噬菌体释放。噬菌体感染宿主菌后，在固体培养基上可以观察到噬菌斑，在液体培养基中可以观察到培养液由浊变清，通过观察噬菌体感染导致宿主菌细胞裂解而产生的这些现象，即可判别宿主菌种类。

技术方法　主要采用噬菌体裂解试验，即人工培养条件下，用已知噬菌体感染待检菌，观察是否发生噬菌体裂解现象，判别待检菌种、属及型的方法。噬菌体裂解试验有平板法和液体法两种。

平板法　将纯化的待检细菌培养液均匀地涂布于固体培养基平板上，自然晾干；滴加已知的特异噬菌体，噬菌体液晾干；将培养基平板置适宜温度下，倒置培养一定时间后观察结果。培养基平板上生成一层均匀的菌苔，菌苔中有噬菌体增殖的地方会出现肉眼可见的透明斑点，这种肉眼可见的透明斑点称为噬菌斑。观察到噬菌斑则为阳性，否则为阴性。

液体法　将待检细菌分离纯化后，接种于液体培养基中，适宜温度下培养一定时间后，取少量菌液加到新鲜的液体培养基中，然后滴加一定量已知的特异噬菌体，混匀，于适宜温度下培养一定时间后观察结果。随着待检菌在培养液中的生长增殖，培养液由清变浊，若噬菌体感染增殖，可导致待检菌裂解，浑浊的培养液则变清。观察到培养液由清变浊再澄清的现象则为阳性，培养液变浊后不再澄清则为阴性。

应用　噬菌体裂解试验是细菌战剂检验鉴定的经典方法之一，不仅可用于细菌战剂的检验，还可对细菌战剂进行种属鉴定与分型。多数细菌性战剂均已经分离获得了特异的噬菌体，建立了相应的噬菌体裂解试验方法。噬菌体裂解试验在炭疽芽胞杆菌、鼠疫耶尔森菌、布氏杆菌、霍乱弧菌、伤寒沙门菌等的检验、鉴定与分型中已经成为了重要的技术手段。

细菌战剂检验鉴定　在生物战剂的检验鉴定中，选用相应战剂的种、属特异性噬菌体，针对从生物战剂标本中分离到的可疑菌，进行噬菌体裂解试验，可作出可疑菌的种、属鉴定。

细菌战剂分型　噬菌体分型

技术可将同种细菌或同一血清型的菌株分成不同的噬菌体型。例如，利用 5 株霍乱弧菌噬菌体（VP1~VP5），可将埃尔托型霍乱弧菌分为 32 个噬菌体型，其中 1~6 型为流行株，其他型为非流行株。流行株可引起霍乱流行甚至大流行，非流行株仅引起散发病例。生物战剂菌株分型，有利于掌握战剂的传播途径和流行规律，有效控制疫情，还可以对追踪生物战剂来源提供可靠的科学依据。

此外，利用已知病原菌从环境标本中分离出该菌的特异噬菌体，可以证明环境中存在有该种病原菌。从环境标本中分离或检测生物战剂的特异性噬菌体，可用于战剂微生物的监测，对生物战剂的存在提供线索。

主要事项 应用噬菌体检测细菌性生物战剂时，应选择特异性高的噬菌体，严格防止噬菌体交叉污染，避免假阳性和假阴性的出现，应合理设置各种对照，确保结果判定的准确性。

（杨瑞馥 王效义）

shēngwù zhànjì bìnglǐxué jiǎnyàn jiàndìng jìshù

生物战剂病理学检验鉴定技术（detection and identification of biological warfare agent by pathological techniques）

通过检验观察组织或细胞中病原微生物及其引起的特征性病理变化，确认生物战剂感染及战剂微生物种类的技术方法。该类方法利用病理学技术手段，通过病理标本制作、切片、染色、镜检等，观察机体感染组织细胞的病理变化，以及组织细胞中病原体的特征及其定位，鉴别确认感染病原体的种类。

病理检验技术经历了漫长的发展过程。最初，使用解剖刀剪进行尸体解剖检查，建立了器官病理学；光学显微镜与组织切片和染色技术结合，创立了细胞病理学；电子显微镜与超薄切片技术结合，建立了超微病理学；传统病理检验技术与分子生物学和免疫学技术结合，形成了分子病理学检验技术和免疫组织化学技术。随着病理检验技术的不断发展，其应用领域不断扩展，应用范围越来越广。在生物战剂检验鉴定中，病理检验鉴定技术不仅可以观察到不同生物战剂感染所致的组织病理改变，以及战剂病原体在组织细胞中的定位、形态结构特征与增殖发育过程，还可通过免疫组化或原位核酸杂交等技术，直接进行感染组织中战剂病原体的种类确认。

技术方法 此技术以感染个体的器官、组织、细胞为检验标本，通过观察器官、组织的病理改变，检测组织细胞中的病原体，鉴别确认生物战剂种类。

检验标本 生物战剂病理检验材料主要是人体和动物的器官、组织、细胞等。标本主要来源于尸检材料、活体组织检查材料、脱落细胞及细胞刮片、实验动物病理检验材料等。

标本制作 病理检验先将待检材料制作成涂片、印片和组织切片，然后借助光学显微镜或电子显微镜进行观察。涂片是将含有细胞的液态或匀浆材料均匀涂布于玻片上，经晾干、固定、染色，待检；印片是用组织块切面在玻片上压印，使组织细胞黏附于玻片上，经晾干、固定、染色，待检；组织切片是将组织材料经组织固定、包埋切片、染色后，进行病理观察。组织固定常用中性福尔马林、戊二醛、锇酸等溶液以及布安（Bouin）液、岑克尔（Zenker）液等复方固定液进行浸泡。组织包埋切片常用石蜡包埋切片、火棉胶包埋切片、冰冻切片、树脂包埋超薄切片等方法。标本染色，光学显微镜检查，常使用苏木素-伊红（HE）染色，以观察组织细胞病理变化，结合革兰染色、吉姆萨染色、抗酸染色等还可观察病原体形态特征；电子显微镜检查，标本染色常用醋酸铀和枸橼酸铅双重染色、磷钨酸盐负染等染色法。

组织病理观察 组织病理检查方法可分为大体病理观察和显微病理观察。大体病理观察主要是运用肉眼和测量工具，观察测量待检组织器官的大小、形状、色泽、硬度、重量，以及表面与切面状态、病灶特征等，分析判断组织器官的病理改变；显微病理观察是借助光学显微镜和电子显微镜，观察组织细胞结构及其病理改变（图 1），以及感染病原体的形态结构特征（图 2）。组织病理观察结果是疾病的临床诊断和病原学诊断的重要依据。

病原体检验 病理检验技术借助光学显微镜和电子显微镜，不仅可以直接观察感染组织细胞中战剂微生物的形态结构，结合

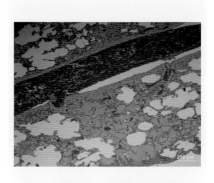

图 1 鼠疫耶尔森菌感染猴肺组织切片（光镜，HE 染色）

血管扩张充血，肺泡内渗出水肿

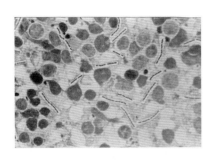

图 2　炭疽杆菌感染小鼠脾组织涂片（光镜，吉姆萨染色，×1000）
菌体呈竹节状，有荚膜

免疫学技术和分子生物学技术，还可对战剂微生物进行种类鉴别。

光学显微镜检查　运用光学显微镜，观察感染组织细胞中生物战剂病原体的形态结构特征。将待检组织细胞标本制备成组织切片、细胞涂片或印片，通过微生物学染色，如革兰染色、抗酸染色、吉姆萨染色、鞭毛染色、荚膜染色等，然后镜下观察病原体在组织细胞中的感染部位、形态特征与特殊结构，如形状、大小、排列、包涵体等、荚膜、鞭毛、异染颗粒等，据此初步判定细菌、立克次体、衣原体、真菌等生物战剂种类。

电子显微镜检查　利用电子显微镜，观察感染组织细胞中战剂微生物的形态结构特征。电子显微镜分辨率可达 0.3nm，可将物体放大到 100 万倍以上，在生物战剂检验中病毒类战剂通常须用电子显微镜进行观察。电子显微镜技术不仅用于观察病毒的形态、结构、发育特征，及其与感染组织细胞的关系，也用于细菌、立克次体、衣原体、真菌类战剂的超微结构观察。

常用的生物电镜有透射电镜和扫描电镜，生物战剂病理检验主要使用透射电镜，常用检查技术有：①超薄切片技术。将标本经固定、脱水、包埋后，用超薄切片机切成 30~50nm 的切片，经醋酸铀和枸橼酸铅双重染色后，进行电镜观察（图 3）。②负染技术。又称阴性反差染色技术，实际上并未对待检样品进行任何染色，而是利用重金属盐类溶液与样品混合，使样品呈现出良好反差，其原理是用电子散射力强的重金属衬托出电子散射力弱的物体的像。经这种方法染色的生物样品在电镜下呈现暗背景下的亮物像，与通常的染色性质相反，故称为负染色。负染色技术通常用于病毒的检验与细微结构观察。该方法将感染细胞裂解使病毒释放于液体中，离心去除细胞碎片，用上清液制片，经磷钨酸盐、磷钼酸盐、硅钨酸盐等重金属溶液负染色，病毒颗粒在重金属盐的包绕和衬托下，呈现暗背景下的明亮病毒影像（图 4）。③免疫电镜技术。将电镜技术与免疫学技术相结合，利用电镜观察已知抗体与待检微生物特异结合形成的免疫复合物，检测确认待检微生物的技术方法。常用免疫电镜技术有液相免疫电镜术、固相免疫电镜术和免疫标记电镜术。液相免疫电镜技术，是将已知抗体和液体中的抗原特异结合，形成大分子抗原抗体复合物或聚合物，离心沉淀后制作电镜标本，进行电镜观察。固相免疫电镜技术，常用葡萄球菌 A 蛋白与已知抗体结合，并连接固定于固相载体上，捕捉悬浮样品中的相应抗原，然后在电镜下观察捕获到的具有相应抗原的微生物。常用固相载体有金黄色葡萄球菌菌体、电镜铜网膜等。免疫标记电镜技术，是用电镜下可见的标记物标记已知抗体，然后用标记抗体与待检组织细胞中的特异抗原作用，形成不溶性免疫复合物，通过电镜观察带有标记物的免疫复合物，检验确认待检抗原物质。免疫标记电镜技术常用胶体金、铁蛋白等进行抗体标记。

免疫组织化学技术　又称免疫细胞化学技术，是指用标记的特异抗体或抗原，在组织细胞原位通过抗原抗体特异反应和组织化学的呈色反应，对相应的抗原或抗体进行定性、定位与定量测定的检测方法。该方法利用光学显微镜、荧光显微镜和电子显微镜，在细胞、亚细胞水平检测各种抗原或抗体物质。免疫组织化

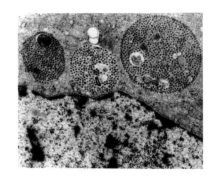

图 3　SARA 冠状病毒感染 Vero E6 细胞胞质内包涵体（透射电镜，醋酸铀-柠檬酸铅染色，×28000）

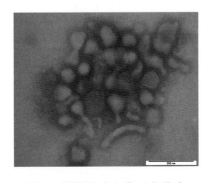

图 4　甲型流感病毒（负染电镜，磷钨酸染色）
呈多形态，有圆形、椭圆形、丝状体，外膜有纤突

学技术中，示踪物标记的抗体可以是待检抗原的特异性抗体（一抗），也可以是抗特异性抗体的抗体（二抗），使用标记一抗建立的检测方法称为直接法，使用标记二抗建立的检测方法称为间接法。免疫组织化学技术可以检测组织细胞原位的各种抗原物质，并能直接观察到组织细胞内病原体形态，具有特异性强、定位准确等特点，在生物战剂检验鉴定中具有重要意义。根据示踪标记物的不同，生物战剂检验鉴定常用的免疫组织化学技术有免疫荧光法、免疫酶法、免疫胶体金法等技术方法。

免疫荧光法　用荧光素作为示踪物标记已知抗体，将标记抗体与待检组织或细胞标本作用，当标本中存在待检战剂抗原时，形成特异性抗原抗体复合物。在荧光显微镜下，可见抗原抗体复合物中的荧光素受激发光照射后发出一定波长的荧光，通过观察荧光的影像特征，从而确定组织中相应战剂抗原的存在及其定位（图5）。

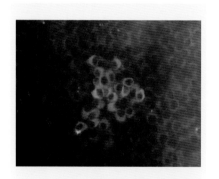

图 5　东部马脑炎病毒感染重组幼仓鼠肾（BHK）细胞（免疫荧光染色，×200）

免疫酶标法　用酶作为示踪物标记已知抗体，与待检组织细胞标本作用，当标本中存在待检战剂抗原时，形成特异性抗原抗体复合物，加入酶底物后，抗原抗体复合物中的酶与底物生成有色的不溶性产物或具有一定电子密度的颗粒，通过光镜或电镜观察组织或细胞内显色物特征与位置，确定标本中战剂抗原的存在及其定位（图6）。

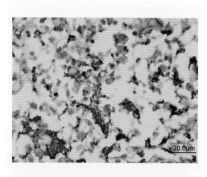

图 6　鼠疫菌感染猴淋巴结 F1 抗体（光镜）
菌体表面呈棕黄色

免疫胶体金法　用胶体金标记已知抗体，与组织细胞标本作用，当标本中存在相应抗原时，形成特异性抗原抗体胶体金复合物，胶体金电子密度高，本身呈淡红或深红色，通过电镜或光镜观察胶体金复合物的影像与颜色特征，确定待检生物战剂抗原的存在与定位（图7）。

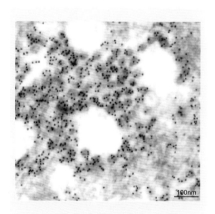

图 7　免疫胶体金标记 Vero E6 细胞中 SARS-CoV（电镜）
引自：Cynthia S. Goldsmith, Kathleen M. Tatti, Thomas G. Ksiazek, et al. Ultrastructural Characterization of SARS Coronavirus. Emerg Infect Dis. 2004, 10（2）：320-326

原位核酸杂交技术　在组织细胞原位将标记的核酸探针与细胞或组织中的核酸进行杂交的检测方法。原位核酸杂交全过程在组织细胞片上原位进行，该技术无须提取核酸。在生物战剂检验鉴定中，运用原位核酸杂交技术能直接对组织细胞中感染的生物战剂进行定位与鉴别确认。生物战剂的原位核酸检测，选择已知战剂微生物特异的核酸片段标记为探针，与待检病理组织标本进行核酸杂交，标本中的待检战剂核酸按碱基配对的原则与标记探针特异结合，形成杂交体，通过光镜或电镜观察带有示踪标记物的杂交体的特性与位置，鉴别确认生物战剂种类及其组织细胞定位。生物战剂原位核酸杂交检验技术常用地高辛、生物素、荧光素等作为示踪物进行探针标记，核酸杂交方式主要有 DNA-DNA 杂交、RNA-RNA 杂交、DNA-RNA 杂交等。

原位聚合酶链反应（PCR）技术　在细胞或组织切片上对特定 DNA 片段进行原位扩增和定位的技术。原位 PCR 技术有直接法和间接法。直接法是将特异引物或三磷酸核苷原料标记上示踪物，在细胞原位进行 PCR 扩增，使扩增产物直接携带标记的示踪物，然后，根据标记示踪物的性质对扩增产物直接进行原位检测。间接法是在细胞原位进行 PCR 扩增，再用标记的核酸探针与扩增产物进行原位核酸杂交检测，故又称为 PCR 原位杂交。由于直接法特异性较差，易出现假阳性，扩增效率较低，很少使用，在实际应用中所讲的原位 PCR 技术多指间接原位 PCR 法。间接原位 PCR 技术的基本步骤为：①标本制备。将待检组织细胞固定、切片，将切片固定于预处理过的玻片上，并根据检测需要进行再处理。②蛋白酶消化。用蛋白酶 K 等蛋白酶消化处理固定好的组织细胞片，然后灭活蛋白酶。③原位 PCR 扩增。在组织细胞片上滴加 PCR 反应液和靶核酸引物，覆盖并加液体石蜡后，采用原位 PCR 扩增仪进行 PCR 循环扩增。④核酸杂交。PCR 扩增结束后，用标记的寡核苷酸探针进行原位杂交。⑤显微镜观察。在光学显微镜或电子显微镜下观察含有标记探针的杂交分子在组织细胞和亚细胞结构中的存在与分布状况（图 8）。该技术将 PCR 技术和原位杂交技术成功结合，保持了两项技术的优势，弥补了各自的不足，既能检出组织细胞中微量靶序列核酸，又能标出靶序列核酸在细胞内的位置，为在病理组织标本中从分子水平上直接检测病原微生物提供了新的手段，在生物战剂检验鉴定中，对组织细胞标本中微量生物战剂核酸的检出具有重要意义。

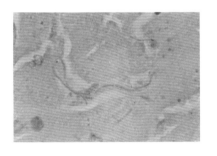

图 8　炭疽杆菌感染小鼠肝组织切片（光镜，×1000）
菌体呈杆状紫色阳性反应

注意事项　生物战剂病理检验技术综合运用了常规病理学检验技术、免疫学检验技术和分子生物学检验技术，实际检验过程中不仅应遵循病理学检验的技术操作规范，还必须兼顾免疫学和

分子生物学检验的技术要求，严格控制影响检验结果的各种因素。①病理标本采集时须做好生物安全防护，取材应依据临床症状选取相应的器官组织或细胞。②标本制作应符合检验目的与检验方法要求，选择适宜的组织细胞固定液、固定方法与时间，保持细胞固有的形态结构，确保制片质量。③控制组织细胞自身影响检验的因素，免疫酶组化检验用标本应消除组织细胞内源性酶等的干扰，原位 PCR 检验标本应用蛋白酶消化处理细胞，增加其通透性。④检验时应根据检验方法和试验要求合理设全各种对照。

（徐在海　田　光　李钟锋）

shēngwù zhànjì gāotōngliàng shāichá jìshù

生物战剂高通量筛查技术

（high-throughput screening techniques for biological warfare agents）　针对生物战剂的特异性核酸、抗原或抗体等靶标物质，通过一次试验检测多个生物战剂标本或对同一生物战剂标本进行多种指标检测的筛检技术。该类技术以分子水平和细胞水平的试验方法为基础，以微孔板或玻片等作为试验反应载体，多数实验过程实现自动化，并通过计算机采集、处理、分析试验数据，得出筛检结果。该技术具有获得信息量大，且微量、快速等特点，对生物战剂的快速识别与初步判定具有重要意义。

高通量筛查技术是随着分子生物学、基因组学、蛋白质组学和生物信息学等学科的深入研究与发展，结合自动化仪器分析测试技术的进步，逐步形成的一类以高通量为主要特征的检测分析技术。高通量检测技术借助自动化操作系统执行检验过程，通过

快速灵敏的检测仪器采集实验数据，用计算机对数据进行分析处理，实现大量样品快速检测。高通量检测技术具有高通量、自动化、微量化、快速、灵敏等特点。由于新突发传染性疾病在世界范围内不断出现，生物安全形势日益严峻，生物恐怖袭击事件时有发生，高通量检测技术被逐步应用于病原微生物及生物战剂和生物恐怖剂的筛检，并在运用中迅速得到发展与完善。在传染病的防治方面，已研发有含 8000 多个探针的基因芯片，可筛查 2000 多种人类致病的细菌、病毒、立克次体、真菌和原虫等，几乎涵盖了所有对人致病的已知病原体。在生物战剂检验中，已有可检测所有经典生物战剂的基因芯片，也有可检测委内瑞拉马脑炎病毒、西尼罗病毒、黄热病毒、圣路易脑炎病毒以及天花病毒等多种病毒性生物战剂的抗体芯片，高通量测序技术在生物战剂筛查与鉴定中也日益突显其重要作用。

基本原理　生物战剂高通量筛查技术主要的检测靶标物质是生物战剂的特异性核酸、抗原或抗体，根据核酸检测的碱基配对原则和蛋白检测的抗原抗体特异性结合的基本原理，在特定的反应体系中使多种已知核酸片段、基因探针或抗原、抗体与待检标本作用；反之，也可使一种已知核酸片段、基因探针或抗原、抗体与大量待检标本作用，通过一次试验获得大量检测数据，然后经计算机分析、处理并与已知数据库比对，得出一份标本的多项指标检测结果或多份标本的同一指标检测结果。

技术方法　高通量筛查技术为生物战剂的检测与筛查提供了良好的技术平台，分为生物战剂

核酸筛检技术和蛋白（抗原/抗体）筛检技术。常用于生物战剂的高通量筛查技术方法主要有多重聚合酶链反应（multiplex PCR，多重 PCR）-质谱联用技术、生物芯片技术和高通量测序技术等。

多重 PCR-质谱联用技术　将多重 PCR 与质谱相结合的一种新型分析技术，它利用了多重 PCR 的多样本检测能力，以及质谱分析的准确性和特异性，使得该技术能够达到很高的灵敏度和特异性。其原理是在每个引物的末端标记上一个质量标记物，每个质量标记物都有自己特定的分子量，可以在质谱仪上清晰显示出来。每种病原体使用两种不同的质量标记，进一步增加了检测的特异性。每个检测体系能检测十几种至几十种不同的病原细菌或病毒。实验过程分为标本制备、PCR 扩增并纯化、PCR 产物洗脱和结果分析。

应用于生物战剂检测的多重 PCR-质谱联用技术主要有两种，分别为 PCR-MassARRAY 检测技术与 MassTag-PCR 检测技术。PCR-MassARRAY 是一种将多重 PCR、质谱、基因芯片以及生物信息学分析等技术结合于一体的综合技术平台，对一种标本的最高检测重数为 36 重，一次上机最多可同时检测 768 份样本，实验流程所用时间为 1.5 个工作日。MassTag-PCR 的原理是在 PCR 扩增引物上加入不同质量的特异序列标签（mass tag），经过紫外照射使质量标签从产物上释放，继而通过质量光谱法分析检测到的不同质量标签，从而对病原体进行鉴定。用于生物战剂筛检的 MassTag-PCR 研制成功出血热病原体检测模块和脑炎脑膜炎病原体检测模块等。

生物芯片技术　20 世纪 90 年代发展起来的一种快速高通量的新技术，它是将生命科学研究中所涉及的不连续的分析过程（如样品制备、化学反应和分析检测），利用微电子、微机械、化学、物理技术、计算机技术在固体芯片表面构建的微流体分析单元和系统，使之连续化、集成化、微型化。由于芯片上可以集中多达上千种探针信息，因此可一次对大量靶标进行检测，并且具有高灵敏度、高度平行性及高度自动化的特点。生物芯片技术在病原微生物检测方面研究很多，应用于生物战剂高通量筛查的生物芯片技术主要有基因芯片技术、蛋白质芯片技术、悬浮芯片技术和微流控芯片技术等。

基因芯片技术　又称 DNA 芯片技术或 DNA 微阵列技术，是生物芯片技术中最为成熟的技术。基因芯片技术是一种大规模集成的固相杂交技术，以大量已知序列的寡核苷酸、cDNA 或基因片段作探针，将探针分子固定于玻片等固相支持物上，依据 DNA 双链碱基互补配对的原理，与标记的标本分子进行杂交反应，然后经过特定的检测系统对杂交信号进行检测，以计算机系统对每一杂交信号数据进行定性、定量分析和处理，从而迅速得出待检标本的信息。

基因芯片技术的检测过程分为芯片制备、样品制备、杂交反应、信号检测和结果分析几个步骤，原理见图 1。固相支持物即芯片，可以是玻璃片、硅片、聚丙烯膜、硝酸纤维素膜、尼龙膜等固相载片。芯片的制备可以直接在载片上进行原位合成探针，也可以预先合成探针，再通过芯片点样仪将探针点制在载片上。固

定在聚合物基片（尼龙膜，硝酸纤维膜等）表面上的核酸探针或 cDNA 片段，通常用同位素标记的靶基因与其杂交，通过放射显影技术进行检测。固定在玻片上的 DNA 探针阵列，通常与荧光素标记的靶基因进行杂交，通过激光扫描荧光显微镜、激光共聚焦扫描显微镜或使用了 CCD 相机的荧光显微镜进行检测，杂交扫描结果见图 2。

蛋白质芯片技术　又称蛋白质微阵列技术，是继基因芯片技术之后发展起来的蛋白质高通量检测技术，其基本原理是基于抗原抗体特异性结合反应。使用点样仪将抗体或抗原等特异蛋白质分子以微阵列的方式点样固定到载片上，制备成蛋白质芯片。当荧光素标记的待检标本与芯片作用，相应的抗原抗体特异结合，在芯片上形成抗原抗体复合物，洗涤除去标本中未结合的蛋白质，经激光共聚焦显微扫描，通过计算机对收集到的荧光信号进行数据分析，从而获得相关的生物学信息。

蛋白质芯片的制备，可以将抗体固定于载片上制成抗体蛋白芯片，也可将抗原固定在载片上制成抗原蛋白芯片。抗体蛋白质芯片在病原微生物检测领域应用广泛，在生物战剂检验鉴定中，抗体蛋白芯片常用于标本中生物战剂的高通量筛检。

悬浮芯片技术　又称液相芯片技术，是将流式细胞仪、数字信号处理器和激光检测装置相结合，具有多指标同步分析功能的芯片技术。悬浮芯片以微球体作为反应载体，在液体环境中，对蛋白质、核酸等生物大分子的分析检测，可实现对一份微量样品同时进行多达 100 种不同指标的检测。

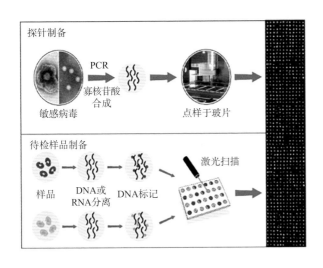

图 1　基因芯片技术原理示意

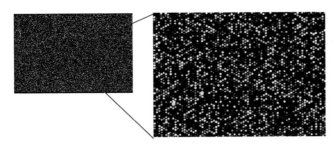

图 2　病原体检测基因芯片杂交扫描结果示意

悬浮芯片检测系统是由聚苯乙烯材料所制作的大小均一的圆形微球为载体，包覆不同比例的红光及红外光发色剂两种荧光染料，产生 100 种不同颜色微球，每个微球都有独特的色彩编号，100 种微球可依不同目的而耦联 100 种探针（如抗原、抗体、核酸、酶、受体等），一次试验可以同时完成一个样本中 100 种待检目标分子的检测。待检的靶标分子标有报告荧光分子（藻红蛋白），反应过程中，待检分子与微球上的探针结合，检测时，首先激发微球上的红色分类荧光染料，确定微球编码地址，然后通过激发靶标物上结合的报告荧光分子，分析测定结合在微球表面的靶标物质，对待检靶标物进行定性与定量检测。

由于检测反应是在液相中进行，从而为生物反应提供了良好的反应环境，大大提高了反应速度，并保持待检核酸和蛋白的自然构象，能在很大程度上减少抗原抗体反应的空间位阻，有利于抗原抗体结合。目前，利用悬浮芯片技术检测生物战剂，既有基于核酸的检测技术，也有基于蛋白的检测技术。

微流控芯片技术　又称微流控芯片实验室或微整合分析芯片。该芯片技术是把生物检测分析领域中所涉及的样品制备、反应、分离、检测等基本操作单元集成在一块芯片上，自动完成不同的

生物或化学反应、检测、分析全过程的检测分析技术。微流控芯片采用微机电加工技术，在芯片上构建微流路系统，将实验与分析过程转载到由彼此联系的路径和液相小池结构组成的芯片上，加载生物样品和反应液后，采用微机械泵和电渗流等方法，驱动芯片中样品和反应液在微流路系统中流动，完成一种或连续多种反应，通过检测分析系统，实现对样品的快速、准确、高通量检测分析。微流控芯片技术以具有微管道网络结构特征的芯片为操作平台，液体流动可控、消耗样品和试剂量极少、分析速度快，可以在几分钟甚至更短的时间内，同时进行上百个样品的检测分析。在生物战剂检验鉴定中，微流控芯片技术已用于生物战剂的筛查与检测。

高通量测序技术　一次可对几十万到几百万条 DNA 分子进行序列测定的一类核酸测序技术。相对传统的 Sanger 末端终止测序技术，又称为二代测序技术或深度测序技术。原理是样本经过核酸提取后，进行随机 PCR 扩增（random-primer PCR，RP-PCR），在扩增的同时加入特异性的连接头，然后用与连接头互补的核酸序列进行测序。

二代测序技术平台主要有基于焦磷酸测序法发展的 454 测序仪，以聚合酶合成测序法发展的 Solexa 基因组分析平台，以及以连接酶测序法发展的 SOLiD 测序仪。该类技术的特点是可以分析样本中几乎每一条单独的 DNA 分子，一次测序可获得几百万条核酸序列。在生物战剂检验鉴定中，高通量测序技术已成为生物战剂快速筛查和鉴定的重要手段，不仅能检测筛查已知的细菌、病毒、

立克次体、真菌及毒素等生物战剂，也能检测分析新型病原体、未知病原体、毒力或耐药性等改变的战剂病原体。

注意事项　高通量筛查技术具有自动化、微量化、快速、灵敏等特点，一次检测即可获得大量信息，但各种高通量检测技术平台，均集成了多种技术手段，且专用的仪器设备复杂，影响检测结果的因素较多。因此，高通量筛查技术必须由经过专门培训的专业人员，严格按照仪器使用操作程序和实验技术规范进行操作，检测过程中还必须注意：①高通量检测技术使用大量已知的核酸探针、引物和抗原、抗体等，这些制剂的纯度、特异性、亲和力等直接决定检测结果的准确性和可靠性，检测时必须保证这些制剂的质量。②高通量筛查技术获得的大量信息数据，需要与相关生物信息数据库的标准数据进行比对分析后，才能确认检测结果，因此，选用的生物信息数据库应具有权威性，自建数据库数据必须准确可靠。③生物战剂高通量检测技术主要用于对标本中生物战剂的筛查，战剂病原体的最终确认仍需进行进一步系统检验鉴定。

（杨银辉　李钟铎）

xìjūn zhànjì fēnlí péiyǎng

细菌战剂分离培养（isolation and cultivation of bacterial agents）

利用人为的细菌增殖手段从生物战剂标本中获取活的细菌战剂病原体的实验活动。细菌战剂的分离培养是将生物战剂标本接种于适宜细菌生长的人工培养基或实验动物体内，使标本中战剂细菌在培养基中或实验动物体内生长繁殖，获得活的细菌培养物，经进一步纯化培养和鉴定，建立

稳定的分离菌株。细菌战剂的分离培养是获得活的战剂细菌的唯一手段，对细菌战剂的检验鉴定、追踪溯源，危害预防控制，以及指证生物武器袭击均具有重要意义。

19世纪80年代前后，德国著名细菌学家罗伯特·科赫（Robert Koch）及其助手成功地制备了固体培养基，并发明了玻璃培养皿。固体培养基可使细菌在其表面生长繁殖，并形成肉眼可见的菌落，培养皿既便于容纳培养基，也便于观察细菌等微生物的菌落，同时它还可以达到通气而不易污染杂菌的目的。科赫首先采用平板法得到炭疽芽胞杆菌的单个菌落，极大地推动了细菌的分离、培养和鉴别，同时也促进了培养基和分离培养技术的发展。

培养基是人工配制的适合微生物生长、分离鉴别的营养基础。一般基础培养基中含有蛋白胨、牛肉浸粉、酵母浸粉、氯化钠、琼脂等基本的营养物质。1885～1890年，维诺格拉茨基（Vinogradskiy）配成纯无机培养基，用硅胶平板从自然环境比较容易地选择出硝化细菌、硫化细菌等自养菌。随着微生物研究的深入和对细菌分离培养的需求，逐渐发展了营养培养基、选择培养基、鉴别培养基等具有特殊功能的各种培养基，并出现了生产培养基的专业公司。1917年脱水干燥培养基开始应用，使培养基的储存、运输、使用更加方便。至20世纪50年代，商品干粉培养基被全球微生物实验室普遍使用。培养基分离培养细菌的方法，广泛应用于医学微生物以及环境微生物、工业微生物、农业微生物等领域。

理论基础　细菌是一类单细胞原核生物，具有较为完善的酶

系统，可从外界环境中摄取营养物质，获得能量，独立生存，并在适宜环境条件下迅速分裂、生长繁殖。利用人工提供的营养物质与生长环境，则可对细菌进行人为的增殖培养。不同细菌生长繁殖所需营养物质和环境条件存在一定差异，根据不同细菌各自的营养和环境需求，施加不同的营养物质和培养条件，可选择性地培养获得某一特定细菌。由于细菌可以在固体培养基上形成菌落，通过挑取单一菌落继续培养，则可获得纯种细菌培养物。

技术方法　在生物武器医学防护中，细菌战剂的分离培养包括人工培养基分离培养法和动物接种分离培养法，分离培养的目的在于从被检材料中分离培养出纯的战剂病原菌。人工培养基分离培养是细菌战剂分离培养最常使用的方法，对于杂菌污染严重或目标菌含量少、不易分离培养的复杂样品，可利用特定的选择培养基或动物进行选择性分离培养，抑制杂菌，使目标细菌更好地生长繁殖。细菌战剂分离培养基本程序见图1。

培养基分离培养法　利用人工制备的培养基进行细菌分离培养的方法。生物战剂培养基分离培养包括培养基制备、标本接种、增殖培养及纯化培养等主要技术环节。

培养基制备　培养基是人工配制的供细菌生长繁殖与代谢的营养基质。自然界中，微生物种类繁多，存在有不同的营养类型，对营养物质的要求不尽相同，但各种微生物的生长繁殖均必需水分、碳源、氮源、无机盐等。人工培养基除必须包含细菌生长繁殖的基本营养物质外，还应具有合适的渗透压和一定的酸碱度缓

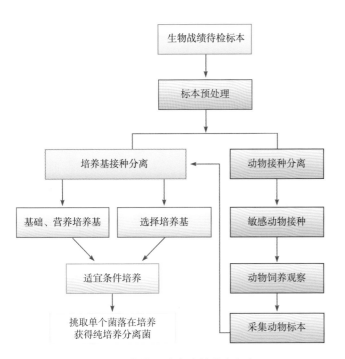

图1　细菌战剂分离培养基本程序

落，常用于细菌的分离培养；半固体培养基是在液体培养基中加入少量的凝固剂，使培养基呈半固体状态，细菌可在培养基内游动，可用以检查细菌的动力。

标本接种　人工培养基常用的标本接种方法依据培养基的物理性状分别采用划线接种法、穿刺接种法和液体培养基接种法等，细菌战剂的分离培养通常采用划线法和液体培养基接种法。标本接种应在生物安全柜内进行操作。

划线接种法，先将接种环经火焰灭菌，冷却后挑取少许标本液，半开培养平皿（管），将蘸有标本液的接种环伸入培养皿（管）内，在培养基表面自上而下，左右来回划线接种（图2a），盖好后置37℃培养观察。通过划线接种使原来混杂在一起的细菌沿划线在固体培养基表面分散，经培养生长得到分散的单个菌落（图2b），挑取单一特征性菌落，转种

冲能力。培养基制备的基本步骤包括药物称量、溶解配制、pH调整、过滤分装、灭菌保存等。人工培养基的种类繁多，可按不同的方式进行分类。

按培养基选用营养物质的来源，分为天然培养基、合成培养基和半合成培养基三类。天然培养基是由天然物质制成，配制方便，营养丰富，培养效果好，应用广泛，如牛肉汤等；合成培养基完全由已知的化学物质制成，化学成分清楚，组成成分精确，重复性强，但微生物生长较慢；半合成培养基是在天然有机物质的基础上适当加入无机盐，或在合成培养基基础上添加某些天然成分，这类培养基能更有效地满足微生物的营养需求。

根据培养基的性质及用途，可分为基础培养基、营养培养基、选择培养基和鉴别培养基等。基础培养基含有大多数细菌生长所需要的基本营养成分，牛肉膏蛋白胨培养基是最常用的基础培养

基；营养培养基是在基础培养基中添加全血、血清、动植物提取液等制成的培养基，多用于培养营养要求较为苛刻的细菌；选择培养基是在基础培养基中加入特殊化学物质或营养物质，抑制一类细菌，而促进另一类细菌生长，从而在多种细菌混杂的标本中分离培养出所需的细菌；鉴别培养基是在培养基中加入某种化学试剂或药品，细菌培养过程中这些试剂或药品发生变化，从而区别不同种类的细菌，此类培养基多用于细菌的生化鉴定。

按照培养基的物理状态，可分为固体培养基、半固体培养基和液体培养基。液体培养基中无凝固剂，呈液体状态，多用于细菌的增菌和扩大培养，细菌在液体培养基中生长可表现为混浊生长、沉淀生长和菌膜生长三种状态；固体培养基是在液体培养基中加入适当浓度的琼脂，经加热融化后凝固成固体状态，细菌在固体培养基上生长可形成肉眼可见的菌

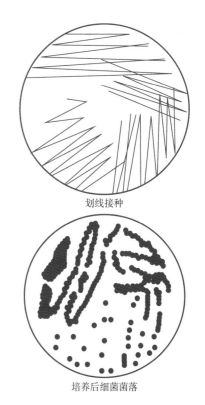

划线接种

培养后细菌菌落

图2　平板划线法示意

到另一个培养基上培养增殖，可获得纯种战剂细菌。划线接种法常用于平板培养基和斜面培养基接种。平板培养基接种法适用于混合标本的分离培养，斜面培养基接种法常用于单个菌落的转种和菌种保存等。

液体培养基接种法，先将接种环经火焰灭菌，冷却后挑取少许标本液，打开液体培养管塞，将接种环伸入液体培养基中搅动数次，火焰消毒培养管口后塞紧棉塞，置37℃培养18～24小时，观察培养结果。该方法适用于原始标本的增菌培养，也可用于单个菌落的增殖培养。

穿刺接种法，多用于半固体培养基接种，先将接种针经火焰灭菌，冷却后蘸取标本液，打开培养管塞，将接种针由半固体培养基中心垂直刺入至管底上方约5mm处，然后沿原穿刺线退出，塞紧棉塞，置35～37℃培养观察（图3）。该方法常用于观察细菌的动力。

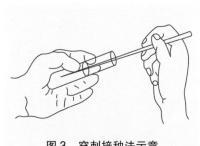

图3 穿刺接种法示意

培养条件 细菌在人工培养条件下生长，除了培养基提供的营养物质外，还受到温度、湿度及氧气含量等培养环境因素的影响。根据细菌生长对温度的要求，可以选择35℃、37℃等适宜温度进行培养。根据细菌生长对氧气的需求，分为需氧培养、微氧培养、厌氧培养及二氧化碳培养等。

需氧培养是在自然空气条件下，采用普通培养箱，37℃培养18～24小时，适用于需氧菌或兼性厌氧菌的培养。微需氧培养是在含有5%～6%氧气、5%～10%二氧化碳和85%氮气的气体环境中进行培养，适用于在大气中及绝对无氧环境中均不能生长的微需氧菌的培养。厌氧培养是在绝对无氧的条件下进行的细菌培养，通常采用厌氧手套箱或厌氧罐进行培养，适用于对氧敏感的厌氧菌的培养。二氧化碳培养是在含有5%～10%二氧化碳环境中进行的细菌培养，通常采用二氧化碳培养箱培养，二氧化碳培养箱能自动调节二氧化碳的含量、温度和湿度，适用于在一定二氧化碳浓度下才能生长的细菌，如军团杆菌、布氏杆菌等。

细菌培养性状观察 细菌在固体培养基、半固体培养基和液体培养基中生长，表现出不同的培养性状。在固体培养基上，单个细菌分裂繁殖可形成肉眼可见菌落，不同细菌的菌落大小、形状、高度、边缘、颜色、气味、透明度、表面状态、密度等存在一定差异；在液体培养基中，细菌生长繁殖可使培养基变混浊、出现沉淀，表面生成菌膜、菌环，以及颜色改变；在半固体培养基中，细菌生长可使穿刺接种线发生形状改变，以此判断细菌运动能力及特性。通过观察细菌培养性状特征，挑选出疑似战剂细菌，进行染色镜检等快速检验，对细菌生物战剂进行初步鉴别。

不同细菌战剂的营养需求不同，初次分离可选用基础培养基，也可依据拟分离培养的目标菌选择相应的营养培养基或选择培养基。几种重要细菌战剂分离培养的最适培养基及其在该培养基上生长形成的菌落特征见表。

动物接种分离法 利用实验动物分离细菌战剂的方法。细菌战剂多是人畜共患病病原体，都有其特有的宿主动物和敏感的实验动物。动物接种分离法可筛除污染标本中的非致病菌，获得相对纯的致病菌，通常用于人工培养基初次分离培养比较困难的战剂细菌。

实验动物 细菌战剂动物接种分离法常用实验动物有小鼠、地鼠、豚鼠、家兔等，所用的动物必须是规范条件下饲养的健康动物。

接种方法 待检标本在无菌条件下制成混悬液，经过滤、沉淀或离心处理去除残渣，进行动物接种。常用的动物接种途径有肌肉、腹腔、皮下或静脉注射等，依据拟分离战剂细菌的致病特征及攻击的靶器官进行选择，通常选择一种途径接种，必要时也可几种途径同时接种。动物接种应在生物安全防护条件下进行，并应严格执行无菌操作。

动物饲养与观察 接种标本后的实验动物应在具备相应生物安全防护等级的动物实验室进行饲养，随时观察、记录动物反应及发病情况。适时采集动物分泌物、排泄物和血液标本，解剖感染发病或死亡动物，获取脏器标本，进行病原菌检测和进一步分离培养。

注意事项 细菌战剂的分离培养是生物战剂检验鉴定的重要环节，对判定生物武器袭击，诊断、预防和治疗生物战剂所致疾病均有重要意义。细菌战剂分离培养以获得活的战剂细菌为目的，不仅要保证分离培养效果，还必须确保生物安全。①分离培养全过程必须在生物安全三级以上实

表　几种重要细菌战剂分离培养的最适培养条件及菌落特征

细菌种类	培养基	培养温度与时间	菌落特征		
			大小（mm）	形状	表面及边缘等特征
炭疽芽胞杆菌	普通或血琼脂	37℃，12~18 小时	2~3	狮子头状、常有小尾突起	粗糙、毛玻璃样色泽、边缘不齐、不溶血
鼠疫耶尔森菌	普通或赫氏琼脂	28℃，24~48 小时	0.1~0.2	圆形	无色或灰白、有光泽、中心稍凸
土拉热弗朗西斯菌	葡萄糖血琼脂	37℃，48 小时	1~3	圆形	灰白、光滑、凸起
布氏杆菌	改良赫氏琼脂	37℃，72 小时	0.4~0.6	圆形	无色透明、光滑、稍凸起
类鼻疽伯克霍尔德菌	甘油琼脂	37℃，48 小时	1.0~1.5	扁圆形	棕黄、皱褶、呈同心圆状
军团菌	活性炭-酵母浸出液琼脂	37℃，3~5 天	1~2	圆形	灰白色、有光泽、凸起
霍乱弧菌	普通碱性琼脂	37℃，18 小时	2~3	圆形	微黄、透明、光滑

验设施内进行，按生物安全三级以上防护水平做好生物安全防护。实验人员必须具有相应资质，严格执行生物安全技术操作规范，确保人员和环境安全。②消毒处理与抗生素治疗，可杀灭或抑制标本中的细菌，导致细菌分离培养失败。因此，分离培养细菌战剂所用环境污染标本应在消毒处理之前采集，人和动物标本应在使用抗生素治疗以前采集。③培养基以及培养方法应根据标本来源、种类，初步筛检结果及拟分离培养的目标菌进行选择。不同类型、多种培养基同时使用，或培养基与动物联合使用，有利于提高分离概率。④分离培养用培养基、试剂及实验器材必须确保无菌，并严格执行无菌操作，避免实验室污染；所用实验动物应是无特定病原体级的健康实验动物，防止因动物自带病原菌影响分离培养结果。

（杨瑞馥　韩延平）

bìngdú zhànjì fēnlí péiyǎng

病毒战剂分离培养（isolation and cultivation of viral agents）

通过人为的病毒增殖手段获取生物战剂标本中活的战剂病毒的实验活动。病毒战剂的分离培养是将生物战剂标本接种于敏感的组织细胞或实验动物体内，使战剂标本中的病毒在组织细胞中或实验动物体内生长繁殖，获得活的病毒培养物，经进一步纯化培养和鉴定，建立分离病毒株。病毒战剂的分离培养是获得活的战剂病毒的唯一手段，对战剂病毒的检验鉴定、追踪溯源，危害的预防控制，以及指证生物武器袭击均具有重要意义。

病毒分离培养是病毒学研究和病毒性疾病诊断的重要方法。由于病毒是严格的活细胞内寄生性微生物，病毒只能在宿主体内或活的组织细胞中生存，所以病毒的分离培养必须使用活的动物或组织细胞。追溯病毒分离培养技术的发展历程，先后建立有动物接种法、鸡胚培养法和组织细胞培养法。实验动物接种分离培养病毒是最早的病毒分离培养方法，根据病毒对动物亲嗜性，将标本接种敏感动物，通过观察动物感染发病和组织器官病理变化情况，可以判断病毒的存在及其致病性，并为病毒的进一步检验与鉴定提供动物组织标本。鸡胚是正在发育中的个体，组织分化程度低，来源充足，操作简单，

管理方便，而且对多数人与动物致病的病毒敏感，因此，利用鸡胚接种分离培养病毒，也成为继动物接种法后较常用的病毒分离培养方法。随着细胞培养技术的建立与普及，通过体外培养的细胞进行病毒分离增殖的技术得以广泛应用，并成为病毒分离培养最为常用、最主要的技术方法。

理论基础　病毒缺乏自身繁殖所必需的酶系统，其生长增殖依赖宿主细胞酶系统的参与，合成病毒的核酸和蛋白质，或直接利用宿主细胞的某些成分装配成完整的病毒颗粒。因此，病毒具有严格的活细胞内寄生性。利用动物和体外培养的组织细胞，人工给予适宜病毒生长的环境条件使病毒生长、增殖，可以分离到目标病毒，并获得病毒株的纯培养物。

技术方法　病毒类生物战剂的分离培养方法有动物接种法、鸡胚接种法和组织细胞培养法，分离培养基本程序见图 1。

动物接种分离法　将标本接种动物，使标本所含病毒在动物体内生长增殖以获得目标病毒的方法，是分离培养病毒最早使用的方法。

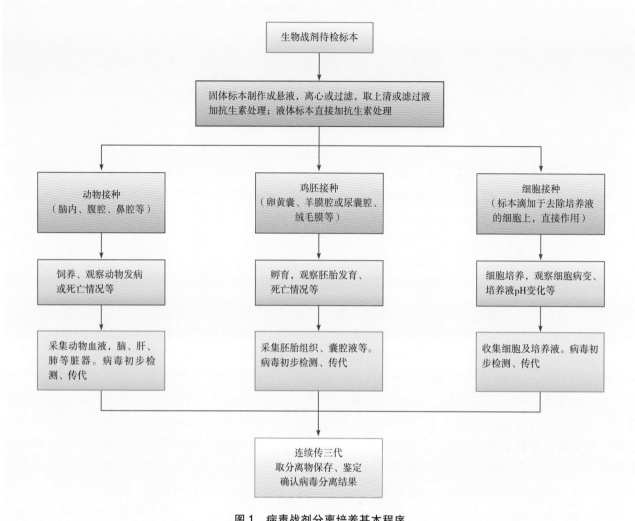

图 1 病毒战剂分离培养基本程序

动物选择 分离病毒常用的实验动物有小鼠、大鼠、豚鼠、地鼠、兔、猴等，分离病毒时根据动物对拟分离病毒的易感性选择相应的敏感动物。小鼠来源方便，易于管理，对很多病毒敏感，是分离战剂病毒最常用的动物，特别是乳小鼠，常用于嗜神经性的脑炎类病毒、出血热类病毒等的分离培养。

接种方法 待检标本经适当处理后用于动物接种，固体标本先制作成悬液，经离心或过滤，取上清或滤过液加抗生素待用；液体标本可直接加抗生素处理后使用。标本的接种途径有脑内接种、腹腔接种、静脉接种、鼻腔接种和皮下接种等。生物战剂病毒的分离多选择乳鼠脑内接种和腹腔接种途径，必要时也可采用脑内与腹腔联合接种以提高病毒的分离率。接种时，在无菌条件下，将处理过的标本（血液、蚊虫、蜱、动物组织等）悬液，用微量注射器接种于乳鼠脑内，每份标本至少接种 5 只乳鼠，每只乳鼠脑内接种 0.02ml，腹腔接种 0.03ml，然后饲养观测乳鼠发病情况。

动物饲养与观察 标本接种动物后，每日观测动物发病情况，通常观察 2 周。接种后 24 小时内死亡的小鼠视为非特异死亡，弃之。若有病毒在动物体内繁殖，

则动物可出现耸毛、发育受限、行动迟钝、震颤或麻痹，乃至死亡，采集发病或死亡动物标本，进行病毒检测与传代，若连续 2 次传代均出现有规律的动物发病情况，视为分离到病毒，解剖发病或死亡动物，收集组织标本保存，并进行病毒战剂的系统鉴定。若观察 14 天后动物未发病，应采集动物组织标本进行盲传，盲传 3 代动物仍未发病，且病毒检测阴性，视为病毒分离阴性。

鸡胚接种分离法 将待检标本接种鸡胚进行病毒分离培养的方法。许多生物战剂病毒对鸡胚敏感，能在鸡胚胚体、尿囊膜及卵黄囊等部位繁殖。

鸡胚选择　鸡胚接种法分离培养病毒的接种途径有卵黄囊、羊膜腔、尿囊腔、绒毛膜等（图2），应根据拟分离的不同病毒选择适宜接种部位。卵黄囊接种通常选5~8日龄鸡胚，羊膜腔、尿囊腔接种通常选9~11日龄鸡胚，绒毛尿囊膜接种通常选10~13日龄鸡胚。必要时也可使用鸭胚代替鸡胚进行病毒分离。

接种方法　接种时取适龄的鸡胚，在检卵灯下标出气室和胚胎位置。将鸡胚垂直放置在固定架上，用碘酒和酒精依次消毒气室端蛋壳。用钢锥在气室中央消毒部位锥一直径不大于1mm的小孔，以无菌注射器吸取标本液，通过小孔刺入接种部位，接种0.1~0.5ml，用熔化石蜡封孔。接种后鸡胚置37℃培养，每天翻卵2次，观察鸡胚发育情况。

观察与检测　通过观察鸡胚生长状态、鸡胚尿囊膜血管变化和鸡胚死亡等现象，判断是否有病毒生长，也可通过血细胞凝集试验等方法检测病毒。若上述反应或检测结果阳性，收取原代鸡胚相关材料，进行接种传代，若连传3代鸡胚均出现有规律的感染发病或病毒检测阳性，即为分离到可疑病毒，并按程序进行病毒战剂的系统鉴定。若首次接种的鸡胚未感染发病或病毒检测阴性，盲传3代，仍未出现感染发病情况，且病毒检测阴性，即为病毒分离阴性。

细胞培养分离法　将待检标本接种于离体组织细胞，使标本所含病毒在组织细胞内生长增殖以获得目标病毒的方法。细胞培养技术分离病毒的方法简便、安全，多数病毒均可在离体细胞中生长繁殖，是分离培养病毒最常用的方法。

细胞选择　病毒分离常用的细胞类型有原代细胞、传代细胞和二倍体细胞，病毒战剂分离培养一般用原代细胞和传代细胞培养。原代细胞是将离体动物组织机械处理和酶消化分散制成细胞悬液，在模拟体内环境中人工培养生长增殖的细胞。原代细胞在形态与功能上与机体细胞高度一致，由多种细胞组成，仍具有二倍体遗传性，但较难稳定传代培养。传代细胞是原代细胞经过系列传代，产生变异，转化为染色体数目异常、能够连续传代、性状稳定的细胞。传代细胞可以通过人工驯化获得，也可直接从肿瘤组织细胞培育获得。分离培养病毒所用的细胞种类繁多，不同动物或不同组织来源的细胞对病毒的敏感性不同，进行病毒分离时，应根据拟分离病毒的特性，选择其敏感的原代细胞或传代细胞。

分离培养方法　细胞培养的方法有静置（贴壁）细胞培养、微量细胞培养、悬浮细胞培养、旋转细胞培养、微载体培养等。病毒战剂分离培养常用微量细胞培养法。用微量细胞培养板培养细胞，使之生长为单层细胞，将处理好的标本接种于培养板的单层细胞孔内，加入细胞培养液进行培养，每日观察、记录培养细胞的生长情况。病毒在细胞内增殖，大多数能引起细胞病变、脱落、死亡（图3），不需染色即可镜检观察；部分病毒能使细胞形成蚀斑，染色观察蚀斑可作为病毒增殖指标；有些病毒虽不产生细胞病变，但可通过血细胞凝集

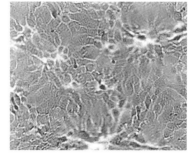

正常BHK-21细胞

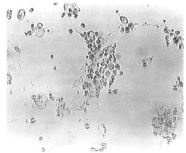

BHK-21细胞感染病毒48小时病变

图3　东方马脑炎病毒所致BHK-21细胞病变（光镜，×200）

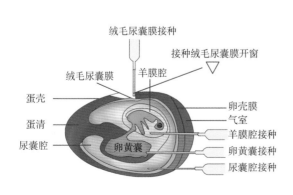

图2　鸡胚接种途径示意

试验、免疫荧光或免疫酶技术检测病毒增殖状况。观察期内出现细胞病变、脱落、死亡或检测到病毒，取细胞或培养上清进一步传代，若连传 3 代均出现有规律的病毒增殖，即为分离到病毒，按程序进行病毒战剂的系统鉴定。若首次接种未出现细胞病变，需盲传 3 代，连续 3 代均未出现细胞病变或未检出病毒，即为病毒分离阴性。

不同战剂病毒对细胞、鸡胚和动物的敏感性各异，分离培养病毒时应选择拟分离病毒的敏感细胞、鸡胚和动物。为提高病毒分离率，可同时接种几种细胞、动物，或同时接种细胞、动物或鸡胚进行分离。分离战剂病毒常用的动物、鸡胚和细胞见表。

注意事项 病毒战剂的分离培养是生物战剂检验鉴定的重要环节，对生物战剂危害的预防控制、追踪溯源以及指证生物武器袭击均具有重要意义。为安全、高效、可靠地分离出标本中的战剂病毒，分离过程中应注意：①病毒战剂分离培养以获得活的战剂病毒为目的，因此，病毒战剂的分离培养必须在生物安全三级以上实验设施内进行，实验全过程必须按生物安全三级以上防护水平进行防护，严格执行生物安全技术操作规范，确保人员和环境安全。②用于病毒分离培养的动物、鸡胚及细胞，可能自身带有内源性病毒或被病毒污染，因此，应选择无特定病原体级的健康实验动物和鸡胚，以及无病原体污染细胞，以防止因宿主系统原因影响病毒分离培养结果的可靠性。③生物战剂标本材料多样，有些标本自身的毒性可能直接导致细胞、鸡胚和动物的非特异性死亡，影响病毒分离培养结果。为降低标本自身毒性的影响，进行病毒战剂分离培养时，可将标本稀释 2~10 倍后接种；利用细胞分离培养时，可在接种标本后吸附 1 小时，吸去标本液，用培养液清洗细胞表面 2 次，再加入细胞维持液进行培养；若在 24 小时内出现细胞脱落，可离心浓集细胞，加新鲜培养液将细胞分散，再加入少量正常细胞继续培养，脱落细胞可能在正常细胞辅助下生长。

(李钟铎 王晴宇)

表 主要战剂病毒分离常用实验动物及细胞种类

病毒名称	实验动物、鸡胚				原代细胞			传代细胞				
	小鼠	乳鼠	豚鼠	鸡胚	鸡胚成纤维细胞	地鼠肾细胞	猴肾细胞	Vero/Vero E6	LLC-MK2	BHK21	Hela	C636
天花病毒				●	●		●	●			●	
黄热病毒	⊖	●		●		●		●	⊖	●	⊖	●
委内瑞拉马脑炎病毒	●	●		●	●	●	●	●		●		
东部马脑炎病毒	●	●		●	●	●	●	●	●	●		●
西部马脑炎病毒	●	●		●	●	●	●	●	●	●		
蜱传脑炎病毒	●	●	●	●	●	●	⊖	●		●		
乙型脑炎病毒	●	●	⊖	●	●	●		●		●	⊖	●
裂谷热病毒	●	●	⊖		●	●	●	●		●		
肾综合征出血热病毒	⊖	●			●	●	●	●		●	●	⊖
马尔堡病毒	●	●					●	●				⊖
埃博拉病毒	●	●					●	●				
拉沙病毒	●	●				●	●	●				⊖
胡宁病毒	●	●					●	●		●		
登革病毒	●	●	⊖			●	●	●	●	⊖	⊖	●
马丘波病毒	●	●					●	●		●		
尼帕病毒	●	●		●	●		●	●				
SARS 冠状病毒	●						●	●				
高致病性流感病毒	●	●		●	●		●	●				

●，敏感。⊖，不敏感

yīyuántǐ zhànjì fēnlí péiyǎng

衣原体战剂分离培养（isolation and cultivation of chlamydial agents）

利用人工培养增殖方法获取生物战剂标本中战剂衣原体纯培养物的实验活动。衣原体战剂的分离培养是将生物战剂标本接种于敏感的细胞、鸡胚或实验动物，使标本中的衣原体在细胞、鸡胚或实验动物中生长繁殖，获得活的衣原体培养物，供进一步纯化培养和鉴定。衣原体战剂的分离培养对战剂衣原体的检验鉴定、追踪溯源，危害的预防控制，以及指证生物武器袭击均具有重要意义。

衣原体是一类能通过细菌滤器，专性寄生在真核细胞内、有独特发育周期的原核型微生物。根据衣原体的抗原结构和DNA同源性的特点，衣原体科又分为衣原体和嗜衣原体属，共9个种，对人致病的主要包括衣原体属的沙眼衣原体、肺炎衣原体和嗜衣原体属的鹦鹉热嗜衣原体，其中鹦鹉热嗜衣原体被列为失能性生物战剂。鹦鹉热嗜衣原体容易在鸡胚卵黄囊中生长，20世纪50年代以前，主要采用鸡胚卵黄囊接种进行鹦鹉热嗜衣原体分离培养。鹦鹉热嗜衣原体在小鼠的脑、脾、肺及腹腔中也可繁殖，接种小鼠也成为分离鹦鹉热嗜衣原体的一种方法。随着细胞培养技术的发展和对鹦鹉热嗜衣原体研究的深入，采用细胞培养的方法分离培养鹦鹉热嗜衣原体已经成为最主要、最常用的方法。

理论基础 衣原体缺乏合成能量的系统，不能独立生存，必须寄生在真核细胞内，由宿主细胞提供其代谢及呼吸必需的高能化合物（ATP），才能生长繁殖。衣原体的分离培养类似于病毒，可通过细胞、鸡胚和动物接种进行分离培养。衣原体在宿主细胞内繁殖具有独特的发育周期，可观察到两种不同的形态结构，一种是小而致密的原生体（又称原体），另一种是大而疏松的网状体（又称始体）。

技术方法 国际社会公认的生物战剂名录中鹦鹉热嗜衣原体是唯一的衣原体类生物战剂。鹦鹉热嗜衣原体的分离培养常用鸡胚接种、细胞培养和小鼠腹腔接种等方法，再用染色镜检观察衣原体的形态（原体和始体）和细胞内的衣原体包涵体，初步判断是否有活的衣原体繁殖。鹦鹉热嗜衣原体分离培养程序见衣原体战剂分离培养基本程序（图）。

标本处理 用于分离培养鹦鹉热嗜衣原体的生物战剂标本包括气溶胶标本、各种环境标本、禽类及患者标本。气溶胶标本，用无菌缓冲液进行洗脱，洗脱液直接进行接种分离培养；各种环境标本，用无菌缓冲液制成悬液，低速离心去除残渣后取上清进行接种分离培养；动物和人的脏器组织标本，无菌研磨成10%～20%悬液，4℃静置4小时，取上清进行接种分离培养；血液、咽喉含漱液、肺泡灌洗液等标本加肉汤或组织培养液制成10%悬液，4℃静置4小时或低速离心后取上清接种分离培养；痰液、气管和支气管吸出物标本，加2～10倍体积的灭菌肉汤或汉克（Hank）缓冲液振摇制成悬液，室温静置2小时或低速离心取上清接种。对污染严重的标本，可加入链霉素或庆大霉素处理后进行接种分离培养。

鸡胚分离培养 选择6～8日龄的鸡胚，在检卵灯下标出气室和胚胎位置，用碘酒和酒精依次消毒气室端蛋壳，用钢锥在气室中央消毒部位锥一直径不大于1mm的小孔，以无菌注射器吸取含链霉素或庆大霉素等抗生素的肉汤或汉克液制成的10%～20%标本悬液0.1～0.5ml，通过小孔刺入鸡胚卵黄囊进行接种，然后用熔化石蜡封闭锥孔。接种后，鸡胚置37℃孵育，每天翻卵2次，观察鸡胚发育和发病情况。接种后48～72小时，取鸡胚卵黄囊进行涂片染色检查。有衣原体生长时，碘染色低倍镜下可看到呈红棕色颗粒性块状的包涵体，吉姆萨（Giemsa）或马基亚韦略（Macchiavello）染色，在鸡胚卵黄囊膜细胞中可看到衣原体包涵体及蓝色的衣原体原体和始体颗粒。若在卵黄囊涂片中查见包涵体或原体和始体颗粒，连续传代鸡胚死亡且无菌试验为阴性者，则判为衣原体分离阳性；若看不到包涵体及原体和始体颗粒，需盲传3代，仍无生长迹象则判为衣原体分离阴性。

细胞分离培养 细胞培养是分离鹦鹉热嗜衣原体最敏感、最常用的方法。可使用的敏感细胞种类很多，最常用的有小鼠成纤维细胞（McCoy细胞）、地鼠肾细胞（BHK细胞）、人宫颈癌细胞（Hela-229细胞）、非洲绿猴肾细胞（Vero细胞）、人羊膜细胞（FL细胞）等。标本悬液加万古霉素处理后，接种到敏感细胞，置37℃孵育培养，观察细胞生长和病变状况。一般培养6天左右，取细胞进行涂片，经吉姆萨或马基亚韦略染色镜检，检查细胞内是否有鹦鹉热嗜衣原体生长繁殖，查看到包涵体或衣原体原体和始体颗粒，连续传代3次均可查到包涵体或衣原体原体和始体颗粒，则判为衣原体分离阳性；若查不

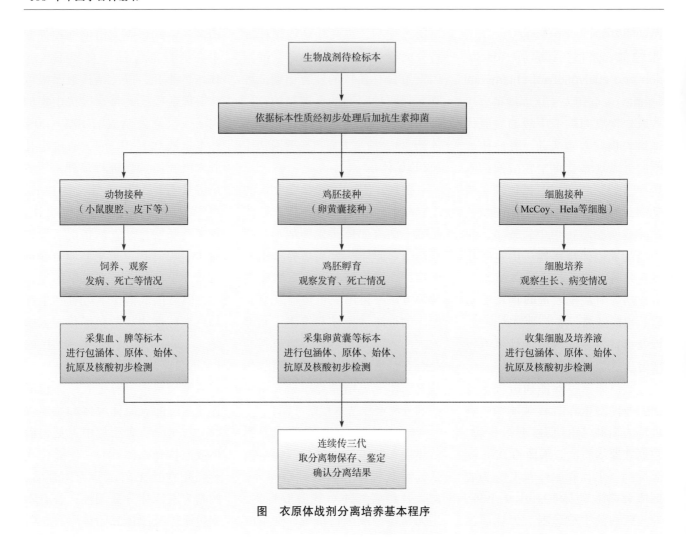

图 衣原体战剂分离培养基本程序

到包涵体及原体和始体颗粒，盲传3代，仍无生长迹象则为衣原体分离阴性。鹦鹉热嗜衣原体主动穿入组织细胞的能力较弱，可在细胞培养液中加入二乙氨基葡聚糖增强衣原体对细胞的吸附能力，或用X线照射细胞增强细胞对衣原体的易感性，提高细胞培养分离的阳性率。

　　动物接种分离培养　小鼠是鹦鹉热嗜衣原体最常用的敏感动物。选择3~4周龄小鼠，取标本0.5ml，小鼠腹腔接种，饲养、观察。感染衣原体的小鼠一般于7~14天内发病、死亡，立即解剖发病、死亡小鼠，并取标本进行衣原体检查、传代；饲养至21天仍未有小鼠发病时，解剖小鼠，无菌取脾等脏器标本，进行衣原体检查和盲传。若标本污染严重时，可作皮下接种，细菌常局限在皮下，而衣原体可在脾内繁殖，感染3周后无菌取脾，制成悬液，再进行腹腔接种传代。

　　感染鹦鹉热嗜衣原体的小鼠发病或死亡时，脾脏异常增大，表面有纤维蛋白。用脾脏截面在无菌玻片上作印片，染色镜检，可见包涵体或原生小体，也可采用免疫学或分子生物学方法检测鹦鹉热嗜衣原体特异抗原或核酸。

　　注意事项　鹦鹉热嗜衣原体为人畜共患疾病病原体，容易形成气溶胶，具有高度传染性，可通过接触和吸入的方式造成人和禽类感染及相互传播。①鹦鹉热嗜衣原体的分离培养必须在相应的生物安全实验室内进行，严格执行生物安全防护要求及技术操作规范。②采用鸡胚或动物分离培养时，进行鸡胚卵黄囊采集和动物解剖等操作过程中，应防止产生气溶胶。③小鼠常自然感染鼠肺炎，易与鹦鹉热嗜衣原体感染症状混淆，利用小鼠分离鹦鹉热嗜衣原体时，饲养观察与结果判定应注意加以鉴别。④用于鹦鹉热嗜衣原体分离培养的标本，应保持新鲜及时送检，低温保存时避免反复冻融，标本中加入蔗糖、谷氨酸盐等适当的保护剂，有利于保护衣原体活性。

　　　　　　　　　（杨瑞馥　邓仲良）

zhēnjūn zhànjì fēnlí péiyǎng

真菌战剂分离培养（isolation and cultivation of fungal warfare agents）　利用人为提供的适宜环境和营养条件，从生物战剂标本中培养获取活的真菌战剂病原体的实验活动。真菌战剂的分离培养是将生物战剂标本接种于适宜真菌生长的人工培养基或实验动物体内，使标本中战剂真菌在培养基中或实验动物体内生长繁殖，从而获得活的真菌，经进一步纯化培养和鉴定，建立稳定的分离菌株。真菌战剂的分离培养，对真菌战剂的检验鉴定、追踪溯源，危害的预防与控制，以及指证生物武器袭击均具有重要意义。

真菌是一类具有真正的细胞核，有纤维素或几丁质等组成的细胞壁，不含叶绿素的真核微生物。真菌可通过有性或无性孢子进行繁殖，在生长发育过程中表现有多种形态特征，主要表现为司营养功能的营养体和由营养体产生的繁殖体。真菌以寄生或腐生方式吸取营养进行增殖，对营养条件要求不高，易于在人工环境条件下生长繁殖。人工培养真菌用于食物酿造和加工的历史悠久，抗生素的发现进一步促进了真菌培养技术的发展，致病性真菌分离培养技术的发展与应用，有利地促进了真菌感染性疾病的诊断与防治。在导致人和动物感染发病的致病性真菌中，已被国际社会列为生物战剂的真菌主要有厌酷球孢子菌和荚膜组织胞浆菌。

理论基础 真菌营养要求不高、需氧，生长繁殖最适 pH 接近中性，可从外界环境中摄取营养物质，获得能量，并在适当温湿度环境条件下生长繁殖。不同真菌所需营养和环境条件有所差异。因此，根据不同真菌的特殊需求，有针对性地提供其所需营养和环境条件，可以培养获得某一特定真菌的纯培养物。此外，厌酷球孢子菌和荚膜组织胞浆菌等致病性真菌对动物有致病性，可以通过接种敏感动物，进行致病性真

菌分离培养。

技术方法 主要包括培养基分离培养法和动物接种分离法。将生物战剂标本进行预处理，加广谱抗生素抑菌，然后接种培养基或实验动物，进行真菌战剂的分离培养。分离培养的基本程序见图。

培养基分离培养 利用人工制备的培养基进行真菌分离培养的方法，是真菌生物战剂分离培养的常用方法。真菌战剂培养基分离培养包括培养基制备、标本接种和培养观察等主要技术环节。用于真菌战剂分离培养常用的培养基有沙氏培养基、玉米培养基、牛脑心浸出液培养基和梅里埃双相培养基等。真菌的分离培养通常采用固体培养基划线接种法接种。真菌战剂厌酷球孢子菌和荚膜组织胞浆菌均系双相型真菌，其分离培养受环境温度的影响，在 20~30℃ 培养时可呈现菌丝相生长特征，在 37℃ 培养时可呈现酵母相生长特征。

厌酷球孢子菌生长较快，沙氏培养基和玉米培养基 25~30℃ 培养，1~2 天菌落呈湿润蜡样薄膜状，3~5 天后呈白色绒毛状菌丝体，继续培养菌落变为灰白色，中央出现丛状菌丝。镜检可见菌丝体长出许多横膈，形成竹节样长链和关节孢子，长链中的关节孢子间有时可见空泡，像排列疏散的念珠串。若转种牛脑心浸出液培养基、沙氏培养基、玉米培养基或梅里埃双相培养基，37℃ 培养 7 天左右，呈酵母相生长特征。镜下观察可见形成交互的筒状厚壁关节孢子，直径 $3~12\mu m$，形状多样，呈断续的链状排列。用棉兰染色时，关节孢子着色较深。

荚膜组织胞浆菌生长缓慢，沙氏培养基和玉米培养基 25~30℃ 培养，2 周左右形成白色丝状菌落，后逐渐呈淡棕色，镜检可见细长有隔菌丝和大、小分生孢子。其中，小分生孢子直径 $2~4\mu m$，圆形或梨形，生于菌丝小梗上；大分生孢子直径 $10~14\mu m$，圆形，壁厚，位于菌丝侧面或孢子柄上，表面有齿轮状棘突。当转种牛脑心浸出液培养基、梅里埃双相培养基，37℃ 培养 5~7 天，可由菌丝相转化为酵母

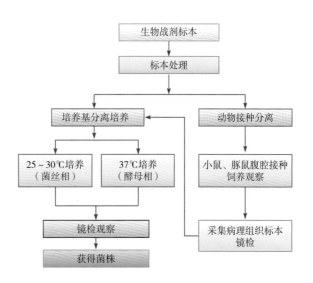

图 真菌战剂分离培养基本程序

相，可见光滑、棕黄色酵母相菌落，质地坚硬，不易挑取。镜检可见大分生孢子和小孢子，大孢子外有一空圈，空圈外围绕着一圈小孢子，似玫瑰花结样。

沙氏培养基、牛脑心浸出液培养基、梅里埃双相培养基是分离检出荚膜组织胞浆菌必需的3种培养基。荚膜组织胞浆菌特征性的齿轮状大分生孢子只能在沙氏培养基和玉米培养基、25℃条件下形成；玫瑰花结样大分生孢子只能在牛脑心浸出液培养基上形成；梅里埃双相培养基有利于菌丝相向酵母相转化。

动物接种分离 将待检标本制成悬液，接种敏感动物，饲养观察动物感染发病情况，解剖动物，采集病变组织、脏器标本，进行涂片检查，并转种培养基进行纯化培养。

厌酷球孢子菌动物接种分离，通常选用小鼠或豚鼠进行腹腔接种。厌酷球孢子菌在动物体内生长繁殖，可以导致实验动物肺部肉芽肿等多脏器病变，感染后7~10天，在动物肺、肝、脾等器官病灶内可观察到典型的含有内孢子的小球体。若直接接种豚鼠睾丸，1~3周内睾丸可发生脓肿，组织涂片检查，可见含内孢子的小球体。将含有小球体的病变组织标本制作成组织悬液接种培养基，进行纯化培养获得分离菌株。

荚膜组织胞浆菌动物接种分离，通常选用小鼠或田鼠腹腔接种，也可采取脑内或静脉内注射接种。荚膜组织胞浆菌在动物体内生长繁殖，可导致动物肝、脾、淋巴结等器官呈肉芽肿样病变，组织涂片染色镜检，可在单核细胞和巨噬细胞内发现直径2~4μm的圆形或梨形孢子，周围有不着色环。采集检查到孢子的动物病变组织标本制作成悬液接种培养基，进行纯化培养获得分离菌株。

注意事项 真菌战剂的分离培养是生物战剂检验鉴定的重要环节，对判定生物武器袭击，诊断、预防和治疗生物战剂所致疾病均有重要意义。真菌战剂生长繁殖过程中会生成孢子，孢子能飘浮在空气中，易于播散，具有高度传染性，可通过吸入导致人和动物感染。真菌战剂分离培养必须在生物安全三级以上实验设施内进行，做好生物安全防护，严格执行生物安全技术操作规范，确保人员和环境安全。①真菌战剂分离培养不可使用玻片培养法，应使用安全可靠的容器如试管或培养瓶进行接种培养，使用平皿培养时应将平皿用透明胶带密封。保存真菌战剂培养物应使用试管，且管口应用石蜡封固。②分离培养应严格无菌操作，避免污染，在培养期间逐日观察生长情况，发现有培养物生长应及时进行镜检，确认培养结果，无培养物生长时需延续培养3周，仍无培养物生长则为分离培养阴性。③在培养基中加入适量广谱抗生素，或调整培养基酸碱度，可抑制杂菌生长，有利于目标菌的分离培养。④动物接种分离培养应选择无特定病原体级的健康实验动物，防止因动物自带病原菌影响分离培养结果。感染的实验动物应隔离饲养，严格管理，动物解剖与标本采集、处理时应做好安全防护，避免产生气溶胶污染环境，造成实验室感染。

(王景林 辛文文 韩黎)

shēngwù zhànjì biāoběn

生物战剂标本 (biological warfare agent specimen)

为判定生物武器袭击而采集的用于生物战剂分离培养与检验鉴定的各种材料。生物战剂标本是检出与分离获得生物战剂的前提条件和物质基础，是获取生物武器袭击证据的重要来源之一。因此，生物战剂标本不仅是实物材料，还必须具有实物的种类、名称、来源、数量及其采集的时间、地点、方法、保存条件等翔实的基本信息。生物战剂标本种类多，标本来源复杂，主要包括生物武器遗留物及可疑投放物，可能受到污染的环境标本，暴露或感染发病的人员和动物标本等。生物战剂标本可能含有活的生物战剂病原体，为高危险度生物标本，其采集与使用均须严格遵守生物安全管理与操作规范。生物战剂标本依据其来源，可分为原始标本和检验过程形成的次生标本。

原始标本 主要有现场标本、监测标本、临床标本等。

现场标本 可疑生物袭击现场采集到的标本。包括：①生物武器遗留物，可疑生物弹弹头、弹片、爆炸物残片、容器和器具等。②可疑投放物，现场发现的异常物品，如羽毛、布片、食物等。③环境污染物，包括污染区的空气、水体、表层土壤、植物叶片，以及建筑物、武器装备等物体表面沉降物。④媒介生物，蚊、蜱、螨、蚤、蝇等病媒昆虫及啮齿类宿主动物等。⑤暴露人员装具标本，暴露人员服装、防护口罩、面具、防护服等。⑥畜禽标本，暴露或不明原因发病、死亡的马、牛、羊、猪、鸡、鸭等家畜家禽标本。⑦食物，受到污染的食物和饮用水。

监测标本 卫生、环境、生物安全等监测系统获取的异常或可疑标本，包括：①可疑生物气溶胶标本。②异常媒介昆虫或哨点动物标本。③可疑病原体标本。

临床标本　突发生物事件或疫情时采集的患者和暴露人员的临床标本，包括各种体液、分泌物、呕吐物、排泄物以及活检或尸解的组织脏器等。

次生标本　原始标本经实验室初次分离培养、增菌后获得的用于进一步检验鉴定标本。①实验动物接种原始标本后的血液、体液、排泄物，以及脑、肝、脾、肾等组织标本。②接种原始标本后的鸡胚胚体、卵黄囊、尿囊液等。③原始标本感染的细胞和细胞裂解液。④原始标本的增菌培养物。

（李钟锋　王晴宇）

shēngwù zhànjì biāoběn cǎijí

生物战剂标本采集（sampling of biological agent specimen）

搜集获取生物战剂分离培养与检验鉴定用标本的活动。又称生物战剂采样。生物战剂标本是检出与分离获得生物战剂的前提条件和物质基础，采集生物战剂标本不仅是生物战剂检验的重要环节，也是获取生物武器袭击证据的重要手段。标本采集的时机、地点、种类和质量，直接影响生物战剂检验的准确性和可靠性。

生物战剂的施放方式多种多样，既可以通过武器系统向袭击目标区域施放生物战剂气溶胶、投放携带生物战剂的媒介昆虫或沾染生物战剂的其他物品，也可通过人工投放等其他手段，将生物战剂直接投放到目标区域的政府机构、交通枢纽、商场、学校、娱乐场所等人员聚集地。生物袭击时，可能使用的战剂种类、施放方式多，战剂扩散较快，污染范围较大，采样环境复杂，而且释放的战剂在外环境中的存活时间有限。因此，生物战剂标本采集应及时快速，准确把握时机；

采集技术方法必须适应各种环境条件使用，满足各类标本及各种战剂的采集要求；采集的标本种类应齐全，避免遗漏。

采集时机　生物战剂标本应在确定可疑生物武器袭击迹象（见生物武器袭击迹象）或生物战剂监测系统报警后，尽早启动，迅速采集。现场环境标本应在实施消毒处理措施之前采集，应按先空气、水体后其他，先室外后室内顺序进行。临床标本用于分离病原体的，应在治疗药物使用之前采集；用于血清抗体检测的，应在急性期和恢复期采集双份血清，死亡病例标本应在死亡后尽早采集。

采集范围　生物战剂标本采集应包括生物战剂可能污染的所有区域范围，标本的种类应涵盖可能遭受污染的所有对象。标本采集应选择战剂释放点附近及其下风向，重点包括：①可见云团飘移路径覆盖地面。②施放点周围。③部队集结地。④交通枢纽。⑤人员密集的公共场所。⑥公共生活设施，如供水系统、食品加工储存发送地等。⑦敞开的水体，如河流、湖泊、池塘等。

采集装备　生物战剂标本采集专用装备有生物战剂检验车、微生物采样箱、空气微生物采样箱、媒介生物采样箱等。此外，医疗卫生系统的野外环境标本采集装备、临床检验样品采集器械，也可用于生物战剂标本采集。

采集方法　生物战剂标本采集，应依据污染的对象及标本的种类选择相应的方法。适宜的标本采集方法对保证标本质量，提高采样效率，确保生物安全均具有重要意义。

气溶胶标本采集　生物战剂气溶胶标本，应在可疑生物剂施

放点附近及其下风向，选择可疑云团以及空气流动较小、气溶胶容易滞留的地方进行采集，如战壕、洼地、林区等地。采样方法通常选用气溶胶采样器采集，也可采用菌体沉降法、敏感动物暴露法等方法进行采集，详见微生物气溶胶采样。

投放物标本采集　生物武器弹体残片、施放装置、容器，以及羽毛、布片、食物等可疑投放物品等，首先进行现场拍照、录像取证，然后进行采样。体积较大的，收集其内容物或在其内表面用棉拭子擦拭采样，体积较小的，将其整体包裹送检。

环境污染物标本采集　环境污染物标本主要包括土壤、植被、建筑物、武器装备、人员装具、开放水体等。①土壤采样：用清洁、干燥的采样铲采集可疑污染区无植物覆盖的表层1cm厚的土壤，每处采3~5个点，每个点采集土壤约50g装入标本袋中，密封后置于冰桶中保存。②植被采样：选择植物迎风面或低矮植物冠部采集，以不因折断而渗出乳浆的植物叶片为佳。从叶柄处剪断，取整个叶片装入标本袋中，密封，置于阴冷处保存。③人员装具采样：暴露人员服装、防护口罩、面具、防护服等，可将其完整收集或剪取其部分，装入标本袋内，密封，冷藏或阴凉处保存。④物体表面采样：建筑物、车辆、武器、装备等可能被污染的物体，选择其光洁的迎风面进行表面采样。以无菌生理盐水浸湿棉拭子，在采样的物体表面涂擦，将采样后的棉拭子装入无菌试管中，密封，置于冰桶内保存。⑤水体标本采集：包括开放水体和饮用水供应系统。污染区内水库、江河、湖泊等开放水体标本

依据有小不采大、有静不采动的原则,选取较小水体、不流动水体采集,流动水体选择靠岸边及水弯处水流较缓的地方,采集表层水样;供水系统分别采集水厂入水口、出水口和终端水口样本。采集水样500~1000ml,密闭后置于冰桶中保存。⑥食物标本采样:液态、半固态食物,至少取样50ml,固态食物、粮秣,取样50~100g,装入洁净干燥容器内密闭,4℃或低温保存。

媒介昆虫标本采集 生物战剂媒介动物包括可疑投放的外来媒介动物和污染区、疫区自然存在的媒介昆虫和宿主动物。可疑投放的媒介动物可依据受袭击区域有无投放媒介的特殊容器或装置残体,发现的昆虫、动物种群、密度,出现的季节、地域及活动是否异常等情况,进行综合判断。本地媒介动物主要包括蚊、蜱、螨、蚤、蝇等病媒昆虫及鼠类等啮齿类宿主动物。媒介昆虫标本采集时应保持虫体完整,以利生物种群鉴定,标本按采集地及昆虫种类分别装入不同容器,不得混淆。详细记录标本种类、数量,采集地点、时间等信息。

蚊虫标本采集 通常采用捕蚊网、诱蚊灯、诱蚊器、吸蚊器等器具进行捕捉。①挥网法:采用捕蚊网采样时,采样者手持捕蚊网呈"∞"形挥网,以每分钟50次的频率连续挥动捕捉蚊虫。然后用力甩几次,使捕捉的蚊虫集中到网底,麻醉蚊虫,取出放入标本管。②诱捕法:在采样现场,选择无光源干扰和避风的场所,距离地面1.5m高度安放诱蚊灯或诱蚊器,诱捕蚊虫。诱捕一定时间后,封闭诱蚊灯或诱蚊器的蚊虫收集器,装入标本袋密封,供蚊虫标本收集。③吸捕法:使

用吸蚊器在人居环境,或室外猪圈、羊圈、牛棚等蚊虫密集处,捕获栖息的蚊虫,用乙醚麻醉后放入标本管。使用诱捕法捕蚊时,对诱蚊器外围的蚊虫也可用吸蚊器进行捕获。

蜱类标本采集 通常采用布旗法和直接捕捉法进行采集。①布旗法:适用于捕捉植被上的游离蜱,用白色棉布或绒布旗,轻轻在草尖上拖行,使植被上的游离蜱附着于布旗上,然后用镊子夹取附着在布旗上的蜱。②直接捕捉法:适用于捕捉寄生于家畜或野生动物体表的寄生蜱和外环境中的游离蜱,采集时用小镊子直接夹取。寄生于动物体表正在吸血的蜱,夹取时假头容易折断,应先夹紧头部轻轻摇动,使其松动,然后果断拔出。采集到的蜱标本,应将饥饿蜱、吸血蜱和雌、雄蜱分别放入标本管中,用透气的塞子或盖子将管口盖紧。

蚤类标本采集 ①动物体表寄生蚤采集:将捕获的鼠类动物放入鼠袋,再装入塑料袋内,用乙醚现场麻醉,用蚤镊子捡取动物体上脱落或梳下的寄生蚤,放入标本管中。也可将动物浸没在水中,用镊子捡取浮于水面的蚤放入标本管中。每只宿主动物的体蚤应单独放在一支标本管内,不得混放。②地面蚤采集:室外地面蚤采用布旗法采集,现场贴着地面拖拽采蚤布旗(绒布),使蚤附着于布旗上,然后用蚤镊子检取附着的蚤放入标本管内,也可将采蚤布旗附有蚤的一面向内卷起,放入塑料袋中,然后再放入浸有乙醚的棉球,扎紧袋口,麻醉5~10分钟后,摊开采蚤布旗,用蚤镊子捡取附着的蚤放入标本管内。室内地面蚤采集,用粘蚤纸粘捕,或夜间在地上放一

盛水浅盘,中间点一小灯诱捕。③动物巢穴蚤采集:动物巢穴是蚤类繁殖的重要场所,所以可以采集到大量蚤的成虫、幼虫和蛹等各时期的标本。采集时可直接将宿主动物巢穴中的草屑、碎土等穴内物装入布袋,再装入塑料袋,麻醉后捡蚤。捡过蚤的巢穴物保留7~10天,一般还可再捡到一些蚤的幼虫和成虫。

螨类标本采集 螨类分布广泛,在土壤、动植物体上和池沼等地均有存在。采集时,体型较大、体壁较硬者,可用镊子夹取,体型小而柔软的,可用湿毛笔等粘取,或用吸虫管吸取。

宿主动物标本采集 生物战剂的宿主动种类较多,包括啮齿动物、鸟类、家禽、家畜等。鼠类等啮齿动物采用捕鼠笼、鼠夹或掘、灌洞穴等方法捕捉。活鼠装入鼠笼,外套以白布袋,以防体外寄生虫逃逸,死亡动物可整体夹入布袋或塑料鼠袋内,带回实验室处理、解剖取相应标本。发病或死亡的大型宿主动物就地解剖,观察脏器病变,取肝、脾、淋巴结、血样等材料,按检验目的、要求进行标本保存或预处理。动物解剖器械每用一次后应进行消毒处理,剖检后的动物尸体应焚化,无焚化条件时,经喷撒漂白粉等消毒剂处理后掩埋。掩埋地应离开居民点和交通要道1km以外,深2m以上,坑内和尸体周围撒生石灰,先用表面的土掩埋,再用深层净土填平。

人员标本采集 涉及的人员范围包括发病人员、死亡病例以及暴露人员。发病人员通常采集血液、尿液、粪便、痰液、鼻咽分泌物、创面渗出物、水疱液、淋巴液、脑脊液、骨髓等标本;死亡病例通常采集血液、体液及

淋巴结、肝、脾、肺、肾、脑等脏器组织标本；暴露人员通常采集血液、体液、分泌物、排泄物等标本。

血液 此标本是生物战剂病原体分离培养和抗原、核酸、抗体检测的重要材料。采集血液标本的方法主要有静脉采血、末梢采血以及死亡病例心脏采血，根据使用目的可分别保存全血、血浆和血清。用于检测分离病原体的血液标本应在发病急性期、用药治疗前采集，用于抗体检测的血液标本，应分别采集患者发病急性期和恢复期双份血液标本，并分离血清。血液标本采集全程均应无菌操作，采集的血液标本通常应4℃保存，需要长期保存的血浆和血清可低温冻存。

分泌物 用于生物战剂检验的分泌物主要为呼吸道分泌物，包括痰液和咽喉分泌物。痰液采集，先用水漱口清洗咽喉，然后咳出痰液，收集于无菌容器中，送检。鼻咽分泌物采集，用无菌棉拭子涂擦鼻咽部，然后将棉拭子装入含有标本保存液的试管中，送检；或用生理盐水含漱咽部1分钟以上，将含漱液吐入无菌管中，送检。也可将咽拭子标本与含漱液混合检查。

排泄物 尿液，收集中段尿约10ml，装入无菌标本管中，送检。粪便，挑取有脓血、黏液部分或稀软便，置标本管中冷藏保存，送检，也可用缓冲液浸湿的棉拭子，从肛门直接采集。

渗出液 水疱液、脓疱液及感染创面渗出液，可用无菌棉拭子擦拭破溃的水疱、脓疱及感染创面吸取渗出液体，直接采集，也可用无菌注射器刺入未破溃的水疱、脓疱，吸取疱内液体。感染性胸水、腹水，采用无菌穿刺方法采集。采集到的液体应置无菌标本管中冷藏，送检。

组织脏器 此类标本通常采自死亡病例。采集的标本包括肝、脾、肺、肾、脑等脏器组织和淋巴结等，通常可通过尸体解剖进行采集，不便尸体解剖时，可用组织穿刺器穿刺采集所需脏器组织。采集的组织脏器标本分别放入无菌标本瓶内，密封，低温保存送检。病理检查用标本，应将组织块直接放入盛有1%中性甲醛固定液的容器内，并且使其全部浸没。

其他 淋巴液，选取肿大的体表淋巴结，皮肤消毒后，用无菌注射器抽取淋巴内容物0.5ml，若内容物量太少时，可注入少量生理盐水冲洗，抽取冲洗液。脑脊液，按医疗护理技术常规，行腰椎穿刺术采集。骨髓，按照医疗护理操作技术常规，行骨髓穿刺采集。采集淋巴液、脑脊液及骨髓放入无菌标本管中，冷藏保存，送检。

注意事项 生物战剂标本采集是在生物战剂污染区进行，直接接触生物战剂及其感染对象，生物安全危险度高，采集的标本质量事关检验的准确性与可靠性，责任重大。①标本采集者必须经过专业技术培训并取得资质，采集标本的全过程由两人参加。有皮肤外伤、明显身体不适，或有急性呼吸道感染症状者，不得参加标本采集。②严格生物安全操作规程，做好个人防护，确保人员的安全，不可直接用手接触拟采集的物品，离开污染区，应进行个人清洁消毒处理。③标本采集用具和容器要清洁、干燥，不含影响标本性质和病原体活性的抗生素、消毒剂及其他化学试剂。有特殊检验需求的标本，应放入事先备好的特殊容器或保存介质中保存。④发现未爆的可疑爆炸装置，不应自行拆除，必须保护现场，立即通知有关人员，待专业人员处置后采样。⑤标本采集时，应对标本的相关信息详细做好记录。

（李钟铎 王晴宇）

shēngwù zhànjì biāoběn yùnsòng
生物战剂标本运送（transportation of biological agent specimen）
将生物战剂标本从一地向另一地转移的活动。主要包括将标本由采集地送至检测实验室，以及由一个单位转送至另一单位。标本运送活动过程包含标本的保藏、包装、运输和接收等重要环节，各环节均存在影响标本的质量和生物安全的问题，必须严格遵守相关法律法规，执行生物安全技术规范。

标本保藏 现场采集的生物战剂标本应放置4℃保温容器内保存，应在12小时内送达检测实验室，最长不得超过24小时。24小时内不能送至检测实验室的，应根据标本种类及使用目的置相应温度条件下冷藏。用于分离战剂微生物的标本，应保存于−20℃以下；用于抗原抗体检测的标本，可在4~8℃保存；昆虫媒介标本，应在4~10℃保存。生物战剂标本应在冷藏条件下运送，根据需要在包装容器内放入冰排、冰袋、干冰或液氮，以维持冷藏要求温度。如用液氮制冷时，盛装容器应保留一定空间，防止其挥发引起爆炸。

标本包装 运送生物战剂标本的容器和包装材料应当符合防水、防破损、防外泄、耐高（低）温、耐高压的要求，外包装上应当标注统一的生物危险标签、标识、警告用语、提示用语，并附有运送登记表。

运送生物战剂标本一般采用三层包装，由内到外分别为主容器、辅助容器和外层包装（图1）。主容器为直接盛装标本的容器，应能密封、不透水、不易碎，一般选用带密闭螺旋盖的聚乙烯塑料管、瓶或自封口塑料袋。辅助容器是盛装主容器、充填物或制冷剂，保护主容器的内包装，其材质应能抗挤压、防破损、耐低温、耐高温，以及化学消毒剂的作用。外层包装是在辅助容器外面的包装层，即标本运送箱，外包装应具有足够的强度，内衬防震泡沫材料。

标本包装应在符合生物安全条件的场所进行，并由2名以上专业人员操作。主容器上必须有不易脱落、污损的标识，标明标本的种类、编号、采集时间地点等基本信息。主容器应用大小适中的塑料袋再次密封后装入辅助容器，多个主容器装入一个辅助容器时，应防止彼此接触碰撞。辅助容器内，应充填适量吸水材料和充填物，以保持主容器的稳定，并吸收可能泄漏的液体标本。外包装内必须用适当的衬垫材料固定辅助容器，使其在运输过程中保持稳定。外包装的表面必须粘贴统一的生物安全标识和警示用语（图2），注明标本送检单位和接收单位的详细地址、联系方式。标本送检登记表（图3）必须详细填写送检标本的所有信息，并单独用塑料袋密封，放辅助容器外。

标本运送 包括专人专车运送和通过公共交通工具运输两种方式。运送生物战剂标本的单位必须具有从事高致病性病原微生物实验活动的资质，运送人员必须经过相关生物安全知识培训。运送生物战剂标本应当有专人护送，护送人员不得于少于2人，并应制定严密的安全防护措施和应急预案。生物战剂标本不得通过公共电（汽）车和城市铁路运输。需通过铁路、公路、民用航空等公共交通工具运输时，执行国际及相关国家关于高致病性病原微生物菌（毒）种或样本运输管理规定，申请办理相关审批手续，选择交通运输主管部门批准的有资质的承运人运输。承运单位应当与护送人共同采取措施，确保所运输的材料安全，严防发生被盗、被抢、丢失、泄漏事件；一旦发生意外事件，应及时向主管部门报告。

标本接收 生物战剂标本的接收单位，必须具有从事高致病性病原微生物实验活动资质。标本交接时，接收单位应指派2名受过培训的专业人员，与送样人当面办理交接手续。在生物安全实验室内打开标本包装，全面仔细查验标本种类、数量、标签，冷藏状态，有无容器破损、泄漏等，核对送检登记表，并详细记录。标本接收单位应向送样单位出具收样回执，并注明查验中发

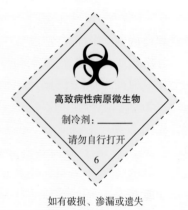

图2 高致病性病原微生物标本危险标签

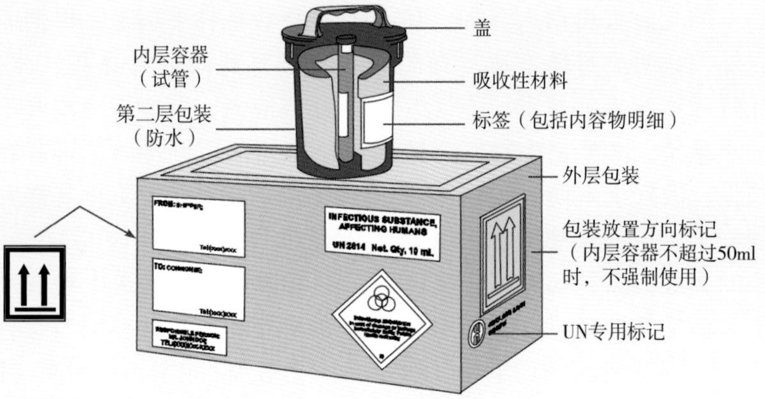

图1 高致病性病原微生物标本三层包装示意

收样单位：________
详细地址：________
邮政编码：________
联 系 人：____ 联系电话：____

送样单位：________
详细地址：________
邮政编码：________
联 系 人：____ 联系电话：____

图3 高致病性病原微生物标本运输登记表

现的问题，交送样人带回标本运送单位。

（李钟铎　王晴宇）

shēngwù zhànjì biāoběn chǔlǐ

生物战剂标本处理（processing of biological warfare agent specimen）

为满足生物战剂检验需要，检验前对待检标本进行的预处置活动。标本处理有利于保护待检物质的活性，去除影响检验的杂质，提高检测鉴定的敏感性及特异性，对于生物战剂检验鉴定具有重要的意义。

生物战剂标本种类繁多，来源复杂，受环境及采样条件影响，标本污染一般较重，包含的杂质较多。因此，为适应生物战剂检验技术方法的要求，必须对标本进行必要的前处理，以富集待检物，去除杂质，提高检出率和特异性。不同种类的生物战剂和检验方法，对标本处理的要求不同，应根据标本的性质和检验方法、检验目的而选择不同的标本处理方法。

处理方法 生物战剂标本常用的基础处理方法有洗脱、浓缩、研磨、除菌、增菌等。针对不同种类的标本，可根据检验的方法和目的，选择一种或多种处理方法，通常需几种方法联合使用。

洗脱 将固体或固态标本表面的生物战剂通过冲洗或浸泡等方法洗脱至液体中。该方法适用于对采集到的叶片、土壤、物体表面拭子、鼻咽拭子、粪便等标本的处理，将标本浸泡于保存液中，置室温摇动或震荡一定时间或4℃浸泡过夜后，使生物战剂被洗到保存液中，吸出洗脱液，经沉淀或低速离心，取上清保存备用。标本洗脱液可以直接用于检测，也可经进一步浓缩后用于检测。

浓缩 富集液体标本中待检物的方法，通常采用离心、过滤及絮凝沉淀等手段。该方法主要适用于标本量大，病原体浓度低的水样标本、尿液标本、固体标本洗脱液等。①离心法：采用差速离心法，首先低速（800r/min）离心5分钟，去除粗大粒，然后用中速（3000～4000r/min）离心30分钟，取沉淀物用于细菌检验与分离培养，上清液再用超速（20 000～40 000r/min）离心60分钟，取超离心沉淀物用于病毒和立克次体检测及立克次体培养，或加抗菌药物抑菌处理用于分离培养病毒。②滤膜过滤法：将待浓缩的液体标本低速离心或大孔径（0.45μm）无菌硝酸纤维素膜过滤，去除大颗粒杂质，取离心上清或粗滤液再用0.1μm或0.2μm孔径的无菌硝酸纤维素膜过滤，使细菌类病原体滞留于滤膜上，取过滤后的滤膜洗下细菌，用于细菌检验与分离培养，也可直接将膜放置于选择培养基上培养细菌；滤液经超速离心后取沉淀物用于病毒检测与分离培养。③絮凝沉淀法：取待浓缩的水标本，先用普通滤纸过滤除去较大颗粒杂质，在过滤的水中加5%明矾水溶液，按固定方向轻轻搅动数分钟，静置至絮状物出现，再用薄层脱脂棉过滤，然后用10～15ml缓冲液洗脱脂棉上的絮状物，1000r/min离心1～2分钟，去上清，余2.5～5.0ml沉淀物及液体、混匀，用于战剂检验。此法多用于浓缩水中的毒素、类鼻疽杆菌及布氏杆菌等。

研磨 根据生物战剂检验的需要，将组织器官、媒介昆虫等标本制备成组织细胞悬液的方法。对穿刺活检或尸体解剖取材的脑、肺、肝、脾、肾及淋巴结等组织标本，取适宜大小的组织块，无菌条件下研磨成匀浆，加入适量缓冲液制成组织细胞悬液，低速离心去除组织渣块后，用于生物战剂的分离培养及其抗原、核酸等检测。对于采集的蚊、蚤、蜱、螨等媒介昆虫标本，按种类及来源进行分组，通常20只左右为一组，用无菌生理盐水洗去虫体表面沾染物，无菌条件下研磨成匀浆，加适量缓冲液制成悬液，低速离心去除渣块后，用于生物战剂的分离培养及其抗原、核酸等检测。

除菌 清除或抑制标本中污染杂菌的方法。某些生物战剂标本可能携带大量杂菌，对检测结果会产生较大影响，检测前须进行适当的除菌处理。除菌应依据标本及待检战剂种类选择适当的方法。媒介昆虫标本、组织器官标本，可以用无菌生理盐水清洗，除去标本沾染的杂菌。战剂病原体分离培养时，通常采用过滤除菌和抗生素抑菌的方法。分离培养病毒的标本，可以选用除菌滤膜对标本进行过滤除菌，取滤过液进行病毒分离培养，也可以在标本中加入青霉素、链霉素各1000U/ml，或者加入卡那霉素500U/ml，制霉菌素20U/ml等抑菌处理；分离培养细菌的标本，可根据拟检细菌种类对抗菌药物的敏感性，选择拟检菌不敏感的抗菌药物处理标本，抑制杂菌生长；分离培养立克次体的标本，可以加入青霉素、链霉素各100～500U/ml进行抑菌处理；分离培养衣原体的标本，可加约200U/ml链霉素进行抑菌处理。

增菌 为提高标本检出阳性率人为地使标本中微生物增殖的方法。某些标本可能由于待检的生物战剂含量较低，直接进行分离培养与检验很难获得阳性结果，此时，可将标本先进行增菌处理，以提高检出阳性率。增菌通常是尽可能提供适宜于标本中各种微生物生长繁殖的营养物质与温湿度等条件，使其中所有微生物均得到增殖的同时，待检战剂微生物的含量也得到增加。增菌常用于细菌战剂标本的处理，一般是将标本直接接种于营养肉汤培养基，置37℃培养一定时间后，取培养物进行细菌战剂的分离培养与检验。

注意事项 生物战剂标本处理的目的是去除标本中影响检验的杂质，富集待检物质，保护待检物质的生物活性，提高生物战剂检出阳性率。生物战剂标本来源复杂，种类较多，标本的处理方法除上述通用的基础处理方法外，还需结合战剂种类和检验方法的特殊要求，进行有针对性的处理。①生物战剂标本处理应在具有生物安全防护条件的实验室内进行，严格执行生物安全操作规范，防止标本溢洒、泄露，确保人员与环境的生物安全。②标本处理应注意保护待检物的生物活性，处理应在25℃以下室温进行，处理后的标本应即时低温冷藏。③标本处理可以使用一种方法，也可几种方法联合应用，应根据标本种类和检验要求进行选择。④某些标本对动物或细胞具有毒性作用，可能导致接种动物或细胞的非特异性死亡，此类标本接种动物或细胞时可采用稀释等方法降低毒性。

(李钟铎 李靖)

shēngwù zhànjì biāoběn cǎijí zhuāngbèi

生物战剂标本采集装备

（equipment of biological warfare agent sampling） 用于采集生物战剂标本的专用器材与设备。此类装备主要包括采样器、采样箱、采样车等几种类型，通常配置物体表面采样器材、水质采样器材、气溶胶采样器材、组织标本采样器材、媒介动物标本采样器材，以及标本储运器材和个人防护器材等。此装备主要用于各种环境条件下生物战剂标本采集、保存和运送，也可用于自然灾害、突发生物事件和重大疫情时生物标本采集。

生物战剂标本采集以室外现场采集为主，涉及地域广阔，地形地貌复杂，环境气象条件变化较大，采集标本种类多。因此，生物战剂采样装备具有以下基本性能：①环境适应性强，能在严寒、酷暑、干燥、潮湿等不同地区、不同气候条件下采样。②能采集细菌、病毒、真菌、毒素等各类生物战剂标本。③能采集环境污染物、空气、水和食品、媒介生物及临床等各类标本。④能采集较大数量标本，并能在一定时间内冷藏保存和运送。

生物战剂标本采集装备，按照采集标本类别分为微生物采样装备、生物气溶胶采样装备、媒介生物采样装备等。根据采样任务需要，将生物战剂采样器材、设备设计组装为采样包、采样箱、采样车等，可进行人工采样、机械采样、定点采样和移动采样。

微生物采样装备 生物战剂标本采集常用的基础装备，通常配置环境标本、物体表面标本、水与食品标本、临床标本和动物标本等采样器材，以及标本冷藏储运器材和个人防护器材等。常见的有生物战剂采样包、生物战剂采样箱和车载生物战剂采样装备等。车载生物战剂采样装备一般与生物战剂侦察装备或生物战剂检验装备联合组装为专业技术车辆，称为生物侦察车或生物战剂检验车。微生物采样装备，可用于室内外环境各种微生物标本的采集，生物战时可用于生物袭击区、污染区、疫区等各种环境场所的生物袭击遗留物和可疑物标本，以及物体表面与环境污染标本、水和食品标本、动物标本、暴露和感染人员标本采集。

生物气溶胶采样装备 用于采集空气中生物战剂粒子的专用采样装备。此类采样装备主要有微生物气溶胶采样器、微生物气溶胶采样箱、微生物气溶胶采样车等。微生物气溶胶采样器是此类装备的核心，根据其采样原理分为固体撞击式采样器、液体冲击式采样器、过滤式采样器、沉降式采样器、离心式采样器等。微生物气溶胶采样器辅以微生物采样介质等相关器材物品可组成微生物气溶胶采样箱，将微生物气溶胶采样器和相关辅助器材用品装配于机动车辆可组成微生物气溶胶采样车。微生物气溶胶采样装备既可以定点使用，也可以携带、移动使用，采集空气中生物战剂气溶胶粒子标本。

媒介生物采样装备 生物战剂媒介动物标本采集的专用装备。此类装备一般配备蚊、蝇、蚤等节肢动物和鼠类动物等媒介生物捕获器具，标本处理、保存和运送器材用品，以及人员防护装备等，主要用于采集节肢动物和啮齿动物等生物战剂媒介动物标本，适用于野外环境作业。常见的此类装备有包、囊、箱等类型，包括分别采集节肢动物标本或啮齿动物标本的箱、囊，也有将采集节肢动物和啮齿动物的器材用品按功能单元配套组装成的箱组。媒介生物采样装备，能采集、保存生物战剂相关的媒介动物标本，用于生物战剂的检验鉴定，以及媒介生物分类鉴定。

（李劲松 李 娜）

wēishēngwù cǎiyàngxiāng

微生物采样箱（microorganism sampling kit） 用于采集病原微生物标本的专用工具箱。该工具箱配备有标本采集器材、标本储运器材、人员防护器材及现场取证记录器材，能采集微生物、生物毒素的各类标本，可用于传染病疫情、生物事件以及生物袭击时致病微生物标本的采集、保存及后送。

微生物采样箱根据采样对象及用途，常用的有通用微生物采样箱、食品微生物采样箱、水质微生物采样箱、土壤微生物采样箱和空气微生物采样箱等。病原微生物种类多、标本类型复杂、采样环境多变，微生物采样箱不仅要能适用于采集各种病原微生物标本，还必须具有标本保存运送和采样人员防护的功能。

结构 微生物采样箱由箱体、内装物和固定材料组成。箱体通常便于携带，外壳一般采用质量轻、抗冲击性强、耐腐蚀的坚固材质，内部分格、分层、可展开，方便内装物品放置取用，内置器材、物品、试剂按功能分区摆放、固定，便于操作使用。箱内通常配备标本采集保存、冷藏储运、消毒处理、人员防护及现场记录等各类器材、物品、试剂。微生物采样箱的结构组成如图所示。

标本采集器材包括物体表面采样器材，水和食物采样器材，组织解剖、穿刺器材，血液采集器材等；标本保存器材指液体标本保存容器、固体标本保存容器、组织标本保存容器，采样试剂是指标本采集必需的缓冲液、保存液等试剂，容器密封和标记用品

等；标本冷藏储运器材有冰袋、冰排，化学制冷剂，冷藏保温瓶等保温用品；人员防护用品有防护帽、口罩和手套、鞋套等个人防护用品等；消毒处理用品包括消毒剂，消毒纸巾，传染性污物收纳袋等；采样记录用品是指采样登记、记录、标记用品，声像摄录器材等。

基本性能 微生物采样箱适用于采集细菌、病毒等病原微生物和生物毒素等标本，能适应严寒、酷暑、干燥、潮湿等不同地区、不同气候条件下的标本采集。其基本功能为进行环境、水和食品、物体表面及临床等各类标本的采集、保存与运送，并能够对采样人员和所采集的标本提供一定的安全防护。

标本采集 微生物采样箱配备有多种样品采集、储存器材，可根据需要进行现场可疑物品、物体表面沉积物、水和食品、临床标本以及病媒生物标本采集。可疑物品包括生物武器弹药残片、容器、粉末、液滴，以及现场环境通常没有的其他可疑物品。物体表面沉积物包括地面、植物叶片、建筑物、武器装备、人员服

装等表面尘埃、粉末、液滴等。水和食品标本包括外环境暴露水体、饮用水，各种粮食、蔬菜、肉类等及其加工的食品等。临床标本包括病人和尸检的血液、体液、排泄物、分泌物、组织标本等。病媒生物标本包括蚊、蚤、蜱和小型啮齿类动物等。

标本保存及运送 微生物标本一般需要冷藏保存，采样箱配备的冰袋、化学制冷剂和具有保温功能的标本储运容器，为标本的保存和运送过程提供低温环境，使之在一定时间内维持原始特性。

消毒与防护 微生物采样箱配备的消毒剂，可用于采样操作过程中对标本容器外表面、采样器具以及人员手、皮肤消毒，防止采样交叉污染和采样人员感染。微生物采样箱配备的个人防护用品，能对现场采样时提供必要的个人体表和呼吸道防护。

应用 微生物采样箱可用于传染病疫情、生物事件及生物袭击时微生物及生物毒素标本的采集、保存及后送，可供医疗、卫生防疫、突发生物事件应急处置，以及生物武器袭击时采样使用。

（李劲松 李 娜）

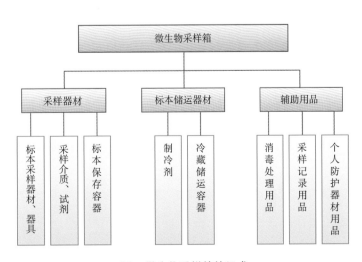

图 微生物采样箱的组成

kōngqì wēishēngwù cǎiyàngxiāng

空气微生物采样箱（air microorganism sampling kit）

采集空气中微生物粒子的专用工具箱。该类工具箱配备空气微生物采样器、采样介质和相关采样辅助用品，可采集室内外空气中的微生物粒子，研究分析空气中微生物种类、浓度、特性及其变化规律，广泛应用于生物袭击侦查、预警，传染病预防控制，环境空气质量监测、评价等领域。

空气微生物采样箱的核心设备是空气微生物采样器，其主要性能特点取决于装配的空气微生物采样器。从第二次世界大战初期至战后一段时间，由于英、美、日等国加强了生物武器的研发，以气溶胶方式施放生物战剂成为生物武器袭击的主要手段，从而带动了空气微生物采样器的研究与发展。依据捕获气溶胶中生物粒子的方式，先后研制出了固体撞击式采样器、液体冲击式采样器、过滤式采样器、离心式采样器、静电式采样器等，如英国的波顿（Porton）液体采样器、AGI液体采样器，美国的裂隙式采样器和安德森多级固体撞击式采样器等。随着空气微生物学的发展与微生物气溶胶监测的需要，大容量采样器、连续自动采样器、便携式采样器、低温采样器等相继出现。根据采样工作的需要，以不同类型的空气微生物采样器组装成各具特点的空气微生物采样箱，促进了空气微生物采样能力与水平的提高。

结构　空气微生物采样箱通常由箱体、采样器材和辅助保障用品组成。箱体由质量轻、抗冲击性强、耐腐蚀的坚固材质制成，内部按需要分隔为不同区，置放、固定采样器材和辅助保障用品，方便操作使用。采样器材包括采样器、采样气泵、采样介质、流量控制器、样品保存器材。辅助保障用品包括消毒器材药品、个人防护用品、废弃物收纳用品、采样记录用品等。空气微生物采样箱根据配备的采样器、泵的需要，配置相应电池，或使用外接电源。空气微生物采样箱的结构组成如图所示。

原理　空气微生物采样箱的工作原理取决于装配的空气微生物采样器种类。空气微生物采样器采集空气微生物粒子的基本原理，是使一定量的空气流经特殊的固体或液体介质，将空气中的微生物粒子阻留捕获。空气微生物采样器阻留捕获微生物粒子的方式，有固体撞击式、液体冲击式、过滤式、离心式、静电式等（见微生物气溶胶采样器）。

基本性能　空气微生物采样箱能用于空气微生物标本采集、保存和运送，具有以下基本性能：①箱体质量轻，抗冲击，抗腐蚀，携行方便，箱内器材物品按功能分区，方便使用。②采样箱根据用途和目的配置不同工作原理的采样器，和相应采样介质、采样气泵，能满足各种环境条件、不同需求的微生物气溶胶粒子采样。③采样流量控制通过流量计和控制阀门实现，可通过人工机械控制，也可通过流量传感器和计算机自动控制。流量传感器和计算机自动控制，可实时监测、自动控制采样流量，实现定值恒流采样。④采样箱内配备消毒防护器材，能够进行现场采样消毒、废弃物收集和采样人员个人防护。⑤采样箱配置电池、充电设备等直流电源和电源外接装置，能满足不同条件下采样的用电需求。⑥可对标本进行短期冷藏保存和运送。

应用　空气微生物采样箱可用于传染病疫情、生物事件、生物袭击现场空气微生物标本的采集、保存与后送，可供生物武器医学防护、突发事件应急处置、医疗卫生、环境大气监测、环境卫生学评价等领域应用。

（李劲松　李娜）

méijiè shēngwù cǎiyàngxiāng

媒介生物采样箱（collection kit for vector sample）

用于媒介生物标本采集、贮运的专用工具箱。主要用于采集节肢动物和啮

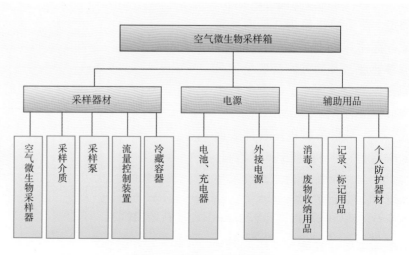

图　空气微生物采样箱组成

齿动物标本,是调查媒介生物区系分布、种群动态、感染与携带病原体状况,以及评价媒介生物防治效果的重要工具。

早期的媒介生物采样没有专用工具,多使用瓢、瓶、网、布、筐等日用品进行捕捉。随着对媒介生物采样的需要和对其生活习性认识的深入,出现了媒介生物采样专用工具,如捕虫网、探蚤棒、捕鼠夹、麻油纸、捕蜱布旗等形式多样的采样工具,并逐渐被广泛应用。在实际应用中,专业人员往往需要将不同媒介生物采样工具、标本处理、样品贮存等所需器材,装入箱包携带。随着媒介生物调查研究以及传染病防控的实际需求,媒介生物采样技术有了进一步发展,出现了电动吸蚊器、诱蚊灯、二氧化碳诱集器、太阳能集虻器等新型采样器具,逐渐形成了集媒介生物采样、标本制作、样品贮运和人员防护等多种功能于一体的媒介生物采样箱(包)。国内外研制和开发的媒介生物采样箱(包),主要有背包、挎包、手提箱、拉杆箱等形式,功能上有专门采集节肢动物媒介标本的、采集啮齿动物媒介标本的,以及综合采集节肢动物和啮齿动物媒介标本的等几种类型。

结构 媒介生物采样箱,由箱体和采样器具用品组成。采样箱箱体依据采集媒介生物种类和实际工作需求,其外形、规格和结构不尽相同,通常采用质量轻、抗冲击性强、耐腐蚀的坚固材质,内部分格、分层、可展开,便于内装采样器具、物品放置取用。采样箱内装采样器具、物品等,依据采集媒介生物种类和不同类型工作需求选装,并按功能分区摆放。通常应包括标本采集、标本处理、人员防护、信息采集和辅助功能等5个功能模块。

国内外媒介生物采样箱种类较多,其采样对象有相对单一的,也有采集媒介种类较全的。现以采集媒介种类较多,用途较为广泛的媒介采样箱为例(图),对其功能模块进行简要介绍。①媒介生物采样模块:包括双翅目昆虫采集和鼠类及其体外寄生节肢动物采集两个子模块。双翅目昆虫采集子模块主要器具有二氧化碳诱集器、捕虫网、诱虫灯、吸蚊器等。二氧化碳诱集器由二氧化碳发生器、昆虫捕捉器、集虫盒和电源四部分组成。鼠类及其体外寄生节肢动物采集子模块包括啮齿动物采集包和体外寄生节肢动物采集包,啮齿动物采集包装有鼠夹、粘鼠板、标本收集袋等,体外寄生节肢动物采集包装有捕蜱布旗、探蚤棒、集螨器、粘蚤纸和收集容器等。②标本现场处理模块:包括媒介生物标本现场处理器具和媒介生物样本贮运器具。标本处理器具有昆虫针、干燥管、麻醉剂、消毒剂、解剖器械等,样本贮运器具有纱笼、浸泡瓶、标本管、冷藏杯等。③信息采集模块:用于采集媒介生物采样相关的环境信息、标本采集信息和标本信息,器具用品主要有风速计、气压计、湿度计、照度计、温度计、GPS定位仪、声像和文字记录器材等。④人员防护模块:配备采样人员防护必需的防护服、口罩、手套、驱避剂、预防药物、消毒器材等器具和用品。⑤辅助功能模块:采样技术指南,多媒体媒介生物数据库和分类检索工具等。

原理 媒介生物采样根据媒介生物的生物学特征和习性进行设计,主要有气味诱捕、食物诱捕、光学诱捕和直接捕获等。①气味诱捕:常用二氧化碳、乳酸和性诱剂等进行诱捕。二氧化碳对双翅目昆虫有很强的引诱作用,可以引诱几十米甚至上百米范围内的蚊、虻、蚋等双翅目昆虫,二氧化碳诱集器即是根据此原理设计的双翅目昆虫捕获装置。②食物诱捕:食物诱饵对啮齿动物和蝇类具有很强的引诱作用,

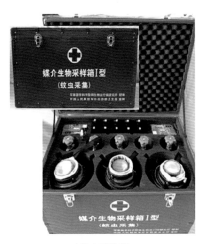

蚊虫采样箱

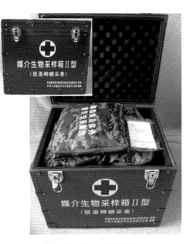

鼠、蚤、蜱、螨采样箱

图 媒介生物采样箱

通过其取食诱饵实施捕捉。③光学诱捕：媒介生物对特定颜色的光谱具有一定的趋向性，利用此特性设计的黑光灯、紫光灯等可用于诱捕双翅目媒介生物。④直接捕获：用绒棒、布旗可以捕捉游离的蚤、蜱、螨，用挥网、吸蚊器可捕捉双翅目昆虫；用鼠笼、鼠夹可捕捉鼠类动物；啮齿动物体表寄生的蚤、蜱、螨、虱等节肢动物媒介可直接进行捉捕。

基本性能　媒介生物采样箱以适应采样需求和复杂现场环境进行设计，整合多种采样技术方法，具有标本的采集、现场处理及储运功能，环境适应性较好，携带方便。

不同类型的采样箱，依据采样对象配置不同的采样器具和采样方法，其采样功能具有一定差异。专门采集节肢动物媒介标本的采样箱，适用于采集蚊、蝇、蚋、白蛉、蠓、蚋、蚤、蜱、螨等媒介生物标本，并进行标本现场处理；采集啮齿动物媒介标本的采样箱，可捕获鼠类啮齿动物，捕捉体外寄生节肢动物媒介，现场解剖获取组织标本；综合采集节肢动物和啮齿动物媒介标本的采样箱则兼有前两者的采样和现场标本处置功能。各种类型的媒介生物采样箱都具有标本保存、运送、信息采集与记录功能，同时还能提供必要的采样人员防护和污物处理器材与用品。

媒介生物采样箱环境适应性好，对温、湿度和气象条件无特殊要求，通常可在 $0 \sim 40 \, ^\circ\mathrm{C}$ 温度环境下使用；携带运行方便，适用于各种交通工具运载，亦可人员自行携带。

应用　媒介生物采样箱在媒介生物学研究、传染病防治和反生物战和生物恐怖袭击等领域广泛使用。在媒介生物学研究领域，可用于媒介生物种群分类、区系分布、繁殖规律、栖息生境等调查研究与动态监测。在传染病防治领域，可用于病原体感染与携带状况调查、媒介传播效能研究、自然疫源地调查、传染病疫情处置以及口岸检疫等。在反生物战和生物恐怖袭击领域，可用于媒介生物袭击判定、生物战剂检测、生物战剂污染控制评估，以及媒介生物防治效果评价等。

（赵彤言　邢丹　董言德）

shēngwù zhànjì jiǎnyàn zhuāngbèi

生物战剂检验装备（equipment for detecting biological warfare agent）　配备给基层生防队伍和专业实验室用于生物战剂检测、鉴定的仪器与设备。微生物学检验鉴定的仪器设备，均可用于生物战剂检验鉴定。生物战剂检验装备通常指部队列装的专门用于生物战剂检验的仪器设备、检验箱组、专业技术车辆等。各国军队列装的生物战剂检验装备不尽相同，主要包括适合于不同层次应用的现场便携式快速检测装备、移动式检验装备、核生化一体多功能检验装备、实验室系统检验鉴定装备等几类。

应用与目的　生物战剂检验装备是生物武器防护装备的重要组成部分，是生物战剂检验确认能力的基本保障。利用生物战剂检验装备，可以直接检测标本中生物战剂抗原、核酸和特异性抗体，进行战剂微生物分离培养、形态特征、免疫特性、基因构成、核酸序列和致病性等系统检验鉴定，确定生物战剂种类，指导生物武器防护、污染消除、损伤救治，也可为指证生物武器袭击罪行提供证据。因此，生物战剂检验装备在现代战争和反生物恐怖卫勤保障中的地位越来越重要，受到世界各国高度重视。

生物战剂检验装备随着反生物战的需要而产生，伴随生物武器和生物检测技术的发展而发展。生物战剂检验装备根据现代战争和反生物恐怖卫勤保障特点与需求，依托微生物培养技术、显微观察技术、免疫化学与免疫标记技术、核酸检测技术、生物传感器技术等生物检测技术，研发各种反应原理的生物战剂检测仪器设备，扩大检测生物战剂范围，缩短检测时间，提高检测的灵敏性和准确性。

分类　生物战剂检验装备，种类众多，形式多样，包括单件仪器设备、组合式检测箱（组）或车辆、多功能检测系统、专门检测实验设施等。生物战剂检验装备尚无统一的分类方法，通常可根据用途、使用场所、检测的靶标等进行分类。

按用途分类　①生物战剂快速筛查装备：主要用于待检标本中生物战剂的快速筛查，要求能在短时间内对重要生物战剂种类作出初步判断。此类装备常见的有胶体金免疫层析试剂盒、生物传感器、生物芯片仪，以及各类抗原、抗体、核酸检测试剂盒和检测仪等。②生物战剂检验鉴定装备：主要用于生物战剂微生物的系统检验鉴定，要求检测结果准确可靠。常用的此类装备包括抗原-抗体检验仪、核酸检测仪、基因测序仪，生化反应测定仪，光学和电子显微镜，微生物培养器材、设备，移动式生物安全三级实验室等。

按使用场所分类　①现场检测装备：主要用于生物战或生物事件现场的生物战剂检测。这类装备一般具有较好的便携性与机

动性，使用方便，操作相对简单，出结果较快等特点。现场生物战剂检测装备常用的有胶体金免疫层析试剂盒、生物传感器、携行及车载的生物战剂检验箱（组）、生物战剂检验车等。②实验室检验装备：通常是指放置在实验室使用的各种生物战剂检验鉴定仪器设备，如电子显微镜、核酸测序仪、细菌生化反应测定仪、质谱仪、色谱仪、微生物培养设备，微生物免疫学和分子生物学检测仪器、设备，以及专业的生物战剂检验实验设施。

按检测靶标分类　①形态检测装备：是指用于观察微生物形态特征的各种光学显微镜、电子显微镜等。②抗原、抗体检测装备：是指依据免疫学反应原理检测生物战剂抗原、抗体的各种仪器设备，如酶联免疫检测仪、荧光显微镜等。③核酸检测装备：是指检测和分析生物战剂微生物核酸的仪器设备，如各种 PCR 仪、核酸测序仪等。④生物理化特性检测装备：是指测定战剂微生物代谢产物或特定化学组分的仪器设备，如细菌生化反应测定仪、质谱仪、色谱仪等。

工作目标　生物战剂检验装备的发展，一方面着眼于现场生物战剂的快速检测需求，研发简便、快速、自动的检验装备，提高现场快速检测能力；另一方面立足于现代战争生物战剂侦检的需求，研发功能配套、性能卓越、综合集成的智能化检验装备，将侦察、采样、检验、鉴定等单一功能装备配套组合，融合生物检测技术、计算机技术、人工智能技术等，实现生物战剂侦察、预警、检验、鉴定，数据传输和辅助决策等多种功能为一体，形成智能化的、功能配套的生物战剂

检验鉴定系统，全面提升生物战剂检验能力与水平。

（王晴宇　祝庆余　马　静）

shēngwù zhànjì jiǎnyànchē

生物战剂检验车（biological agent examination vehicle）

用于生物战剂现场快速检验的技术车辆。一般分为箱式和轿车式两种。检验车通常由三个基本功能区组成，即驾驶和人员乘坐区、微生物检验操作区、更衣与消毒灭菌区。生物战剂检验车可进行生物战剂污染现场标本采集、生物战剂快速检测和战剂微生物的初步分离培养。

生物战剂检验车通常配置生物战剂检验、生物安全防护和能源保障等设备与器材。生物战剂检验器材设备有生物战剂采样箱、冰箱、恒温培养箱、生物显微镜、荧光显微镜、倒置显微镜、酶联仪、PCR 仪、移液器、培养基、诊断试剂，以及可供 3~4 人从事检验操作的台面和各种微生物培养、检测用消耗器材等。生物安全防护设备器材有生物安全柜、压力灭菌器、个人防护用品、消毒剂，以及传染性废物收纳容器等。能源保障设备主要指为空调、照明和检验仪器设备供电的外接电源或车载电机等。

生物战剂检验车在遭受生物袭击时，可用于生物武器遗留物、可疑投放物、环境污染物、媒介生物、暴露感染人员、畜禽等标本中生物战剂检验；平时可用于自然疫情和突发公共卫生事件中的微生物及毒素检验。生物战剂检验车检验的微生物与毒素种类可随配备的诊断试剂的种类而扩展。车辆的结构性能、技术参数等可参见《军队卫生装备卷》相关词条。

（王晴宇　祝庆余　马　静）

shēngwù zhànjì jiǎnyànxiāng

生物战剂检验箱（biological agent examination kit）

用于生物战剂现场快速检验的箱式技术装备。生物战剂检验箱一般由箱体、标本采集与保存器材、诊断试剂与检测仪器用品、防护用品和消毒剂等组成。箱体外壳一般采用质量轻、抗冲击性强、耐腐蚀的坚固材质，箱内分格、分层，内装检验器材、试剂及用品按功能分区摆放、固定，便于取用。工作时检验箱可展开、组合，方便物品搁置和检验操作。生物战剂检验箱有携行式和车载式两类，可进行细菌、病毒及毒素类生物战剂的现场采样和快速检测、筛查。检验的生物战剂种类和数量与装配的检验试剂种类与数量直接相关。

携行式生物战剂检验箱通常装配适合现场检测的快诊断试剂和小巧轻便的仪器设备，技术操作简便，体积小、重量轻，便于单人携带使用。携行式生物战剂检验箱一般配置的检测技术方法和仪器相对较为单一，根据采用的检验技术方法可分为免疫学检验箱和分子生物学检验箱两类，如胶体金免疫层析检验箱、PCR 检验箱、酶联检验箱、免疫荧光检验箱等。

车载式生物战剂检验箱需要车载运输或配置在专业技术车辆上使用。车载式生物战剂检验箱较携行式生物战剂检验箱，装配有更多的现场微生物常用检验仪器设备、检测试剂、消耗器材和防护消毒用品等，能满足各种环境采样和免疫学、分子生物学等多种技术方法检测的需要。检测仪器通常装配有酶联仪、PCR 仪、生物显微镜、荧光显微镜等；标本采集储运器材通常配置有生物

标本采集器具、保温容器等；防护消毒用品配置有人员防护服、口罩、手套等，传染性废物收容器材、小型灭菌器、消毒剂与消毒器材等。车载式生物战剂检验箱一般体积较便携式检验箱大，或由多个箱子组成箱组，可供两人以上开展工作，适用范围较大，检测的战剂种类较多。

生物战剂检验箱，战时主要用于生物战现场标本的快速检测筛查，平时可用于自然疫情和突发公共卫生事件中的微生物及毒素检测与筛查，检测的微生物与毒素种类可随配备的诊断试剂种类而扩展。生物战剂检验箱的结构性能、技术参数等参见《军队卫生装备卷》相关词条。

（王晴宇 祝庆余 马 静）

shēngwù chuángǎnqì

生物传感器（biosensor） 由生物敏感元件、换能器和数据处理系统构成，用于检测样品中特定生物活性物质的仪器。生物传感器是由生物、化学、物理、医学、电子技术等多种学科相互渗透发展的高新技术产品，具有选择性好、灵敏度高、分析速度快、高度自动化等特点，在临床医学、军事医学、食品工业、环境监测等众多领域得到广泛应用。

1962年酶电极首次被提出，并作为第一代生物传感器投入到商品化开发与生产。20世纪80年代第二代生物传感器出现，采用抗体或受体蛋白作为分子识别组件，换能器更为多样化。21世纪以来，随着生物科学、信息科学和材料科学迅速发展的推动，第三代生物传感器迅速发展起来，其功能更加自动化，智能化与微型化，并得到越来越广泛的应用。

结构与原理 生物传感器的结构及原理如图1所示，待分析物质扩散进入生物敏感元件，发生特异性生物反应，产生的物理量或化学量变化信息继而被相应的物理或化学换能器转变成可定量和可处理的电信号，经过数据处理系统便可测得待检物浓度。其构成包括生物敏感元件、换能器和数据处理系统三部分。生物敏感元件包括酶、抗体、抗原、微生物、细胞、组织、核酸等生物活性物质，换能器包括光学标记物、顺磁标记物、压电晶体等新型材料与感应器件。生物敏感元件是生物传感器的关键元件，能够选择性地分辨特定生物活性物质，换能器将微观进行的生物识别反应予以直观的信号反映，并将其统一转换为电信号，数据处理系统通过数据处理、定标，最终将样品中特定物质的准确浓度反馈给用户。

生物传感器种类很多，根据生物敏感元件即生物活性分子划分，主要分为酶传感器、核酸传感器、分子印迹生物传感器、微生物传感器、细胞传感器、组织传感器和免疫传感器等；根据换能器划分，主要分为表面等离子共振（surface plasma resonance，SPR）生物传感器、生物电极传感器、半导体生物传感器、光生物传感器、热生物传感器、压电晶体生物传感器等。

基本性能 生物活性分子间相互识别的特异性、敏感性，新型材料对生物识别响应的多样性（光信号、磁信号等）、灵敏性，电子元件对信号采集分析的智能化、自动化，构成了生物传感器在实际检测中敏感、特异、简便、精确定量等诸多优势。各类生物传感器的生物敏感元件、换能器构成不同，形成了各类生物传感器的性能特点。

SPR生物传感器 等离子体共振原理与生物分子特异性相互作用原理相结合的产物。将某种受体结合在金属膜表面，加入含有相应配体的样品，配体与受体的结合使金属与溶液界面的折射率上升，从而导致共振角度改变，并可依据改变程度来对配体浓度进行定量分析。按照传感系统中不同的光学耦合结构，SPR生物传感器又可分为棱镜耦合式SPR传感器、集成光波导耦合式SPR传感器、光纤SPR传感器和光栅耦合式SPR传感器。与传统的检测方法相比，SPR生物传感器技术具有检测灵敏度高、检测过程方便快捷、无须标记样品，且能在混浊的或不透明的样品中进行检测等优点，可广泛应用于药物筛选、临床诊断、食品检测及环境检测等领域。

电化学生物传感器 以电极（固体电极、离子选择性电极、气

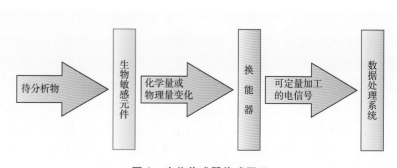

图1 生物传感器传感原理

待分析物 → 生物敏感元件 → 化学量或物理量变化 → 换能器 → 可定量加工的电信号 → 数据处理系统

敏电极等）作为转换元件，以电势或电流为特征检测信号的生物传感器。将生物活性物质固定在电极上，待检物质与电极上的生物活性物质反应，导致电极的电势或电流发生改变，检测分析电势或电流变化判定待检物质。检测对象可从单糖、氨基酸、酶等生物小分子到多糖、蛋白质、核酸等生物大分子。根据基底电极的不同可以分为汞电极（主要是悬汞电极）和固体电极（包括半导体金属氧化物电极、金电极、碳电极等）。将生物活性物质修饰或固定到电极上的方法有共价键结合法、化学免疫法、静电吸附结合法、表面富集法等。电化学生物传感器已发展有多通道、多功能集成生物传感器，可同时检测多种待检物质，在医药、食品卫生、环境监测等领域广泛应用，可进行感染类疾病诊断、基因诊断、药物分析、DNA 损伤研究等。

光纤生物传感器 以光学信号为检测指标的生物传感器。通常由三部分组成：①探头，为传感器的关键部分，修饰有半透明性的参与特异化学反应的试剂，与被检测物质发生特异性反应从而引起光的变化。②光纤，是入射光及待检测光的传导部件。③光源及检测装置。光纤生物传感器探头关系到传感器的检测范围、灵敏度等，是传感器核心部件。光纤生物传感器性能具有两个最主要的特点，一是光学器件检测光的灵敏度很高，相应的生物传感器的灵敏度也很高；二是光信号的传播不受外界电磁场的干扰，传感器的噪信号低。

分子印迹生物传感器 将纳米级厚度的分子印迹聚合物作为生物敏感元件覆盖在传感器探针的表面，再综合应用多种先进检测技术实现检测的一种新型传感器。分子印迹聚合物（molecularly imprinted polymers，MIP）是从仿生角度采用人工方法制备的对特定分子（即印迹分子、模板分子）具有专一性结合作用，同时具有特定空间结构的聚合物。MIP 的稳定性远远高于天然生物识别元件，能够制备出具有高度底物选择性和特异性的识别基质，其制备程序也比较简单。MIP 传感器可以适应各种极端环境，如高 pH 值和低 pH 值、毒性溶液、高温、高压和辐射等，可在极端环境快速测定化学战剂和生物战剂。

微生物细胞传感器 以对毒性环境或特定污染物有感应能力的微生物菌株为生物敏感元件，并通过一定的固定方法将其与具有信号转换功能的介质相连，借助特定设备将信号放大输出的传感器。由于微生物本身在数量、繁殖、遗传改造等方面均具有独特优势，从而可以满足环境监测过程中简单、快速、原位、低成本等要求。因此，微生物细胞传感器在环境监测、食品安全、药物筛选等领域有着广阔的应用前景。在实践中，微生物细胞传感器用于环境毒性的监测、重金属的监测、有机污染物的监测、抗生素的监测，以及氮、磷等营养元素有效性的监测等方面具有一定优势。

上转换发光生物传感器 以上转换发光材料（up-conversion phosphor，UCP）作为桥梁，将经典免疫层析检测方法与生物传感器技术有机结合形成的新型生物传感器。自然界中存在的天然发光物质以及常规实验中所使用的发光标记物，在发光的过程中均需遵守斯托克斯（Stokes）规则，即发射光的波长长于激发光的波长。而作为合成物的 UCP 由于特殊的组成与结构，具有反斯托克斯规则的发光特性。UCP 在红外光区（波长>780nm）被激发，可以发射波长远短于激发光的可见光（波长 475～670nm），即能量上转换。上转换发光技术（up-converting phosphor technique，UPT），即对 UCP 颗粒进行一系列的表面修饰与活化后，将其作为生物标记物与多种生物活性分子相结合，在红外光的照射下以其独特的上转换发光，指示生物活性分子之间特异性识别的一种新型标记技术。UPT 在实际应用中具有以下优势：①独有的上转换发光现象确保了 UCP 在检测的过程中绝不存在来自于外界的背景干扰，敏感性高。②UCP 的发光现象是产生于结构内部的纯粹物理过程，且其以能量较低的红外光作为激发光，因而完全避免了来自检测样品腐蚀以及自身衰变导致的发光淬灭，稳定性好。③惰性合成材料、红外光激发、可见光发射使得基于 UCP 的检测对于检测者、被检测品、环境均无任何危害，安全性强。UPT 生物传感系统作为通用的检测技术平台，在生物武器防护领域，通过与不同的生物活性分子（如特异性抗体等）结合可实现不同生物战剂的快速检测。

应用 生物传感器具有特异性好、敏感性高、分析速度快，以及高度自动化、微型化与集成化等特点，在医疗卫生、环境监测、食品工业等众多领域得到广泛应用。在军事医学领域可为生物战剂检验鉴定，尤其是应对突发生物恐怖事件提供快速有效的现场侦查、检测手段，为尽早启动相应的应急处置措施提供依据，从而避免或减少生物袭击可能造成的危害。20 世纪 90 年代以来，生物传感器技术在生物袭击侦查、进行生物战剂快速检测等方面，受到各国的广泛关注，并得到越来越多地应用。

1992 年门金（Menking）等采用电化学发光传感器检测霍乱肠毒素，检测灵敏度为 25fg/ml，需时 1.5 分钟。1995 年第五届国际防护会议上，美军埃基伍德研究中心率先展示了一种 SPR 生物传感器，可用于检测肉毒毒素、葡萄球菌肠毒素 B、蓖麻毒素和霍乱毒素等四种生物毒素，检测灵敏度均在 fg/ml 水平。1997 年卡特（Carter）等利用光纤免疫传感器来测定花生和玉米抽提物中的黄曲霉毒素 B_1，检测限可达 0.05ng/ml。2006 年魏华等研制的光纤生物传感器可在 20 分钟内分别检测鼠疫 F1 抗原、葡萄球菌肠毒素 B、炭疽芽胞杆菌繁殖体和炭疽芽胞四种生物战剂，检测灵敏性分别为 50ng/ml、0.1μg/ml、30CFU/ml、4×10^4CFU/ml。2009 年谭芸等采用电化学免疫传感器检测黄曲霉毒素，检测灵敏度可达到 0.039ng/ml。1995 年美国军方开发出了基于上转换发光技术的手持式 UPT 生物传感器和流式细胞仪，用于对战场上可能使用的多种生物战剂进行快速的预警与检测。中国自 2001 年开始进行 UPT 生物传感器的研究，自主建立了包括 UCP 颗粒制备、UCP 颗粒表面修饰与活化、UPT 免疫层析技术平台、UPT 生物传感器、UPT 系统定量检测一体化在内的完整技术平台，相继开发出了单靶标检测、双靶标检测、十靶标检测等多种 UPT 生物传感器。其中十靶标检测 UPT 生物传感器（图 2），一次可对检测鼠疫耶尔森菌、炭疽芽胞杆菌、布氏杆菌

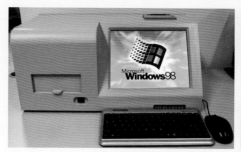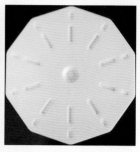

图 2　十靶标检测 UPT 生物传感系统
左为十靶标检测 UPT 生物传感器，右为十靶标检测 UPT 免疫层析试纸

等 10 种生物战剂，敏感性可达 $10^3 \sim 10^4$CFU/ml，特别适合单兵、车载以及舰载使用。

生物传感器技术通过多学科交叉融合，充满创新活力，已经成为一种新兴的生物技术领域，生物传感器应用范围越来越广，涉及领域越来越多。

（杨瑞馥　赵　勇）

shēngwù zhànjì sùyuán

生物战剂溯源（source-tracing of biological warfare agents）

对战场或生物袭击现场发现的生物战剂进行来源追踪和源头确认的活动。生物战剂溯源通过情报收集、现场侦察、流行病学调查、战剂病原体检验鉴定，以及战剂病原体表型特征及遗传进化分析，追溯生物战剂的传播途径，分析确认战剂病原体源头，为指证生物犯罪行为提供科学证据，对生物战剂危害的防控提供科学指导。

生物战剂溯源随着反生物战斗争和生物武器防护需要而产生。早期的生物战剂溯源主要是通过军事情报搜集、生物气溶胶监测、现场袭击迹象侦察、流行病学调查和生物战剂检验鉴定等手段，判定是否遭受生物袭击，确定生物战剂种类，进而分析推断生物武器来源及袭击者。随着分子生物学与生物信息学技术的发展，通过对生物战剂病原体表型特征的检测鉴定、遗传进化性状测定和生物信息学比较分析，进而可追溯生物战剂菌（毒）株的源头及其传播路径，为指证生物袭击提供更加全面的科学证据。

生物战剂溯源的任务是查找生物战剂来源及其施放者，追溯生物战剂菌（毒）株的源头及其传播路径，为指证生物犯罪行为提供科学证据，对生物战剂危害的防控提供科学指导。生物战剂溯源的技术手段主要有军事情报搜集、现场袭击迹象侦查、流行病学调查、生物战剂检验鉴定、战剂病原体特征鉴定、遗传进化分析和生物信息学分析等。

军事情报搜集　跟踪敌方生物武器研究、发展、生产、储存及装备状况，掌握其发动生物武器袭击的能力；收集敌方相关部队近期军事动向、生物武器防护装备水平、免疫接种动态等，分析实施生物武器袭击的可能性及其可能发动生物武器袭击的时机，为生物战剂的源头确认提供辅助证据。

现场袭击迹象侦查　采用观察、监测、检验和调查等技术手段，对生物袭击现场进行侦查，

初步推断是否遭受生物袭击，以及袭击的方式和范围。具体工作包括观察生物袭击的空中、地面等相关迹象；监测生物气溶胶数据、采集生物战剂标本、标本载体以及被战剂污染的环境样本；搜寻并保存生物袭击遗留物等相关证据等。

流行病学调查 调查分析疫情发生、发展过程，疾病种类、感染人群、感染途径、发病特征及流行规律，判定疫情是否存在异常特征，从而推断是否为本国本地自然发生的传染病，或是遭受生物战剂袭击所引起的疫情；通过调查疫情扩散信息，确定病原在宿主间的传播路径，为追溯传播源头提供数据支持。

生物战剂检验鉴定 从现场标本中检测生物战剂抗原、核酸和特异性抗体，分离培养出纯的战剂微生物，经系统鉴定确定其生物学分类地位。获得纯的战剂病原体是识别病原特征、追踪生物战剂源头的重要基础。

战剂病原体特征鉴定 识别生物战剂病原体的特征，并将其与已知病原体进行比较，才能发现病原体之间的关联，找到溯源线索。因此，准确详尽的识别病原体特征是实现溯源的重要任务。战剂病原体特征鉴定主要可以分为分子化学结构特征、表型特征和基因组序列特征三类。

分子化学结构特征分析 该类技术以脂肪酸分析技术为代表。脂肪酸存在于细菌的细胞膜中，是识别细菌种类的特征分子之一，与细菌的遗传变异、毒力、耐药性等有极为密切的关系。借助参考菌株数据库，可通过脂肪酸分子结构差异实现对菌株的"追踪"，完成溯源工作，如确定医院感染中的感染源、发酵工业生产中的污染源等。利用气相色谱技术可实现对可培养细菌中的脂肪酸成分进行鉴定和确认，操作相对简便，但缺点是提供的信息较少，分辨率较低，通常难以识别种以下水平的差异，因此在很多情况下无法用来准确判断生物战剂的源头。

表型特征分析 表型指由于基因与环境因素相互作用所引起的在细胞、器官和整体水平上可检测到和观察到的特征。微生物表型特征分析技术包括生物型（生理生化反应差异）、抗生素的敏感性、噬菌体分型、血清学分型、聚丙烯酰胺凝胶电泳/免疫印迹、多位点酶电泳等，在病原微生物的分型鉴定和相关疾病的预防控制领域中应用非常广泛。但与脂肪酸分析类似，表型特征分析的分辨率仍然不高，难以将近缘菌毒株区分开；此外，由于不同的基因变异可能导致同样的表型，表型一致的菌株不一定表明遗传基因序列的一致。因此通过表型方法进行鉴定不能完全真实地反映生物战剂之间的差异，对溯源的准确性会造成一定影响。

基因组序列差异特征分析 基因组是指微生物体内所包含的全部 DNA 序列。不同生物战剂物种之间，乃至同一物种的不同菌、毒株之间，存在着各种各样的基因组变异，形成了千姿百态的物种多样性。例如，在细菌性生物恐怖病原体炭疽杆菌中，其基因组上存在有成百上千个 DNA 多态性位点，可用于区分同一种内不同的菌株，为源头提供详实的证据。溯源时使用的可变位点越多，得到的结果越可靠。该类方法在微生物分型和溯源领域发展迅速，在国际上得到了非常广泛的应用。技术方法有：①核酸指纹图分析，基于基因组中的局部差异进行分析，包括核糖分型、质粒图谱分析、随机引物聚合酶链反应（arbitrarily primed polymerase chain reaction，AP-PCR）、脉冲场凝胶电泳、单核苷酸多态性分析、限制性片段长度多态性、扩增片段长度多态性、多位点序列分析、可变数目串联重复（variable number tandem repeat，VNTR）分析、多位点 VNTR 分析、规律成簇的间区短回文重复分析等。这些方法可通过 PCR 与凝胶电泳技术实现，在常规实验室中能够方便快速地进行。②生物芯片技术，生物芯片实质上是一种微型化的生化分析仪器。能够检测识别基因组中存在的大多数变异信息，并可实现对细菌、病毒、支原体、衣原体、立克次体等微生物的高通量检测分析；还发展了不同形式的芯片应用于复杂环境中的细菌检测和微生物群落分析。其局限性表现在应用芯片技术检测和鉴定微生物时，灵敏度较高、探针必须含有微生物关键的遗传组成（如毒力因子编码基因），以及足够量的病原体 DNA。③全基因组测序技术：基因组序列记录了微生物的全部遗传信息，全基因组序列的解读和分析为追踪和确认生物战剂病原体源头提供了最高的分辨率，可以使辨识度达到株的水平。尤其是新一代全基因组测序技术的快速发展，使得基因组序列测定能够在几小时之内完成。这将引发溯源工作的革命性进展，使得"实时溯源"成为可能。

遗传进化分析 生物战剂物种在长期进化乃至疫情发生时的传播过程中，基因组都在自发和随机地发生着遗传变异，并在自然压力选择和遗传漂变的作用下被保留下来，形成了不同菌株基因组之间的多态性。这些多态性之间的关联，构成了菌株样本之间的进化关系。针对基因组变异等分子靶标，使用合适的统计学模型对菌株进行系统发育重建，重现菌株间的相互关系，能够准确判断菌株的亲缘距离远近，并且从大量样本中识别出引发疫情的源头菌毒株。遗传进化分析所揭示的生物战剂病原体进化规律，为溯源提供了理论依据和指导。数据库的完备性、疫情样本采集的无偏性以及统计模型选择的合理性是应用遗传进化分析进行成功溯源的三个重要影响因素。

生物信息学溯源 利用生物信息学技术，构建数据库、设计溯源算法并编制相应的软件，为上述其他溯源技术提供重要支撑。通过长期实验和实践积累，可以获得微生物的海量多样性信息，包括生物战剂菌（毒）株的表型特征、特征分子化学组分、基因片段与基因组序列等数据。设计合理的数据结构和检索方法，将这些数据以标准、有序的方式储存起来；在有溯源需求时，将疫情样本与生物信息数据库中已有相关信息进行分析比对，构建分离战剂与已知菌（毒）株的相互关系，找到与其最近缘的菌（毒）株。依据近缘菌（毒）株的分离时间、地域分布、保藏单位等信息，从而推断生物战剂的可能来源途径，识别确认战剂源头。

(杨瑞馥　崔玉军)

shēngwù zhànjì wūrǎn xiāochú

生物战剂污染消除（decontamination of biological warfare agents） 利用物理、化学、等手段，杀灭或清除体外环境污染的生物战剂，使之无害化所采取的措施与行动。生物战剂污染消除

是生物武器医学防护的重要措施之一，其目的是避免或减少人员损伤，缩小污染范围，控制污染蔓延，最大限度降低生物战剂的危害，保证人民生命财产的安全。

在生物战条件下，消除生物战剂污染包括自净、消毒（或洗消）和媒介防制等措施。自净是利用生物战剂在自然环境中可逐渐衰亡的特性，封锁污染环境，使之逐步达到无害化。消毒是利用物理、化学等手段，杀灭或消除环境物品污染的战剂微生物，使之无害化。媒介防制是采用化学、机械等方法，杀灭或控制生物战剂的媒介动物，以防止污染的蔓延。

原则 由于生物战及生物恐怖袭击具有隐蔽性、突发性，使用的战剂种类、袭击方式和污染的范围短时难以确定，同时对于大范围污染的全面洗消，人力、物力与时间耗费很大，所以生物战剂污染消除重点立足于使人员不直接受到威胁。实施污染消除应把握污染消除时机、合理划定污染消除范围、选用适当有效的方法。

把握污染消除时机 发现可疑生物袭击迹象时，对可疑污染区采取暂时封锁措施，对可能暴露人员进行医学观察，进一步调查判定；初步判断遭受生物战剂袭击时，封锁污染区，采集标本后，对重点区域进行消毒和人员局部卫生处理；确认遭受生物战剂袭击时，应立即组织对污染人员和环境进行全面洗消处理。

合理划定污染消除范围 污染消除范围根据生物战剂袭击的方式、流行病学调查和微生物检验结果合理划定。生物弹弹着点上风向和侧风向 50~100m，下风向 100~300m 为重点消毒区，军

队驻地、阵地、主要居民点、交通要道等污染区和其他急需进入的污染区应划为消毒区。

选用适当有效的污染消除方法 生物战剂污染消除应根据生物战剂种类和污染的对象选择适宜、有效的化学、物理消毒方法或自然净化。污染区内划定的消毒区和重点消毒区应采用适宜的化学、物理消毒法；大范围的空旷区域实施封锁使其自然净化；同时对于本地和外来媒介生物采取杀灭控制措施。生物战剂的化学消毒应选用中、高效消毒剂。

技术方法 生物战剂污染消除包括生物战剂消除和媒介生物控制两方面，生物战剂消除技术方法可归纳为化学消毒、物理洗消和自然净化三类。媒介生物控制的技术方法见生物战时节肢动物媒介防治和生物战时啮齿动物媒介防治。

化学消毒法 使用化学消毒药剂杀灭和消除生物战剂的方法。化学消毒根据不同的消毒对象可采用不同的消毒方法。

干粉喷撒消毒法 将消毒粉剂直接喷撒在待消毒物体表面进行消毒的方法。常用消毒粉剂有三合二、次氯酸钙、二氯异氰尿酸钠等。主要用于地面或植被污染生物战剂的消除，适宜在缺水条件下，且大气较潮湿时使用。

消毒液喷洒消毒法 将消毒剂溶液均匀喷洒于被污染的环境和物体表面进行消毒的方法，喷洒的设备可用专业喷洒车，也可选用环保部门使用的喷水车，消毒剂可选用各种水溶性消毒剂。主要用于生物战剂污染地面和物体表面消毒，如建筑物表面、广场、街道、机场等。

泡沫喷洒消毒法 将泡沫消毒剂均匀喷洒于污染物体表面的

消毒方法。该方法须选用泡沫消毒剂和相应泡沫喷洒装置，消毒剂泡沫可以在物体表面停留较长时间，消毒作用时间更长，消毒效果更好。主要用于车辆、坦克等大型武器装备，以及垂直表面生物战剂污染的消毒。消毒后需清洗、擦拭去除表面残留消毒剂，兵器还应及时保养，以减轻消毒剂可能引起的腐蚀作用。

喷雾消毒法 将消毒剂溶液雾化喷洒于污染物体表面或空间进行消毒的方法。喷雾设备可使用普通喷雾器或超低容量喷雾器，操作时应按一定顺序进行喷雾，使物体表面全部润湿或使消毒剂气雾充满消毒的空间，并关闭门窗，作用一定时间。该方法主要用于生物战剂污染的室内表面、空气及装备的消毒。

喷刷洗消法 用喷枪将消毒液直接对装备表面均匀冲刷的洗消方法。该方法不但可有效杀灭生物战剂，还可去除装备表面的污垢，作用一定时间后，应及时对装备进行保养处理，以减轻消毒剂对装备的腐蚀。主要用于车辆、坦克等大型装备表面污染生物战剂的消除。

擦拭消毒法 用消毒剂溶液擦拭被污染物品表面进行消毒的方法。擦拭法常用于消除裸露的体表、单兵装备及车内、室内表面污染生物战剂的消毒。

浸泡消毒法 将污染物品浸没于消毒剂溶液中进行消毒的方法。浸泡法消毒应保持消毒剂的有效浓度和浸泡时间，根据消毒剂溶液的稳定程度和污染情况，及时更换所用消毒液。该方法适用于餐饮器具、服装等的消毒处理。

熏蒸消毒法 将消毒剂液体加热气化熏蒸污染物体和空气的消毒方法。该方法是在一个相对密闭的空间内，将盛有消毒剂的容器置于加热源上进行加热，使足够量的消毒剂蒸发充满空间，并维持一定时间，对空间和空间内的物品进行消毒。常用的熏蒸消毒剂有甲醛、过氧乙酸、戊二醛等。该方法常用于密闭性较好的室内空间、物品污染生物战剂的消毒，特别适用于怕湿物品的消毒。

环氧乙烷消毒法 使用环氧乙烷气体对污染物品进行消毒的方法。该方法使用特制的环氧乙烷气体消毒柜或丁基橡胶消毒袋，将待消毒物品装入其中，通入足量环氧乙烷气体，密闭一定时间进行消毒。该方法适用于怕湿、怕热、怕腐蚀物品的消毒处理，如计算机、通信器材等电子设备和纸质文件等。环氧乙烷易燃易爆，使用过程必须避免明火或产生电火花。

物理消毒法 使用物理手段杀灭和消除生物战剂的方法。①焚烧法：采用火烧消除生物战剂污染的方法。该方法适用于污染地表、杂草以及无保留价值物品上的生物战剂消除。②煮沸消毒法：将污染物品放入煮锅内加水将物品浸没，煮沸一定时间进行消毒的方法。该方法适用于餐饮器具、被服、衣物等耐湿、耐热污染物品的消毒，用0.5%肥皂水或1%碳酸钠溶液煮沸，可增强消毒效果。③其他：常用物理消毒方法还有压力蒸汽灭菌法和紫外线照射消毒法。

自然净化法 利用日光照射和风、雨的作用使室外环境污染的生物战剂自然衰亡，达到无害化的方法。自然环境中，除细菌芽胞外的多数细菌和病毒类生物战剂，在晴天阳光照射下几小时即可死亡，即便在没有阳光的阴天一般也至多存活几天。因此，在受到生物战剂袭击时，对旷野和不需人员进入的大面积污染区，可进行封锁，使其自然净化。

组织实施 生物战剂污染消除是生物武器医学防护的一个重要环节。生物战剂污染消除工作应以专业队伍为主，军民结合，群众参与，在军队和政府相关领导机构的统一指挥下组织实施。受到生物战剂袭击时，依据侦察和初步检测的结果，判定污染性质和污染范围，封锁污染区，组织实施污染消除。依据生物战剂的种类、污染状况和范围，确定进行消毒处理和自然净化的区域，分别开展消毒处理和封锁自然净化。根据消毒处理区域的污染对象及污染状况，选择适宜的化学、物理技术方法，全面进行消毒处理和杀虫灭鼠。随时监测评估污染消除处理效果，确保污染全面消除，达到无害化。

（姚楚水）

shēngwù zhànjì huàxué xiāodújì
生物战剂化学消毒剂（chemical disinfectants for biological warfare agent decontamination） 破坏体外战剂微生物或生物毒素的生物学活性，使其丧失致病力的化学制剂。某些化学制剂能通过氧化、分解、还原、修饰生物大分子等作用机制，破坏微生物及毒素分子结构，干扰微生物代谢过程，致使微生物死亡、毒素失活，这些化学制剂即可作为生物战剂消毒剂使用。

早期使用的生物战剂消毒剂主要是次氯酸钙、漂白粉等含氯类化学物质，以及碘酒和乙醇等常用消毒剂，用作环境污染、饮用水、排泄物、纺织物、餐饮具等消毒和人体皮肤表面的消毒。

随着化工技术进步和消毒学的发展，逐步出现了稳定性更高、消毒效果更强、环境友好的消毒剂，如二氯异氰尿酸钠、碘伏、过氧化物等消毒剂。

为应对核化生污染消除，许多国家还研发出核化生污染洗消通用的化学消毒剂，此类消毒剂为两种以上消毒剂复配而成，属于复方消毒剂，对各种类型的生物或化学战剂，均具有良好的杀灭与消除效果。例如，中国军队使用的三合二（三个分子的次氯酸钙，二个分子的氢氧化钙）消毒剂，美军装备的 DS2（含 70% 活性剂二乙撑三胺，28% 溶剂乙二醇单甲醚，2% 强化剂氢氧化钠）消毒剂。

作用原理 不同种类的消毒剂，杀灭微生物的作用方式不同。基本的作用原理是，消毒剂分子作用于微生物结构成分或代谢必需的活性物质，通过氧化反应、分解反应、还原反应、烷基化反应、分子修饰等方式，使微生物或毒素的蛋白质变性、酶类失活、细胞膜破坏、分子结构改变等，最终导致微生物的死亡，毒素分子失活。

特性 根据物理状态、化学性质的不同，生物战剂化学消毒剂具有一些独有的特性，而且多种因素会影响其消毒效果。

根据物理状态，生物战剂化学消毒剂可分为固体、液体、气体三大类。例如，三合二消毒剂、二氯异氰尿酸钠、漂白粉等为固体状态，碘伏、碘酒、过氧乙酸为液体状态，环氧乙烷常温下为气体状态。不同状态的消毒剂应采用不同的包装、储存条件。

根据化学性质，生物战剂化学消毒剂可能具有爆炸性（如环氧乙烷）、挥发性（酒精、碘酒）、升华（含碘消毒剂）、腐蚀（含氯消毒剂、过氧化物消毒剂）、急慢毒性（如醛类消毒剂等）等危险，应在储存、运输和使用中注意操作安全。

影响生物战剂化学消毒剂消毒效果因素主要有消毒剂的应用浓度（一般浓度越高效果越好）、消毒作用的时间（时间越长效果越好）、消毒时的实际温度（温度越高效果越好）、消毒作用的方式（一般浸泡消毒效果优于直接喷洒消毒）、消毒对象上有机物的多少（有机物越多、越脏，则消毒效果越差）。

类别 化学消毒剂的分类方法有多种，常用的是依据其化学结构特性和杀灭微生物效能进行的分类。

依据消毒剂的化学结构特性，化学消毒剂分类为：①含氯类消毒剂，溶于水后产生次氯酸的一类消毒剂，如漂白粉、次氯酸钠、二氯异氰尿酸钠等。②过氧化物类消毒剂，溶于水中分解释放出原子态氧的一类消毒剂，如过氧乙酸、过氧化氢、臭氧、高锰酸钾。③烷类消毒剂，具有一系列饱和脂肪烃的有机化学分子，如环氧乙烷、溴甲烷。④醛类消毒剂，分子结构中含有独立醛基的消毒剂，如甲醛、戊二醛等。⑤醇类消毒剂，分子中含有跟烃基或苯环侧链上的碳结合的羟基的化合物，如乙醇、异丙醇等。⑥季铵盐类消毒剂，分子结构中含有五价氮的有机化合物消毒剂，如苯扎氯铵、苯扎溴铵、溴化十二烷基-二甲基-2-苯氧基-乙基胺等。⑦双胍类消毒剂，分子结构式中含有胍基的一类大分子化学消毒剂，如氯己定、聚六亚甲基胍等。⑧酚类消毒剂，以酚类化合物为主要杀菌成分的化学消毒剂，如甲酚皂溶液、对氯间二甲苯酚。⑨强酸强碱类消毒剂，如盐酸、磷酸、氢氧化钠，等等。

根据杀灭微生物的效能，化学消毒剂分类为：①高效消毒剂，可以杀灭所有生物战剂微生物，包括各种细菌繁殖体、病毒、真菌及其孢子，以及炭疽芽胞杆菌，如漂白粉、次氯酸钠、次氯酸钙、二氯异氰尿酸钠、三氯异氰尿酸等含氯消毒剂和过氧乙酸、戊二醛等。②中效消毒剂，可杀灭各种细菌繁殖体、多数病毒和真菌战剂，但不能杀灭细菌芽胞，如碘伏、碘酊等含碘消毒剂，以及醇类、酚类消毒剂。③低效消毒剂，可以杀灭细菌繁殖体、真菌、脂质胞膜病毒（亲脂病毒），不能杀灭无胞膜病毒、分枝杆菌、细菌芽胞，如苯扎溴铵（新洁尔灭）等季铵盐类消毒剂，氯己定（洗必泰）等双胍类消毒剂。

应用 主要根据生物战发生时袭击用战剂的种类、污染对象的性质，选择适宜的化学消毒剂、消毒剂量、消毒方式与方法，以达到安全、彻底消除污染之目的。

选用原则：①在生物战剂未知或不明确时，应使用高效消毒剂，大剂量下消毒处理。②实验室明确鉴定出相关生物战剂时，应针对不同战剂，使用不同的消毒剂，以便达到科学、合理、高效地杀灭目标战剂微生物。例如，污染的生物战剂为细菌芽胞时，选用高效消毒剂及消毒方法处理，如过氧乙酸、二氧化氯、过氧化氢、环氧乙烷、甲醛等消毒剂。污染的生物战剂为细菌繁殖体、病毒等抗力较弱的微生物时，可选用中效消毒剂，如含碘、含氯、含溴类消毒剂。污染的生物战剂为肉毒毒素时，应选用氢氧化钠、三合二消毒剂处理。

各种污染对象的化学消毒方法：①人员的洗消，局部可用0.2%过氧乙酸、0.5%氯己定溶液，擦拭消毒。全身洗消，最好用淋浴方式，结合用肥皂搓洗，冲洗 10 ~ 15 分钟，清除率可达99%以上。②服装与装具消毒，比较好的消毒方法是使用环氧乙烷、甲醛或过氧乙酸熏蒸。③蔬菜、水果，可根据战剂种类选用过氧乙酸（0.2%），二氯异氰尿酸钠（1%）等溶液浸泡 30 分钟消毒。消毒后，用洁净的水冲净。④餐具，最好用热力消毒，不能加热的可用消毒液浸泡，方法同蔬菜水果消毒。⑤饮水消毒，除使用较可靠的煮沸法（15 分钟）外，主要仍应以混凝、过滤与氯化消毒为主。⑥地面消毒，喷洒次氯酸钙、三合二或二氯异氰尿纳溶液（0.5%~10%），每平方米 1000ml，作用时间从 15 分钟至16 小时，可杀灭各种生物战剂。对肉毒杆菌毒素，还可喷洒氢氧化钠溶液（1%）。⑦武器与技术装备的洗消，除必要时由使用人员对经常接触部位用布块沾以消毒剂进行局部消毒外，一般多在洗消场进行全面处理。全面处理中最好使用药物消毒的方法。熏蒸消毒可用以处理大批的小型武器和技术装备。环氧乙烷熏蒸的穿透力强，对武器和技术装备，特别是电子与光学器材，损坏轻微，是一种比较好的方法。没有适宜的消毒剂时，可直接用水冲洗。冲洗最好用洗消车上的喷枪或摩托洗消器进行。喷枪喷出水柱的压力在 2 ~ 3kg/cm²，用之冲洗受染表面 2 ~ 3 遍，可去除武器和技术装备上污染的大部分生物战剂。洗消用过的废水应集中收集，消毒处理。

（张文福）

hánlǜlèi xiāodújì

含氯类消毒剂（chlorine compound disinfectant） 溶于水中可产生次氯酸的一类化学消毒剂。含氯类消毒剂的杀菌活性较强，属于高效消毒剂，可以杀灭各种类型的生物战剂，包括毒素。主要以氧化反应杀灭微生物，其氧化能力习惯上以有效氯表示。制剂溶于水后能够产生的有效氯越多，杀菌力越强。

含氯类消毒剂最早应用于生物战剂的污染消除，使用范围最广，品种也很多。含氯类消毒剂可分为无机化合物类与有机化合物类，前者以次氯酸盐类为主，作用较快，但不稳定；后者以氯胺类为主，性质稳定，但作用较慢。常用含氯消毒剂有漂白粉、三合二、次氯酸钠、二氯异氰尿酸钠、三氯异氰尿酸、氯胺 T 等。

结构与原理 含氯类消毒剂是一类以有效氯为杀菌活性成分的消毒剂，其成员较多，结构差异较大。有效氯，是指含氯化合物中所含有的氧化态氯；有效氯含量，是指含氯化合物中氧化态氯的百分含量。但是，由于氯的氧化态不止一种，所以，必须规定一个统一的量化标准才能相互比较实际效能，这个量化标准就是化合价为 0 的纯净氯，即纯净氯的有效氯为 100%。有效氯含量的实质，是指单位质量的含氯化合物中所含氧化态氯的氧化能力相当于多少纯净氯的氧化能力。其含量用 mg/L 或 g/100ml 表示。

结构 常用含氯消毒剂的化学结构如表 1。

作用原理 含氯消毒剂的杀菌机制主要通过氧化等综合作用，使微生物巯基酶和氨基酸氧化、环氯化氨基酸、营养物质的摄取减少，抑制蛋白质合成，减少氧

的摄取、呼吸组件的氧化，减少ATP 的产生，破坏 DNA 和减少DNA 的合成。

基本性能 含氯类消毒剂属于高效消毒剂，可以杀灭各种类型的生物战剂，包括细菌芽胞、毒素。含氯消毒剂的杀菌作用，与其有效氯含量成正比，因此使用剂量一般按消毒剂的有效氯含量计算。

理化特性 含氯类消毒剂的物理形状，有固体、液体形式（表 1），一般在固体状态下，药物的储存稳定性较好，反之液体状态，或使用前稀释成液体状态，则很不稳定，有效氯浓度下降很快，有时需要现用现配，并用测氯试纸及时测定其有效氯含量。含氯类消毒剂的化学特性，主要表现为强烈的氧化性和一定的腐蚀性，故严禁与还原剂一起存放。

共同的消毒特征 含氯类消毒剂的杀菌能力与其有效氯含量成正比，有效氯浓度越高，杀菌速度越快，杀菌能力越强。同时，含氯类消毒剂的杀菌能力也受消毒对象上有机物、消毒的温度等影响。

在没有有机物负荷条件下，含氯制剂的消毒能力极强。例如，低浓度有效氯（25mg/L），作用几秒钟就可杀灭繁殖体细菌，作用 1 分钟，即可灭活出血热病毒。100mg/L 的有效氯，作用 5 分钟，就能杀死大于 99.9%的枯草芽胞杆菌的芽胞。在含有有机物负荷条件下，含氯消毒剂的杀菌能力普遍下降，有时需要提高消毒剂的浓度。例如，100mg/L 有效氯，作用 10 分钟，可杀灭金黄色葡萄球菌、猪霍乱沙门菌和铜绿假单胞菌。200mg/L 有效氯作用 10 分钟，可灭活病毒。500mg/L 有效氯作用 30 分钟，可杀灭真菌中的

念珠菌。1000mg/L 有效氯，才能杀灭结核分枝杆菌。含 5000mg/L 有效氯常规漂白剂，作用 10 分钟，可灭活艰难梭菌芽胞；作用 30 分钟，可杀灭炭疽杆菌的芽胞。

温度增高可加强含氯消毒剂的杀菌作用。对水的消毒，温度 2～5℃升至 20～25℃时，实现同样消毒效果，需要的有效氯浓度差别可达 2～5 倍。对生物战剂中细菌芽胞的杀灭，温度从 20℃升至 50℃时，有效氯浓度差别可达 2 倍。

应用　含氯消毒剂使用方便，价格低廉，广泛应用于医疗卫生、食品卫生、家居环境等民用领域的消毒。在生物战时，广泛应用于室内外环境、武器装备、水和食品等的生物战剂污染消毒处理。含氯消毒剂应用于各种污染对象的消毒剂浓度、消毒时间、使用方法见表 2。

注意事项　含氯消毒剂具有挥发性、刺激性和腐蚀性，使用时应注意：①消毒液配制时，应先测定有效氯含量，以有效氯浓度调整剂量。②对消毒的物品有漂白作用与腐蚀性，必要时消毒后应尽快用清水将残留消毒剂冲洗干净。③含氯消毒剂可释放出氯，可引起流泪、咳嗽，刺激皮肤和黏膜。高浓度时可引起中毒。长时间操作人员应尽量站在上风向，穿戴防护口罩、橡胶手套、防护服、胶靴等防护装具。④药物应放置在密闭容器内，置阴凉、干燥、通风处，以减少有效氯的丧失，配制成应用浓度的含氯消毒剂很不稳定，应尽快使用，或现配现用。

（张文福）

表 1　常用含氯消毒剂的分子结构及主要性状

消毒剂名称	分子式或结构式	性状	有效氯含量（%）
次氯酸钙	$Ca(OCl)_2 \cdot 3H_2O$	白色粉末	80～85
次氯酸钠	$NaOCl$	溶液	10～11
漂白粉	$Ca\begin{cases}OCl\\Cl\end{cases}$	白色粉末	25～32
三合二	$3Ca(OCl)_2 \cdot 2Ca(OH)_2 \cdot 2H_2O$	白色粉末	56～60
氯胺 T	$CH_3-\bigcirc-SO_2-\underset{Na}{N}-Cl \cdot 3H_2O$	白色微黄晶粉	24～26
二氯异氰尿酸钠	$OC\begin{cases}NCl-CO\\NCl-CO\end{cases}NNa$	白色晶粉	60～64
三氯异氰尿酸	$OC\begin{cases}NCl-CO\\NCl-CO\end{cases}NCl$	白色晶粉	89.7

表 2　各种污染对象应用含氯消毒剂的使用浓度、消毒时间、使用方法

消毒对象	使用浓度（以有效氯含量计，mg/L）	作用时间（分钟）	使用方法
饮水	1～3	30	先净化过滤处理，然后与消毒剂充分混合溶解，静置 30 分钟以上
环境、武器、车辆表面	100～250	10～30	对各类清洁物体表面擦拭、浸泡、冲洗消毒
	400～700	10～30	对各类非清洁物体表面擦拭、浸泡、冲洗、喷洒消毒。喷洒量以喷湿为度
食（饮）具	500～800	30	消毒污染器具 消毒后应将残留消毒剂冲净
果蔬	100～200	10	将果蔬先清洗、后消毒；消毒后用生活饮用水将残留消毒剂冲净
织物	250～400	20	消毒时将织物全部浸没在消毒液中，消毒后用生活饮用水将残留消毒剂冲净
地面	5000～10000	≥60	喷洒、浸泡消毒
排泄物	10000～20000	≥120	混合搅拌后静置 120 分钟以上

guòyǎnghuàwùlèi xiāodújì

过氧化物类消毒剂（peroxide disinfectant）

化学分子结构中含有"—O—O—"二价基的一类强氧化性化学消毒剂。该类化学消毒剂溶于水中可分解释放出原子态氧，具有较强的氧化与杀菌作用，能够杀灭各类生物战剂，包括炭疽芽胞杆菌的芽胞，属于高效消毒剂。

在低温条件下，特别是零度以下，过氧化物类消毒剂仍然具有良好的杀菌活性。由于该类消毒剂分解后的主要产物为水、氧、二氧化碳等无害物质，对环境无污染，是各国重点发展的消毒剂之一。

结构与原理 最常见的过氧化物类消毒剂主要有过氧化氢与过氧乙酸。

结构 过氧化氢又称双氧水，分子式 H_2O_2，分子量 34.015，结构式 H—O—O—H。过氧乙酸又称过醋酸，分子式 $C_2H_4O_3$，分子量 76.05，结构式 CH_3—CO—O—OH，由醋酸与过氧化氢反应而形成，是酸性氧化剂。

作用原理 过氧化物类消毒剂的杀菌作用主要是氧化作用，通过改变细胞膜通透性、破坏代谢酶活性和改变细胞内 pH 值，杀灭或抑制微生物生长。①改变细胞膜通透性：此类消毒剂可直接对微生物胞壁上的蛋白质进行氧化，使胞壁与胞膜的通透性发生改变，破坏细胞内外物质交换的平衡，最终导致微生物死亡。②破坏代谢酶的活性：此类消毒剂直接氧化微生物代谢酶等生物大分子，特别是含巯基和硫键的分子，干扰微生物代谢，抑制微生物生长。③改变微生物细胞内 pH 值：此类消毒剂，特别是过氧乙酸，可迅速改变微生物的生长环境，使细胞内 pH 值发生变化，影响细胞正常代谢，抑制微生物生长，甚至导致微生物死亡。同时，酸也可直接杀伤微生物，这也是为什么过氧乙酸杀菌速度更快、更强的主要原因。

基本性能 过氧化氢溶液是一种无色透明液体，无异味，微酸苦，是一种较强的氧化剂。过氧乙酸为无色透明液体，呈酸性，具有浓烈刺激性气味，易挥发，不稳定，可与水以任意比例混合。过氧乙酸的氧化、杀菌能力比过氧化氢更快、更强。

过氧化物消毒剂属于高效消毒剂，可杀灭一切微生物，其杀菌效果与浓度呈正相关，有机物对杀菌效果有一定影响。

过氧化氢 1.5% 水溶液，作用 5 分钟，可杀灭常见的细菌繁殖体，如鼠疫耶尔森菌、土拉弗朗西斯菌、炭疽芽胞杆菌。3% 过氧化氢，作用 20 分钟，可杀灭结核杆菌和病毒。6% 过氧化氢，作用 35 分钟，可杀灭炭疽芽胞杆菌芽胞。10% 过氧化氢，作用 70 分钟，可杀灭枯草杆菌芽胞。

含量 100mg/L 的过氧乙酸，作用时间小于 5 分钟，即可杀灭革兰阳性菌和革兰阴性菌、真菌和酵母菌，但在有机物中则需要 200~500mg/L 的过氧乙酸。对于病毒，如各种脑炎病毒、肠道病毒，需要 1500~2250mg/L，作用 15 分钟。无论是否存在有机物污染，0.26% 的过氧乙酸作用 20~30 分钟对分枝杆菌（结核分枝杆菌、胞内分枝杆菌、龟分枝杆菌、偶发分枝杆菌）均有效。对于炭疽芽胞杆菌芽胞而言，用 0.5%~1.0% 过氧乙酸，杀灭时间是 5~30 分钟。

应用 过氧化物类消毒剂适用于室内外环境与一般物体表面消毒（包括食品用工具、设备）、空气消毒、皮肤伤口冲洗消毒、部分耐腐蚀医疗器械的消毒。不适用于对金属物品和容易被腐蚀物品的消毒处理。

一般物体表面与环境消毒，使用 0.1%~0.2% 过氧乙酸（或 3.0% 过氧化氢），喷洒消毒作用时间 30 分钟；浸泡消毒作用时间 30 分钟，最后用清水冲洗干净。

空气消毒，配置 0.2% 过氧乙酸（或 1.5%~3.0% 过氧化氢），使用气溶胶喷雾的方法，消毒作用 30~60 分钟，消毒结束后进行通风换气。也可使用 15% 过氧乙酸原液加热蒸发，用量按 $7ml/m^3$ 计算，熏蒸作用 1~2 小时，然后进行通风换气。

皮肤伤口冲洗消毒，使用 1.5%~3.0% 过氧化氢消毒液，直接冲洗伤口部位皮肤表面，作用 3~5 分钟。

部分医疗器械的消毒，耐腐蚀医疗器械的高水平消毒，使用 6.0% 以上的过氧化氢浸泡消毒 120 分钟，或 0.5% 过氧乙酸冲洗消毒 10 分钟，消毒结束后应使用无菌水冲洗干净。

食品用工具、设备消毒，使用 500mg/L 过氧乙酸（或 1.0% 过氧化氢），喷洒或浸泡消毒作用时间 10 分钟，最后用清水冲洗干净。

注意事项 过氧化物类消毒剂为强氧化剂，具有较强的腐蚀性，使用时应注意：①过氧化物类消毒剂高浓度具有很强的腐蚀性，稀释后低浓度稳定性变差。②有机物存在，可干扰消毒效果。③应置阴凉通风处储存，避免与还原剂、金属粉末接触，如易燃或可燃物、强还原剂、铜、铁、铁盐、锌、活性金属粉末、毛发、油脂类，以免引起燃烧爆炸。

④过氧化物类消毒剂应使用危险品运输车辆运输，在运输过程中应防止日光照射或受热，不能与易燃品和还原剂混运。⑤过氧化物类消毒剂对眼睛、黏膜或皮肤有刺激性，有灼伤危险，在实施消毒作业时，应佩戴个人防护用具。若不慎接触了较高浓度消毒剂，应尽快用大量清水冲洗并及时就医。

(张文福)

quánlèi xiāodújì

醛类消毒剂（aldehyde compound disinfectant） 分子结构中含有醛基，通过烷基化作用杀菌的一类化学消毒剂。该类消毒剂可以杀灭各种生物战剂，包括炭疽芽胞杆菌芽胞，属于高效消毒剂，是生物战剂消毒中使用最早的化学消毒剂之一。

结构与原理 醛类消毒剂分子中含有独立的醛基结构，可以凝固蛋白质、还原氨基酸，使蛋白质分子烷基化，从而达到杀灭各类微生物的效果。应用最多的是甲醛、戊二醛、邻苯二甲醛。

结构 常用的三种醛类消毒剂的结构特征如下。

甲醛，又称为蚁醛，分子式 CH_2O，分子量 30.03。

戊二醛，又称 1，5 戊二醛，为一种五碳双缩醛化合物，分子式 $C_5H_8O_2$，分子量 100.13，结构式 $CHO—CH_2—CH_2—CH_2—CHO$。

邻苯二甲醛，分子式 $C_8H_6O_2$，分子量 134.13，结构式见图。

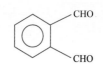

图 邻苯二甲醛结构式

作用原理 醛类消毒剂杀灭微生物的作用原理主要是烷基化作用，分子中的醛基与微生物蛋白质和核酸分子中的氨基（—NH_2）、羧基（—COOH）、羟基（—OH）、巯基（—SH）等发生反应，从而破坏了生物大分子的活性，导致微生物死亡。

基本性能 醛类消毒剂化学性质非常稳定，可杀灭各种细菌及芽胞、病毒、真菌等战剂微生物，属于高效消毒剂。

醛类消毒剂的共同特点是：①杀菌力强、杀菌谱广。②性能稳定、容易储存和运输。③腐蚀性小，可用于金属器械。④有机物影响小。⑤具有刺激性与毒性。

甲醛为无色气体，有特殊的刺激气味，对人眼、鼻等有刺激作用，气体相对密度 1.067（空气 = 1），液体密度 $0.815g/cm^3$（-20℃）。甲醛熔点-92℃，沸点-19.5℃。易溶于水和乙醇。水溶液的浓度最高可达 55%，通常是40%，称作甲醛水，俗称福尔马林，是有刺激气味的无色液体。甲醛属于第一代化学气体灭菌剂，突出优点是杀菌效果可靠，使用方便，对物品损坏轻，但其弱点是浓烈的刺激性气味且不易驱除，穿透力差，不易穿透物品的普通包装。

戊二醛为无色透明油状液体，溶于热水，常用消毒浓度为 2%，具有广谱、高效、低毒、对金属腐蚀性小、受有机物影响小、稳定性好等特点。杀菌作用受酸碱度的影响很大，酸性条件下杀菌作用较弱，碱性时杀菌作用显著增强。一般使用 2.0%~2.5%戊二醛，使用前用碳酸氢钠将 pH 值调节为 7.2~8.0，作用 10 分钟，可以杀灭细菌繁殖体，作用 20 分钟，可以杀灭分枝杆菌和病毒，作用 4~5 小时，可以完全杀灭细菌芽胞。

邻苯二甲醛为淡黄色针状结晶，熔点 56~57℃，闪点大于110℃，溶于水和醇、醚等，微溶于石油醚。邻苯二甲醛消毒效果受酸碱度的影响很小，一般消毒使用浓度 0.55%，对分枝杆菌的杀灭效果优于戊二醛。本品完全杀灭细菌芽胞的时间较长，不推荐作为灭菌剂使用。

应用 生物战剂消毒中使用最多的是甲醛，戊二醛（2%~2.5%）主要用于医疗器械的浸泡消毒与灭菌，邻苯二甲醛（0.55%）主要用于医院中内窥镜的高效消毒。

应用范围 医疗器械的浸泡消毒与灭菌；空气、织物与不耐热物品的熏蒸消毒与灭菌。

使用方法 主要有浸泡消毒与灭菌、气体熏蒸消毒与灭菌。

浸泡消毒与灭菌 适用于甲醛、戊二醛和邻苯二甲醛。用 4%甲醛溶液浸泡 1 小时，可杀灭结核杆菌、真菌等微生物，对于污染严重的物品，用 8%甲醛溶液浸泡 6~8 小时，可杀灭包括细菌芽胞在内的各种微生物。2%戊二醛浸泡医疗器械，pH 值为 7.2~8.0，作用 20~40 分钟，可达到高效消毒，作用 10 小时，可达到灭菌要求。0.55%邻苯二甲醛，对先清洗干净的内窥镜浸泡，作用5~10 分钟，即可达到高效消毒。

气体熏蒸消毒与灭菌 此法只适用于甲醛。在常温下，相对湿度不低于 70%，使用甲醛$25ml/m^3$ 或多聚甲醛 $10g/m^3$。用化学法或加热法释放甲醛气体，密闭门窗作用 12 小时以上，可达到室内空气消毒要求。采用专门的甲醛熏蒸消毒柜，在常温下，相对湿度不低于 70%，使用甲醛150mg/L（甲醛含 0.4ml/L），用加热法释放甲醛气体，熏蒸作用12小时以上，可使电线、烙铁、纸币、牙钻等无管腔器械达到消毒要求。采用低温蒸汽甲醛灭菌柜，深度负压状态下，通入蒸汽使甲醛气化，在 50~75℃，作用 60 分钟，可以达到医疗器械灭菌要求。

注意事项 醛类消毒剂有一定毒性与刺激性，使用时应注意：①甲醛可用氨水进行中和、去味。②戊二醛消毒时应注意 pH 值的调节。③戊二醛消毒金属器械时，还应加 0.5% 亚硝酸钠防腐。④消毒与灭菌结束后，最好去除物品上消毒剂的残留。⑤此类消毒剂可引起过敏反应，对眼睛、皮肤和黏膜有强烈的刺激作用，吸入可引起咽喉和支气管炎症、化学性肺炎、肺水肿等，操作人员应注意个人安全防护。

（张文福）

huányǎngyǐwán xiāodújì
环氧乙烷消毒剂（ethylene oxide disinfectant） 一种化学分子式为 C_2H_4O 的杂环类有机消毒剂。按照化学结构式的命名称为氧化乙烯。因其杀菌能力强，可以杀灭包括细菌芽胞在内的各种微生物，也被称为灭菌剂。

环氧乙烷自 20 世纪 40 年代末开始就应用于消毒灭菌领域，是最好的冷灭菌剂之一。由于其沸点低，常温下为气体，属于气体消毒剂。环氧乙烷气体具有较强的穿透性、扩散性，能渗透到微生物体内使其蛋白质分子烷基化，干扰了微生物酶的正常代谢而使之死亡。环氧乙烷可以杀灭细菌及其芽胞、真菌、病毒、立克次体等各种微生物类生物战剂，但不能破坏毒素类生物战剂。

结构与原理 环氧乙烷的分子式 C_2H_4O，分子量 44.5，结构式见图。

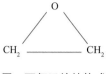

图 环氧乙烷结构式

商品状态的环氧乙烷，常在低温加压下以液体形式装入耐压钢瓶内储存。

环氧乙烷杀灭微生物的原理：一是烷基化作用，作用的位点是蛋白质和核酸分子中的疏基（—SH）、氨基（—NH_2）、羧基（—COOH）和羟基（—OH）等，与这些基团发生烷基化反应，使生物大分子失去活性，从而导致微生物的死亡。二是抑制生物酶的活性，如磷酸脱氢酶、胆碱酯酶及其他氧化酶等，阻止微生物的正常代谢过程，导致其死亡。

基本性能 环氧乙烷在低温下为无色透明液体，4℃时密度为 0.89，沸点 10.8℃。在常温下为无色带有醚刺激气味的气体，30℃时气体的蒸汽压可达 141kPa。环氧乙烷气体具有易燃易爆性，空气中环氧乙烷浓度高于 3% 即可发生燃烧爆炸。为了提高安全性，常与惰性气体氟利昂、二氧化碳混合使用。

环氧乙烷对微生物的杀灭能力强，杀菌谱广，可以有效杀灭各种微生物，甚至寄生虫和昆虫。微生物对环氧乙烷的抗力由强到弱依次是细菌芽胞、结核杆菌、细菌繁殖体、病毒、真菌，但抗力差异不像对其他消毒剂那么大，细菌芽胞与细菌繁殖体之间，只差 2~5 倍。

环氧乙烷对真菌和病毒的杀灭效果非常可靠。160mg/L 环氧乙烷，常温下作用 3 小时，可杀灭琼脂表面上真菌及真菌孢子。250mg/L 环氧乙烷，45~55℃，相对湿度 50%~60% 条件下，作用 1 小时，可完全灭活甲型肝炎病毒和脊髓灰质炎病毒，破坏乙型肝炎病毒的 DNA 多聚酶。

细菌芽胞对环氧乙烷的抗力最强，在标准灭菌的参数下（630mg/L 环氧乙烷，54℃，相对湿度 60%），杀灭 90% 细菌芽胞的时间（即 D 值）分别是：枯草杆菌黑色变种芽胞 6.66 分钟，梭状杆菌芽胞 3.67 分钟，短小杆菌芽胞 2.81 分钟，嗜热脂肪杆菌芽胞 2.63 分钟。

应用 环氧乙烷气体穿透性强、扩散好，可穿透牛皮纸、聚酯薄膜、聚乙烯和聚氯乙烯薄膜等包装材料，对物品无损坏，被应用于医疗器械、合成材料、棉毛织品、电子产品，特别是不耐热、不耐湿固态物品的消毒与灭菌。环氧乙烷遇水后可形成有毒的乙二醇，故不可用于液态物质和食品的消毒灭菌。

环氧乙烷消毒通常将待消毒物品置于有足够浓度的环氧乙烷环境中，密闭适当时间就可达到消毒效果。常用消毒方法有塑料袋消毒法和环氧乙烷灭菌器法。

塑料袋消毒法 通常使用 0.2~0.5mm 厚度的聚氯乙烯膜或丁基橡胶布制成的有封口的专用消毒袋，用药量为 1.5ml/L，温度 15℃ 以上，作用时间 16~24 小时。此法 20 世纪 80 年代前经常使用，适用于较小物品和小型装备的消毒灭菌，如服装、医疗用具、手术包、敷料、通讯器材、测绘器材、电子器件、纸质文件资料等。

环氧乙烷灭菌器法 采用专

门的环氧乙烷灭菌柜,进行消毒与灭菌。①大型灭菌器:一般体积可达到 $10m^3$ 以上,多用于专门的灭菌工厂,或放置在灭菌挂车上使用,可以满足大批量灭菌的需要,须经严格培训的专业人员操作,消毒灭菌使用温度在 $45 \sim 55℃$,相对湿度 $50\% \sim 60\%$,用药量 $0.4 \sim 0.8kg/m^3$,作用 $6 \sim 12$ 小时。②小型灭菌器:体积通常为 $1m^3$ 以下,多用于医疗卫生等单位进行少量物品消毒灭菌,消毒灭菌使用温度 $54℃$,相对湿度 70% 左右,用药量纯环氧乙烷 $600 \sim 800mg/L$,作用时间 3 小时。小型环氧乙烷灭菌器的安全系数比较大,适合非专业人员使用。

注意事项 环氧乙烷气体易燃易爆,具有毒性作用,使用时应注意:①环氧乙烷钢瓶及灭菌器必须安放在通风良好的地方,远离火源和静电,避免日晒,温度低于 $40℃$,但不能将其放冰箱内。②环氧乙烷气体消毒使用者应当经过培训,并使用合格的环氧乙烷灭菌器或容器,消毒灭菌操作的全过程应当有人员进行监测管理,防止环氧乙烷泄漏,避免接近明火。③环氧乙烷的消毒灭菌效果,可采用环氧乙烷化学指示卡、生物指示剂进行监测。④消毒灭菌后的物品应充分通风、晾晒,去除环氧乙烷的残留。⑤环氧乙烷消毒灭菌操作人员应做好个人防护,如发生过度接触环氧乙烷中毒,迅速将中毒者移离暴露现场,给予新鲜空气;皮肤接触后,用水冲洗接触部位至少 15 分钟,同时脱去衣服;眼接触液态环氧乙烷或高浓度环氧乙烷气体至少用清水冲洗眼 10 分钟。上述各种情况经现场初步处理后,均应尽快送医院就诊。

(张文福)

含碘类消毒剂(iodine compound disinfectant) 以碘为主要杀菌成分的一类化学消毒剂。含碘类消毒剂主要用于人体皮肤表面生物战剂污染的消毒与清除。杀菌作用主要是碘元素本身,碘元素可直接卤化菌体蛋白质,产生沉淀,使微生物死亡。其对各种微生物的杀灭剂量比较接近。

结构与原理 含碘类消毒剂一般分为游离碘化合物与碘络合物两大类。前者包括碘酊、碘溶液等,后者又称碘伏,包括聚维酮碘(PVP-I)、聚醇醚碘等,是碘与表面活性剂的不定型络合物。

含碘类消毒剂杀灭微生物作用原理主要是游离碘能很快地穿过细胞壁,破坏微生物蛋白质和核酸结构,干扰其生物合成,从而使之失去生物活性,最终产生致死效果。其杀菌效果受温度、浓度、作用时间、pH 值、有机物的影响。温度升高,杀菌能力增强;浓度升高,作用时间延长,杀菌效果增强;pH 值降低,溶液呈酸性时,杀菌作用较强;pH 值升高,溶液呈碱性时,杀菌作用减弱;有机物的存在可降低杀菌效果。

基本性能 常用含碘类消毒剂主要有碘酊、碘液、聚维酮碘、聚醇醚碘,其杀菌浓度以有效碘表示。

理化特性 碘酊,是碘与乙醇配制而成的棕红色液体,常用使用浓度为 2%,有乙醇与碘的气味,有效期大于 12 个月。碘液,是碘与蒸馏水配制而成的黄褐色液体,常用使用浓度为 2%,有碘气味,有效期大于 12 个月。聚维酮碘(PVP-I),是聚乙烯吡咯烷酮(PVP)与碘的络合物,为黄棕色至红棕色固体粉末,有碘气

味,有效碘含量为 $9\% \sim 12\%$,可溶于水或乙醇,常规储存有效期大于 24 个月。各国药典中推荐的 PVP-I 常用浓度为 $0.5\% \sim 1.0\%$ 有效碘。聚醇醚碘,是聚醇醚类表面活性剂与碘络合而成的络合物,高浓度产品为棕褐色均匀黏稠液体,有碘气味,有效碘含量为 $4\% \sim 6\%$,常规储存有效期大于 24 个月。聚醇醚碘常用使用浓度为 0.5% 有效碘。

常见使用浓度的含碘消毒剂产品理化性质见表。

消毒特征 含碘消毒剂属于广谱消毒剂,对大部分细菌及芽胞、病毒、真菌、原生动物均有杀灭作用,并且对各种微生物的杀灭剂量比较接近。

对一般细菌的杀灭作用:2% 游离碘溶液,作用 1 分钟,可有效杀灭金黄色葡萄球菌、伤寒杆菌、大肠埃希菌、铜绿假单胞菌和马铃薯杆菌等细菌繁殖体。

对分枝杆菌的杀灭作用:碘对结核杆菌的杀灭作用显著,该菌暴露于 0.02% 碘液 15 分钟,在营养培养基上不能生长,注射于豚鼠体内也不能引起感染。

对真菌的杀灭作用:碘对真菌有高效能杀灭和抑制作用,0.03% 游离碘对石膏样发癣菌、白色念珠菌有效,0.01% 游离碘对腹股沟表皮癣菌暴露 15 分钟以后非常有效。用念珠菌属、酵母菌属、表皮癣菌属和发癣菌属作研究对象,可被 0.14% 浓度的碘液完全杀灭,其中酵母菌仅需 0.07% 浓度的碘液即可被杀灭。

对细菌芽胞的杀灭作用:碘液与碘酊能够有效杀灭炭疽芽胞杆菌和破伤风杆菌等细菌芽胞。

对病毒的杀灭作用:常用浓度的含碘类消毒剂能够灭活脊髓灰质炎病毒、流感病毒、疱疹病

表　常见使用浓度的含碘消毒剂产品理化性质

消毒剂名称	外观	有效碘含量范围（g/L）	pH值	稳定性
碘酊	棕红色澄清液，无沉淀，有碘和乙醇气味	18～22	4.0～5.0	≥12个月
碘液	黄褐色澄清液体，无沉淀，有碘气味	18～22	4.0～6.0	≥12个月
聚维酮碘	棕红色澄明液，无沉淀，有轻微碘气味	2～10	2.0～5.0	≥24个月
聚醇醚碘	棕红色澄明液，无沉淀，有轻微碘气味	2～10	2.0～4.0	≥24个月

毒、牛痘病毒、狂犬病毒和烟草花叶病毒等各种病毒。

应用　市场上常用的是碘酊、碘伏。长期以来主要用于皮肤消毒、黏膜消毒、伤口消毒、外科医师手术前的刷手消毒。生物战时含碘消毒剂可用于人体皮肤表面生物战剂污染的消毒与清除。

碘酊应用范围包括手术切口部位、注射和穿刺部位皮肤以及新生儿脐带部位皮肤消毒。不适用黏膜和敏感部位皮肤消毒。用无菌棉拭或无菌纱布蘸取本品，在消毒部位皮肤进行擦拭2遍以上，再用棉拭或无菌纱布蘸取75%医用乙醇擦拭脱碘即可。使用浓度为有效碘18～22g/L，作用时间为1~3分钟。

碘伏应用范围包括外科手术时手及前臂消毒，手术切口部位、注射及穿刺部位皮肤以及新生儿脐带部位皮肤消毒，黏膜冲洗消毒，卫生手消毒。外科术前手消毒，可在常规刷手的基础上，用无菌纱布蘸取使用浓度的碘伏均匀擦拭从手指尖擦至前臂部位和上臂下1/3部位皮肤，或直接用无菌刷蘸取使用浓度的碘伏从手指尖刷手至前臂和上臂下1/3部位皮肤，然后擦干即可，使用浓度均为有效碘2～10g/L，作用3~5分钟。注射和穿刺部位皮肤、手术切口部位皮肤以及新生儿脐带消毒，可以用无菌棉拭蘸取使用浓度碘伏在消毒部位擦拭2～3遍，使用浓度均为有效碘2～

10g/L，作用1～3分钟。黏膜冲洗消毒，可用含有效碘250～500mg/L的碘伏稀释液直接对消毒部位冲洗或擦洗。

注意事项　使用碘类消毒剂消毒灭菌应注意：①碘可在常温下升华，使用和储存时应注意及时密闭，阴凉处存放。②对伤口有较强的刺激性，特别是碘酊，使用时应注意。③容易使物品黄染，必要时，可使用乙醇脱色。

（张文福）

jì'ǎnyánlèi xiāodújì

季铵盐类消毒剂（quaternary ammonium disinfectant）　分子结构中铵离子的四个氢原子都被烃基取代的一类有机化合物消毒剂。该类化合物属于阳离子表面活性剂，具有抑制和灭活微生物作用，可用于生物战剂污染消除。

季铵盐类消毒剂，于20世纪50年代投产，品种已经达数百种，由于其低浓度有效，副作用小，无色，无刺激性，低毒安全，故初期曾誉为理想的化学消毒剂。后来，逐步发现其杀菌谱小，不能杀灭细菌芽孢，甚至不能杀灭亲水型病毒，故使用范围受到限制。在早期的单链季铵盐（如苯扎溴铵、苯扎氯铵）的基础上，又发展出双链季铵盐、单双链混合季铵盐、异型结构的季铵盐等，在稳定性、抗干扰性方面有一些提高，但在杀灭微生物效果方面差异不大。

季铵盐类消毒剂属于中低效

消毒剂，应用范围非常广泛，特别是用于各种外环境表面、衣物等的清洁消毒以及人体皮肤黏膜的消毒。该类产品常常作为抗菌剂、抑菌剂使用。

结构与原理　季铵盐类消毒剂的模式结构如图所示。

$$\left[\begin{array}{c} R_1 \\ | \\ R_4 - N - R_2 \\ | \\ R_3 \end{array} \right]^+ X^-$$

图　季铵盐类消毒剂的基本模式结构

图中，R_1～R_4代表有机根，它们与氮原子结合成一阳离子集团，为杀菌的有效部分。X则为一阴性离子，如卤素、酸根或其他类似的阴性离子。作为消毒剂的季铵盐类，在R_1～R_4中，一般有一个是碳链长达8～18的烷基（碳链短于或长于此范围者，杀菌力差）。常用季铵盐消毒剂的化学结构见表。

季铵盐类消毒剂杀灭微生物作用原理：①可改变细胞的渗透性，使菌体破裂。②具有良好的表面活性作用，可高度聚集于菌体表面，影响细菌的新陈代谢。③使蛋白质变性。④抑制或灭活细菌体内的脱氢酶、氧化酶及分解葡萄糖、琥珀酸盐、丙酮酸盐的酶系统。季铵盐类消毒剂对酶系统的抑制，有的是可恢复的，

表　常用季铵盐消毒剂的化学名称与结构式

消毒剂名称	化学名称	结构式
苯扎溴铵	十二烷基二甲基苯甲基溴化铵	$\left[C_{12}H_{25}-\overset{\overset{CH_3}{\mid}}{\underset{\underset{CH_3}{\mid}}{N}}-CH_2-\bigcirc\right]^{+}Br^{-}$
苯扎氯铵	十二烷基二甲基苯甲基氯化铵	$\left[C_{12}H_{25}-\overset{\overset{CH_3}{\mid}}{\underset{\underset{CH_3}{\mid}}{N}}-CH_2-\bigcirc\right]^{+}Cl^{-}$
度米芬	十二烷基二甲基乙苯氧乙基溴化铵	$\left[C_{12}H_{25}-\overset{\overset{CH_3}{\mid}}{\underset{\underset{CH_3}{\mid}}{N}}-CH_2CH_2O-\bigcirc\right]^{+}Br^{-}$
消毒净	十四烷基-2-甲基吡啶溴化铵	$\left[C_{14}H_{29}-N\bigcirc^{CH_3}\right]^{+}Br^{-}$

由此可以解释其抑菌作用。这种酶抑制的可恢复性，随时间的延长而逐渐减弱，最终至不可恢复。

基本性能　季铵盐消毒剂多为液体胶状物质，有芳香味，振荡可产生大量泡沫。季铵盐消毒剂理化性质稳定，可在密闭干燥环境中长期储存。

季铵盐消毒剂在 0.05% ～ 0.2% 有效浓度下，数分钟内，能够杀灭细菌繁殖体、立克次体、真菌、流感病毒及单纯疱疹病毒等亲脂性病毒，但不能灭活乙型脑炎病毒、脊髓灰质炎病毒、柯萨奇病毒和埃可病毒等亲水病毒，不能杀死结核分枝杆菌、细菌芽胞，属于中低效消毒剂。

应用　季铵盐类消毒剂在生物战剂污染消除中，适用于环境与物体表面、衣物以及人体皮肤黏膜的消毒。不同消毒对象采用的消毒方法、剂量与时间各异。

非多孔硬质表面的消毒 ①清洁物体表面：冲洗、擦拭或浸泡消毒，用季铵盐含量为 200～1000mg/L 消毒溶液，作用 1～10 分钟；喷雾消毒，用季铵盐含量为 800～1200mg/L 消毒溶液，作用 5～10 分钟。②消除物体表面污染：冲洗、擦拭或浸泡消毒，用季铵盐含量为 400～1200mg/L 消毒溶液，作用 5～20 分钟；喷雾消毒，用季铵盐含量为 1000～2000mg/L 消毒溶液，作用 10～30 分钟。③与食品接触的物品消毒：使用消毒液的季铵盐含量不宜超过 1000mg/L，消毒后必须用水充分冲洗后方可接触食品。

多孔表面的消毒　①清洁物体表面：浸泡消毒，用季铵盐含量为 400～1200mg/L 的消毒溶液，作用 5～20 分钟；喷雾消毒，用季铵盐含量为 1000～1200mg/L 的消毒溶液作，用 5～20 分钟。②消除物体表面污染：浸泡消毒，用季铵盐含量为 600～1600mg/L 的消毒溶液，作用 5～30 分钟；喷雾消毒，用季铵盐含量为 1000～2000mg/L 的消毒溶液，作用 10～30 分钟。③纤维织物可吸收季铵盐，消毒时应注意控制被消毒物品的数量，并适当加大使用剂量或延长作用时间，消毒后应清洗干净。

手、皮肤、黏膜的消毒　①手的卫生消毒：未污染手清洁，用季铵盐含量 400～1200mg/L 的消毒溶液擦拭或浸泡，作用 1 分钟；污染手消毒，用季铵盐含量为 600～2000mg/L 的消毒溶液擦拭或浸泡，作用 1 分钟。②皮肤、黏膜的消毒：冲洗消毒，用季铵盐含量为 400～1000mg/L 的消毒溶液，作用 2～5 分钟；擦拭或浸泡消毒，用季铵盐含量为 500～2000mg/L 的消毒溶液，作用 2～5 分钟。③小伤口（皮肤表面的细小擦伤、搓伤）的消毒：用 1000～1300mg/L 苯扎氯铵或 1000～2000mg/L 氯化苄铵松宁涂擦或冲洗，作用 1～5 分钟。

注意事项　使用季铵盐消毒剂应注意：①避免接触有机物和拮抗物，不能与肥皂或其他阴离子洗涤剂同用，也不能与碘或过氧化物（如高锰酸钾、过氧化氢、磺胺粉等）同用。②低温时可能出现浑浊或沉淀，可置于温水中加温。③高浓度原液可造成严重的角膜以及皮肤、黏膜灼伤，操作时须穿戴防护服、眼罩、面罩与橡胶手套，一旦皮肤、黏膜接触高浓度原液，应立即用大量水轻轻冲洗 15～20 分钟，检查有无灼伤以确定是否需要就医。

(张文福)

guālèi xiāodújì

胍类消毒剂（guanidine disinfectant）　分子结构式中含有胍基的一类大分子化学消毒剂。胍基的化学式为—CN_3H_4，1 个 C 与 3 个 N 连接，其中 1 个 N 以双键与 C 相连，其余 2 个 N 以单键与 C 相连。胍类消毒剂具有阳离子表面活性剂的相关特性，能抑制和灭活微生物，可用于生物战剂污染消毒处理。

胍类消毒剂属于低效消毒剂，无刺激性、无毒性、腐蚀性极低，适应于皮肤、黏膜及创面消毒。主要品种有氯己定、聚六亚甲基双胍等。氯己定（又称洗必泰）难溶于水，一般制成盐酸盐、醋酸盐、葡萄糖盐使用。

结构与原理 常用胍类消毒剂的化学结构见表。

杀菌作用原理：①破坏细胞膜，该类消毒剂可迅速吸附到菌体细胞膜上，当浓度为 50mg/L 时，可引起电泳迁移率下降，浓度为 70mg/L，则引起细菌表面电荷反向迁移。最终导致细胞膜破坏，使消毒剂分子进入到菌体内，作用于细胞质成分，使其变性漏出。②抑制细菌代谢酶系统，特别是脱氢酶和氧化酶，使其发生代谢障碍。③直接凝聚细胞质，

在高浓度消毒剂作用下，可使细胞质聚集成块，浓缩变性，导致细菌死亡。

基本性能 胍类化合物为固体状态，胍类消毒剂多为液体状态，化学性质稳定，无刺激性、无毒性、腐蚀性极低。

胍类消毒剂具有广谱抑菌作用，在极低的浓度下（20mg/L）仍有抑菌作用。对细菌繁殖体有比较强的杀灭作用，0.1%浓度水溶液浸泡 5 分钟，可有效杀灭铜绿假单胞菌、大肠埃希菌、变形杆菌和金黄色葡萄球菌，但对临床分离到的铜绿假单胞菌则需要 0.5%浓度浸泡 15 分钟才能完全杀灭。该类消毒剂不能杀灭细菌芽胞、真菌和结核杆菌，也不能灭活甲型肝炎病毒等亲水性病毒。

应用 胍类消毒剂属于低效消毒剂，适应于皮肤、黏膜及创

面消毒。生物战时胍类消毒剂可用于人体皮肤表面生物战剂污染的消毒与清除。

应用范围 外科手消毒、卫生手消毒、皮肤黏膜消毒及物体表面的消毒。

使用方法 ①外科手消毒：在清洁基础上，应用有效含量 5g/L 的消毒液，擦拭或浸泡消毒，作用时间 3 分钟。②卫生手消毒：应用有效含量 5g/L 的消毒液，擦拭或浸泡消毒，作用时间 1 分钟。③皮肤消毒：应用有效含量 5g/L 的消毒液，擦拭消毒，作用时间 5 分钟。④黏膜消毒：应用有效含量 5g/L 的消毒液，擦拭或冲洗消毒，作用时间 5 分钟。⑤物体表面消毒：应用有效含量 10g/L 的消毒液，擦拭或浸泡消毒，作用时间 10 分钟。

注意事项 应用胍类消毒剂

表　常用胍类消毒剂的化学名称与结构式

消毒剂名称	分子式	结构式
盐酸氯己定	$C_{22}H_{30}N_{10}Cl_2 \cdot 2HCl$	
醋酸氯己定	$C_{22}H_{30}Cl_2N_{10} \cdot 2(C_2H_4O_2)$	
葡萄糖酸氯己定	$C_{34}H_{54}Cl_2N_{10}O_{14}$	
聚六亚甲基双胍盐酸盐	$(C_8H_{17}N_5)_n \cdot xHCl$	

应注意：①使用胍类消毒剂切忌与肥皂、阴离子剂等配伍。②消毒皮肤前，必须先清洁皮肤，带污垢的物体表面消毒前也应先清洁。③不适用于结核杆菌、细菌芽胞污染物品的消毒。

（张文福）

shēngwù zhànjì xiāodú shèbèi

生物战剂消毒设备（decontamination device and equipment for biological warfare agent）

用于消除生物战剂污染和杀灭生物战剂的消毒器械与装备。生物战剂消毒设备是为适应生物战的特点，保障生物战条件下的人员生存力和军队战斗力的一类军用装备，用于生物战剂暴露人员和受污染的武器装备、环境、物品、饮水及食品等的消毒处理，是生物战时消除生物战剂污染，减轻或避免生物武器危害的必要物质条件。

消毒设备主要有化学消毒设备和物理消毒灭菌设备两大类。生物战时，使用的消毒设备通常以化学消毒灭菌设备为主，重点是杀灭或清除室外环境污染的生物战剂。

生物战剂污染消除，是生物武器医学防护的重要任务，用于消除生物战剂污染的设备受到各国军队的普遍重视，不仅对已有的化学消毒设备进行了改进、配套，还先后研发并装备了用于不同污染对象、各具特色的系列消毒装备，大致包括人员洗消、武器装备洗消、环境道路洗消、服装用品消毒、水与食品消毒等消毒设备。20世纪以来，各国军队相继研发出了针对消除核、化、生武器造成的污染或沾染的多种通用洗消设备。

化学消毒设备　主要包括化学消毒剂喷洒设备、喷粉设备和气体消毒设备。

喷洒设备　包括普通喷雾器、气溶胶喷雾器，以及消毒车、消毒杀虫车、多功能防疫车等各种专用喷洒车，如中国军队装备的卫生防疫车（图）。

普通喷雾器，采用杠杆和液压原理，使活塞在圆柱形泵筒中运动，将消毒液通过喷头被雾化喷出。气溶胶喷雾器，则是通过压缩空气，将消毒液通过喷嘴雾化喷出。喷雾消毒设备，主要用于室内表面、装备表面及室内空气污染生物战剂的消毒。

喷粉设备　通过手摇或电动机来驱动离心式鼓风机，产生匀速气流，将粉末消毒剂均匀喷撒到待处理的环境、物体表面实施消毒。喷粉机用于喷撒粉末消毒剂，如漂白粉、三合二等，主要用于外环境的地面或植被污染生物战剂的消除。

将各种类型的喷洒、喷雾及喷粉消毒设备进行组合，装配于机动车辆等，形成生物战剂消毒机动装备，如消毒杀虫车等，主要用于建筑物表面、路面、地表和植物等大面积污染消除，以及飞机、坦克、武器发射场等大型装备和军事设施的污染消除。

气体消毒设备　依据其工作原理可分为三种类型：一是直接将气体消毒剂通入特制容器内，对放入容器内的物品进行消毒，如环氧乙烷灭菌柜、环氧乙烷灭菌袋等；二是将化学消毒剂进行气化，对密闭的空间环境中的空气和物品进行消毒，如甲醛熏蒸器、过氧化氢蒸汽发生器等；三是通过特殊装置将特定化合物通过化学反应或电解作用产生消毒气体，然后将消毒气体引入待消毒的环境进行消毒，如二氧化氯气体发生器等。气体消毒设备适用于生物战剂污染的纺织物品、精密仪器、电子设备、室内空气、水等消毒。

物理消毒设备　包括热力消毒设备、紫外线消毒设备和辐照消毒设备三类。

热力消毒设备　包括压力蒸汽灭菌器和干热灭菌器。压力蒸汽灭菌器，一般由双层结构的钢制压力容器、蒸汽发生器与进入管道、压力表、真空表、温度计、真空泵、蒸汽控制阀、蒸汽压力调节阀、疏水阀等组成。灭菌工作原理是通过抽真空，排除容器内的空气，让高温蒸汽不断进入容器内，并使容器内压力高于大气压，从而形成高温蒸汽，杀死各种微生物。压力蒸汽灭菌杀菌效果可靠，无任何残留毒性，适用于各种不怕湿热物品的消毒与

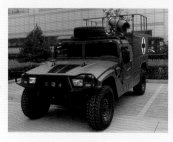
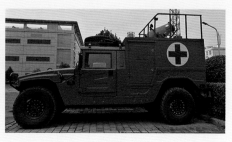

正面　　　　　　　　　　侧面

图　中国军队装备的卫生防疫车（张文福摄）

灭菌。压力蒸汽灭菌器在生物战时，可用于生物战剂污染各种耐湿热物品的消毒，生物战剂伤病员生活污染物，以及生物战剂伤病员救治医疗器材物品的消毒。干热灭菌器，由钢制箱体、隔热外套、电热或红外线加热器、温度表、控制器等组成。通过直接加热空气，使箱内达到 160～180℃ 高温，持续作用一定时间，杀死箱内物品上的各种微生物，适用于耐干烤的物品消毒与灭菌。

紫外线消毒设备　有移动或固定式紫外线消毒灯、风筒式紫外线消毒器、紫外线消毒柜、紫外线消毒车等，可对空气、一般物体表面、武器装备表面、餐饮具、水体等进行消毒处理。主要利用高强度的紫外线（辐照强度 ≥70μW/cm^2）照射，使微生物的遗传物质核酸发生突变和破坏，从而达到杀灭生物战剂之目的。

辐照消毒设备　分为固定式放射源辐照消毒灭菌装置和移动式电子辐照消毒灭菌装置。辐照消毒设备利用高能量的 γ 射线、电子射线杀菌，效果可靠，可对包装后的物品进行辐照消毒，一般消毒要求的吸收剂量为 9kGy，灭菌要求的吸收剂量为 25kGy。

核、化、生通用洗消设备　为适应现代化战争的特点，保证人员和武器装备在核、化、生战争条件下的生存力和战斗力，多个国家军队研究发展有多种核、化、生通用洗消装备，包括人员洗消装备、武器洗消装备、环境道路洗消装备、服装用品消毒装备、水与食品消毒装备等。

人员洗消装备　如单兵洗消包、喷淋洗消装置、淋浴车、多功能人员洗消系统。

武器洗消装备　包括多功能洗消系统、洗消车等，如德国卡切尔 MPDS 多功能洗消装置，可用于人员、武器装备和地面洗消。

环境道路洗消装备　如美军装备的 M3A2 型、M3A4 型、M8A2 型及 M9 型洗消车，可喷洒水和漂白粉浆及其他液体消毒剂，用于武器装备和地面洗消。中国军队装备的卫生防疫车（图）、FPC02C 型喷洒车、多功能洗消系统等，可达到同样洗消目的。

水处理装备　在核、化、生处理方面，美军装备的笔式单兵水净化器，结构简单，适用于个人应急使用。英国、德国、加拿大等北约国家普遍装备有车载固定式核、化、生水处理装备。

服装洗消装备　20 世纪 80 年代以来，随着高温高压洗消装备的发展，出现了利用高温干蒸汽或热空气与服装消毒帐篷或服装洗消方舱结合，进行服装洗消作业，如德国卡切尔 CFL60 型机动野外洗衣装置、卡切尔 MPDS 多功能洗消装置等。CFL60 型机动野外洗衣装置置于 6m 标准集装箱中，受染区和清洁区相对独立，内部有供电系统及服装灭菌、清洗、甩干、熨烫，以及打包设备等，整个清洗过程由程序控制自动完成。

（张文福）

yězhàn chāodīróngliàng pēnwùjī

野战超低容量喷雾机（field serial ultra-low-volume sprayer）　野外、战场使用的，可使高浓度消毒、杀虫药剂分散为均匀微小雾粒以获得高效消毒、杀虫效果的喷雾装置。超低容量喷雾机通常由药剂储存器、输液系统、送风系统、高效雾化喷头、电器控制系统等组成。工作时，超低容量喷雾机的电机旋转带动风叶产生高速旋切气流，同时其中部

分气流将药液加压并按一定流量（可调节）送到雾化喷头，和高速气流汇合，在高速气流旋切和喷嘴特殊结构的共同作用下，将药液分散成为均匀微小雾粒，形成的气溶胶随气流、涡流及重力作用，飘送、沉降到目标物上，发挥消毒或杀虫作用。超低容量喷雾机喷洒的雾粒直径一般为 10～75μm，绝大多数粒子的粒径 ≤50μm。超低容量喷雾实施消毒和杀虫的用药量少，可直接使用原药，节省溶剂、乳化剂；单位时间的作业范围大，功效高；喷出的药剂浓度高，有效成分可达 80% 以上，药物有效作用时间长，消毒和杀虫的效果好。

野战超低容量喷雾机有手提式、背负式、车载式和机载式等多种类型，适用于部队营区、临时驻地、作训场地等各种室内外环境的消毒与杀虫，特别是大面积野外环境生物战剂污染与疫情控制的快速消毒与杀虫处理，是生物战时消除生物战剂污染，杀灭媒介昆虫的重要生物武器防护装备。平时，野战超低容量喷雾机可用于突发公共卫生事件污染区、传染病疫区的快速消毒、杀虫处理，地震、洪水等自然灾害时的传染病预防与控制，以及农林业害虫防治。野战超低容量喷雾机的结构性能、技术参数等可参见《军队卫生装备学》卷相关词条。

（王晴宇　祝庆余　马　静）

xiāodú shāchóngchē

消毒杀虫车（disinfection and disinfestation vehicle）　用于生物战剂污染区大规模消毒与杀虫作业的一类专业技术车辆。消毒杀虫车一般以中型或大型越野车为主体，在其底盘上装配消毒、杀虫器械设备、药液容器、储水

箱、发电机组等改装而成，主要用于野外现场和室内外环境的消毒、杀虫，以及人员和武器装备的洗消作业。这类专业技术车辆通常包括专业消毒车、专业杀虫车，以及集消毒、杀虫于一体的多功能技术车辆。各国军队装备的消毒、杀虫车类型多种多样，发展趋势趋于多功能，甚至不仅可以用作生物战剂污染的消除，还能进行放射性沾染物和化学战剂的洗消处理。

消毒杀虫车根据功能需要配备有常量气溶胶喷雾器、超低容量喷雾器、喷粉器、喷烟机、多用喷枪喷刷、发电机、压缩泵、涡轮喷气发动机、热源、储水箱、药液容器等主要消毒、杀虫器械与设备。可进行人员、服装装具、武器装备、野外环境与室内外环境的消毒与杀虫。通常超低容量喷雾消毒、杀虫装置固定于车的尾部，喷头可更换、可上下左右转动，药液喷洒粒径、流量及方向可以根据需要在一定范围内进行调节。同时也配备有独立使用的携行式喷雾消毒杀虫装备，供室内及车辆不能到达环境的消毒杀虫作业。

消毒杀虫车作业时，根据消毒杀虫范围和对象可使用相应的消毒杀虫装置与器材，采用不同的消毒方法。对野外环境、部队营区及集结地、居民区及人群聚集地、道路、建筑物外部等户外环境，可使用固定于车尾部的超低容量喷雾消毒、杀虫装置，根据需要更换或转动喷头，喷洒微小粒径的消毒或杀虫药剂气溶胶，对各种地形、环境进行消毒、杀虫处理；对大型武器装备，可利用车载的热源及压缩泵，提供高速加压蒸汽、水流及消毒剂，进行冲洗、喷刷、喷雾洗消；对室

内环境，可利用车辆配备的携行喷雾器、药剂等，采用常量/超低容量喷雾法或药剂熏蒸法等进行消毒、杀虫处理；对人员服装装具可利用气溶胶喷雾法或化学消毒剂熏蒸法进行消毒处理。

消毒杀虫车是生物战剂污染消除的重要装备，战时可承担生物战剂污染区和疫区的污染消除任务，平时可以用于传染病疫情和突发公共卫生事件的消毒、杀虫以及日常的卫生防疫。消毒杀虫车的结构性能、技术参数等可参见《军队卫生装备学》卷相关词条。

（王晴宇 祝庆余 马 静）

shēngwù zhànjì wūrǎn duìxiàng xiāodú chǔlǐ

生物战剂污染对象消毒处理

（disinfection for objects contaminated by biological warfare agent） 对生物战剂污染的环境、物资装备及人畜等采取的消除污染行动。生物战剂污染对象的消毒处理，是实现生物战剂污染消除的具体行动，通过对生物战剂污染对象的消毒处理，可以有效避免或减少人员损伤，控制污染蔓延，最大限度降低生物战剂的危害，保证人民生命财产的安全。

生物战剂污染对象的消毒处理方法主要分为物理消毒、化学消毒和自然净化三大类。生物战剂污染对象包括旷野环境、人居环境、水源、食物、武器装备、生产生活用品、人和动物等。消毒处理需根据不同的污染对象采取不同的消毒方法，选用适宜的消毒药剂，确保消毒效果有效、可靠，同时兼顾对被消毒对象和环境的保护，尽可能减少消毒药剂对消毒对象的损害和对环境的污染。

生物战剂污染消毒处理应综合战剂种类、污染程度和污染对

象等因素，选择适宜的消毒法、消毒剂及使用剂量。

当污染的生物战剂种类和污染程度尚未明确之前，应按处理细菌芽胞污染的方法，选择高效、快速的消毒剂和消毒方法进行消毒处理。生物战剂种类明确时，应有针对性地选用适当的消毒方法和消毒剂处理。污染的生物战剂为细菌芽胞时，选用高效消毒剂及消毒方法处理，如过氧乙酸、二氧化氯、过氧化氢、环氧乙烷、甲醛等消毒剂及压力蒸汽灭菌等方法。污染的生物战剂为细菌繁殖体、病毒等抗力较弱的微生物时，可选用中效消毒剂和消毒方法，如含碘、含氯、含溴类消毒剂或煮沸等。污染的生物战剂为肉毒毒素等生物毒素时，可选用氢氧化钠处理。

消毒处理污染程度重或离污染源近的对象，应适当增加消毒剂量，延长消毒作用时间；相反，污染较轻或离污染源较远者，可选用较低有效浓度消毒剂量或较短作用时间。

污染对象为怕湿、怕热、怕腐蚀的物品，如计算机等电子产品、精密仪器装备、纸质文件等可选择环氧乙烷、甲醛熏蒸或紫外线照射等方法处理，以免对处理对象造成损坏。人体皮肤、黏膜受污染，应采取清洗方法或选用刺激性、腐蚀性小的消毒剂擦拭，如季铵盐类、胍类、乙醇等消毒液。对于没有经济价值或保留价值的污染对象可选用焚烧方法处理。

对人居环境污染的消毒处理，室内室外应采取不同方法，室外环境可用化学消毒剂喷洒、喷雾等方法进行消毒，室内环境可选用消毒剂熏蒸或喷雾进行消毒。对旷野环境和不需人员进入的大

面积污染区，可进行封锁控制，通过日光、风雨和气温的作用，使污染的生物战剂自然衰亡，实现自然净化。

（姚楚水）

shēngwù zhànjì bàolù rényuán
wèishēng chǔlǐ

生物战剂暴露人员卫生处理

（sanitation treatment of personnel exposed to biological warfare agent） 对暴露于生物战剂污染环境的人员采取的污染消除与控制行动。生物战剂暴露人员包括活动在生物战剂污染环境中和曾经进入过上述环境的所有人员。卫生处理包括人员体表、服装与随身装备物品的污染消除和人员检疫。污染消除的手段首选化学消毒方法，辅以适宜的物理洗消措施。通过及时对暴露人员的卫生处理，消除皮肤、服装及单兵装备、武器表面的生物战剂，避免或减轻生物战剂对暴露人员的危害，防止污染扩散，保护人员的身体健康。

处理方式 暴露人员的污染消除处理可分为局部应急污染消除处理与全面污染消除处理两种方式。局部应急污染消除处理也称局部卫生处理，全面污染消除处理也称全面卫生处理。

局部卫生处理 在污染区内不离开岗位情况下进行的应急性污染消除措施，由本人自行处理或相互协助完成，主要消除暴露部位皮肤及个人武器装备等随身携带物品表面污染的生物战剂。选用刺激性和腐蚀性小的消毒剂对暴露人员体表和随身物品表面进行应急消毒处理。身体裸露皮肤卫生处理，可用消毒纸巾或浸有消毒剂的布块、毛巾擦拭，或直接将消毒液喷涂于暴露部位，可选用的消毒剂有75%乙醇、碘

伏、3%过氧化氢和季铵盐类、胍类、酚类消毒剂等。无消毒剂时可用肥皂和清水清洗，没有清洗条件时用洁净毛巾等擦拭，也可去除部分污染生物战剂。个人随身物品的卫生处理，可用上述皮肤用消毒剂进行擦拭、喷洒处理，或使用过氧乙酸、二氧化氯消毒液等消毒效果更好的消毒剂进行消毒处理。

全面卫生处理 在污染区外专门设置的洗消场地进行，对暴露人员进行全面清洗，对携带的武器、装备、物品分类进行彻底消毒处理，消除和杀灭污染的生物战剂。

人员卫生处理分步顺序进行：①进入消毒场时先通过消毒池或消毒地垫对鞋进行消毒，常用的消毒剂为含氯消毒剂或过氧化物类消毒剂。②对着装与随身携带装备物品进行表面喷雾消毒，常用消毒剂如0.8%二氯异氰尿酸钠或0.5%过氧乙酸溶液等。③对暴露部位皮肤进行消毒，皮肤消毒剂可选用0.5%碘伏、75%乙醇、0.2%过氧乙酸等消毒液进行擦拭、喷涂。④卸下随身携带装具用品，脱去外衣。⑤进入淋浴室，进行淋浴。⑥更换洁净服装，离开洗消场。

换下的衣服、装备等分类进行卫生处理：①服装类物品通过消毒液浸泡、煮沸或蒸汽消毒，也可采用化学消毒剂熏蒸消毒。②随身携带的武器、装备物品，可选用消毒液浸泡或化学消毒剂熏蒸进行消毒处理，其中不耐湿的、易腐蚀的武器装备和计算机、光学仪器、通讯器材等，应选用环氧乙烷气体消毒。

暴露人员检疫 所有暴露人员洗消后都应进行医学观察，逐日测量体温、观察症状。重度污

染区的暴露人员和可疑感染人员应进行留验，限制活动范围，进行必要的病原学检验。

注意事项 人员卫生处理须分步有序进行，处理时必须遵循规定的先后顺序，避免造成再次污染。①局部擦拭消毒时应自上而下顺序进行，避免遗漏和交叉污染，对体表进行喷雾消毒时，人员应戴好防护眼镜和口罩，且不要直接喷雾脸部。②全身清洗应采用淋浴，不得在浴池、浴盆中清洗，清洗顺序为先洗头、脸、颈部，然后再由上而下洗涤全身。③淋浴和洗涤应使用洁净水，产生的污水应消毒处理，禁止使用已污染的水源。④环氧乙烷消毒时，要避免明火，防止燃烧爆炸。⑤消毒过的物品应进行清洗或通风，充分去除残留消毒剂。⑥不耐湿、易腐蚀的武器装备消毒后，要及时保养维护，以免锈蚀损坏。

（姚楚水）

shēngwù zhànjì bàolù dòngwù
wèishēng chǔlǐ

生物战剂暴露动物卫生处理

（sanitation treatment of animal exposed to biological warfare agent） 对暴露于生物战剂污染环境的动物采取的污染消除与控制行动。生物战剂暴露动物包括生物战剂污染环境中的军用动物、家禽、家畜和野生动物，需要进行卫生处理的动物主要指军马、军犬、军鸽等军用动物和家畜、家禽。

多数生物战剂为人畜共患病病原体，很多动物均能感染生物战剂，同时又是生物战剂的传播媒介与贮存宿主。暴露于生物战剂污染环境中的动物，既能感染发病或携带生物战剂，又能将生物战剂传播给人和其他动物，导

致人和动物感染发病，甚至造成传染病流行。对生物战剂暴露动物的卫生学处理，是控制动物传染源、切断生物战剂传播途径、防止和遏制生物战剂传播扩散的重要手段。

处理方法 包括洗消、隔离、检疫以及对感染发病动物的医学处置。

隔离检疫 对暴露于生物战剂污染环境中的军用动物、家禽、家畜都要进行封闭、隔离，控制活动范围，避免与人员和其他动物接触。同时对其进行采样检测，观察进食、活动状态，发现感染动物时，应及时采取隔离治疗或扑杀等后续处置措施。

洗消 军马、军犬可采用消毒液喷洒、擦拭消毒和清水冲洗等方法消除体表污染。消毒时将动物迎风系好，如为军马应卸下鞍具。消毒、冲洗按头、颈、前肢、身、尾、后肢的顺序进行。消毒剂优先选用皮肤用消毒液，所用消毒剂及浓度与人员卫生处理相同。例如，使用碘伏、75%乙醇等擦拭消毒，或选用3%过氧化氢和季铵盐类、胍类、酚类消毒剂等喷洒消毒。若使用过氧乙酸、含氯消毒剂等有较强刺激性的消毒剂，消毒作用一定时间后，应及时用清水仔细冲洗，以减轻消毒剂对动物的伤害。在没有消毒剂的情况下可单纯用清水或清水加洗涤剂冲刷，也可消除大部分生物战剂。对牛、羊、猪等其他体型较大的动物，可采用上述相同方法进行洗消。家禽类动物及其饲养环境，采用适宜浓度的过氧化物类或含氯类消毒剂进行喷雾消毒处理。鞍具等动物装具、用品可用过氧乙酸、含氯消毒剂等进行喷洒或擦拭消毒处理。

感染、发病动物处置 有较

大军事或经济价值的感染、发病动物，应进行隔离治疗，其他动物进行扑杀。病死的和扑杀的动物，经彻底消毒后进行焚烧或深埋处理。

注意事项 ①对暴露动物进行卫生处理的人员，应做好个人防护，按生物战剂个人防护要求，穿戴和使用个人防护装备、用品。②对暴露动物洗消时，还应对其排泄物和圈养、隔离场所进行洗消。③禁止使用已污染的水源洗消动物，洗消产生的污水应进行消毒处理。

(姚楚水)

shēngwù zhànjì wūrǎn shìnèihuánjìng xiāodú

生物战剂污染室内环境消毒

（ disinfection of indoor environment contaminated by biological warfare agent ） 消除建筑物内部环境生物战剂污染的行动。生物战剂污染室内环境通常指建筑物的内环境，如作战指挥场所、工作场所、居住生活场所、娱乐活动场所、商业活动场所、库房等的内部环境。

消毒方法 污染消除处理的对象主要是建筑物内表面、室内物品和空气，污染消除行动包括杀灭和清除污染的生物战剂。

建筑物内表面消毒 建筑物内表面包括墙面、地面及棚顶，通常采用化学消毒剂气溶胶喷雾、喷洒和擦拭的方法进行消毒。常用消毒剂有过氧乙酸、二氧化氯、过氧化氢、二氯异氰尿酸钠、三合二等，不同消毒剂使用的浓度与剂量不同，消毒作用时间通常为30~60分钟。对密闭程度较好的建筑物，首选气溶胶喷雾法，用气溶胶喷雾器将消毒剂雾化喷洒进行消毒。对密闭程度较差的建筑物，可用普通喷雾消

法，用普通喷雾器将消毒剂直接喷洒于建筑物内表面进行消毒。不具备气溶胶喷雾和普通喷雾消毒条件时，也可对建筑物内表面用消毒剂进行擦拭消毒。

建筑物内物品消毒 对于室内普通生活办公用营具、家具、日常用品等物品，可采用喷雾消毒法和擦拭消毒法进行消毒，使用的消毒剂和消毒作用时间与建筑物内表面消毒相同。室内污染的不耐湿、易腐蚀的仪器、设备、纸质文件等物品表面可采用紫外线照射进行消毒，或对这类物品进行环氧乙烷气体消毒。室内受到污染的水和食品，对其容器和包装表面采用喷雾消毒法或紫外线照射法进行消毒，然后做进一步处理。

建筑物内空气消毒 室内生物战剂污染空气的消毒，首选气溶胶喷雾消毒法，也可使用消毒剂熏蒸法。气溶胶喷雾消毒法和熏蒸消毒法，不但可以有效杀灭空气中的生物战剂，也能杀灭建筑物内表面和室内环境物体污染的生物战剂。室内空气气溶胶喷雾消毒常用消毒剂有过氧乙酸、二氧化氯、过氧化氢、二氯异氰尿酸钠等，所用消毒剂及消毒剂量同建筑物内表面及物体表面消毒的气溶胶喷雾消毒法。熏蒸法常用消毒剂有过氧乙酸、甲醛等，消毒时依据室内空间大小和室内物品种类和密集程度选用剂量，确定作用时间。消毒时应关闭门窗、空调和机械通风系统，消毒后充分通风消除残留的消毒剂。缺少上述化学消毒剂消毒条件时，采用充分通风换气的方法，通过空气流通也能降低或清除室内空气污染。必要时，应对建筑物的空调和机械通风系统进行专门消毒处理。

注意事项 污染生物战剂的室内环境消毒，应当根据生物战剂污染的特点，同时对建筑物内表面、物品和室内空气进行消毒处理，并注意：①气溶胶喷雾消毒和熏蒸消毒时，室内人员应当撤离，应关闭门窗，尽量使消毒环境密闭，以保持消毒剂有效浓度，作用一定时间后，充分通风去除消毒剂残留。②易腐蚀的物体，消毒后用清水擦拭，以减轻对物品的损坏。③熏蒸消毒法消毒的空间内未包装和包装不严密的食品不宜继续食用。④消毒操作时应做好个人防护，戴防护眼镜、防护口罩和手套。

（姚楚水）

shēngwù zhànjì wūrǎn wǔqì zhuāngbèi xiāodú

生物战剂污染武器装备消毒

（disinfection of weapon and equipment contaminated by biological warfare agent） 杀灭或清除被污染的武器装备中生物战剂的行动。生物战时，需要及时进行生物战剂污染消除的武器装备，通常指受到生物战剂污染的单兵武器装备，重型武器装备，装甲、运输车辆，舰船、飞机等。生物战剂污染武器装备的消毒处理，是生物战剂污染消除的重要组成部分，对防止人员感染与生物战剂扩散具有重要意义。

消毒方法 生物战剂污染武器装备的消毒，根据武器装备的使用特性、结构性能等选择适宜的消毒方法。常用于武器装备消毒的方法包括擦拭消毒、喷洒消毒、熏蒸消毒以及自然净化等，常用消毒剂有二氯异氰尿酸钠、二氧化氯、三合二等含氯消毒剂，过氧乙酸、环氧乙烷等。多数武器与装备消毒处理在洗消场内进行，特殊武器装备如飞机、舰船

及固定发射装置等就地进行消毒处理。

单兵武器装备消毒 先由个人或相互协助进行应急消毒，然后在专门洗消场地进行全面彻底消毒处理。应急消毒可用消毒纸巾、消毒剂进行擦拭消毒，或用消毒剂喷洒消毒，然后，在消毒场选用适宜的消毒剂进行冲洗、喷洒等全面彻底消毒处理。

大型武器装备消毒 装甲、运输车辆，舰船、飞机等大型武器装备，通常采用消毒液喷洒、喷淋、喷刷消毒或喷洒泡沫消毒剂消毒。泡沫消毒剂在武器装备表面滞留时间长，消毒效果更好。喷洒消毒剂设备首选配套的专用清洗、消毒车辆和设备，也可使用防疫、环卫、绿化喷洒车辆、装备。冬季温度较低时，在消毒液中加入适量的乙醇或氯化钠，可以防消毒液冻结。没有适当消毒剂可用时，采用高压水枪直接喷洒清水进行喷刷冲洗，也可获得较好去除污染的效果。车辆、舰船、飞机等舱室内部生物战剂污染消除，按照生物战剂污染室内环境消毒进行处理。

精密仪器设备消毒 计算机、光学仪器、电子通信设备等不耐湿、易腐蚀的精密仪器设备，可采用化学消毒剂进行熏蒸消毒处理。常用消毒剂有环氧乙烷、甲醛等。选用环氧乙烷消毒柜消毒时，将待消毒仪器设备放入专用消毒柜内，按照消毒柜使用说明设定相应的消毒程序和消毒条件进行消毒处理，消毒结束后取出设备便可使用。没有专用环氧乙烷消毒设备时，可以用丁基橡胶袋或较厚的聚乙烯塑料袋（0.25mm），装入待消毒仪器设备，通入足量环氧乙烷气体，密闭16~24小时进行消毒。采用丁

基橡胶袋或聚乙烯塑料袋进行环氧乙烷消毒时，室温必须在15℃以上，消毒结束后，在通风良好处打开丁基橡胶袋或聚乙烯塑料袋，去除残留环氧乙烷。

自然净化 对于一定时间内人员可不接触的大型武器装备、固定的发射装置等，可采用自然净化的方法，通过日光、风雨等作用使生物战剂自然衰亡，达到消除污染的效果。

注意事项 生物战剂污染武器装备消毒，应与污染区人员、环境消毒同时进行，消毒处理时应注意：①武器装备消毒处理后，应用清水擦拭，去除残留消毒剂，并进行必要的保养维护。②环氧乙烷为易燃、易爆、有毒气体，消毒使用时应远离明火，避免电火花产生，以免发生爆炸，同时应防止泄漏，避免人员意外吸入中毒。③消毒处理产生的污水应集中收集，并进行无害化处理。

（姚楚水）

shēngwù zhànjì wūrǎnshuǐ xiāodú

生物战剂污染水消毒（disinfection of water contaminated by biological warfare agent） 杀灭或清除被污染的水中生物战剂的行动。生物战时，生物战剂污染水包括污染区内的江河、湖泊、水库、水池、水井等自然水体，以及人们生活、生产用水。消除水的生物战剂污染，不仅直接保障军民健康，对控制生物战剂扩散与传播也具有重要意义。

饮用或接触被生物战剂污染的水，可引起人和动物感染发病，甚至导致传染病的暴发和流行，直接威胁广大军民的生命安全。

消毒方法 生物战时，对生物战剂污染区内的各种水体，必须针对其具体情况及时采取相应的处理措施，消除生物战剂污染，

防止人和动物感染发病，保障生活生产用水安全。

自然水体污染消除 江河、湖泊、水库、池塘等大型自然水体，受到生物战剂污染时，立即封锁水面，使其自然净化以消除生物战剂污染。封锁期间，禁止使用水源、水生动植物，禁止在水面的各种生产作业活动，同时加强水体微生物学监测，直至达到卫生安全标准为止。

生产生活用水消毒 生产生活用水包括供水的水库、河流、水井等水源水，直接供水的水厂水和二次供水的水池水等，以及用户的储存水。

水库、河流等水源水受到污染时，立即封锁、停止取用，待其自然净化，经监测达到水源水卫生安全标准后再启用。

水厂水受到污染时，在水厂常规消毒处理的基础上，加大含氯消毒剂的浓度，适当延长消毒作用时间，同时对供水环境进行污染消除处理。水井和二次供水池受到污染时，直接在受污井水和池水中投放含氯消毒剂，进行超氯消毒处理。

用户储存水受到污染时，可直接在水中投放消毒剂进行消毒处理，煮沸消毒后再饮用。

应急饮水消毒 首选煮沸消毒，煮沸时间应维持 15 分钟以上。有条件时，可选用饮水消毒片、二氧化氯消毒机消毒处理，或用饮水过滤净化器除菌处理。

注意事项 生物战剂污染水消毒处理后直接供人们生产生活使用，关系人们健康与安全，生物战剂污染水消毒应确保处理效果，处理时应注意：①生物战剂污染水消毒时，应同时对周围环境和储水容器进行消毒处理。②使用化学消毒剂进行污染水消

毒时，必须确保消毒剂的有效浓度和消毒作用时间。③污染水处理过程中，应随时监测水质污染状况，检测消毒剂浓度和消毒效果。④含氯消毒剂处理的水，余氯异味较大，可采用活性炭吸附、煮沸等方法去除余氯异味。

（姚楚水）

shēngwù zhànjì wūrǎn shípǐn xiāodú

生物战剂污染食品消毒（disinfection of food contaminated by biological warfare agent）

杀灭或消除被污染的食品中生物战剂的行动。生物战剂污染食品是指生物战时，暴露于生物战剂污染区的各种类型的食物成品、粮食、水果、蔬菜、鱼、肉、蛋等食用材料。对生物战剂污染食品的消毒处理，不仅直接关系军民的食品安全与健康，而且对于控制生物战剂污染的扩散，降低生物战剂危害具有重要意义。

消毒方法 生物战剂污染食品处理包括理化消毒、自然净化和直接销毁等方式。生物战剂污染食品消毒，依据污染食品的性质、性状和污染程度，选择不同的物理、化学消毒法进行处理。

理化消毒 适用于在用食材及成品食物。有包装的食品，如罐装、瓶装、塑封、真空包装食品等，包装完好、内容物未受生物战剂污染的，可用过氧乙酸、过氧化氢、二氧化氯等消毒剂喷洒、浸泡、擦拭，对外包装进行消毒处理，消毒作用时间不低于30分钟，消毒后用清水洗净，可继续食用。包装密封不严、破损、内容物有可能受到生物战剂污染的食品，根据食品性质选用辐照、加热等方法进行消毒处理。

可加热的食物，经过充分加热可彻底杀灭污染的生物战剂。日常食用的谷物、肉、蛋、蔬菜

等，清水冲洗后充分加热煮熟可安全食用；成品食物蒸煮加热30分钟以上，可继续食用。

水果类不宜加热的食物，采用清洗和化学消毒液浸泡的方法消除生物战剂污染。清水洗净后，选用适宜浓度的过氧乙酸或含氯消毒剂，浸泡 15~30 分钟进行消毒，再用清水冲洗干净，去皮后食用。

自然净化 适用于短期暂不动用的、量大的仓储粮食和成品食物。对于此类食物可以进行封存，待其自然净化消除生物战剂污染，经检验安全后，再进行加工、食用。

直接销毁 适用于污染严重及消毒后不能再用的食物。此类食物可以直接进行焚烧或经彻底消毒后销毁。

注意事项 生物战剂污染食品消毒，是消除生物战剂污染的组成部分，应与生物战剂污染室内外环境消毒处理同步进行，消毒处理应注意：①生物战剂污染区内的所有食品及原材料，都应视为受到污染，需进行污染消除处理。②污染食品消毒处理时，对食品存放的环境、容器、加工器具、餐饮用具等，也应同时进行相应消毒处理。③污染食品消毒用水应是未受到污染或经消毒处理的水。④化学消毒剂处理后的食品，食用时应彻底去除残留消毒剂。⑤经消毒处理后的食品，必须经检测确认安全后方可食用。

（姚楚水）

shēngwù zhànjì wūrǎn shìwàihuánjìng xiāodú

生物战剂污染室外环境消毒（disinfection of outdoor environment contaminated by biological warfare agent）

对生物战剂污染的建筑物外部环境、周围环境以

及野外环境采取的污染消除行动。室外环境生物战剂污染消除，是生物战剂污染区处置的主要工作内容。

消毒方法 生物战剂污染的室外环境消毒处理，应根据生物战剂种类、污染程度、人员活动暴露的情况，以及当时当地的日照、风、雨等气象因素，选择适宜的处理方法。旷野、森林、农田等野外环境的生物战剂污染消除，通常采取封锁、自然净化的措施。人们工作生活的室外环境污染消除，一般采用化学消毒和自然净化结合的方法进行。需要进行消毒处理的环境包括军事设施与营地，居民区、办公区和厂区，商业区、娱乐区和广场，以及交通枢纽等人员活动区域，主要消毒对象是这些环境中的建筑物外表面、路面、地表和植被等。

建筑物外表面消毒 建筑物外表面污染的生物战剂，经日光、风雨的作用，大多数在 1~2 天内自然衰亡，一般不必进行消毒。如果污染区内人员密集、活动频繁，生物战剂污染严重或为细菌芽胞污染等，须对建筑物外表面尽快进行消毒处理。消毒处理通常采用化学消毒液喷洒消毒和喷刷洗消，玻璃、瓷砖等光洁度高的墙面可选用泡沫消毒剂喷洒消毒，常用消毒剂有次氯酸钠、三合二、漂白粉等含氯消毒剂，消毒作用时间一般为 30~60 分钟。

道路及地表消毒 道路与地表污染通常采用消毒液喷洒消毒或消毒剂干粉喷撒消毒，消毒液喷洒消毒可使用专业消毒车、环卫喷洒车、各种喷雾器等，干粉喷撒消毒可使用喷粉机。常用消毒剂有次氯酸钙、二氯异氰尿酸钠、三合二等含氯消毒剂，消毒作用时间一般为 30~60 分钟。在

地面潮湿、大气相对湿度>80%或有露水时，可用喷粉机直接喷撒次氯酸钙、二氯异氰尿酸钠、三合二等消毒剂干粉进行消毒，消毒作用时间 2 小时以上。喷粉消毒在气温逆增和风速小于 2m/s 时进行效果更好。

地面植被消毒 地面污染树木、花草等植物常用消毒剂喷雾或喷洒进行消毒处理，消毒剂喷雾或喷洒可使用专业消毒车、环卫喷洒车、各种喷雾器等进行。常用消毒剂有次氯酸钙、二氯异氰尿酸钠、三合二等含氯消毒剂，消毒作用时间一般为 30~60 分钟。有条件时，对环境绿化植物，消毒后可用清水喷洒冲洗减少消毒剂对植物的损伤。杂草、落叶等可进行焚烧处理。农作物一般采用自然净化的方法消除污染。

注意事项 生物战剂污染的室外环境消毒，应当根据生物战剂污染程度，人员活动状况和天气情况选择适宜的消毒处理方法。消毒处理时应注意：①在同一污染区内，建筑物外表面、路面、地表和植物等室外环境的消毒处理应同时进行。②消毒建筑物外表面时应关好门窗，避免消毒剂进入室内。③冬季气温较低时，消毒液中需加氯化钠或乙醇等防冻剂，防止消毒液冻结。④消毒时应做好人员防护，作业人员应穿戴好防护面具、手套、防护服。

（姚楚水）

shēngwù zhànjì wūrǎn xiāodú xiàoguǒ píngjià

生物战剂污染消毒效果评价

（evaluation of disinfection effect for biological warfare agent contamination） 检测评估消毒处理对污染生物战剂的杀灭和清除结果的活动。通过检测比较消毒前、后污染环境中存活生物战剂的数量，分析评估杀灭和清除污染生物战剂的状况，判定生物战剂污染消毒处理的效果。

生物战剂污染的消毒效果采用微生物学指标进行评价，原则上以现场污染的生物战剂为评价指标，通过检测对比消毒前、后存活生物战剂的数量变化，进行消毒效果判定。生物战剂的检验与分离培养用时较长、难度较大，危险性较高，因此，受到生物战剂袭击时，通常选用抗性较强的消毒指标微生物，进行现场布放，通过检测对比消毒前后存活的该指标微生物的数量变化，进行消毒效果判定。

评价步骤 生物战剂污染消毒效果评价，按照标本采集、生物战剂分离培养和消毒效果判定等步骤分步进行。首先现场采集消毒前、后不同污染对象的标本及布放的指标微生物样本，然后进行活菌计数及生物战剂和消毒指标微生物分离培养，再通过对消毒前后标本的微生物计数与分离培养结果进行分析对比，最后对生物战剂污染消毒效果作出综合评价。

指标微生物的选择及布放 消毒指标微生物的选用应根据污染的生物战剂进行选择，如金黄色葡萄球菌 ATCC 6538，作为细菌繁殖体中化脓性球菌的代表；大肠埃希菌 8099，作为细菌繁殖体中肠道菌的代表；铜绿假单胞菌 ATCC 15442，作为医院感染中最常分离的细菌繁殖体的代表；白色葡萄球菌 8032，作为空气中细菌的代表；龟分枝杆菌脓肿亚种 ATCC 93326，作为人结核分枝杆菌的代表；枯草杆菌黑色变种芽胞 ATCC 9372 作为细菌芽胞的代表；白色念珠菌 ATCC 10231 和黑曲霉菌 ATCC 16404 作为致病性

真菌的代表；脊髓灰质炎病毒-Ⅰ型疫苗株作为病毒的代表。对于未知生物战剂，可选择抗力最强的枯草杆菌黑色变种芽胞 ATCC 9372 作为指标微生物。在上述规定的菌、毒株基础上，根据特殊需求，还可增选其他菌、毒株。

指标微生物的布放，先将选定的指标微生物制成菌液，再将其染于代表载体上，消毒前将指标微生物按照均匀性、代表性及最难点的原则进行布放，布放点应能代表污染现场的环境状况，既有容易消毒处理的部位，也有不易处理到的部位。

标本采集　分别采集生物战剂污染区消毒前与消毒后各类污染物标本。消毒前标本应在发现可疑生物袭击时尽早采集，消毒后的标本应在消毒处理达到有效消毒作用时间后及时进行采集。采集标本种类主要包括：①可疑生物弹弹头、弹片、爆炸物残片、容器和器具等施放装置遗留物及其他可疑物品。②污染区表层土壤、植物叶片，以及建筑物、车辆、武器、装备等物体表面沉降物。③受到污染的江河、湖泊、水库、水井、池塘等水样。④各类食物成品、粮食、水果、蔬菜、鱼、肉、蛋等食用材料。⑤暴露人员服装、防护口罩、面具、防护服等装具标本。标本采集方法参见生物战剂标本采集。布放指标微生物标本采集，消毒处理后将布放的菌片全部采回，按要求送实验室培养计数。

分离培养　依照生物战剂分离培养程序和方法，分别对消毒前后采集的标本进行生物战剂分离培养。标本处理，消毒前标本的处理按生物战剂标本处理方法进行，消毒后标本应首先消除标本中残留的消毒剂，然后再按生

物战剂标本处理方法进行处理。生物战剂的分离培养，依据相应生物战剂分离培养方法，分别进行细菌战剂、病毒战剂、立克次体战剂和真菌战剂的分离培养。病毒类战剂的分离培养方法，包括细胞培养法、鸡胚培养法和动物接种培养法。细胞培养法较鸡胚及动物接种法更为便捷、安全，是分离培养病毒最常用的方法。立克次体类战剂的分离培养方法与病毒类战剂类似，但更多采用动物和鸡胚接种法。细菌类战剂分离培养方法包括人工培养基培养和动物接种，人工培养基培养较为便捷实用，是细菌战剂分离培养常用的方法，分离培养时应根据生物战剂种类选择适宜的培养基和培养条件。真菌类战剂一般采用人工培养基进行分离培养。指标微生物根据种类不同按上述方法进行培养，自然菌采用人工培养基进行培养计数。

分析判定　消毒效果通常以杀灭率（killing rate，KR）表示，是消毒处理后杀灭微生物的百分率。

计算公式为：杀灭率（%）＝［（消毒前微生物数量－消毒后微生物数量）/消毒前微生物数量］×100%。

评价指标为：①消毒后消毒对象中未检出活的生物战剂。②消毒后指标微生物杀灭率均≥99.9%。③消毒后消毒对象中自然菌的杀灭率均≥90%。符合上述全部指标，确认生物战剂污染消毒处理达到要求。

将消毒前、后标本中分离培养出的生物战剂进行计数，按上述公式计算各污染对象经消毒处理后，污染生物战剂的杀灭率。根据消毒效果的评价指标，对各类污染对象的消毒处理效果进行

评估。

注意事项　生物战剂污染消毒效果评价，其标本采集与微生物分离培养等应按生物战剂标本采集与分离培养的技术要求进行。实施过程中还应注意：①标本采集范围应覆盖消毒处理全部区域，采样点分布应具有代表性，采集的标本应能反映所有可能被污染的环境、物品状况，消毒后的标本采集应在消毒前采样点附近进行，但不得与之重叠。②消毒前、后采集的标本应及时进行微生物分离培养，标本应在 4 小时内送实验室进行活菌培养计数，以及生物战剂与相关指标菌的分离培养与鉴定。③采集消毒后的标本时，应根据使用的化学消毒剂，在采样液中添加相应的中和剂，以降低或消除消毒剂对微生物分离培养的影响。④消毒指标微生物的选用应根据污染的生物战剂进行选择，在生物战剂不明时，应选择抵抗力较强的指标菌或芽胞。指标微生物的布放点应能代表污染现场的环境状况，既有容易消毒处理的部位，也有不易处理到的部位。

（姚楚水　魏秋华）

shēngwù zhànshí rényuán fánghù
生物战时人员防护（personal protection against biological warfare）　为避免或减轻生物战对人员造成的伤害所采取的保护性措施和行动。生物武器作战效应表现为对人和动植物的损害，生物战剂通过各种途径侵入人体，导致感染或中毒，造成组织、器官乃至全身系统损伤，甚至死亡，有效地杀伤有生战斗力，从而夺取战争胜利。生物战时，采取各种有效地保护性措施，避免或减轻生物战剂对人员的伤害，保护有生战斗力和民众健康，是生物

武器医学防护的核心任务。

生物武器袭击具有隐蔽性强，杀伤效应滞后，持续时间长，影响范围广等特点。生物战时人员防护涉及范围广、人员多，情况复杂，技术性强，必须根据生物武器袭击杀伤效应特点，有针对性的采取各种有效防护手段，组织动员各方面力量，进行综合防护。生物战剂时人员防护对象，不仅是受袭击当地人员，还应包括生物武器袭击杀伤效应可能波及区域的人员。

防护类别　包括受到袭击时的即时防护和生物武器袭击杀伤效应期及之后一段时间的后续防护。生物武器袭击，生物战剂可使暴露人员即时感染，但须经过一定时间的潜伏期才能显现发病、中毒或死亡等杀伤效应，微生物类战剂还具有传染性，其杀伤效应持续时间更长。即时防护，是受袭击时针对暴露和可能暴露人员采取的即时防护措施和行动，保护受袭人员避免或减少生物战剂的直接感染。即时防护主要使用个人防护用品和装备避免呼吸道及体表直接暴露于生物战剂，也可以利用地形地貌、工事、建筑物等躲避，减少暴露。后续防护，是在生物武器袭击效应期及之后一段时间，对生物战剂污染区及可能受到波及的区域人员采取的防护措施和行动，避免后续感染和传染病的传播扩散。后续防护的主要措施，除使用个人防护用品、装备外，还可通过免疫接种、预防性服药等医学措施，避免感染，减轻发病，并通过消除污染、切断传播途径等措施控制疾病流行蔓延。

防护方式　生物战剂时人员防护的方式有个人防护和集体防护。个人防护是对人员个体采取

的防护措施和行动。个人防护措施主要有利用防护用品、装具阻隔生物战剂的物理防护和接种疫苗、服用预防药物的医学防护。物理防护的重点是呼吸道防护和暴露体表防护。集体防护是对人员群体采取的防护措施和行动。集体防护措施主要是利用可以有效隔离生物战剂气溶胶的各种设施、设备等，为多人提供安全环境，避免暴露于生物战剂。分别见生物武器个人防护与生物武器集体防护。

防护措施　生物战剂时人员防护措施有物理防护和医学防护，其中医学防护包括药物防护和免疫防护。

物理防护就是通过物理的方式方法阻断生物战剂与人员的接触，避免人员感染。物理防护的主要措施包括佩戴防护口罩、防护面具等防护用品，阻止生物战剂通过呼吸道吸入感染；穿戴防护衣帽、手套、防护眼镜、防护靴等，防止生物战剂通过皮肤、黏膜接触感染；利用防护设施、设备进行体表防护；利用可以有效隔离生物战剂气溶胶的各种设施、设备，提供人员活动的安全环境，避免暴露于生物战剂。

免疫防护就是通过主动或被动免疫技术手段增强机体抗感染能力，避免生物战剂感染发病。免疫防护主要措施包括接种疫苗提高机体自身特异性免疫力，防止生物战剂感染；注射特异性抗体、免疫球蛋白、细胞因子等被动免疫制剂，抵御生物战剂感染。见生物战剂损伤免疫防护。

药物防护是通过预防性服用抗感染药物，防止或减轻感染发病。药物防护措施是在可能暴露生物战剂时或感染潜伏期内，有针对性地服用特效或广谱抗感染

药物，避免感染，减轻临床症状，降低病死率。见生物战剂损伤药物防护。

生物战时人员防护是应对生物武器袭击的核心任务，贯穿于生物武器袭击应对处置的全过程，生物武器医学防护的侦、检、消、防、治等各环节都必须首先做好人员防护。生物战时的人员防护以物理防护措施为基础，各种措施有机结合，综合应用。在缺乏制式防护装备用品时，可因陋就简，就地取材，如采用毛巾、衣服等织物，捂住口鼻、遮挡暴露皮肤，减少生物战剂吸入和皮肤接触，也能起到一定的防护效果。

（李劲松　温占波）

shēngwù wǔqì gèrén fánghù
生物武器个人防护（individual protection against biological weapons）　为避免或减轻生物武器造成人员伤害所采取的个体保护性措施和行动。又称单兵防护。生物武器个人防护是遭受生物武器袭击时，保存有生战斗力最基本和最有效的措施，在应对和处置生物武器袭击整个过程中所有相关人员都应进行有效的个人防护。生物武器个人防护是要通过各种防护措施，避免或减少生物战剂暴露，增强自身抵抗力，防止生物战剂感染，减轻疾病症状，保护生命健康。

防护措施　包括使用个人防护器材、装备防护，免疫接种与药物防护，利用地形、地貌、气象条件防护，重点是保护呼吸道和皮肤、黏膜，提高机体的免疫力，防止生物战剂吸入感染和接触感染。

物理防护　个人物理防护是使用个人防护器材或装备，物理阻断生物战剂与人员的接触，避免人员感染，主要包括呼吸道防

护和体表防护两部分。

呼吸道防护 采用呼吸道防护器材、装备保护呼吸道，避免生物战剂通过吸入感染。用于呼吸道防护的器材、装备主要分为过滤式和隔绝式两大类。过滤式呼吸防护装备是利用过滤材料滤除空气中的微生物等有毒、有害物质，将受污染空气转变为清洁空气，供人员呼吸的一类呼吸防护装备，用于人员的呼吸道防护，主要有生物防护口罩、生物防护面具等。防护口罩用于保护口鼻，使用简单、方便，如 N99、N95型口罩。生物防护面具带有空气过滤器，罩体保护面积比防护口罩大，可有效保护整个面部。隔绝式呼吸防护装备是将人的呼吸器官完全与外界空气隔绝，利用自带供气系统，通过储氧瓶或产氧装置产生氧气，供人正常呼吸，能有效防护口、鼻、眼、耳等。无上述装备时，医用口罩或用干净柔软的棉布或纱布折叠制成简易口罩，甚至用毛巾等织物捂住口鼻，也可以部分地阻止生物战剂气溶胶进入呼吸道，在紧急境况下可短时应急使用。

体表防护 将体表遮盖包裹，避免体表直接暴露于生物战剂，防止生物战剂通过皮肤、黏膜侵入机体造成感染。个人体表防护器材装备主要有防护帽、头罩、防护服、防护眼镜、防护手套、防护靴套等。体表防护既可防止生物战剂通过皮肤黏膜侵入机体，也可防止媒介昆虫叮咬感染生物战剂。通常情况下人体头面部和手部暴露机会最多，是体表防护的重点部位。在缺乏个人体表防护制式装备时，普通工作服、作训服等衣物和雨衣、塑料布等可以遮盖住体表的物品，都有一定的体表防护效果，可在紧急情况

下使用。此外，皮肤消毒剂、清洗剂、昆虫驱避剂等对暴露的体表也具有一定的保护效果。

医学防护 通过免疫接种与预防性用药等医学措施，保护人员免受或减轻生物战剂损伤。

免疫防护 通过接种疫苗或被动免疫制剂，增强机体免疫力，避免或减轻生物战剂感染发病，是生物战时保护易感者的重要手段。免疫防护包括主动免疫防护和被动免疫防护。主动免疫防护通过接种疫苗使机体自身产生特异性抗体，通常需要 2～3 周的时间，因此，接种疫苗须提早进行。被动免疫防护通过使用特异性抗体、免疫球蛋白、细胞因子等被动免疫制剂，使机体即时获得抗感染能力，可用于短期应急预防和治疗。

药物防护 对生物战剂暴露或可能暴露人员适时使用抗菌或抗病毒等药物，防止感染发病或减轻发病症状，是生物战时人员防护的重要应急措施。药物防护的用药时机一般应在生物战剂暴露时和战剂潜伏期内。

地形和地貌防护 生物武器个人防护除应用物理防护和医学防护措施外，利用地形、地貌、气象条件等也可避免或减少人员暴露于生物战剂。生物武器袭击时，生物战剂气溶胶云团顺风向移动扩散，人员应迅速转移到气溶胶云团或污染区的上风向；在黄昏、夜晚、黎明或阴天气压较低，生物战剂气溶胶云团多贴地面移动，人员应尽快转移到高处，避免在低洼处停留；树林或建筑物可阻挡部分生物战剂，人员在树林或建筑物的背风面可减少部分暴露。地形、地貌、气象条件的防护是现场短时应急措施，防护效果有限，应尽快采取其他个

人防护措施。

注意事项 生物武器个人防护措施以物理防护为基础，广泛用于生物战时各类人员防护。免疫防护与药物防护，应依据生物战剂选择免疫制剂和药物，根据人员暴露情况确定使用对象。在遭受生物武器袭击时，现场可利用地形、地貌、气象条件等进行短时应急防护。

（李劲松 李 娜）

shēngwù wǔqì jítǐ fánghù
生物武器集体防护（collective protection against biological weapons） 为避免或减轻生物武器造成人员伤害，针对多人集中采取的保护性措施和行动。生物武器集体防护通常利用设施、设备，通过物理隔离方式，避免人群暴露于生物战剂，以保护人群免受感染，是生物战时人员防护的重要组成部分，是应对生物武器袭击，保障人员健康的重要手段之一。

生物武器集体防护可以在一定时间内，为一定数量的人群提供一个安全的环境，免受生物武器袭击的伤害，并能维持基本生活、开展必要的工作。通常能够隔离外部空气微生物、具备基本生存条件、具有一定容纳空间的场所、设施、设备，均可用于生物武器袭击的集体防护。生物武器集体防护主要包括工事防护、帐篷防护和移动设备防护。

工事防护 通过构筑集体防护工事进行的设施防护，是生物武器集体防护的重要措施之一。防御生物武器攻击的集体防护工事，配有滤除空气中生物战剂的高效过滤通风系统和人员洗消设备。工事结构坚固，抗压抗击能力强；工事密闭，出入口设密闭门、隐蔽、坚固，通常设有两个以上；工事的通风排烟等各种穿

墙线管和下水道均密封,确保外界生物气溶胶不进入工事;工事内配备必要的工作、生活设施设备,满足人员一定时间的基本生活、工作需要。利用工事进行集体防护,人员应在暴露于生物战剂之前进入防护工事,已经暴露于生物战剂的人员,应经过洗消后进入工事。生物武器集体防护工事除专用的生防工事外,还有具备核、生、化防御功能的三防工事。此外,具有高效空气过滤系统的建筑物、室内活动场所、设施等,也可以用于生物武器集体防护。

帐篷防护 利用具有高效过滤系统、具备生防能力的防护帐篷进行的集体防护。生防帐篷是内部气压高于外部环境的正压物理隔离装备,由篷体、高效空气粒子过滤器和充气设备三个主要部分构成,外部空气经高效粒子过滤器过滤后输入帐篷,维持内部空气洁净。这种集体防护帐篷可以在现场临时装配,小的可以容纳几人,大的可以容纳几十人,数个正压帐篷通过帐篷通道连成一体,可以容纳上百人,既可以在其中临时躲避,也可以在里面生活、工作。生物武器集体防护装备除专用的生防帐篷外,通常将核、生、化防御功能结合为一体,形成具有三防能力的帐篷式装备,如美军的生化防护掩蔽部、M20A1简易集体防护装备、M28集体防护装备,芬兰的COLPRO核生化集体防护系统,英国的软体式集体防护系统,法国的BIODOME核生化防护帐篷等。

移动设备防护 利用车、船舰、飞机等的密闭舱室进行的生物武器集体防护。加装高效空气过滤通风系统的密闭车厢、船舱和机舱等,内部可形成正压安全环境,用于生物武器集体防护,能保护内部人员安全。普通车、船舰和飞机,在遭受生物武器袭击时,紧闭舱室,快速通过污染区,也能对舱室内人员起到一定保护作用。

(李劲松 李 娜)

shēngwù zhànjì sǔnshāng miǎnyì fánghù

生物战剂损伤免疫防护
(immune protection against injury of biological warfare agents)

利用免疫手段提高机体免疫力,避免或减轻生物战剂损伤的措施。在应对生物武器袭击时,通过主动或被动免疫增强机体抗感染免疫能力,避免生物战剂感染,减轻生物战剂损伤,保护易感人群,控制生物战剂传播与疾病流行。生物战剂损伤免疫防护是生物武器医学防护的有效措施之一。

免疫力是机体识别和排除"异己"物质,抵抗外来侵袭,维护体内环境稳定性的能力,包括天然免疫力和获得免疫力。天然免疫力是指机体对"异己"物质的固有对抗能力,是一种非特异性免疫力,取决于机体的遗传基因。获得性免疫力是指机体与病原体等"异己"物质接触后所产生的免疫力,是一种特异性免疫力。使用免疫制剂是提高机体免疫力的重要手段,免疫制剂依据其免疫性质和作用可分为主动免疫制剂和被动免疫制剂两类,可用于免疫预防和免疫治疗。生物战剂损伤免疫防护就是通过使用主动免疫制剂和被动免疫制剂,预防和治疗生物战剂感染,避免或减轻生物武器袭击的危害。

人类应用免疫手段预防和治疗疾病已有数百年历史。1798年,英国医生爱德华·詹纳(Edward Jenner)建立了用牛痘预防天花的方法;1890年,德国医生贝林(Behring)和日本医生北里建立了用抗毒素血清治疗白喉的方法。而后,用疫苗接种预防传染病和用抗血清治疗传染病及毒素中毒的方法和技术不断发展,广泛应用于传染病的预防与控制实践,并成为预防和控制传染病的有效措施和不可或缺的医学手段。随着生物武器威胁的增加和生物武器危害防护研究的深入,利用免疫手段预防和减轻生物战剂损伤越来越受到重视,已成为生物武器医学防护领域一个极其重要的组成部分。

类型 包括特异性免疫防护和非特异性免疫防护。

特异性免疫防护 机体针对某一特定病原体,后天获得的抗感染能力,是生物战剂损伤免疫防护的主要手段,包括主动免疫防护和被动免疫防护。

主动免疫防护 通过接种生物战剂疫苗或类毒素,提高机体特异性免疫力,预防或减轻生物战剂所致损伤。主动免疫防护制剂主要有减毒活疫苗、灭活疫苗、组分疫苗、DNA疫苗和类毒素。疫苗和类毒素可刺激、诱导机体产生针对特定生物战剂的特异性体液免疫和细胞免疫。疫苗接种模拟机体免疫系统抵抗病原体产生免疫效应的自然过程,免疫效应持续时间长,通常可维持数月甚至数年,但其发挥免疫效应作用需要一定时间,通常需要一周或更长。主动免疫防护是生物战剂损伤免疫防护的主要手段,特别适用于大范围人群生物战剂损伤的免疫预防。主动免疫防护需要提前接种疫苗,但由于生物袭击的隐蔽性和使用战剂的不确定性,准确地选择疫苗进行预防接种具有一定难度。见生物战剂损伤主动免疫防护。

被动免疫防护 将特异性生物战剂抗体直接输入体内，使机体立即获得针对相应生物战剂的免疫力，既能治疗生物战剂损伤，又可紧急预防生物战剂感染。生物战剂抗体制剂包括抗毒素、抗血清、精制免疫球蛋白、单克隆抗体等类型，其来源有动物免疫血清、人恢复期血清、嵌合抗体、基因工程抗体等。被动免疫防护起效快，针对性强，维持时间相对短，主要用于免疫治疗和应急免疫预防，可弥补由于生物袭击和生物战剂的不确定性导致的主动免疫预防的不足。见生物战剂损伤被动免疫防护。

非特异免疫防护 通过给予细胞因子、免疫调节剂以及免疫活性细胞增强或激发机体固有免疫力，提高机体抵御生物战剂所致损伤的能力。细胞因子是以免疫细胞为主的多种细胞分泌的一大类具有广泛生物学活性的小分子蛋白质，是免疫活性细胞间相互作用的介质，对机体免疫应答的发生、调节及效应等起重要作用。免疫调节剂是一类能影响机体免疫系统功能、调节机体免疫应答的物质，分为免疫增强剂、免疫抑制剂和双向免疫调节剂，具有激活补体、促进巨噬细胞的活性、增强淋巴细胞反应、诱导细胞因子产生等功能。免疫活性细胞是一类受到抗原物质刺激而活化、增生、分化，能发生特异性和非特异性免疫应答的细胞，输入经过活化的免疫活性细胞，可以增强机体免疫力，提高抗肿瘤和抗感染能力。生物战剂损伤非特异免疫防护主要使用干扰素、白介素、转移因子、胸腺肽、肿瘤坏死因子等细胞因子制剂，以及糖皮质激素等免疫调节剂。

类别 依据防护对象和作用分为免疫预防和免疫治疗两类。

免疫预防 生物战剂损伤的免疫预防措施包括疫苗接种和特异性抗体输入。疫苗接种是提前接种相关生物战剂的疫苗，刺激机体产生特异性抗体，疫苗接种者可在较长时期内保持对生物战剂的免疫力，大范围人群疫苗接种，对预防生物战剂所致疾病的暴发流行具有重要作用。特异性抗体输入可使机体立即获得相应生物战剂的特异性免疫力，使接种者避免生物战剂感染发病或减轻临床症状，主要用于生物战剂暴露人员的应急预防。

免疫治疗 利用特异性抗体和非特异性免疫制剂对生物战剂感染发病者进行的治疗。特异性抗体针对性强，对相应生物战剂损伤治疗效果肯定。特异性抗体治疗是毒素类战剂和病毒类战剂损伤的特效治疗手段。非特异性免疫制剂可以有效增强机体固有免疫力，提高机体的抗感染能力。非特异性免疫治疗是生物战剂感染治疗的重要辅助措施。

（王希良　庄汉澜）

shēngwù zhànjì sǔnshāng zhǔdòng miǎnyì fánghù

生物战剂损伤主动免疫防护
（active immunity protection against biological warfare agent） 通过输入特定免疫原，诱导机体产生特异性免疫力，预防或减轻生物战剂所致损伤的措施。主动免疫防护的免疫原主要是人工制备的各种疫苗，包括减毒活疫苗、灭活疫苗、组分疫苗、DNA 疫苗和类毒素。减毒活疫苗是通过物理、化学或基因工程技术方法使病原体的毒力减弱或丧失后获得的一种由完整微生物组成的疫苗制品。灭活疫苗是选用免疫原性强的病

原微生物，经人工大量培养后，用物理或化学等方法将其杀死的一种疫苗制品。组分疫苗是从细菌或病毒培养物中，及采用重组表达蛋白以及合成肽，以生物化学或物理方法提取有效特异性抗原制成的疫苗制品。DNA 疫苗是将编码外源性抗原的基因插入到含真核表达系统的质粒上直接导入体内，让其在宿主细胞中表达蛋白抗原，诱导机体产生免疫应答。类毒素疫苗是将细菌外毒素用甲醛脱毒丧失其毒性，而保留免疫原性的毒素所制成的疫苗。接种疫苗后，免疫原进入机体刺激、诱导机体产生针对免疫原的特异性免疫力，包括细胞免疫和体液免疫，此种免疫力可维持数月甚至数年，持续发挥免疫保护作用，当人群疫苗接种率达到足够比例时，可以有效阻止该疫苗对应疾病的暴发与传播流行。

主动免疫防护，是生物武器医学防护的重要措施之一，通过接种生物战剂疫苗提高个体免疫力，预防人员感染，减少易感者数量，有效降低生物战剂的危害，保障部队的战斗力和人民的生命安全。历史上，生物战剂疫苗的种类主要是减毒活疫苗、灭活疫苗、类毒素，多针对经典生物战剂。20 世纪以来，随着生物技术的发展和生物武器医学防护研究的深入，基因工程重组疫苗、DNA 疫苗等新型疫苗陆续得到应用，生物战剂疫苗的研究也有了较大发展。疫苗接种方法在皮肤划痕、有针注射、气雾吸入等方法的基础上，无针注射、纳米微针透皮贴剂等新的接种方式也逐步得到发展与应用。

原则 根据主动免疫的基本规律及生物战的特点，主动免疫防护必须选对疫苗，正确把握疫

苗接种时间和接种范围，才能获得预期的防护效果。

选择适宜的疫苗 疫苗的保护作用是特异的，一种疫苗只能预防与之对应的病原体的感染，因此，准确的选择疫苗对于生物战剂的主动免疫防护至关重要。生物战时，应根据军事情报分析、生物战剂侦察与检测结果，选择对应的预防接种疫苗和类毒素。

把握疫苗接种时机 疫苗接种后须经过 1～4 周激发、诱导，机体才能产生针对免疫原的特异性免疫力，因此，生物战剂疫苗接种应在暴露前 1～4 周完成。疫苗诱导产生的特异性免疫力一般可维持半年以上，必要时要加强免疫以维持更长时间的保护效果。

掌控疫苗接种范围 疫苗接种范围过小不能实现对所有暴露人员的免疫防护效果，且不利于生物战剂危害的控制，大范围疫苗接种则需要足够的人力、物力、财力支撑和疫苗储备。生物战时疫苗接种，应依据生物战可能发生的地域以及生物战剂可能污染的范围，确定需要接种疫苗的地域范围，疫苗接种对象包括上述区域范围内的所有人员和生物战发生后需要进入该地区工作的特定人员。出现生物战剂所致疫情时，疫苗接种范围扩大至该传染病的接触人群和疫情可能波及的地域。

技术方法 疫苗接种的途径主要有皮内、皮下、肌肉、消化道、呼吸道途径，所采取的接种方法有皮肤划痕、皮下注射、肌内注射、口服、气雾吸入等。生物战剂主动免疫防护，应根据疫苗的种类、剂型及其适宜的接种途径选择相应的接种方法，常用的接种方法主要为皮肤划痕、皮下注射和气雾吸入法。

皮肤划痕接种 用有针注射器吸取生物战剂疫苗液，滴于上臂外侧三角肌上部，再用无菌划痕针在疫苗液滴处进行划痕，划破表皮以出现间断性小血点为度，裸露一段时间自然晾干。此种方法适用于减毒活疫苗接种。可用皮肤划痕法接种的生物战剂疫苗有针对天花病毒、鼠疫耶尔森菌、炭疽芽胞杆菌、布氏杆菌等减毒活疫苗。

皮下注射接种 用有针注射器抽取生物战剂疫苗液，注入皮下组织。此接种方法剂量准确、疫苗用量小，适用于不含铝盐佐剂的疫苗接种。可用皮下接种法的生物战剂疫苗有针对黄热病毒的减毒活疫苗和针对委内瑞拉马脑炎病毒、贝氏科克斯体的灭活疫苗等。

肌内注射接种 用有针注射器抽取疫苗液，注入肌肉内。此接种方法可用于含铝盐佐剂疫苗的接种。生物战剂灭活疫苗、组分疫苗多采用肌内注射接种法，如针对炭疽杆菌吸附组分疫苗、SARS 灭活疫苗、高致病性人禽流感灭活疫苗等。

气雾吸入接种 用气雾枪将疫苗雾化为气溶胶颗粒均匀分布于空气中，或用喷鼻注射装置直接将疫苗雾化喷入鼻腔和上呼吸道，完成免疫接种。此接种方法适宜经呼吸道感染的病原体疫苗接种，特别是群体集中免疫接种。此类疫苗有流感病毒减毒活疫苗、天花病毒活疫苗。

无针注射接种 用单人便携式、群体连续式无针注射免疫装置，将疫苗液准确定位地注入皮内、皮下或肌肉组织，完成疫苗接种的方法。此类无针注射免疫装置自身配有弹簧或氮气为动力源压力，通过调节压力将疫苗液体按需要剂量准确注射到皮内、皮下或肌肉等特定免疫部位，每小时可免疫接种数百人（图 1、图 2），适用于部队大量人员的紧急免疫接种。无针注射接种法适宜不含铝盐佐剂的生物战剂活疫苗、灭活疫苗群体集中免疫接种。

组织实施 生物战剂损伤免疫防护是生物武器医学防护的一个重要环节，以疫苗接种为核心的主动免疫防护是生物战剂损伤免疫防护的主要工作，应在军队和政府相关职能部门的统一领导下组织实施。①生物战剂疫苗接种，应根据军事情报、侦察结果，分析可能使用的生物战剂种类、袭击目标和污染范围等，确定接种疫苗的种类、接种时机和接种人群。②疫苗接种的方式，部队人员可采用集体接种，其他人员可采取集中与分散接种相结合的方式。③疫苗接种时，未接种过

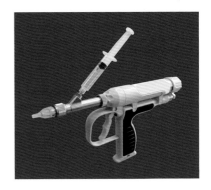

图 1 MIT-H-Ⅲ型群体动力式无针注射免疫装置

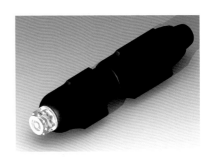

图 2 DART 型单人便携式无针注射免疫装置

该疫苗的人员应按初次免疫方案进行接种，曾经接种过该疫苗的人员按照加强免疫方案进行接种。④针对人畜共患病的生物战剂免疫防护，在进行人群免疫接种的同时，还应兼顾易感动物的免疫防护与控制。

（王希良　赵忠鹏）

shēngwù zhànjì sǔnshāng bèidòng
miǎnyì fánghù

生物战剂损伤被动免疫防护
（passive immunity protection against biological warfare agent）

通过输入抗体等免疫效应物质，使机体即时获得免疫力，以预防和治疗生物战剂所致疾病的措施。免疫效应物质进入机体后立即发挥作用，使机体被动地获得特异性免疫力而受到保护，但由于这些免疫物质并非机体自身免疫系统产生，缺乏主动补给来源，因而免疫效果维持时间较短，一般4~6周。生物战时，被动免疫防护主要用于生物战剂感染的治疗或暴露后的紧急预防。

被动免疫防护是生物武器损伤免疫防护的组成部分，是生物战剂感染救治和应急免疫预防的重要手段之一。对于尚无特效治疗药物和有效疫苗的生物战剂，相应的被动免疫制剂，则可在感染治疗和紧急预防中发挥重要作用。早在19世纪后期，抗血清就已经用于治疗某些细菌感染性疾病，如破伤风和白喉。随后抗血清在抗感染与中毒治疗中得到了推广应用。20世纪以来，为克服抗血清制品的异源蛋白引起过敏反应问题，出现了使用患者恢复期血清进行治疗，建立了动物抗血清提纯、精制工艺，制备出了精制免疫球蛋白制品，降低了过敏反应风险。20世纪80年代后，随着单克隆抗体和基因生物工程技术的发展，治疗用单克隆抗体制品得到了普遍应用，同时，鼠源单克隆抗体以基因重组技术改造使其大部分氨基酸为人源序列取代的人源化抗体，和全部由人类抗体基因所编码的全人源化抗体技术也已经逐步成熟，并已有部分人源化抗体和全人源化抗体制品开始试用。

原则　被动免疫防护在生物武器医学防护中，既可用于生物战剂感染人员的治疗，还可用于生物战剂暴露的紧急预防。实施生物战剂被动免疫防护，应遵循正确选择免疫制剂，准确把握使用时机，合理确定使用对象的基本原则，以达到最佳被动免疫防护效果。

正确选择免疫制剂　被动免疫制剂包括抗体制剂和细胞因子制剂两类。抗体制剂有抗血清、抗毒素、精制免疫球蛋白、丙种免疫球蛋白、单克隆抗体等，细胞因子有干扰素、白细胞介素、转移因子等。当生物战剂种类明确时，首选与之对应的特异性抗血清、抗毒素、精制免疫球蛋白和单克隆抗体制剂；当生物战剂种类不确定时，可选用含有多种抗体的丙种免疫球蛋白制剂，或细胞因子。用于治疗时，特殊情况下抗体制剂与细胞因子制剂可联合使用。

准确把握使用时机　被动免疫制剂发挥免疫效应作用较快，但作用维持时间较短。用于生物战剂紧急预防时应在即将暴露或刚刚暴露时接种，过早或过晚使用都将达不到预期的预防效果。用于生物战剂感染的治疗时，应在感染后或出现临床症状时使用。

合理确定使用对象　被动免疫制剂一般制备较为复杂，成本高，储备量有限，免疫效应维持时间较短，主要用于紧急预防和治疗，应合理确定使用对象。紧急预防的对象应是，已暴露于生物战剂仍处于潜伏期，且没有接种相应疫苗的人员，以及必须进入污染区但错过接种疫苗时机的人员。被动免疫治疗，主要针对没有有效抗感染药物的生物战剂病原体感染、毒素中毒救治，或重症患者治疗。

技术方法　生物战剂被动免疫防护包括特异性被动免疫防护和非特异性被动免疫防护。特异性被动免疫防护使用抗体类免疫制剂，主要有抗血清、抗毒素、精制免疫球蛋白、人免疫球蛋白、人源化抗体和全人源化抗体。非特异性被动免疫防护主要使用免疫细胞和细胞因子。不同类型的被动免疫制剂来源不同，具有各自的使用方法与适用对象，常用的被动免疫防护有免疫血清防护、人免疫球蛋白防护和细胞因子防护等方法。

免疫血清防护　免疫血清包括动物免疫血清和人免疫血清，主要来源于异种动物，是将病原微生物和类毒素接种动物制备而成，是抗菌血清、抗病毒血清和抗毒素的统称。可用于战剂微生物感染和毒素中毒救治，以及生物战剂暴露的应急预防。此类免疫血清多来源于马等大动物，除含有高效价的特异性抗体活性外，其异种动物蛋白的免疫原性，还可导致严重过敏反应。免疫血清制剂有全血清制品、经提取纯化的全抗体制品及精制抗体制品等。精制抗体制品是将抗体经酶切去除具有抗原性的Fc段，再经柱层析纯化只保留抗体结合活性的F(ab')$_2$段，大大降低了引起过敏反应的副作用，因此，精制抗体制品已逐步取代全血清制品和全抗体制品，成为被动免疫治疗的常用的免疫血清制品。免疫血清制品用于治疗时一般采用静脉注射，用于应急预防时采用肌内注射。除动物免疫血清外，还有感染患者恢复期血清和疫苗接种健康人产生的人免疫血清，这类免疫血清来源于人，用于战剂微生物感染和毒素中毒救治及生物战剂暴露的应急预防，安全性更好。

人免疫球蛋白防护 人免疫球蛋白是来源于人血清的抗体蛋白，通常包括特异性免疫球蛋白和非特异性免疫球蛋白，此类免疫球蛋白对人不存在异种蛋白引发超敏反应的风险。特异性免疫球蛋白来源于感染者恢复期血清或自愿接受疫苗免疫者的血清，其特点是特异性强、效价高，是生物战剂感染及中毒的特效治疗药物和应急预防药物。非特异免疫球蛋白来源于健康人血清或健康胎盘血清，其特点是含有健康人群多种常见感染性疾病的抗体，抗体谱广，但单一效价较低。生物战时，遭受袭击的生物战剂种类或感染者临床诊断明确的，可选用相应战剂的特异性免疫球蛋白进行感染治疗或应急预防，重症患者还可用非特异性免疫球蛋白进行辅助治疗。遭受袭击的生物战剂种类或感染者临床诊断不明确时，可用非特异性免疫球蛋白被动增强感染者的基础免疫力，提高救治效果。

细胞因子防护 细胞因子是以免疫细胞为主的多种细胞分泌的一大类具有广泛生物学活性的小分子蛋白质，主要有白介素、干扰素、胸腺肽、转移因子、肿瘤坏死因子等。细胞因子通过结合相应受体调节细胞生长、分化和效应，调节固有免疫和适应性免疫应答发挥重要作用，广泛用于抗感染的治疗。细胞因子可以直接从人血中提取，也可通过基因工程重组表达获得，后者是细胞因子制剂的主要来源。生物战时，使用干扰素、白介素、胸腺肽等细胞因子，提高人员被动免疫保护力，对生物战剂暴露人员可预防和降低感染风险，对生物战剂感染者可减轻临床症状，提高治疗效果。

注意事项 生物战剂被动免疫防护是生物战剂免疫防护的有效手段，发挥效应作用快，效果确定。被动免疫制剂是外来蛋白质，且大多数是异种动物蛋白，存在引起过敏反应等风险。被动免疫防护实施时应注意：①注射前须详细询问既往过敏史和免疫接种史，特别是被动免疫制剂使用情况，注射时必须先进行皮肤过敏试验，注射后应观察是否出现过敏等异常反应。②应用被动免疫制剂治疗感染与中毒时，应当尽早、足量使用，以保证治疗效果。③被动免疫制剂仅适用于特定人员的紧急免疫预防，不宜用于大范围人群免疫预防。

（王希良　杨鹏辉）

shēngwù zhànjì sǔnshāng yàowù fánghù

生物战剂损伤药物防护

（drug protection against injury of biological warfare agents） 通过使用抗感染药物、免疫制剂等，保护机体使之免受或减轻生物战剂损伤危害的措施。目的是预防和治疗生物战剂感染或中毒，降低发病率和死亡率，是生物武器损伤医学防护的重要组成部分。

人类很早就用天然植物和矿物质预防和治疗传染病。自1892年抗血清治疗细菌感染方法建立，到1928年发现青霉素，传染病治疗进入了直接针对病原体的病因学治疗时代。20世纪以来，随着微生物学、免疫学、药学和制药技术的发展，研发出了大量针对病原微生物的抗生素、化学合成药物和多种免疫制剂，各类抗细菌、抗病毒、抗真菌药物，以及抗血清、抗体和细胞因子等免疫制剂不断出现，并已广泛应用于传染病的治疗。这些药物单一或联合使用，大大提高了传染病救治效果，显著降低了病死率。生物战是人为制造传染病暴发流行，选用抗生素、抗病毒药和免疫制剂，既是生物战剂损伤救治的必要手段，也是遭受生物武器袭击时进行应急预防的一种有效措施。

原则 生物战剂损伤药物防护在应对生物武器袭击的整个过程中均具有重要作用，特别是针对没有预防疫苗和治疗抗体药物的生物战剂，其作用更为突出。可用于生物战剂损伤的预防和治疗药物品种繁多、性能各异，因此，为使生物战剂损伤药物防护安全、有效，必须遵循正确选择药物、把握用药时机、控制用药范围和联合协同用药的原则。

正确选择药物 生物战剂种类多，各类生物战剂的敏感药物不同，正确选择敏感或广谱药物，是获得生物战剂损伤预期防护效果的基本保证。生物战剂种类明确时应选用该生物战剂的敏感药物，生物战剂种类不明时可依据情报分析和临床诊断选用广谱抗菌或抗病毒药物。生物战剂损伤的治疗，除依据临床诊断选择药物外，必要时还应依据病原学检验结果和药物敏感试验，选择对应的敏感药物。

把握用药时机 生物战剂损伤药物预防给药时机，暴露前预防最好在24小时内用药；暴露后预防则应尽早用药，用药时间越早，预防效果越好。预防用药持续时间一般不宜超过生物战剂感染的潜伏期。生物战剂损伤药物治疗应依据患者临床表现和检验结果，确定用药方案，战剂种类确定后应及早、足量给予敏感药物治疗。

控制用药范围　生物战剂损伤药物防护是一项应急措施，其使用对象应控制在确认已暴露于生物战剂或近日有生物战剂暴露风险的人员，以及生物战剂感染发病人员。

联合免疫防护　生物战剂损伤药物防护与免疫防护是降低感染率和发病率的重要手段，二者联合使用可以协同发挥作用，提高防护效果。在应对生物武器袭击时，药物预防应结合疫苗接种情况确定预防药物的种类与用药时机，药物治疗与特异性抗体制剂和非特异性免疫制剂联合使用，可有效提高治疗效果。

技术方法　生物战剂损伤药物防护包括药物预防和药物治疗两个方面。

药物预防　应对生物武器袭击的一项应急措施。一般情况下，遭受生物武器袭击后不会立即发病，从受到袭击到感染发病有一个潜伏期，不同种类的生物战剂潜伏期长短不同，短的数小时，长则十余日。因此，利用生物战剂的潜伏期，在暴露前后即时进行有针对性的药物干预，可有效防止生物战剂暴露人员感染发病或减轻临床症状。

预防的对象　生物战剂损伤药物预防适用于已经暴露或近日有高度暴露于生物战剂风险的人员，包括：①遭受生物武器袭击的人员。②生物战剂污染区和进入污染区的人员。③接触生物战剂污染物品、食用生物战剂污染水与食物，以及被生物战剂媒介昆虫叮咬的人员。④生物战剂感染发病者的医疗、护理人员，以及病死者处置、丧葬人员。⑤其他接触生物战剂的人员。

预防的时机　确定已经暴露于生物战剂的人员应在确认暴露后立即用药，即将进入污染区、接触患者或死者的人员，应在之前 24 小时内开始用药。预防用药的持续时间根据药物的特性和生物战剂种类等确定。

药物的选择　常用药物有抗感染药物和抗体类免疫制剂，通常根据生物战剂种类进行选择。生物战剂种类明确时选用该生物战剂的敏感药物，细菌战剂袭击时选用敏感的抗生素，病毒类战剂袭击时选用抗病毒药物或特异性抗体，毒素类战剂袭击时选用特异性抗毒素。生物战剂种类不明时，依据情报分析和临床诊断选用广谱抗菌或抗病毒药物。

药物治疗　生物战剂损伤的救治措施，生物战剂损伤表现为传染病发生和生物毒素中毒，其救治应根据战剂种类选择对应的敏感药物，并根据病情和临床症状制订适宜的治疗方案，治疗过程中应坚持病因学治疗、对症治疗和支持治疗相结合的原则。

注意事项　生物战剂损伤药物防护是生物战剂应急预防和救治的有效手段，使用药物包括化学合成药、抗生素和生物制剂，各类药物有其自身的毒副作用和禁忌证，药物防护时应注意：①关注药物的毒副作用和禁忌证，特别是抗生素和抗体类免疫制剂可能造成的过敏等异常反应，确保用药安全。②预防用药不应大范围人群使用，不宜长时间持续、重复使用，以避免出现严重毒副作用、诱导战剂耐药性。③生物战剂感染与中毒救治时，药物使用应当尽早、足量，以保证救治效果。

（王希良　王　铖）

shēngwùzhàn shāngbìngyuán jiùzhì

生物战伤病员救治（treatment in biological warfare casualties）

对生物战中染病、中毒和受伤人员采取的医学救护与治疗措施。生物战剂包括细菌、病毒、立克次体、衣原体、真菌和毒素等。除毒素中毒外生物战伤病员大多具有传染性，可以通过呼吸、排泄和生活接触，排放体内感染的战剂微生物，污染环境、空气及生活用品，导致生物战剂的扩散与传播，成为传染源。生物战伤病员救治，不仅是挽救伤病员生命的手段，同时也是控制传染源、消除污染、防止生物战剂扩散与疾病传播，降低生物战危害的重要措施。

现代战争中各国战伤救治普遍采用分级救治模式。通常分为战术后方区、战役后方区、战略后方区三个层次，战术后方区分为连抢救组和营、团、师救护所，战役和战略后方设有野战外科医院、专科医院或后方综合医院。各级救治机构由简到繁、互相衔接、逐级负责、共同完成伤病员的救治。生物战伤病员是由人为释放的生物战剂导致传染病暴发或毒素中毒所致，因此发病人数多、发病时间集中、病情复杂严重、传染性强，其救治不能完全采用战伤分级救治的模式。一般坚持就地就近治疗的原则，根据生物战剂种类和伤病员特点进行分类救治，并在现场救护、后送转运、专科治疗等各环节严格生物安全防护措施，控制生物战剂扩散与疾病传播。

救治对象　生物战伤病员救

治对象是指生物武器袭击后，感染生物战剂或疑似感染生物战剂导致发病或中毒的人员，包括直接遭受生物武器袭击而发病的人员，生物战剂污染区内发病人员，曾到过污染区的发病人员，接触过生物战剂或生物战剂伤病员的发病人员，生物战剂污染区内的伤员。

救治原则 生物战所致伤病员大多具有传染性，其救治应遵循传染病防治的规律与准则，并结合生物战和伤病员的特点，坚持及早发现及时救治，预防扩散控制传播，就地就近专科救治和病因治疗与综合治疗结合的原则，提高救治效果，控制疫情蔓延，消除生物战剂危害。

及早发现及时救治 一旦发现生物战袭击迹象，就应立即开展生物战剂的现场侦察与检测，同时对相关人群进行健康状况监测，对有发热等症状的可疑患者，立即隔离救治，采集临床标本，进行病原学检查与确认。战时发生可疑突发疫情，应首先按生物战伤病员进行救治，同时进行生物战剂的检测与流行病学调查。

预防扩散控制传播 生物战伤病员救治的全过程，都应采取有效的隔离、消毒、防护等措施，防止污染扩散，控制疫情蔓延。隔离患者控制传染源，消除污染和物理防护切断传播途径，疫苗与药物预防保护密切接触者。

就地就近专科救治 生物战伤病员一般病情复杂，传染性强，宜就地就近进行专科救治，以避免污染扩散和疾病传播。就地救治是在病发地选择有一定条件的医疗机构或临时设置隔离封闭的救治点进行救治，就近救治是对必须转运后送的伤病员，选择距离病发地最近的具有救治条件的医疗机构进行专科救治。

病因治疗与综合治疗结合 病因治疗是生物战剂损伤治疗的根本性措施，针对生物战剂种类，选用抗菌药物、抗病毒药物、抗毒素和特异性抗体杀灭或中和致病因素，达到根治或控制疾病的目的；对症治疗不仅可以缓解症状、减轻痛苦，而且可以调整各系统的功能，改善器官功能，控制并发症，使伤病员度过危险期，为病因治疗赢得时间，提高救治效果；支持治疗是增强伤病员体质和免疫功能的各项措施，对调动机体的防御与免疫功能具有重要作用。对于缺乏有效治疗药物和手段的生物战剂，对症治疗和支持治疗更是伤病员治疗的主要措施。

救治方式 主要包括现场救护、转运后送和专科治疗。

现场救护 在病发地对生物战伤病员采取的就地隔离和紧急救护活动。主要任务包括：①设置现场救护场所，隔离患者。②处置危急症状，抢救伤病员生命。③根据情报和现场判断，给予必要的抗感染药物进行抢先治疗与经验治疗。④伤病员检查分类，进行后送准备。

转运后送 将伤病员由病发地安全转送到专业医疗机构的行动。主要任务包括：①根据生物战伤病员分类确定转送方案和接收医疗机构。②转送途中给予伤病员必要治疗，维持生命安全。③做好生物安全防护，防止转送途中污染扩散，避免环境污染和疾病传播。

专科治疗 在指定的专业医疗机构对生物战伤病员进行的系统诊断与综合治疗。主要任务包括：①通过全面系统的临床化验和病原学检测，明确诊断，确定

感染的生物战剂种类。②根据病原学检测结果，进行病因学治疗，控制感染。③针对伤病员临床症状与体征，进行对症治疗和支持治疗，减轻临床症状，改善机体功能。④结合伤病员具体情况，开展心理疏导与康复治疗。

生物安全防护 生物战伤病员救治全过程中必须采取的安全防护措施，是防止污染扩散，避免疫情传播的必要手段。主要内容包括医疗救护人员防护、伤病员隔离救治和污染消除。

救护人员防护 防护措施包括物理防护、免疫防护和药物防护。参与生物战伤病员救护的人员，在执行任务前或意外暴露时，可采用应急免疫预防或药物预防。在实施救治的过程中，按生物防护要求穿戴个人防护服、鞋、帽、口罩、手套，救治呼吸道传播疾病的伤病员时，佩戴生物防护面罩、头罩等呼吸防护装备。执行诊疗、救治和护理操作时要严格遵守生物安全技术规范，不得直接接触伤病员血液、体液、分泌物、排泄物和污染物，紧急抢救伤病员时要使用简易呼吸器或其他通气设备，禁止口-口心肺复苏。救护人员在救治工作结束或中途离开时，要进行医学观察和检疫。

伤病员隔离救治 生物战伤病员的救治应安置在特定场所，限制其活动范围，控制与他人的接触，有效切断呼吸道、消化道、接触、媒介生物等传播途径，避免污染扩散与疾病传播。现场救护应设置隔离救护点，伤病员佩戴口罩，在隔离救护点实施分区救治。使用具有防护功能的运载工具，如负压担架、负压救护车等进行转运后送，必要时伤病员应佩戴口罩、生物防护面罩或头

罩。专科救治须在具备传染病收治条件和能力的医疗机构进行，严格执行传染病治疗的生物安全管理规范。使用单独病房或将感染相同病原体的伤病员同置一室隔离救治，完善消化道隔离、接触隔离、虫媒隔离、血液/体液隔离、床边隔离等各项措施。呼吸道传播疾病的伤病员应置于负压病房隔离救治，天花等严重呼吸道传染病的伤病员需置于单间负压病房隔离救治，防止污染扩散与医院感染。

污染消除　伤病员着装、体表、分泌物、排泄物、生活垃圾、救治过程产生的废弃物和医疗用品，运送担架、交通工具等伤病员转运设备，现场救护点和其他诊疗场所都要进行消毒与灭菌处理，严格做好随时消毒和终末消毒。伤病员进入专科治疗时，医疗机构也要按传染病防治和生物安全防护相关技术规范，采取有效措施及时进行消毒灭菌处理。

（柏长青）

shēngwùzhàn shāngbìngyuán
xiànchǎng jiùhù

生物战伤病员现场救护（field first-aid and treatment of biological warfare casualties）

在生物战现场或就近地点对感染生物战剂发病、中毒以及受伤人员采取的应急救治行动。生物战伤病员现场救护是生物战伤病员救治的起始阶段，主要任务是抢救伤病员生命，防止污染扩散，控制感染传播。

现场救护的概念由英国军队于第一次世界大战中首先提出，指在非常靠近作战区域的地方救治伤病员。现代医学将伤病员进入医院治疗之前的所有医学救治活动，包括现场紧急处置和后送途中治疗，都视为现场救护。由于生物战伤病员多数具有传染性，因此现场救护不仅要处置各种危急症状，维持伤病员生命体征，还必须采取相应措施，严格预防和控制生物战剂污染扩散与疾病传播。

原则　生物战伤病员主要是由生物战剂导致传染病或毒素中毒所致，病员人数多、发病急、病情复杂、大多传染性强。生物战伤病员现场救护应遵循控制污染防止扩散，对症处理抢救生命，分类救治及时后送的基本原则。

控制污染防止扩散　具有传染性是生物战伤病员区别与其他类型伤病员的基本特征。为避免人员后续感染和疫情播散，应在生物战现场或附近专设救护场所，实施隔离救护。救护人员进入现场前要进行免疫预防接种或药物预防，进入现场须做好物理防护。伤病员应急洗消后接受分区隔离，分类救治。污物进行消毒处理，人员实施出入管控。

对症处理抢救生命　生物战伤病员现场救护以对症处理抢救生命为主，采取各种措施，积极有效地处理危症、急症和战创伤，维持伤病员呼吸、脉搏、血压和体温等生命体征平稳，最大限度地抢救伤病员生命。根据情报和现场判断，及时给予必要的抗感染药物进行抢先治疗与经验治疗。

分类救治及时后送　根据临床症状和生物战剂种类，按呼吸道传染病、消化道传染病及虫媒等其他传染病进行分类分区救治。根据伤病员的伤病情，按重伤病-紧急处置、中度伤病-优先处置、轻伤病-常规处置、危重伤病-期待处置的顺序进行现场救治。伤病员生命体征稳定后，根据疾病分类和救治需要，后送至指定医疗机构接受专科治疗。

技术方法　生物战伤病员的现场救护是伤病员救治的第一环节，是在战地附近对伤病员进行的紧急救治处理，应紧紧围绕抢救伤病员生命，防止污染扩散，控制感染传播开展工作。

设置救护场所　在伤病员发生地附近设置专门的现场救护场所，并与周围环境进行隔离封锁。救护场所设立伤病员洗消区、伤病员隔离救治区、污物处理区和清洁区。伤病员隔离救治区分设呼吸道疾病隔离区、消化道疾病隔离区和其他疾病隔离区。伤病员首先在洗消区进行体表和服装卫生处理与消毒，然后根据病种分类分送至不同的隔离救治区进行急救处理。

伤病员救护　危重伤病员首先建立液体通道，呼吸心跳停止者立即进行心肺复苏，呼吸困难者保持呼吸道通畅并给予辅助呼吸支持，持续高热者予以降温处置，发生休克者予以抗休克治疗，出现弥散性血管内凝血者给予抗凝治疗，有战创伤者应予以止血、包扎、固定等急救处理。生物战剂种类明确时，给予相应的抗血清、抗生素等进行抗感染治疗，给予抗毒素进行生物毒素中毒治疗。生物战剂不明确时，也应该根据情报和临床判断及早给予经验型抗感染药物治疗。

标本采集留取　伤病员标本对疾病诊断和生物战剂的检测鉴定均有重要意义。现场救护时，在生物战伤病员进行药物治疗前要进行血液、分泌物、呕吐物、排泄物等标本采集留样，并尽快送检。

生物安全防护　生物战伤病员大多具有传染性，每个感染生物战剂的伤病员都可能成为传染源。现场救护由于场所和条件的限制，污染扩散与传播的风险更高，因此生物安全防护尤为重要。应采取的主要措施包括：①救护人员要提前进行免疫预防接种或预防性服药，现场救护活动应穿戴防护服、鞋帽、手套，佩戴防护口罩或面具，严格按照传染病救治的防护要求进行救护。②伤病员进入救护场所，先在洗消区进行体表和服装卫生处理与消毒，然后进行分区隔离救治。伤病员排泄物、分泌物随时收集，消毒处理。③现场救护场所定期进行室内空气、物体表面和地面消毒，以及周围环境的消毒与杀虫，救护任务结束时应对救护场所进行严格的终末消毒。④运送伤病员须采用具有一定生物安全防护功能的运载工具，如负压担架、配备空气过滤装置的救护车辆，人员佩戴防护口罩或面具，每次运送结束均要对运载工具进行彻底消毒处理。⑤救护活动中产生的医疗废弃物和其他污物随时进行消毒灭菌处理。⑥死亡的生物战伤病员，要采集留取生物战剂检验标本，尸体按传染病死亡者尸体处置要求进行消毒、护理和运送。⑦参与现场救护的所有人员，在救护活动过程中应随时进行医学观察，任务结束后应进行检疫。

组织实施　生物战伤病员的现场救护是应对生物武器危害的必然任务，不仅是挽救伤病员生命，有效控制生物战剂危害扩大与蔓延的重要环节，还能为判定生物武器袭击，查明生物战剂种类提供重要依据。

生物战伤病员的现场救护立足于医院外环境，条件简陋，情况复杂，涉及面宽，需要设立统一的组织指挥机构，组建专门的医疗救护队伍和高效的后勤技术保障体系，协同配合，共同完成。

现场指挥机构由司令部门牵头，卫生、交通、物资、通讯等部门共同组成，统一组织、指挥现场救护工作，协调相关部门保证药品、器材、物资供应，维持伤病员转送、信息交流和通讯联络等渠道畅通。必要时抽组急救医学、传染病学、临床医学、生物武器医学防护学及公共卫生学等专业人员组成咨询组，为指挥机构提供专业技术咨询。现场医疗救护由卫生部门组织专业医疗救护队伍具体实施，或抽组医疗、卫生防疫机构中有传染病救治、创伤救治和卫生防疫经验，并经过生物武器医学防护和现场急救培训的医护人员，组成临时现场救护队，实施现场医疗救护。

（柏长青）

shēngwùzhàn shāngbìngyuán hòusòng

生物战伤病员后送（evacuation of biological warfare casualties）

将生物战伤病员从伤病发生地向后方救治机构转送的活动。受战场条件的限制，大量伤病员不可能全部在战场附近接受系统治疗，只能从时间、地点上把完整的救治过程分开，进行分段救治，靠近前方的救治机构完成最基本的应急救治，然后将伤病员转运到后方各级医疗机构进行后续的系统治疗。

后送是伤病员获得后续系统治疗不可缺少的环节。生物战伤病员大多具有传染性，其后送与战伤伤员后送要求不同。为避免后送过程中导致污染扩散和疾病传播，多采取就地就近治疗的策略，在完成现场应急救治后，直接后送到就近的专科医院或后方医疗机构接受后续的系统治疗，分级救治的层级应尽可能减少，尽量避免长距离后送和多次转送。

后送途中还应全程采取严格的污染控制与人员防护措施。

基本原则　实现生物战伤病员安全、快速、准确的后送，必须坚持预防感染、控制传播、分类后送、快速有序、持续治疗和保障安全的后送原则。

预防感染、控制传播　生物战伤病员多数具有传染性，预防感染扩散和疾病传播必须贯穿生物战伤病员后送的全过程。根据疾病的传播途径与传染性强弱，选用相应的安全运输工具，做好伤病员和工作人员的个人防护，每次运送结束都要对交通工具及相应设备进行彻底消毒，同时对运送工作人员进行服装和体表的卫生消毒处理。

分类后送、快速有序　根据伤病员现场救治的情况与传染病种类进行分类后送，按照先重后轻、先急后缓的原则安排后送顺序。依据危重程度、传染性强弱、后送距离选择后送工具，配备医护人员，快速、有序地将伤病员送达指定医疗救治机构。

持续治疗、保障安全　后送过程中要保持伤病员救治的连续性和继承性，随时观察伤病员的病情变化，及时处置突发危急症状，维持伤病员生命体征平稳，保障运送途中伤病员生命安全。

技术方法　生物战伤病员后送是救治的重要环节，是生物战伤病员获得专科系统治疗的重要途径，后送过程主要包括伤病员后送准备、途中救护和伤病员移交等环节。

后送准备　按照生物战伤病员救治的整体要求，根据现场伤病员的疾病种类、病情状况、伤病员数量和后送目的地，制订伤病员后送方案，组织安排后送人员，准备运送工具、药品器材和物资。根据伤病员病种、伤情进行后送分组，按照疾病的传染性、伤病员体位要求和后送距离，安排相应的运载工具，配置适当的医护人员和防护用品。整理核对、补充完善伤病员基本信息、伤病救治资料等医疗文书、做好伤情标识。

途中救护　依据伤病员后送分组，核对伤病员、检查医疗文书和伤病情标识，将伤病员妥善安置于运载工具内，危重伤病员必须配备相应的医护力量。后送途中继续必需的供氧和补液等治疗措施，密切观察病情变化，及时处置危症急症等突发情况，维持伤病员生命体征平稳，最大限度地避免或减少意外情况的发生。同时详细记录途中伤病员病情变化及救治情况。

伤病员移交　伤病员送达指定医疗机构后，应将伤病员和医疗文书及时准确移交接收单位，详细介绍伤病员途中的伤病情变化及救治情况，以便接收机构快速判断伤病情况、掌握前期处置过程、迅速制订后续治疗方案，使伤病员尽早获得系统治疗。移交时，接收人员应仔细核对伤病员及相应医疗文书信息，并由双方交接人员在相关交接文书上签字，办理移交手续。

安全防护　生物战伤病员后送过程必须自始至终严格控制感染扩散，防止疾病传播。参与伤病员后送人员要提前进行免疫预防接种或预防性服药，活动全程应穿戴防护服、鞋帽、手套，佩戴防护口罩或面具，严格按照传染病救治的防护要求进行救护，每次运送结束时要进行个人卫生消毒处理，全部任务结束后应进行检疫。伤病员应使用具有生物安全防护功能的运载工具，如负压担架、负压救护车等，呼吸道传染病伤病员和其他伤病员不能共用同一运载工具。后送途中伤病员应佩戴防护口罩或面罩，排泄物、分泌物及其他污染物应随时收集，消毒处理。每次运送任务结束时，要对运载工具及配属设备进行彻底消毒处理。

组织实施　生物战伤病员后送是伤病员救治的组成部分，为使生物战伤病员得到及时、有效的专科治疗，生物战伤病员后送应组建专门的领导小组，组织领导伤病员后送的全部工作，由医护、防疫、运输人员组成伤病员后送队伍，承担伤病员的运送任务。为确保将伤病员安全、高效、有序地送达指定的医疗救治机构，接受系统的专科治疗，要制订伤病员后送实施方案、运送程序，建立伤病员运送通道；要有足够和快捷的运力保障，满足伤病员运送任务需求；要有相应的药品、器材和物资供应，保证后送安全；要有必需的通讯联络和信息交流手段，保障通讯联络与伤病员信息交流通畅。

（柏长青）

shēngwùzhàn shāngbìngyuán wūwù chǔlǐ

生物战伤病员污物处理（disposal of pollutants produced by casualties in biological warfare）

对生物战伤病员自身污物、污染物和尸体进行的消毒灭菌处理。生物战伤病员自身污物是指生物战伤病员的分泌物、排泄物、呕吐物、血液等；生物战伤病员污染物是指受到生物战伤病员自身污物污染的物品，主要包括伤病员生活用品、生活垃圾，医疗活动中产生的感染性废弃物，使用过的医疗用品、器械和检验标本，以及被污染的空气和水等；生物战伤病员尸体指感染生物战剂发病死亡的和在生物战剂污染环境中死亡人员的尸体。

生物战伤病员自身污物、污染物和尸体都染有或携带有生物战剂，是导致生物战剂污染扩散和疾病传播的重要途径。对生物战伤病员自身污物、污染物和尸体及时进行严格有效地消毒灭菌处理，对消除生物战剂污染、控制疾病扩散与传播具有重要意义。

基本原则　生物战伤病员污物处理是控制生物战剂污染扩散和疾病传播的有效措施之一。生物战伤病员污物处理应坚持全程、及时和分类处理的基本原则。

全程处理　从生物战伤病员现场救治、后送，到专科治疗结束的救治全过程，都必须对生物战伤病员污物进行严格的消毒灭菌处理。

及时处理　伤病员分泌物、排泄物、呕吐物等污物随时产生随时处理；医疗用品、器械和检验标本等使用后及时处理；生活用品、生活垃圾、医疗废弃物每日处理。

分类处理　根据污染物的性质与类别采用与之适应的消毒灭菌方法进行分类处理。

技术方法　生物战伤病员污物处理采用传染病员污物处理的技术方法，根据生物战伤病员污物的性质、类别，以及救治的环境条件，选用适当的消毒灭菌方法，彻底消除污染。

伤病员自身污物处理　生物战伤病员分泌物、呕吐物及出血，量少时用浸泡有消毒剂的纱布覆盖、擦拭；量大时收集到专门容器，加含氯化学消毒剂充分消毒。生物战伤病员粪便须经过专门的粪便收集处理设施，进行消毒和无害化处理。在现场救护场所和临时救治点，应设立伤病员专用厕所，粪坑便池每日用漂白粉、生石灰等含氯消毒剂进行消毒处理，再进行掩埋等后续处理。

污染物品处理　使用过的医疗用品、器械，检验标本等，依据其使用价值分为废弃物品和可再用物品。生活垃圾、感染性医疗废弃物、使用后的检验标本等废弃物，采用煮沸、压力蒸汽灭菌和焚烧等方法灭菌处理。可再利用的污染物品，依据其性状选用煮沸、压力蒸汽、化学消毒液浸泡、过氧乙酸或环氧乙烷熏蒸等方法消毒灭菌后，清洗利用。病房地面、墙壁、家具及室内空气采用化学消毒剂擦拭、喷洒、喷雾消毒。

尸体处理　生物战伤病员尸体应先进行消毒，再搬运、处理。先用浸泡有过氧乙酸或含氯消毒液的棉花堵塞死者口、耳、鼻、肛门、阴道等自然孔穴，再用消毒液喷洒或擦拭全尸，最后用浸泡有消毒液的布单严密包裹尸体，装入密封塑料袋，迅速就近火化。

组织实施　生物战伤病员污物处理在生物战伤病员救治领导机构的组织领导下，由医疗救治部门主要负责实施，卫生防疫部门协助、指导。制订生物战伤病员污物处理实施方案和技术操作规范，明确任务分工，规定污物分类、收集、消毒灭菌技术方法和操作程序。生物战伤病员污物处理由专业技术人员具体负责，人员须具有生物安全防护和消毒灭菌理论知识，并且经过严格的技术操作培训。各类污物消毒处理，方法选择应适当，技术操作应规范，以确保消毒灭菌效果确切可靠。处理生物战伤病员污物人员，必须做好个人生物安全防护，严格技术操作规范，防止污物处理过程中造成污染扩散和人员感染。

（柏长青）

shēngwù zhànjì sǔnshāng zhěnduàn
生物战剂损伤诊断（diagnosis of injuries caused by biological warfare agents）

运用医学理论和技术方法对生物战剂所致疾病的鉴别与判定。生物战剂损伤是指生物战剂致人或动植物发病和死亡的生物学效应，生物战剂侵入机体导致传染病发生或毒素中毒，造成组织、器官发生病理改变，引发生理功能和代谢紊乱，甚至死亡。与普通的疾病诊断不同，生物战剂损伤诊断不仅要对生物战剂所致疾病作出诊断，而且要对疾病与生物袭击的关联性作出判断。

生物战剂所致疾病系人为释放生物战剂所致的传染病和毒素中毒，其诊断遵循自然发生传染病和毒素中毒诊断的基本原理，采用相同的技术手段。但生物袭击施放的可能是一种生物战剂也可能是几种生物战剂的混合，可能是经典的战剂微生物也可能是基因改造的病原体，所致疾病较之自然发生的疾病更加复杂，诊断难度更大。此外，生物战剂损伤诊断不仅仅是某种病原体所致疾病的诊断，还应鉴别该疾病非自然发生，而与生物袭击相关。疾病与生物袭击的关联性，则需要依据军事情报、流行病学以及微生物学等多方面的证据进行综合分析判定。

原则　从流行病学、临床表现、病原学等方面对疾病作出诊断。明确疾病与生物袭击的关联性，作出生物战剂损伤的判定。

有生物袭击迹象　获得生物袭击有关情报，通过观察、监测、检验和调查等侦查手段发现有生物袭击相关迹象，或收集到相关证据。

有流行病学佐证　伤病员暴露史、感染途径、发病时间、发病地点、发病人群等与生物袭击特征吻合。

有损伤临床表现　伤病员发病集中、人数众多、临床表现相似，且符合某种战剂所致疾病的特征。

有病原学支持　生物袭击现场标本检出可疑生物战剂；伤病员临床标本分离出战剂病原体，或检测出战剂病原体特异抗原、抗体或核酸。

技术方法　包括疾病诊断和疾病与生物袭击相关性判定。

疾病诊断　根据伤病员病史、临床症状体征、物理检查、临床检验和病原学检测作出疾病诊断。

询问病史　询问伤病员发病时间、地点，了解发病前活动情况，分析判定伤病是否具有暴露于生物战剂的可能性。

临床诊断　通过伤病员临床症状、体征观察，临床化验以及放射、超声等影像学检查等，结合病史作出初步诊断。典型的症状或症候群是临床初步诊断的重要依据。例如，急性发热是多数生物战剂感染发病的早期表现；天花、落基山斑点热和斑疹伤寒会出现典型的皮疹；肺炭疽、肺鼠疫、军团菌病等具有咳嗽、胸痛、咯血、呼吸困难等呼吸道系统症状；霍乱、伤寒、斑疹伤寒、葡萄球菌肠毒素中毒等会出现腹痛、腹泻、呕吐等消化系统症状；委内瑞拉马脑炎、东部马脑炎、西部马脑炎、森林脑炎、乙型脑炎等病毒性脑炎则以头痛、嗜睡、谵妄、抽搐、惊厥、意识障碍等中枢神经系统症状为重要特征；黄热、埃博拉出血热、马尔堡出血热、肾综合征出血热、拉沙热等病毒性出血热，可在不同病程出现皮肤黏膜出血、呕血、咯血、便血等不同程度的出血症状；肉毒毒素中毒可出现肌肉瘫软、视物模糊、呼吸困难等典型症状。对伤病员血、尿、便、脑脊液常规和生化检验，心、肺、肝、肾脏器功能测定，以及影像学、病理学检查，综合判断损伤定位及其严重程度。结合病史、临床症状和各项检查化验结果，可以对疾病作出临床诊断。

病原学诊断 采集伤病员标本，进行病原体分离培养以及病原特异性抗原、抗体和核酸检测，可以对生物战剂损伤所致疾病作出病原学诊断。结合临床诊断与病原学诊断，最终对疾病作出确诊性诊断。病原学诊断方法包括：①病原体形态学观察。采集伤病员早期临床标本，直接涂片染色或制作病理切片，通过光学或电子显微镜观察病原体形态结构。②抗原检测。利用已知的抗体检测标本中特异的抗原，提供病原体存在的证据。常用的方法有凝集试验、酶标记、荧光素标记、同位素标记和胶体金标记等免疫标记技术，血液、分泌物、排泄物等多数临床标本都可用于抗原检测。③抗体检测。利用已知的抗原检测血液标本中特异的抗体，提供机体感染病原体的证据。常用的方法有红细胞凝集试验、中和试验，以及酶标记、荧光素标记、同位素标记和胶体金标记等免疫标记技术。IgM 抗体出现于疾病的早期，有助于现症或近期感染的诊断；IgG 抗体出现较晚，持续时间较长，急性期及恢复期双份血清检测，IgG 由阴转阳或效价有 4 倍以上升高有重要诊断意义。④核酸检测。检测病原体特异基因片段判断感染病原体。常用技术方法有聚合酶链反应（polymerase chain reaction，PCR）及由其衍生的各类 PCR 技术、基因测序技术等。核酸检测常用于血液、体液、分泌物等临床标本。⑤病原体分离培养。细菌类和真菌类病原体采用人工培养基、实验动物接种进行分离培养，病毒和立克次体类病原体采用细胞培养、鸡胚接种和实验动物接种进行分离培养。病原分离培养须在发病早期、药物治疗前采集标本，常用标本包括血液、分泌物、排泄物及组织等临床标本。分离物须经病原学鉴定确认。

通过病史和临床症状可作出生物战剂损伤所致疾病的疑似诊断；疑似诊断结合临床检查化验结果，可作出临床诊断；临床诊断结合病原学检验结果可作出疾病的确认性诊断。然而，判断该疾病是自然发生还是生物袭击所致，则需要进行生物袭击相关性判定。

生物袭击相关性判定 疾病与生物袭击的相关性，需要从生物袭击情报、现场侦察、生物战剂检验以及流行病学调查等方面进行综合判定。

生物袭击情报 根据军事情报分析，发现敌方有生物武器研究、生产与储备，有实施生物武器袭击的能力，以及有实施生物武器袭击的动向等。

现场侦察 观察到生物武器的袭击迹象，现场发现可疑生物武器残体、遗留物、可疑媒介昆虫等。

生物战剂检验 现场可疑标本中检出生物战剂微生物或毒素，伤病员临床标本中检出病原体与现场可疑标本中检出者相符。

流行病学调查 出现当地从未发生的、来源不明的或已经消灭的传染病疫情，疾病发生的地区、时间、人群分布异常，感染途径、流行季节、流行规律反常，并能排除外部输入。

组织实施 生物战剂损伤的诊断在统一领导下，组织协调相关部门及不同专业人员协同完成。医疗救治机构负责伤病员的疾病诊断，军事情报、临床救治、流行病学、病原学等相关部门从不同角度收集获取生物袭击相关证据，综合分析疾病与生物袭击的关系，作出生物战剂损伤的确定性诊断。

(柏长青)

shēngwù zhànjì sǔnshāng zhìliáo
生物战剂损伤治疗（treatment of injuries caused by biological warfare agents）

运用医疗救治手段处置生物战剂损伤，恢复伤病员机体健康状态的活动。生物战剂损伤治疗是控制传染源，防止生物战剂扩散与疾病传播，减轻生物武器袭击危害的重要手段。治疗通常是指干预或改变特定健康状态的医疗处置过程，生物战剂损伤治疗包括院前现场救治、住院专科治疗和后期康复治疗三个阶段。专科治疗是生物战剂损伤救治的重要阶段，主要有病因治疗、对症治疗与支持治疗。

原则 生物战剂损伤治疗既要治疗疾病，又要控制生物战剂扩散和疾病传播。因此，生物战剂损伤的治疗要就近就地组织实施，治疗过程中坚持隔离治疗，救治实施中注重病因与对症治疗相结合。

就地就近治疗 生物战剂伤病员治疗，应尽可能选择就近有条件的医疗救治机构，避免长途运送，必要时可就近开设专门的医疗救治点。

隔离治疗　生物战剂伤病员除明确为毒素中毒外，均应视为传染病病员，应当在具有隔离防护条件的医疗机构和救治场所，进行隔离治疗。

病因与对症结合治疗　生物战剂损伤的病因治疗是针对导致损伤的病原体或毒素进行的治疗，目的是杀灭和清除机体中的战剂微生物与毒素；对症治疗是针对生物战伤病员主要症状进行的治疗，目的是缓解临床症状，减轻伤病员痛苦，改善脏器功能，维持机体正常生理功能。病因治疗是控制感染、清除毒素的根本性治疗，对症治疗可以保障患者度过危险，为病因治疗赢得时间。

治疗措施　生物战剂损伤系人为释放的致病微生物和生物毒素对机体造成的危害，对其治疗通常采用自然发生的传染病和毒素中毒的治疗方案和救治手段，但由于生物袭击的复杂性与战剂损伤的多样性，治疗更加复杂，难度更大。生物战剂损伤治疗的方案与技术措施主要集中于隔离治疗、病因治疗、对症支持治疗和心理治疗等方面。

隔离治疗　控制疾病传播与扩散是生物战伤病员救治最主要任务之一，隔离治疗是生物战伤病员救治过程中控制疾病扩散与传播的重要措施。要将生物战伤病员、疑似感染者或病原携带者，安置在封闭的具有一定生物安全防护条件的场所，按照传染病隔离治疗方式进行救治。根据生物战剂的不同传播途径，选择适当的隔离方式进行隔离治疗，如严密隔离、呼吸道隔离、消化道隔离、接触隔离、虫媒隔离等。伤病员临床症状消失，病原体检查连续3次结果阴性，可解除隔离，机体康复符合出院条件时可出院。

病因治疗　针对导致伤病员损伤的战剂微生物或毒素进行的治疗，也称特异性治疗。病因治疗包括使用抗生素、化学药物、特异抗体等措施，早期、合理、有效地选择和使用药物是治疗的关键。根据战剂种类不同选择不同的治疗方案，细菌类战剂损伤首选抗生素类药物，也可使用抗感染化学药物和特异性抗血清。细菌种类明确时选用该菌敏感的抗生素，细菌种类不确定时可选用广谱抗生素。病毒类战剂损伤首选核苷类等抗病毒化学药物，病毒种类明确时使用特异性抗体可获得最佳的治疗效果。毒素类战剂损伤治疗可使用特异性抗毒素，以及阻断毒素发挥效应的相关药物。

对症治疗　针对生物战伤病员主要临床症状及并发症进行的治疗。对症治疗可以减轻伤病员痛苦，保护重要器官，调整系统功能，降低损伤程度，促进机体恢复，是生物战剂损伤治疗的重要手段，对危重症伤病员和缺乏病因治疗手段的生物战剂损伤尤为重要，可以保证伤病员度过危险期、为病因治疗赢得时间。伤病员高热时给予物理或化学降温处理；呼吸系统损伤，要保持呼吸道通畅并给予吸氧、止咳、化痰等处理；消化系统损伤，给予止吐、止泻、补液等处理；神经系统损伤、颅内压增高，给予脱水治疗，惊厥、抽搐时给予镇静治疗；有局部或全身性出血症状时，给予止血、输血治疗。出现休克、弥散性血管内凝血给予抗休克和抗凝血治疗；发生心、肺、肝、肾等脏器功能衰竭时，使用主动脉内球囊反搏、呼吸机、人工肝、人工肾等医疗设备，维持脏器功能。

支持治疗　此类治疗不针对病因，也不针对疾病症状，但可以改善伤病员的基本状况。合理的饮食和营养补充，可以维持伤病员营养、水、电解质和酸碱等内环境的平衡，非特异性免疫增强剂可以增强伤病员体质，为其他治疗提供更好的机体条件，促进伤病员康复。

心理治疗　可以影响伤病员的认知、感受和情感，帮助生物战伤病员消除恐慌紧张的情绪，降低心理痛苦，改变其对待疾病和治疗的态度与行为，增强治疗信心，积极配合治疗，从而获得更好地治疗效果。

康复治疗　生物战和生物战剂损伤可能造成某些后遗症，如生物战导致的精神障碍，脑炎、脑膜炎等战剂损伤后遗留的语言、肢体功能障碍等。通过心理指导、物理疗法、运动疗法、言语训练，以及生活、技能训练等多种康复治疗手段，使伤残者得到最大限度的心理和机体功能恢复，为其生活自理和重返社会打下基础。

注意事项　生物战剂损伤治疗不仅要挽救伤病员生命，还要控制生物战剂扩散与疾病传播。生物战剂损伤治疗应坚持病因治疗与对症治疗及其他辅助治疗相结合，病因治疗应依据病原学检测和药物敏感试验结果选择敏感的抗菌、抗病毒或抗毒素药物。生物袭击情报确定或环境中检出生物战剂时，可参考情报和检出结果进行病因学治疗；同批伤病员中检出病原体时，其他伤病员可参照进行病因治疗；不能确定病原种类时，可依据临床症状体征及化验结果进行试验性病因治疗。生物战剂损伤治疗过程中，对伤病员产生的各种污物、感染性医疗废弃物以及医疗环境，应严格进行消毒灭菌处理，防止污染扩散；医疗护理人员应严格落实生物安全防护措施，做好个人防护。

（柏长青）

xìjūn zhànjì sǔnshāng zhìliáo

细菌战剂损伤治疗 （treatment of injuries caused by bacterial warfare agent）

采用医疗救治手段处理细菌战剂损伤，恢复伤病员机体健康状态的活动。主要是针对细菌、立克次体、衣原体战剂感染的治疗，通过控制感染、缓解症状、消除并发症、改善脏器功能等医疗救治措施，挽救伤病员生命，恢复伤病员健康。

2004年世界卫生组织《生物和化学武器的公共卫生应对措施——WHO指南》第二版，列出了世界卫生组织、北约集团以及联合国等都曾提出过的细菌战剂，有炭疽芽孢杆菌、鼠疫耶尔森菌、布氏杆菌、土拉弗朗西斯菌、鼻疽伯克霍尔德菌、类鼻疽伯克霍尔德菌、霍乱弧菌、伤寒沙门菌、嗜肺军团菌、贝氏柯克斯体、立氏立克次体、普氏立克次体、鹦鹉热嗜衣原体等。这些战剂细菌通过呼吸道、消化道、皮肤黏膜等途径感染暴露人员，进入机体后在靶器官内增殖，损伤靶器官，细菌入血可导致菌/脓毒血症、感染性休克，引发全身多系统的感染和损伤，严重者可以致死。同时生物战伤病员还能作为传染源，造成疾病传播，疫情扩散，引发更大范围的心理恐慌，进而严重影响战斗力和社会秩序。

治疗原则

细菌战剂损伤治疗遵循生物战剂损伤就地就近治疗、隔离治疗和病因与对症结合治疗的基本原则。病因治疗要及早、足量用药，病原学明确时，要依据药物敏感试验选择敏感的抗生素，病原学不明时，要根据临床判断经验性选择抗生素，必要时可几种抗感染药物联合配伍使用。坚持隔离治疗，治疗全程对各种污物、感染性医疗废弃物以及医疗环境，严格进行消毒灭菌处理，医疗护理人员做好个人防护，严格落实生物安全防护措施，防止污染扩散和疾病传播。

治疗措施

细菌战剂损伤所致疾病主要有炭疽、鼠疫、布氏杆菌病、鼻疽、土拉热、霍乱、伤寒、军团菌病、Q热、斑疹伤寒、落基山斑点热、鹦鹉热等。细菌战剂所致疾病应在封闭场所进行隔离治疗，主要治疗措施为病因治疗、对症与支持治疗。

病因治疗 主要应用抗生素和抗菌药物杀灭或抑制体内病原菌，消除致病因子。现场标本或临床标本检出病原菌时，依据病原检测结果和药物敏感试验选用敏感的抗生素或抗菌药物治疗，疑似细菌战剂感染但病原菌种类不明时，选用广谱抗生素或抗菌药物治疗。病因治疗的过程中，要依据急性期、慢性期、有无合并症以及抗感染治疗的效果调整药物种类及配伍，决定治疗疗程，对局部脓肿形成者必要时要采取外科处理。除使用抗生素和抗菌药物外，炭疽等少数病原体还可选用特异性抗体治疗。细菌战剂损伤病因治疗的常用抗感染药物见表。

对症治疗 细菌战剂损伤因战剂种类、感染途径、感染剂量不同，以及伤病员自身体质状态与抗感染能力的差异，导致疾病类型不同，临床表现复杂、症状多样。对症治疗针对病程发展不同阶段出现的主要临床症状采取相应的处置措施。

急性发热 此为细菌战剂所致疾病最先出现的临床症状。炭疽、鼠疫、布氏杆菌病、Q热、鹦鹉热、军团菌病等，早期即可表现为不同程度的高热，热型分为稽留热、弛张热和不规则热等类型，持续时间长短各异。发热时多伴随寒战、气急、心慌、肌肉酸痛、烦躁、谵妄、抽搐。高热时一般给予物理降温，烦躁者给予镇静处理。

呼吸系统症状 细菌战剂感染累及呼吸系统时临床表现为咳嗽、咳痰、气喘、胸痛、呼吸困难等，影像学检查可见肺部炎性改变。肺炭疽、肺鼠疫、鹦鹉热、军团菌病、Q热、类鼻疽等疾病，均有不同程度的呼吸系统症状。治疗措施主要为保持呼吸道通畅，给予止咳、化痰、解痉、吸氧、纠正碱中毒等处理。

消化系统症状 细菌战剂感染大多可出现不同程度的恶心、呕吐、腹痛、腹泻等消化系统症状，其中霍乱、伤寒、肠炭疽、肠鼠疫等，还可出现水样便、血便，甚至脱水、酸中毒等严重症状。治疗通常给予止吐、止泻、止痛、补液、维持电解质平衡、纠正酸中毒等处理。

感染性休克 细菌战剂感染可出现菌血症、败血症，严重时可导致感染性休克甚至发生弥散性血管内凝血（disseminate intravascular coagulation，DIC），处理不及时则可出现急性心功能不全、肺功能衰竭、肾功能衰竭等严重并发症。肺炭疽在较短时间内即可发生呼吸衰竭和休克，患者死亡率可达90%以上。呼吸、循环衰竭，出血和DIC是导致鼠疫患者死亡的直接原因。治疗措施主要是抗休克治疗，及时补充血容量、纠正酸中毒、处置DIC，保护心、肺、肾、脑等脏器功能。

表　细菌战剂所致疾病的病因治疗常用抗感染药物

疾病名称	战剂名称	抗生素
炭疽	炭疽芽胞杆菌	首选青霉素、链霉素 多西环素、氯霉素、庆大霉素、环丙沙星和红霉素可作为替代药物使用或联合使用
鼠疫	鼠疫耶尔森菌	首选链霉素、庆大霉素 重症者联用四环素、多西环素、环丙沙星、内酰胺类、氯霉素、磺胺等抗菌药物
布氏杆菌病	布氏杆菌	急性期或慢性活动期选用多西环素、链霉素、利福平等治疗 氧氟沙星、环丙沙星联合利福平或增效磺胺甲噁唑，可以作为替代方案使用 合并脑膜炎加用三代头孢类抗生素
鼻疽与类鼻疽	鼻疽伯克霍尔德菌 类鼻疽伯克霍尔德菌	头孢他啶、亚胺培南、美罗培南，必要时联合磺胺甲氧嘧啶、链霉素 口服阿莫西林/克拉维酸钾、四环素、磺胺甲氧嘧啶
土拉热（野兔热）	土拉弗朗西斯菌	首选链霉素、庆大霉素、多西环素、环丙沙星 氯霉素可作为替代药物
霍乱	霍乱弧菌	中-重型伤病员可给予环丙沙星、多西环素、阿奇霉素等抗菌药物
伤寒	伤寒沙门菌	首选氧氟沙星、环丙沙星 备选头孢曲松、头孢噻肟、氯霉素
军团菌病	嗜肺军团菌	首选氧氟沙星、莫西沙星、红霉素、阿奇霉素 备选多西环素、利福平
Q热	贝氏柯克斯体	首选四环素或多西环素 利福平、氧氟沙星、磺胺甲氧嘧啶、羟氯喹可作为联合药物使用
斑疹伤寒	普氏立克次体	多西环素、四环素
落基山斑点热	立氏立克次体	四环素、多西环素、氯霉素
鹦鹉热	鹦鹉热嗜衣原体	四环素、红霉素、多西环素、阿奇霉素、罗红霉素、克拉霉素

　　局部病灶　炭疽、鼠疫、鼻疽、类鼻疽、土拉热等疾病会出现皮肤、淋巴结、脏器等局部病灶。表现为皮肤丘疹、疱疹、溃疡，皮下脓肿、溃烂、淋巴结炎、淋巴结肿大、淋巴结坏死，肝、肺脓肿等。在抗感染的同时，给予皮肤清洁、病灶清创、深部脓肿引流等外科处置。

　　支持治疗　细菌战剂所致疾病的支持治疗应卧床休息，加强营养，补充适量维生素，维持水、电解质及酸碱平衡，适时给予白蛋白、丙种球蛋白等非特异性免疫制剂，增强机体抵抗力。加强医疗护理，同时给予必要的心理疏导，促进伤病员心理康复，增强治疗信心。

　　注意事项　细菌战剂损伤由于感染途径不同，可导致疾病的不同临床类型，如鼠疫有腺鼠疫、肺鼠疫、肠鼠疫等，炭疽有皮肤炭疽、肺炭疽和肠炭疽等，治疗时各临床类型采用的治疗方案各有侧重。疾病菌血症期，可通过血液等临床标本涂片检查病原菌，指导病因治疗用药。生物战剂病原菌可能人为改变其抗药性，治疗过程中应依据药物敏感试验和治疗效果及时调整药物。

（柏长青）

bìngdú zhànjì sǔnshāng zhìliáo

病毒战剂损伤治疗（treatment of injuries caused by viral warfare agent）

采用医疗救治手段处理病毒战剂感染，恢复伤病员机体健康状态的活动。病毒战剂感染所致损伤的治疗，通过控制感染、缓解症状、消除并发症、改善脏器功能等医疗救治措施，挽救生命，恢复伤病员健康。

　　2004年世界卫生组织《生物和化学武器的公共卫生应对措施——WHO指南》第二版，列出了世界卫生组织、北约集团以及联合国等都曾提出过的病毒战剂，有天花病毒、委内瑞拉马脑炎病毒、东部马脑炎病毒、西部马脑炎病毒、基孔肯雅病毒、黄热病毒、森林（蜱传）脑炎病毒、登革病毒、乙型（日本）脑炎病毒、汉坦病毒、裂谷热病毒、克里米亚-刚果出血热病毒、拉沙病毒、胡宁病毒、马丘波病毒、马尔堡病毒、埃博拉病毒、高致病性流感病毒等。这些战剂病毒通过呼吸道、消化道、皮肤黏膜和带毒媒介昆虫叮咬等途径感染暴露人员，病毒进入机体后，在体内增殖，损伤靶器官，继而导致病毒血症，产生全身多系统严重症状，甚至休克或死亡。同时，这些伤病员还能作为传染源，造成疾病传播，疫情扩散，引发更大范围的心理恐慌，进而严重影响战斗力和社会秩序。

治疗原则 病毒战剂损伤治疗遵循生物战剂损伤就地就近治疗、隔离治疗和病因与对症结合治疗的基本原则。病因治疗要及早选择抗病毒药物或特异性抗体制剂，同时要预防、控制并发细菌感染，必要时抗病毒药、特异性抗体制剂和其他抗细菌药物联合配伍使用。治疗全程对各种污物、感染性医疗废弃物以及医疗环境，严格进行消毒灭菌处理。医疗、护理人员做好个人防护，严格落实生物安全防护措施，防止污染扩散和疾病传播。

治疗措施 发热是病毒战剂损伤所致疾病的最常见症状，依据病毒损伤的靶器官不同，出现不同的系统症状和临床综合征，如发热伴出疹、发热伴出血、发热伴脑炎、发热伴呼吸窘迫综合征等。病毒战剂所致损伤应在封闭场所进行相应的隔离治疗，治疗措施主要包括病因治疗、对症治疗与支持治疗。

病因治疗 病毒战剂损伤所致疾病的病因治疗，基本方法是使用化学合成和生物来源的抗病毒药物或特异性抗体制剂，杀灭或抑制体内病毒。感染病毒种类明确时，使用敏感的抗病毒药物，条件许可时，最好使用特异性抗体制剂；病毒种类不确定时，选用广谱的抗病毒药物；使用抗病毒药物的同时，可联合应用非特异性免疫增强剂。杀灭战剂病毒的有效药物不多，以下药物可以酌情使用：西多福韦（治疗天花）、利巴韦林（治疗拉沙热，汉坦病毒、克里米亚-刚果出血热病毒所致的及不明原因的出血热）、阿昔洛韦（治疗委内瑞拉马脑炎）、奥司他韦、扎那米韦、帕拉米韦、法匹拉韦（治疗高致病性流感）。免疫动物和生物技术制备

的抗体制剂以及恢复期患者血清等可中和侵入体内的战剂病毒，诱导针对该病毒的特异性免疫反应。非特异性免疫球蛋白、干扰素、淋巴因子、胸腺素等免疫调节剂，可以增强伤病员的体质，提高防御能力，促进机体康复。

对症治疗 病毒战剂损伤所致疾病，早期主要表现出流感样症状，继而出现相应的器官功能损伤，表现为各种临床综合征，如出血热综合征、脑炎综合征、呼吸窘迫综合征和特征性皮疹、痘疱等皮肤损伤表现。由于多数生物战剂病毒感染尚缺乏特效抗病毒治疗药物，因此对症治疗和支持治疗尤为重要，是最主要的治疗手段。对症治疗要针对病程发展的不同阶段、临床症状和综合征采取相应的处置措施。

流感样症状处置 大多数病毒战剂所致疾病早期表现有发热、颜面潮红、结膜充血、流涕、咳嗽、头痛、肌痛等流感样症状。处置措施主要包括降温、止咳、抗过敏和镇痛。高热时物理降温处理并补充液体和电解质。流涕、咳嗽等上呼吸道症状，给予止咳、抗过敏处理。不能除外病毒性出血热时慎用解热镇痛药物。

出血热综合征处置 汉坦病毒、裂谷热病毒、克里米亚-刚果出血热病毒、拉沙病毒、胡宁病毒、马丘波病毒、马尔堡病毒、埃博拉病毒、登革病毒等病毒战剂损伤所致疾病，均有不同程度的发热和多器官出血表现，如眼结膜出血、眼底出血、鼻出血、皮肤紫斑、咯血、呕血、便血、尿血等，严重者出现血容量下降，导致休克及脏器功能衰竭。处置措施主要是止血、输血或血浆，维持水、电解质、酸碱平衡，维持血流动力学稳定，及时发现并

治疗休克、弥散性血管内凝血、肾功能不全等严重并发症。

脑炎综合征处置 委内瑞拉马脑炎病毒、东部马脑炎病毒、西部马脑炎病毒、黄热病毒、森林脑炎病毒、乙型脑炎病毒、亨德拉病毒、尼帕病毒等病毒战剂感染多导致中枢神经系统损伤，主要表现有高热和脑膜脑炎、颅内高压的症状，如头痛、嗜睡、昏睡、颈项强直、震颤、四肢无力或麻痹、语言障碍等，甚至昏迷。处置的主要措施是降低颅内压，改善颅内高压症状，维持水和电解质平衡，保护重要脏器功能，同时加强临床护理，防止并发症。

呼吸窘迫综合征处置 高致病性流感病毒、SARS 冠状病毒、亨德拉病毒、尼帕病毒等，可导致感染者出现严重的呼吸系统症状，表现为咳嗽、呼吸急促、胸闷、发绀，进行性低氧血症，肺部 X 线呈现弥散性斑片状阴影，严重者呼吸衰竭、休克，甚至死亡。处置措施主要是保持呼吸道通畅，吸氧或机械通气，减轻肺水肿，使用糖皮质激素治疗缓解肺损伤，纠正呼吸衰竭和抗休克处置等，同时注意维持水和电解质平衡，防止并发症。

皮肤损伤处置 天花病毒等痘病毒战剂感染可以引起特征性皮疹、疱疹等皮肤损伤。皮疹、疱疹内含有病毒颗粒，具有很强的传染性，破损的皮肤又是增加伤病员发生感染并发症的重要途径。处置措施主要是加强皮肤护理，保持皮肤清洁干爽，防止抓挠，避免疱疹破损；出现脓疱或局部化脓时，可无菌清除脓疱液，进行局部消炎处理，防止并发感染。

支持治疗 病毒战剂所致疾

病的支持治疗包括卧床休息、加强营养，补充维生素，维持水、电解质平衡；适时给予白蛋白、血浆或输血，增强机体抵抗力；加强医疗护理，同时给予必要的心理疏导，增强伤病员治疗信心，促进康复。

注意事项 病毒战剂感染的早期病因学诊断较为困难，不同的战剂种类、不同的感染途径都可能导致相似的早期流感样临床表现，此时以对症处置流感样症状为主，不能排除出血热类病毒感染时，避免使用解热镇痛类药物。在发病早期采集伤病员临床标本，进行病毒抗原、特异性核酸和血清特异性 IgM 抗体检测，查明感染病毒种类，指导临床治疗。当呈现相应的皮肤损伤、出血热、脑炎、脑脊髓膜炎和呼吸窘迫等典型的病毒性感染综合征时，可据此进行感染战剂病毒种类的初步判断，开展病因学试验性治疗。

（柏长青）

dúsù zhànjì sǔnshāng zhìliáo

毒素战剂损伤治疗（treatment of injuries caused by toxin warfare agent） 采用医疗救治手段处理毒素战剂损伤，恢复伤病员机体健康状态的活动。毒素战剂损伤治疗是针对生物战剂毒素中毒的治疗，通过中和毒素、缓解症状、控制并发症、改善脏器功能等医疗救治措施，挽救生命，恢复伤病员健康。

毒素是动物、植物、微生物生长代谢过程中产生的对另一种生物体有害的物质。通过抑制蛋白质合成、溶解细胞、阻碍神经传导、影响凝血功能等发挥毒性作用，生物战剂毒素主要有肉毒毒素、葡萄球菌肠毒素 B、单端孢霉烯族毒素（T-2 毒素）、志贺毒素、产气荚膜梭菌毒素、蓖麻毒素、相思豆毒素、石房蛤毒素等。自然情况下，毒素一般通过食入和皮肤伤口进入机体，发挥细胞毒性、肠毒性、神经毒性和血液毒性的生物学效应，损伤机体多个器官，出现神经系统、消化系统、呼吸系统和心血管系统等中毒症状，既可导致失能，也可导致死亡。生物袭击时，毒素战剂多通过气溶胶施放，导致暴露人员经呼吸道吸入引起中毒。毒素作为生物战剂不具有传染性，但部分毒素可因中毒者的排出物引起二次中毒。

治疗原则 降低或消除毒素的毒性作用，缓解或解除临床症状，保护重要脏器功能，控制感染和防止并发症。

治疗措施 主要为病因治疗、对症治疗与支持治疗，而对症治疗和支持治疗是毒素战剂损伤治疗的重要手段。

病因治疗 主要是采用各种措施减少毒素吸收、加速毒素排出、消除毒素毒性作用。通常可用催吐、洗胃，伤口清洗、包扎等方法减少毒素的吸收，采用输液、利尿和血液透析等措施促进毒素的排出。消除体内毒素毒性作用的措施，包括使用特异性抗毒素直接中和毒素毒性和利用药物针对毒素的作用机制阻断、干扰毒素发挥作用。特异性抗毒素治疗是毒素战剂损伤治疗最有效的病因治疗措施。针对毒素战剂的抗毒素已有肉毒抗毒素、蛇毒抗毒素等。

对症治疗 毒素战剂中毒开始可有发热、头痛、肌痛、全身不适等一般症状，继而表现出不同毒素特有的神经系统、消化系统、呼吸系统和心血管系统受损的临床症状。同一种毒素因中毒途径不同，系统受损和临床症状出现的先后次序、严重程度不尽相同。

一般症状处置 多数毒素战剂中毒初期，可有不同程度的乏力、全身不适、精神萎靡、发热、头痛、肌痛等一般症状。例如，葡萄球菌肠毒素中毒的初始表现为发热、寒战、头痛、肌肉痛等非特异性流感样症状；蓖麻毒素中毒初期可有发热、胸闷、咳嗽、关节痛等症状。处置措施主要是加强护理，积极查明病因，密切观察病情的发展变化。

神经系统症状处置 肉毒毒素、石房蛤毒素、蛇毒毒素等毒素战剂中毒，以神经系统功能障碍为主要特征，临床症状主要有脑神经麻痹导致的眼睑下垂、视物模糊、复视、口咽干燥、吞咽困难、发声困难等；呼吸肌麻痹导致的进行性呼吸困难，甚至呼吸衰竭；外周神经麻痹导致的对称性肌肉松弛、瘫痪，感觉障碍等。呼吸肌麻痹导致的呼吸衰竭是死亡的主要原因。对症治疗主要是保持气道通畅、加压吸氧，气管切开或气管插管、给予机械性辅助呼吸；保护肠道和尿道功能；加强全身护理，防止并发症。

消化系统症状处置 葡萄球菌肠毒素、志贺毒素等毒素战剂中毒，以消化系统损伤为主要特征，临床表现主要为恶心、呕吐、腹痛、腹泻、脱水，严重时呕血、便血，甚至休克。其他毒素战剂如蓖麻毒素、肉毒毒素等，经食入中毒，也可出现不同程度的消化系统症状。对症处置措施主要是补充液体和电解质，维持机体水、电解质平衡；严重呕血、便血时，给予药物止血；出现休克时，进行抗休克处理。

呼吸系统症状处置 毒素战剂气溶胶攻击造成的吸入性中毒，均可导致明显的呼吸系统损伤，主要临床表现为发热、咳嗽、呼吸困难、胸部压榨感、肺水肿、呼吸窘迫，甚至呼吸衰竭。对症处理主要措施是保持呼吸道通畅、给氧，严重咳嗽时给予药物镇咳，肺水肿时予以利尿、脱水治疗，呼吸窘迫时，给予气管切开或气管插管，进行机械性辅助呼吸。

其他症状处置 毒素战剂中毒所致损伤，除有神经、消化、呼吸系统的突出临床症状外，部分毒素战剂中毒还可造成机体其他脏器损伤和功能障碍。例如，T-2 毒素中毒可出现皮肤灼热、出血斑点、红肿、水疱，甚至皮肤大面积坏死、脱落等皮肤烧伤样症状，按皮肤烧伤进行处理。蓖麻毒素中毒还出现肝、肾等功能障碍，甚至器官衰竭，按保肝护肾措施进行处置，必要时可进行血液透析。蛇毒毒素中毒可造成全身多部位、多器官出血，表现为鼻出血、咯血、呕血、便血、血尿等，发生溶血时，可出现黄疸、血红蛋白尿，甚至导致急性肾功能衰竭，按出血对症处置，给予凝血因子、抗溶血治疗，补充血容量，必要时给予输血。

支持治疗 基本措施包括卧床休息、加强营养；保持血容量，维持水、电解质平衡；保护重要脏器功能，防止发生器官衰竭；加强医疗护理和心理疏导，促进康复。

注意事项 自然情况下毒素中毒一般以食物中毒及伤口感染的方式发生。生物战时，毒素战剂多以气溶胶方式释放，呼吸道吸入为主要中毒方式，同时由于生物战剂毒素纯度高，暴露者吸入剂量大，中毒初始症状可能与自然中毒不同，中毒程度重，病程进展快。因此，毒素战剂损伤治疗须重点关注呼吸道吸入中毒，注意与感染性疾病的鉴别，尽早查明病因，密切观察病情进展，加强支持治疗与护理，保护重要脏器功能，积极预防与控制并发症。

毒素战剂中毒不需隔离治疗，但应避免二次中毒。中毒者排泄物和呕吐物含有毒素，须进行消毒处理。

(柏长青)

shēngwù zhànjì sǔnshāng miǎnyì zhìliáo

生物战剂损伤免疫治疗

（immunotherapy for injuries caused by biological warfare agents） 使用免疫制剂和相应手段治疗生物战剂损伤的活动。应用免疫学理论和技术，通过特异性免疫和非特异性免疫治疗手段，增强或抑制机体的免疫应答，以治疗生物战剂损伤。

生物战剂的免疫治疗要有针对性地选择免疫制剂，对于大多数生物战剂，特异性的中和抗体是其治疗首选；其次要正确把握治疗时机，不论是抗体，还是活化的免疫细胞都应在感染后立即注射，但因为抗体半衰期较短，必要时需重复注射；另外，在有些严重感染情况下，特异性免疫治疗和非特异性免疫治疗结合使用往往会起到意想不到的结果，因为抗体可以快速中和已经进入机体的病原微生物，而活化的人体细胞及相应的免疫因子，可以激活机体本身的免疫反应，以彻底清除病原微生物，治疗其导致的机体损伤。

特异性免疫治疗 主要指抗体免疫治疗，是将含有特异性抗体的免疫血清及其制品，直接注入机体，使之立即获得免疫力。此种免疫起效快、持续时间短，适用于生物战剂损伤的应急治疗。使用针对生物战剂的特异抗体来进行的免疫治疗，通过抗体对生物战剂的中和作用，抑制生物战剂的活性。特异性免疫治疗包括抗体治疗和抗毒素治疗，主要用于紧急治疗。抗体是利用灭活的生物战剂或者生物战剂的保护性抗原，免疫动物，取其免疫血清提取免疫球蛋白精制而成，或利用生物工程技术制备的特异性抗体，如马抗天花抗体、马抗 SARS 抗体，生物工程技术制备的抗埃博拉病毒抗体等，均可用于生物战剂损伤的免疫治疗。抗毒素，通常是用毒素类物质接种动物，取其免疫血清提取免疫球蛋白精制而成，可特异性中和毒素，用于毒素中毒的治疗和紧急预防，常用的抗毒素有肉毒抗毒素、破伤风抗毒素、白喉抗毒素、蓖麻毒素抗毒素等。疫苗免疫治疗是另一种特异性免疫治疗方法，用人工接种治疗性疫苗，使机体产生特异性体液和细胞免疫应答，以治疗感染，此种免疫应答出现较晚，尚无生物战剂免疫治疗的临床应用。

非特异性免疫治疗 通过免疫效应物质活化人体的免疫细胞，综合提升机体固有的免疫力，来杀灭病原微生物的方法。包括活化吞噬细胞、自然杀伤细胞、杀伤性 T 细胞等免疫细胞，诱导其分泌白细胞介素、干扰素等细胞因子。非特异性免疫治疗使用非特异性免疫制剂及方法，通过多种调节机制，协调机体的免疫反应，从而达到对抗生物战剂的作用，包括免疫重建治疗和免疫调节治疗。免疫重建是使用有效措施协助免疫缺陷个体通过自身调节，或直接过继给予等治疗手段，使其重新建立健全有效的免疫系统和免疫应答能力，因起效慢，很少被用于生物战剂损伤的治疗。免疫调节治疗，应用免疫调节制剂调节机体的免疫状态，使机体对感染的生物战剂产生恰当的免疫应答，从而有效对抗生物战剂损伤，是生物战剂损伤非特异性免疫治疗的主要方法。

（王希良　罗德炎）

shēngwù zhànjì sǔnshāng miǎnyì tiáojié zhìliáo

生物战剂损伤免疫调节治疗

（immunomodulation therapy for injuries caused by biological warfare agents）　针对生物战剂入侵机体而导致的免疫失调，通过给予激素、细胞因子等各种免疫调节剂，纠正免疫失调状态，从而使机体的免疫状态重新获得平衡的非特异性免疫治疗方法。免疫调节是在免疫应答过程中，通过各种因素的影响，使机体对病原微生物产生最合适的应答反应，用以维持机体正常免疫功能的稳定。免疫调节是一个精细而复杂的过程，有多种免疫细胞、免疫分子以及神经-内分泌系统参与作用，保证免疫应答的和谐进行，以最有效的方式排除异己抗原成分，维持机体平衡。

治疗原则　人类自出生到死亡一直在同多种微生物进行着抗争，这其中就包括了对人类危害严重的各种生物战剂。机体对病原微生物反应过强或者不足都会导致疾病进程。因此，免疫调节治疗的原则就是利用各种有效方法来恢复由生物战剂导致的免疫失衡，即使用免疫抑制剂来抑制机体免疫系统的过激反应，或使用免疫促进剂来增强机体免疫功能。生物战剂损伤的免疫调节治疗多数情况下不能单独使用，多为病因治疗的辅助方法。对于细菌战剂的免疫调节治疗，应配合特效抗生素治疗使用，对病毒类生物战剂的免疫调节治疗，需联合几种方法，如细胞因子和激素等协同使用。

治疗措施　免疫调节治疗是生物战剂损伤的一种有效辅助治疗方法，包括免疫增强治疗、免疫抑制治疗、免疫双向调节治疗。

免疫增强治疗　通过使用免疫增强剂来增强机体的免疫功能，以抵御病原微生物，包括生物战剂的入侵，可以单独使用或者同抗生素联合使用。常用免疫增强剂有干扰素、白细胞介素、胸腺素、卡介苗、受体激动剂等，可以增强 T 细胞、B 细胞及中性粒细胞等的功能，促进巨噬细胞活性，诱生细胞因子。病毒生物战剂因为没有特效的抗病毒药物，因此免疫增强治疗就显得尤为重要。

免疫抑制治疗　通过免疫抑制剂或者相应的治疗手段来抑制机体的过激免疫反应。免疫抑制剂通过抑制、干扰和破坏 DNA、RNA 和蛋白质的合成，使淋巴细胞等免疫细胞转化、分裂和繁殖功能发生障碍，改变机体过激的细胞免疫和体液免疫反应，恢复正常免疫功能。例如，硫唑嘌呤等抗代谢药，可以从细胞代谢水平，抑制免疫细胞增殖；抗淋巴细胞血清，可直接作用于淋巴细胞使其失活。此外，通过胸腺切除、电离辐射、胸导管引流等，也可克服机体过激免疫反应，使机体恢复正常免疫状态。

免疫双向调节治疗　使用双向免疫调节剂，使免疫功能过激时受到抑制，免疫功能低下时使免疫功能增强。对人体免疫功能过强者，可以有抑制免疫的作用，而对免疫功能低下者，可增强免疫功能。具有双向免疫调节剂功能的物质有中药黄芪、真菌多糖、激素等。免疫双向调节治疗，临床多用于原发性或继发性免疫功能缺陷并发严重感染者。生物战剂损伤治疗时，采用糖皮质激素免疫双向调节治疗，可以增强机体免疫反应，又可以抑制炎症因子释放。

（王希良　罗德炎）

shēngwù zhànshí xīnlǐ gànyù

生物战时心理干预（psychological intervention in biological warfare）　对生物战引起的心理应激问题及其导致的生理和行为异常反应采取的预防、疏导与治疗行动。人体对环境刺激产生的心理、生理和行为的变化称为应激反应，过度的心理应激反应即为心理应激问题。生物战是一种人为恶意制造的生物事件，它比自然灾害和突发事故容易引起更多的心理应激问题。生物战时的心理干预，是应对生物袭击医学防护的内容之一，通过宣传教育、心理疏导、心理治疗等方法，不仅可以增强部队官兵和民众战胜生物袭击的信心，缓解心理压力和社会恐慌，维护社会稳定及正常生活秩序，而且有利于应对生物武器袭击，减少生物战造成的危害。

心理应激反应　由突发事件的威胁性、紧迫性、震撼性和后果不确定性造成的个体生理功能和心理的改变，其外在表现包括情绪反应、生理反应、认知反应和行为反应。情绪反应主要表现为焦虑、烦躁、恐惧、紧张、愤怒、绝望、孤独和抑郁等负性情绪；生理反应主要表现为肌肉紧张、肠胃不适、食欲缺乏、头晕头痛、疲倦乏力、失眠多梦等；认知反应主要表现为注意力不集中、反应迟钝、健忘、推理判断能力下降、缺乏自信、思想难以从突发事件转移等；行为反应表现为回避与逃避、退化与依赖、敌对与攻击、自怜与自责、警觉与强迫、过度消费和物质滥用等。正常、适度的应激反应有利于身心健康和应对处置突发事件；过度、持续的应激反应，会导致内心痛苦，不能自拔，影响身心健康和正常社会活动能力。

生物战时，生物武器的大规模杀伤效应以及生物袭击的隐蔽性，对参战部队官兵会造成强大的心理压力，强烈的精神心理刺激，使其产生过度的心理应激问题，出现紧张、恐惧、焦虑、愤怒等情绪和行为反应，不良情绪与行为反应在部队的蔓延扩散，可导致部队官兵情绪低迷、士气涣散、战斗力下降。生物战剂污染扩散、疫情暴发与流行，造成疫区及其周边民众的心理恐慌；生物战剂污染区及疫区封锁、人员隔离、病员救治等疫情处置措施，影响了人们正常生产生活秩序，引发社会公众出现恐惧、不满、怨气等情绪，甚至出现个体或群体过激行为反应，威胁社会安全稳定。

干预对象　应是所有可能受到生物战影响的人群，包括参战部队官兵、生物战剂污染区及其周边军民，参与生物袭击现场处置、救援的人员，以及其他可能受到生物袭击影响的人员。参战部队官兵是指在生物袭击区域执行作战任务的部队官兵；生物战剂污染区及其周边军民，包括生物武器袭击区、生物战剂污染区及其疫区的部队及各类民众；参与生物袭击处置、救援人员是指

参与污染区及疫区现场处置活动与医疗救治的人员，包括执行现场救援任务的部队官兵、卫生防疫人员、医疗救护人员、组织指挥人员、后勤保障人员，以及伤病员收治医疗机构的相关人员。心理干预的重点对象是感染发病人员、生物战剂暴露人员、隔离观察人员、医疗救护人员，以及出现过度心理应激反应的各类人员。生物袭击导致的心理应激问题多数发生在个体，由于情绪反应的相互影响，可能造成个体的负面情绪在一定人群中蔓延，形成群体性心理应激问题，因此，生物战时心理干预必须高度关注群体性心理应激问题。

干预原则　应与生物袭击应对处置与医学救援活动结合进行，坚持预防教育原则、针对性原则、疏导与治疗结合原则、鼓励自信原则和保密原则。

预防教育原则　坚持平时与战时对生物武器及其防护知识宣传普及教育，提高人们对生物武器的了解，掌握生物武器防护基本知识与方法，增强应对生物袭击的信心和心理承受能力。

针对性原则　生物战时不同人群会产生不同的心理问题，同一人群也会出现不同的心理问题，应针对不同人群及不同的心理问题有针对性地采取相应的心理干预措施。

疏导与治疗结合原则　人的身心健康相互影响，心理干预必须坚持身心兼顾的整体性，心理疏导和心理治疗结合。

鼓励自信原则　通过释疑解惑，给予肯定、鼓励、支持和实际协助，强化当事人思维中的理性和自强成分，提高心理素质，增强自身战胜心理问题的信心。

严格保密原则　心理咨询和

治疗往往要进入当事人的内心世界，会涉及其个人隐私，对当事人隐私予以严格保密，不仅有利于心理疏导和治疗，也是保护个人隐私权的要求。

干预措施　基本措施包括预防教育、心理疏导和心理治疗。

预防教育　通过生物武器防护知识的宣传普及教育，提高部队官兵与民众生物武器防护知识，增强应对生物袭击的信心和心理承受能力。坚持部队平战时生物武器防护教育与训练，使部队官兵了解生物武器及其危害，掌握生物武器防护知识与技能，并通过模拟演练，积累生物武器袭击应急处置与防护经验，增强军人责任感与使命感，提高应对生物袭击的心理承受能力。适时对民众开展生物武器防护知识的宣传教育，使其了解现代战争与生物武器袭击的基本特点和防护知识，增强生物袭击能防可防的信心，减轻心理压力，消除恐慌情绪。

心理疏导　通过对当事人给予劝导、建议、教育和支持等，使其缓解心理压力、恢复心理平衡，学到应对突发事件的策略与手段，正视现实，树立信心。生物战时，对产生过度心理压力或出现心理问题的相关人员，通过集体座谈、个别晤谈等交流方式，鼓励他们尽情倾诉，讲述心理感受、疑虑与担忧，通过合理分析，耐心解释，教育宣讲，支持指导，疏解压力，消除生物袭击所造成的各种过度心理反应，积极参与应对生物袭击的各项行动，逐渐回归正常生活与工作。心理疏导工作通常由心理医生、心理咨询工作者和经过心理咨询培训的志愿者承担，单位领导、同事、亲友以及公众媒体都可对心理疏导发挥重要作用。

心理治疗 应用心理学的理论和方法，帮助心理障碍和出现创伤后应激紊乱的人员进行心理与行为问题矫治，调整认识、改善情绪、转变行为、健全人格、适应社会的过程。心理治疗是专业临床工作，通常由心理医生、精神科医生和护理人员实施。生物战时，对因生物袭击造成的强大心理压力和精神刺激，导致不能发挥正常生活功能、社交退缩、人格改变、严重抑郁等精神疾患的人员，应及时进行有针对性的心理治疗，同时对于出现生理症状的患者，应适时给予药物治疗。心理治疗的主要技术方法有支持性心理治疗、暗示催眠治疗、人本心理治疗、认知治疗、行为治疗、艺术治疗，以及团体心理治疗等。

支持性心理治疗 以言语手段实施心理支持为主，采用倾听、理解、接纳、鼓励、解释、宽慰、指导等方式进行治疗，常作为各种心理与躯体疾患的治疗基础。

暗示催眠治疗 运用暗示与催眠的方法，诱导患者产生较为深刻的心理状态变化，释放内心存在的问题，使恐惧、焦虑、抑郁等负性情绪得以控制和矫正。

人本心理治疗 改善患者自知或自我意识，使其认识到自我的潜在能力和价值，并创造良好环境，在与人的正常交往过程中，充分发挥积极向上、自我肯定和自我实现的潜力，以改变自己的适应不良行为，矫正自身的心理问题。以如何对待个人感受为指标，分阶段进行循序渐进的互动、访谈，对患者的语言和行为进行正确指导，加深自我理解，使其内心不受歪曲、束缚，改变不正确的认知观点和行为，达到自我重建。

行为治疗 运用行为科学的理论和技术，通过分析适应不良行为的原因及其演变过程，针对其行为表现，采用放松训练、行为技能训练、自信训练、自我管理以及示范与指导等行为干预技术，矫正适应不良行为，减轻和消除症状，促进患者的社会功能康复。

认知治疗 以纠正和改变患者不良性认知为重点的一类心理治疗。采用认知重建、心理辅导等技术，以改变不良认知为主要目标，使患者意识到自身的不良情绪、行为与抱持非理性观念密切相关。帮助患者重建理性思维与认知过程，树立自助信念，鼓励其身体力行，引导产生建设性的行为变化，改变非理性观念，消除不良情绪，矫正不良行为。

艺术治疗 将艺术创造与欣赏形式作为表达内心情感的媒介，通过音乐、舞蹈、书画等艺术活动，陶冶性情、调节心境、获得领悟、改善情绪、减少应激反应，矫治异常心理、促进心理健康。艺术治疗常用的形式有音乐治疗、舞蹈治疗、戏剧治疗、绘画治疗、书法治疗、诗歌治疗、园艺治疗等，适用于各类心理问题人员及多数精神障碍患者。

团体心理治疗 在团体、小组情境中提供心理帮助的一种心理治疗形式。把具有相同或类似性质心理异常的人员结合在一起，利用团体成员之间的人际交互作用，相互诱导、相互影响和相互帮助，通过教育、疏导、观察、学习、体验，促成各成员认识自我、接纳自我，调整和改善人际关系，学习新的行为方式，提高生活适应能力，从而有效地控制消极情绪，矫正不良行为，消除精神症状。

干预方式 生物战时心理干预是生物武器袭击应急救援工作的一个组成部分，应该与生物武器医学防护工作结合起来，根据生物袭击可能造成的各类心理应激问题，及时对相关人员进行有针对性的心理干预。心理干预工作应组建专门心理干预队伍，由心理医生、心理咨询师以及经过专业培训的心理工作者、志愿者等组成，也可在医疗救援队伍中配备心理医生、心理咨询师等专业心理工作人员，承担心理干预工作。心理干预工作应制订心理干预工作预案，明确责任与分工、内容与目标、工作计划与实施方案等。部队的各级领导及相关工作人员也是心理干预的重要力量，部队官兵的心理干预工作，应与思想教育工作、行政管理工作、战备训练结合起来，培养和提高官兵战时的心理应激承受能力。生物战时的心理干预可采用分级干预和分类干预的方式组织实施。

分级干预 生物战时的心理干预应将预防教育、心理疏导和心理治疗有机结合，针对不同人群的心理应激反应程度，分级实施心理干预。对所有直接或间接受到生物袭击影响的人员，均须进行生物武器及其防护知识和技能的普及教育，增强应对生物袭击的信心和心理承受能力；对于受生物袭击影响出现应激反应的人员，应给予适时心理疏导，采用集体座谈、个别晤谈等交流方式，通过劝导、建议、教育和支持等，使其正视现实、缓解心理压力、恢复心理平衡；对于因心理应激反应过度出现生理和心理疾患的人员，应及时给予心理治疗和适当的药物治疗。

分类干预 生物战时的心理干预，根据可能遭受生物危害的风险，对受袭人员、应对处置救援人员、社会公众等不同类型的人群，采取针对性的措施实施心理干预。

受袭人员的心理干预 生物战时，处于污染区内、直接暴露于生物战剂的人员，是生物袭击直接受害者，最容易受到生物战剂感染，出现各类心理问题。对这类人员首先应积极进行抗感染预防，预防和控制生物战剂感染、发病，同时给予生物战剂防治知识教育和心理疏导，使他们认识生物战剂可控可治，疏解心理压力，树立信心，避免或减少心理疾患。对出现心理生理疾患的人员，适时地给予心理治疗与药物治疗。

应对处置救援人员的心理干预 生物袭击应急处理救援人员，在与外界隔离的环境中开展工作，随时面对被感染的威胁、超负荷的工作、患者的痛苦和负面情绪等压力，常产生精神紧张、恐惧不安、情绪低落或亢奋等心理过激反应，出现疲惫、头痛、心悸、胸闷、胃肠不适、睡眠障碍等生理症状。对这类人员的心理干预，在执行任务前要进行心理教育与培训，充分做好心理承受能力、处置救援与防护物资装备的准备，增强完成任务的信心；处置救援过程中，各级领导和心理工作者，应关心救援人员工作、生活状况，帮助解决困难，密切关注心理反应，适时予以疏导，避免和减少心理问题发生；任务完成后，给予必要的医学观察和健康检查，安排适当的休整，使其身心尽快得到恢复。

社会公众心理干预 生物战时，由于人们对生物战的恐惧心理，生物战剂所致传染病的威胁，以及应急处置、救援活动给人们生产生活带来的影响，致使生物武器袭击损伤效应对人们心理的冲击作用，会外延到没有直接受害的人群，辐射到社会公众，甚至产生集体性心理创伤。主要表现为紧张、焦虑、恐慌、怀疑、抱怨、沮丧等负性情绪，以及由此引起的应激性生理和行为反应。社会公众的心理干预以认知教育与心理疏导为主，在各级政府部门的组织指导下，通过大众媒体、医疗卫生和心理咨询等专业机构以及各种社会力量，进行生物武器防护知识与技术的普及教育，及时公开生物战应对处置行动与效果信息，揭露和终止谣言，同时保障人们日常生产生活物资及防护用品供应，维护正常社会秩序，缓解消除人们的焦虑、恐慌等情绪和过激行为反应。

(孔军辉 杨瑞馥)

shēngwù ānquán

生物安全 (biosafety)

控制生物因素危害，维护生命健康、生态环境、社会经济安全的状态。生物因素包括自然存在和转基因的微生物、动物、植物及其产物等，以及生物技术。生物安全关系生命健康、生态平衡、经济发展和社会稳定，是国家安全的重要组成部分。

生物安全概念是相对于生物危害及风险等生物安全问题而提出的。常见的生物安全定义，或定义为生物危害及风险，或定义为避免生物危害的措施，但都未能准确表达"生物安全"一词的本意。"安全"是一种状态，"生物安全"就是不出现生物安全问题的状态，维护生物安全就是通过采取各种措施控制生物危害因素，不发生生物安全问题。

从第一次世界大战中引入细菌战后，生物武器一直被认为是一种大规模杀伤性武器，生物安全概念尚未形成；20世纪60年代起，在病原微生物研究实验室中，人员感染事故不断发生，引发了对实验室生物安全问题的关注，提出了生物安全的概念；进入20世纪70年代，随着生物技术的发展，人民越来越担忧生物技术的潜在生物安全风险；与此同时，各国政府对外来生物入侵带来的生态危害风险的担忧日益增强；进入21世纪，生物恐怖袭击又再次敲响了生物因子恶意使用带来的新生物安全问题。正是对这些问题的不断研究和认识的逐步提高，生物安全被提高到全球关注的新高度，一个国家如何有效应对生物因子及生物技术对生命、环境生态、社会经济可能产生的生物危害和潜在风险，维护和保障自身安全与利益，提高防控和管理生物安全问题的能力，成为各国政府高度重视和研究的新领域。

影响因素 生物安全受到多种因素的影响，主要包括两个方面，即人为因素和自然因素。人为因素主要有生物因子的恶意使用、生物事故、生物入侵和生物技术的误用与滥用，自然因素包括传染病和生物灾害。

生物因子恶意使用 将致病微生物及毒素等生物因子用于非和平目的活动，主要包括利用生物因子研制生物武器、发动生物战争，实施恐怖袭击，以及投放生物因子进行的各种犯罪活动等，其中生物战与生物恐怖袭击是全球范围内最大的生物安全问题。第一次世界大战中，德国使用人工培养的炭疽芽胞杆菌、鼻疽伯克霍尔德菌攻击同盟国中立贸易伙伴的骡马。第二次世界大战中，侵华日军在中国大规模地开展生物武器的研究和生产，并在中国的东北、江浙、重庆等多个地域投放了伤寒杆菌、霍乱弧菌和鼠疫杆菌等生物武器，造成传染病暴发流行，导致数万中国军民发病、死亡。朝鲜战争中，美军使用细菌武器，造成中国和朝鲜大量军民的感染发病。从20世纪70年代始，全世界已经发生了几十起生物恐怖袭击事件，特别是2001年在美国发生的炭疽粉末邮件事件，引起世界震惊，生物恐怖袭击成为现实的重要生物安全问题。

生物事故 人类在应用致病生物因子进行研究、生产和疾病防治等活动中，意外造成人员感染，或生物因子泄露导致环境污染等。1934～2011年，公开报道的全世界涉及病原微生物实验室感染人数超过5000例，实验室泄漏事件影响较大的有1979年苏联斯维德洛夫斯克的炭疽实验室泄漏事件，造成上千人的感染、死亡；2007年英国萨里郡口蹄疫疫苗研究实验室发生的口蹄疫病毒泄漏事件，造成了口蹄疫在英国的暴发流行。

生物技术滥用 生物技术给人类带来了极大的社会效益和经济效益，同时也存在生物危害的潜在风险。无限制、不合理地滥用，以及误用生物技术，可能对人类健康、生态环境等造成严重危害。利用基因重组技术、生物合成技术等，可以根据人们的需求构建或合成出具有特殊功能的微生物，既可造福人类，也可能给人类造成灾难。例如，去除病原微生物的致病基因或选取特异性抗原基因，进行基因重组构建出新的无致病性疫苗株，用于传染病的防治；选取病原体的强致病基因、抗药基因等进行重组，

可构建出致病性和抗药性均极强的新病原体，若被用做生物战剂或生物恐怖剂，可以给人类造成灾难。

生物入侵 某种动、植物从外地自然传入或人为引入后，在当地大量繁殖、蔓延，严重威胁本地物种的生存，甚至导致某些物种的灭绝，破坏当地生物多样性和生态平衡，直接或间接地影响社会和经济的发展。19世纪中期，英国家兔引入澳大利亚，在当地大量繁殖，成为草原害兽，破坏草场、毁坏庄稼和森林，造成草场退化和草原沙漠化，严重影响澳大利亚畜牧业和国民经济发展。原产于美洲的水葫芦，引入中国后，在中国很多地区水域疯长、蔓延，严重影响当地水生植物和鱼类生长，甚至导致某些物种消失，破坏水域生态平衡，给当地经济发展造成巨大损失。国际自然保护联盟提出，外来物种入侵已成为全球第三大环境问题，应当引起各国的广泛关注与重视。

传染病 病原微生物危害主要表现形式，传染病的暴发、流行是最为常见的生物安全影响因素。病原微生物通过各种传播途径，引起人类、动植物的感染发病，甚至死亡，严重影响人类健康、畜牧业发展、农林业生产等。历史上天花、鼠疫、霍乱、流感等传染病的大流行，曾导致流行区域经济停滞、人口减员。SARS、禽流感、埃博拉、口蹄疫等传染病暴发流行，引起世界各国的恐慌，严重影响流行地区的社会稳定和经济发展。

生物灾害 由于环境和气候等因素，使某些有害生物突然大量出现，形成生物性自然灾害，如蝗灾、鼠患，可使大面积农作

物、森林和草场毁坏，造成重大经济损失。

维护措施 维护生物安全须通过法制管理、技术保障和能力建设等，从源头控制生物安全影响因素，解决生物安全风险问题。

法制管理 从国际和国家层面，制定生物安全法律法规，管理各种生物安全影响因素，控制生物安全风险。针对生物因子、生物实验、研究、生产设施设备、生物技术等，建立法律法规体系，制定相关法规条例、技术规范和安全手册等，依法有效管控各类生物安全影响因素，避免和消除生物安全风险。为维护生物安全，世界各国及有关国际组织相继制定和发布了一系列配套的法律法规、技术标准、技术规范和安全手册等文件，使生物安全管理工作进入法制化和规范化管理的轨道。如国际组织制定的《禁止在战争中使用窒息性、毒性或其他气体和细菌作战方法的议定书》和《禁止细菌（生物）和毒素武器的发展、生产及贮存以及销毁这类武器的公约》等国际公约，各国颁布的病原微生物管理、传染病防治、生物技术应用、国境检疫等法规条例，以及生物安全手册、生物安全实验室建设管理使用技术规范等。

技术保障 建立健全生物危害风险识别、管控和应对处置技术体系，提高生物安全技术保障能力。开展生物因子危害和生物技术风险评估，生物实验、研究、生产条件建设，生物危害防护技术、装备，生物危害事件预防与处置等研究。建立生物因子危害和生物技术风险评估技术方法、评估体系，制定生物实验、研究、生产设施设备以及防护装备技术标准，规范生物设施建设使用，

提升生物危害事件应对处置技术水平和能力，为生物因子与生物技术应用、维护生物安全提供技术保障。

能力建设 维护生物安全的能力主要体现在生物危害因素的管控和生物事件预防与应对处置两个方面。重点包括生物因子和生物技术的管理控制，生物设施建设与使用管理，生物相关科研、生产等活动的管理与控制，生物危害因素的监测与风险评估，以及生物危害事件的应对处置等能力建设。维护生物安全的能力建设，应在政府主导下，建立和完善生物安全管理体系和生物安全法律法规，强化生物因子、生物技术及生物设施的使用管理，提高生物安全技术保障能力，加强专业人才队伍培养与建设，提升公众生物安全意识，全面提高生物危害因素的管控能力和生物事件预防与应对处置能力。

（李劲松　王晴宇　祝庆余）

shēngwù wēihài

生物危害 （biohazard）

生物及生物因子对生命健康、生态环境和社会经济造成的损害或破坏现象。生物包括自然存在的和转基因的微生物、动物、植物，生物因子主要指生物体产生的或体外合成的各种具有生物活性的物质。生物危害表现多种多样，广泛存在于自然界和人类社会，严重影响生命健康、生态平衡、经济发展和国家安全。

人们对生物危害的认识，源于传染病暴发流行和虫灾、鼠患等自然发生的生物危害现象。随着微生物的发现和认识的不断深入，利用微生物的活动越来越多，实验室人员获得性感染、病原体意外泄漏事故时有发生。第二次世界大战以来，生物武器的研究生产与使用，以及生物恐怖活动的出现，恶意使用病原微生物及生物毒素给人类和平与健康构成了巨大的威胁。国际交往活动时常出现物种的迁移，导致某一物种在新迁入地区大量生长繁殖，影响当地某些物种的生存，破坏当地生态环境，造成物种入侵。现代生物技术的飞速发展，使改造原有生物的某些特性和构建全新的生物体成为可能，不当利用或误用生物技术，存在巨大的生物危害风险。生物科学的发展与进步，使人们对生物危害的认识越来越全面和深入，生物危害问题日益受到各国政府和民众高度关注。

生物危害事件包括自然形成的和人为介导产生的两类，其中人为介导的生物危害根据危害事件性质又可分为生物事故、生物入侵、恶意使用。

自然发生的生物危害 包括受气象条件、环境因素和人类活动影响，自然发生的各种人类、动物和植物的传染病暴发流行，以及其他生物性自然灾害。人类由于生物和生物因子导致的疾病主要包括传染病、毒素中毒和生物因子过敏反应等。传染病往往群体性发病，导致地区性或全国性流行，甚至造成国际疫情，毒素中毒和生物因子过敏反应多发生于个体或小的群体。动物之间传染病流行不仅可导致动物大量死亡，严重影响畜牧、养殖业，还可造成人间传染病的暴发流行；植物传染病的发生则可造成农作物大面积减产，甚至绝收。生物性自然灾害是一种或多种有害生物的突然大量出现导致的自然灾害，如蝗灾、鼠患造成的大面积农作物、森林和草场毁坏。

人为介导的生物危害 人类在利用生物及生物技术的活动中，由于意外事故、生物入侵和恶意使用造成的生物危害。

生物事故 人类在利用生物及生物技术进行科学研究、生产、疾病防治等活动中，由于病原体暴露、泄漏及生物技术误用引发的生物危害。主要表现为实验室感染、医源性感染，实验室病原体泄露导致环境污染和传染病暴发，以及生物技术误用导致的出乎预想的负面结果。

生物入侵 某种生物由原生地进入新的环境，在当地大量生长繁殖，严重影响或破坏当地物种的生存环境，导致某些当地物种数量锐减甚至灭绝，造成当地生态系统失衡，经济发展受损。生物入侵可以是自然发生的，也可是人为因素造成的。自然发生的生物入侵通常是通过风、水、昆虫、鸟类等携带，使植物种子、虫、卵或微生物发生自然迁移所致。人为生物入侵往往是人类在经济、贸易、社会交往等活动中，有意或无意地将外来生物带入新的环境所致。有意引入是为了某种目的专门引进的；无意引入大多是在货物贸易、流通过程中，随物品和包装材料带入。

恶意使用 非和平目的的使用致病微生物、生物毒素和人工改造或合成的新生物体制造的生物危害。主要有生物战、生物恐怖活动和生物手段犯罪。这类生物危害是人为制造的，通常具有较强的针对性和目的性，一旦发生，不仅可以造成人、动植物感染发病，还可引发民众心理恐慌、社会动荡，甚至威胁国家安全。

生物危害严重威胁生命健康、生态平衡、经济发展和国家安全，已经受到世界各国和广大民众的高度关注。预防与控制生物危害须采取综合措施，通过国家立法、严格管控、合理使用生物及生物技术，加强生物危害预防控制与应对处置能力建设，有效降低生物危害风险，防止或避免生物危害发生。

（李劲松　王晴宇　祝庆余）

bìngyuánwēishēngwù wēihài fēngxiǎn pínggū

病原微生物危害风险评估

（assessment of the hazard of pathogenic microorganism）　对病原微生物引起人和动植物感染的可能性及后果的识别、分析、评测与判定。此是微生物实验活动不可缺少的管理内容，是病原微生物实验室生物安全风险管理的核心工作。人们在研究和开发利用病原微生物的实验活动过程中，开展病原微生物危害风险评估，制定并实施严格的生物危害风险控制措施，对降低病原微生物危害风险，有效地减少或避免生物安全事件的发生，保障实验室的生物安全具有重要作用。

病原微生物可直接或间接造成人、动物感染发病甚至死亡，给人类健康和社会经济发展造成巨大损失。人类在应用致病微生物进行研究、生产和疾病防治等活动中，存在着病原微生物暴露或泄漏的潜在风险，可能导致人员感染、环境污染，甚至引起传染病流行。病原微生物危害评估，针对病原微生物的生物学特性，围绕实验活动、设施设备造成病原微生物暴露或泄漏的风险，以及其他可能威胁人类健康和环境安全的诸多因素，进行生物危害风险的识别、分析、评测、判定，制定必要的针对性预防控制措施，减少和消除危害风险，保障人类研究和开发利用病原微生物活动的生物安全，避免病原微生物对人类健康、生态环境和社会经济发展造成危害。

评估依据　世界卫生组织等国际机构和许多国家，都分别制定有生物安全、病原微生物管理等法律、法规、技术手册、指南、病原微生物危险度等级分类及分类名录等，是病原微生物危害风险评估的法律依据和技术支撑。病原微生物危害风险评估的主要依据是：①病原微生物危害程度分类级别及相关背景资料。②国际社会及本国生物安全和病原生物管理法律法规。③世界卫生组织及各国制定的病原微生物生物安全手册及技术指南。

评估要素　以病原微生物危害程度分类级别及其相关背景资料为基础，结合实验活动存在的潜在暴露因素及实验设施、设备和人员因素可能引发的意外等，进行病原微生物危害风险评估。

危害程度级别　病原微生物危害程度级别是评估病原微生物危害风险高低的重要依据。病原微生物危害级别是根据病原微生物对个体和群体感染后可能产生的相对危害程度来划分的。其划分依据包括病原微生物的致病性、传播途径、宿主范围、治疗和预防措施的有效性等。病原微生物危害程度等级越高，其致病性越强，导致的疾病越严重，危害风险越高。依据病原微生物的危害等级，确定相应的生物安全防护水平。

相关背景资料　病原微生物相关背景资料是病原微生物危害风险评估的基础，包括病原微生物种类、来源、培养特性、免疫学特性、毒力与致病性、遗传变异特性等基本生物学特性；传染性、传播途径、传播媒介、宿主范围等流行病学特征；对酸、碱、日光、辐射、温度、湿度等环境条件的适应性及对消毒剂的敏感性；所致疾病的潜伏期、发病率、致死率等临床特征；药物敏感性、耐药性以及预防和治疗效果；实验室感染或医院感染信息等。这些数据与资料可以通过各类公开的数据库，科研论文、专著，国家监测数据，流行病学调查等途径获得。

实验活动的潜在风险　主要来源于活动涉及的病原微生物和实验活动可能导致病原微生物暴露两个方面。同一危害程度级别的不同种类病原微生物对人产生的危害不同，同一种病原微生物在进行不同实验活动时其潜在的危险性不同，同一实验活动中操作的微生物浓度与量不同其风险高低也不同。实验活动可能导致病原微生物暴露的风险因素主要有实验活动产生微生物气溶胶，病原体材料溅、溢、洒、漏，盛装病原体的容器破损，锐器刺伤，动物抓、咬伤，污物处理等。实验活动风险评估内容应包括：①实验活动涉及病原微生物种类及危害程度级别。②实验活动项目的具体试验内容，试验过程存在的微生物暴露风险，该风险发生的概率、范围、性质和时限。③实验活动的技术操作规范。④对实验人员或环境可能产生的危害及后果。

实验设施、设备的潜在风险　实验设施是实验室生物安全二级防护屏障，对保障病原微生物实验活动的生物安全具有重要作用。通过实验设施、设备的风险评估，识别、分析、判定设施、设备运行使用中可能存在的风险，制定相应的预防控制措施，保障实验活动的生物安全。实验设施、设备风险评估主要内容包括：

①实验设施的生物安全防护水平与从事的病原微生物危害等级防护要求是否相符。②设施的进排风系统、高效过滤系统、空调系统、自控系统、消毒灭菌系统、人物流控制、备用电源、监控报警及消防等系统的设备配置，以及运行、维护、保养情况及潜在风险。③设施内生物安全柜、离心机、消毒灭菌器等生物安全防护设备及其他实验活动相关仪器设备的配置、使用、维护、保养情况及潜在风险。④个人防护器材、装备的配备、使用情况及潜在风险。

人员因素　病原微生物试验活动中，人的因素是保障生物安全最关键的因素。实验室生物安全事故大多数与人的因素相关，对实验活动相关人员的风险评估，可以有效控制与降低实验活动的病原微生物危害风险。人员因素风险评估主要包括人员配备与数量、人员资质与健康状况评估。人员配置评估包括设施运行和实验活动中，实验人员、管理人员、辅助人员、维修人员等各类人员的合理配置与岗位职责情况；人员资质评估包括各类人员的教育背景、专业知识、实验技能和工作经验，以及接受实验室生物安全知识、实验操作技能、设备设施使用、意外事故处置等培训与考核情况；人员健康评估包括人员心理素质、身体健康状况、疫苗接种情况、健康监测情况等。

评估方法　病原微生物危害风险评估由相关机构的生物安全委员会和风险管理机构负责，组织本领域具有丰富经验的专家，成立专门的病原微生物危害风险评估小组，具体实施评估。评估小组成员应由病原微生物学、传染病与流行病学、生物安全以及实验设施设备等方面的专家组成，其中本单位以外的专家应占有一定比例。

病原微生物危害风险评估，通常采用描述风险来源，确定预防措施的方式进行，并将风险与措施写入实验技术操作规范。评估的基本步骤包括对病原微生物及相关实验活动的风险识别、风险分析和风险评价。①风险识别：根据各种途径收集的风险评估要素信息资料，确定病原微生物危害程度级别，结合实验操作各环节可能造成的暴露和设施设备可能发生的故障等，明确危害来源和风险因素。②风险分析：利用掌握的专业知识与经验，对识别出的危害来源和风险因素进行预估，分析每个风险发生的可能性、发生概率和发生方式。③风险评价：将已识别和分析的风险进行评价，评估固有风险可能导致的危害后果，以及采取控制措施后的残留风险。

病原微生物危害风险评估应给出评估结论。评估结论应包括病原微生物危害程度等级，该病原微生物相关实验活动所需的生物安全实验条件和措施，现有的试验条件、风险控制措施是否满足生物安全要求，应采用的消除、减少或控制风险措施等。

用途　病原微生物危害风险评估对保障病原微生物实验活动生物安全具有重要作用。通过风险评估，确定病原微生物的危害程度等级和从事相关实验活动的生物安全防护水平；指导制定病原微生物实验技术操作规范、仪器设备使用操作程序，以及实验室管理规程；指导制定实验室风险预防控制措施和意外事故应急处置预案。

（李劲松　王晴宇　祝庆余）

bìngyuánwēishēngwù wēixiǎndù děngjí
病原微生物危险度等级（risk groups of microorganisms）

根据病原微生物的致病性、传染性、感染后对个体或群体的危害程度等，人为划分的病原微生物危险程度级别。此分级是人类在研究和开发利用微生物实践活动中，针对病原微生物的致病性、传染性、宿主范围和感染传播方式等危险因素，实施有效的分级防护与管理控制的经验总结，有利于避免和减少病原微生物对生命健康、生态环境和社会经济发展造成危害。

20世纪中期前，人们常用致病性或感染性的强弱描述病原微生物的危险性，随着对病原微生物的致病性、传染性及其感染后对群体危害程度等研究与认识的深入，以及实验室预防和控制感染事故的实践经验积累，逐步形成了病原微生物危险度分级。1974年，美国职业安全与健康局颁布了《基于危害程度的病原微生物分类》，把病原微生物危险度由低到高分为4个等级，1级危险度最低，4级危险度最高。1980年以后，美、欧等多数国家相继采用了病原微生物危险程度4级分类方法。1983年，世界卫生组织在《实验室生物安全手册（第1版）》中，将病原微生物危险度分为4级，并明确了各级别的定义。

划分依据　病原微生物危险度等级是基于微生物的自然属性而定的，取决于病原微生物本身的生物学特性、流行病学特征以及预防、治疗措施的有效性等因素。因此，病原微生物危险度等级的划分依据主要包括病原微生物的致病性、传播途径、宿主范围、治疗和预防措施的有效性等

4 个主要因素。

危险度分级　21 世纪以来，病原微生物危险度等级的划分，普遍采用世界卫生组织的《实验室生物安全手册（第 2 版修订版 2004）》的定义与方法，将病原微生物危险度分为 4 个等级，1 级危险度最低，4 级危险度最高。

危险度 1 级（无或极低的个体和群体危险）：不太可能引起人或动物致病的微生物。

危险度 2 级（个体危险中等，群体危险低）：病原体能够对人或动物致病，但对实验室工作人员、社区、牲畜或环境不易导致严重危害。实验室暴露也许会引起严重感染，但对感染有有效的预防和治疗措施，并且疾病传播的危险有限。

危险度 3 级（个体危险高，群体危险低）：病原体通常能引起人或动物的严重疾病，但一般不会发生感染个体向其他个体的广泛传播，并且对感染有有效的预防和治疗措施。

危险度 4 级（个体和群体的危险均高）：病原体通常能引起人或动物的严重疾病，并且很容易发生个体之间的直接或间接传播，对感染一般没有有效的预防和治疗措施。

中国在《病原微生物实验室生物安全管理条例》（国务院 424 号令）中，明确将病原微生物分为四类，其分类依据和定义与世界卫生组织基本相同，但分类编号的顺序与世界卫生组织相反，第一类病原微生物的危害程度最高，第四类病原微生物的危害程度最低。

就某一种病原微生物而言，其危险度等级是可变的。随着针对某种病原微生物的有效预防措施和治疗方法的出现，其危害程度随之下降，该病原微生物危险度等级降低；随着某种病原微生物遗传变异，若致病力和传染性增强，其危害程度随之上升，该病原微生物危险度等级提高。因此，病原微生物的危险度等级分类应定期修订和补充。

应用　病原微生物危险度等级的划分，为安全研究与开发应用病原微生物奠定了基础，是制定病原微生物危险度等级分类名录、确定病原微生物生物安全防护水平、建立生物安全实验与生产设施标准、强化病原微生物管理、进行病原微生物危害评估的基本依据。

为保障病原微生物相关研究与开发应用活动的生物安全，世界各国均制定了本国的病原微生物危险度等级分类名录，对不同危险度的病原微生物，实施分类管理。针对不同危险度等级的病原微生物和利用病原微生物活动的性质，制定并实施不同的生物安全防护级别。建立不同防护水平的生物安全实验、生产设施，实施分级管理与使用。保障人类在研究和开发利用病原微生物活动中的生物安全，避免病原微生物对人类健康、生态环境和社会经济发展造成危害。

（李劲松）

shēngwù ānquán fánghù

生物安全防护（biosafety protection）　采取各种措施控制生物危害因素，降低生物危害风险，避免或减少生物危害发生的综合行动。生物安全防护通过依法管控生物危害因素，加强生物相关研究、生产的安全设施建设与活动管理，提高生物危害事件监测、发现及应急处置能力等系列措施，降低生物危害风险，预防和避免生物危害发生或减轻生物危害后果，以保障生命健康，维护生态平衡，稳定社会经济发展。

在病原微生物的研究、生产与医疗等活动中，工作人员感染、病原体泄漏等意外事故时有发生。为预防和控制实验室感染与病原体泄漏等生物安全问题，1981 年美国制定了《微生物和生物医学实验室生物安全指南》，1983 年世界卫生组织出版了《实验室生物安全手册》，明确了实验室生物安全防护的概念、基本原则与措施。随着微生物学和生物技术的飞速发展与广泛应用，在促进生命科学、医学、农业等领域的快速发展的同时，也给相关领域带来了生物安全隐患，生物安全问题成为众多领域深入发展面临的重要问题，生物安全防护引起了世界各国的高度重视。生物安全问题主要有生物与生物技术恶意使用、生物事故、传染病、生物灾害以及生物入侵等。生物安全防护关系生命健康、生态平衡、经济发展和社会稳定，是国家安全的重要组成部分。

防护对象　生物安全防护从防的角度来讲，防的对象是生物及生物因子，例如病原微生物、生物毒素、外来生物等；从护的角度来讲，保护对象是人、动物、植物和生态环境。生物安全防护目的就是预防和避免生物危害发生，减轻生物危害后果，保护生命健康，维护生态平衡，保障社会经济的可持续发展。

防护措施　生物安全防护要有完善有效的法律法规保障，在相应法律法规指导下，合理管控使用生物与生物技术，完善各类生物安全设施建设与管理，健全试验、生产技术操作规范，提高人员业务水平与操作技能，保障生物和生物技术应用活动的生物安全。

生物与生物技术管控 依据相关法律法规，合理使用管控各种生物体与生物技术。严格生物体的转移和使用，各类动植物、微生物和生物技术的使用、输出、引入等均必须依照国家相关法律法规严格管理。对病原微生物按照危险度等级实施分级管理，各种试验、生产活动都应在满足相应生物安全防护水平的条件下进行。对病原微生物菌（毒）种、毒素，生物技术改构菌毒株、动植物品种及中间体，以及其他有害生物、生物因子等，实施保存、包装运输、使用、销毁等全过程管理和控制。

设施、设备建设 根据国家生物安全实验室建设标准，建设符合各级生物安全防护水平的试验、生产设施，配备相应的生物安全设备，为开展病原微生物相关活动提供安全的工作场所。建立健全各类生物安全设施、设备的使用管理规范，严格各类设施、设备的使用管理，确保使用安全。开展生物安全设施、设备、个人防护装备的研究，完善各类设施、设备和装备的技术标准和建设、生产技术规范，不断提高生物安全设施、设备和防护装备的防护性能。

规范技术操作 建立健全生物安全相关各类实验、生产活动的标准操作程序、技术规范和操作指南，规范病原微生物研究、生产和医疗等各项活动。在从事病原微生物的相关活动中，存在着因感染和泄漏造成意外生物事故的风险，标准化的技术操作程序、规范、指南是有效规避或降低生物安全风险的重要手段，严格地执行各类技术操作规范，是在病原微生物实验、生产等相关

活动中维护生物安全的重要保障。

人才队伍建设 从事病原微生物相关活动人员的业务素质与技能，是维护生物安全的核心要素。积极开展生物安全法律、法规宣传教育，建立并提高全员的生物安全意识。加强生物及生物技术研究、开发与应用相关人员的业务技能培训，提高人员队伍的专业知识与技术水平，不断强化生物安全意识、增强生物危害风险的防控及应对处置能力。

防护类别 生物安全防护大致可分为生物因子恶意使用的防护、生物事故的防护和生物入侵的防护，以及传染病和生物灾害的预防控制。

生物因子恶意使用 主要指生物战和生物恐怖袭击，对这类事件的生物安全防护，依照生物武器损伤医学防护的原则、措施进行，通过侦、检、消、防、治等多种技术手段，控制生物因子，降低恶意使用的风险，消除污染，控制传播扩散，避免或减少产生的生物危害。

生物事故 最常见的生物安全问题，涉及的领域广泛，形式多样，通常是指在涉及病原微生物研究、生产和医疗活动中，由于意外暴露和泄漏造成的人员感染、环境污染、疾病流行，以及生物技术误用、滥用制造新的生物体危害人类健康和生态环境等。生物事故防护的基本原则是合理管控、使用生物与生物技术，完善生物安全设施设备建设和使用管理，健全试验、生产技术操作规范，提高人员生物安全意识、业务水平与操作技能，保障生物和生物技术应用活动的生物安全。

生物入侵 其安全防护主要依据国家生物物种进出口管理法规，严格物种的引入与输出管理，

采用监测、预警、消除等多种措施，及时发现、控制外来生物，避免或减少生物入侵危害。

传染病 其预防控制可以依照国际和各国的传染病防治法律法规、防治技术规范进行。

生物灾害 主要指虫灾、鼠患等自然生物灾害，其生物安全防护，依据国家农林部门相关管理办法和应对处置方案进行。

（李劲松）

shēngwù ānquán yījí fánghù píngzhàng

生物安全一级防护屏障
（primary barrier of biosafety）涉及病原微生物的实验、生产活动时，为避免人员直接接触病原微生物及其感染性材料设置的物理隔离设备与采用的人员防护装备。生物安全一级防护屏障是保护人员不被感染的基本防护措施，目的是避免或减少人员直接暴露于病原微生物及感染性材料，防止感染，保护人员的健康。

生物安全一级防护屏障主要包括人员防护装备，实验、生产活动中使用的生物安全防护设备，以及生物安全集体防护设施。在涉及病原微生物的活动中，根据微生物的危险度等级和相关活动类型，选用不同的一级防护装备和设备。

人员防护装备 用于防止人员直接接触有害生物因子的防护器材和用品。人员防护装备种类繁多，可分为个人防护装备和集体防护设施设备两大类。

个人防护装备 个人使用的防护器材、用品，根据其防护性能大体可分为基础防护装备、呼吸道防护装备和正压防护装备三类。①基础防护装备：有普通防护服、口罩、护目镜、手套等，主要提供人员体表基本防护和呼

吸道初级防护。②呼吸道防护装备：主要有生物防护口罩、防护面罩等，用于防止病原微生物经呼吸道吸入感染，是防止病原微生物气溶胶感染的常用装备。③正压防护装备：主要有正压防护服、正压防护头罩等，能自主提供洁净空气，内部形成正压，外部环境空气不能进入装备内。正压防护装备主要用于高危险度等级病原微生物操作和高度污染环境作业。

集体防护设施设备 能同时容纳多人并可隔离有害生物因子，防止人员感染的设施或装备。这类防护设施和装备具有很好的气密性，并能够提供洁净空气或具有净化污染空气的能力，阻止有害生物因子进入内部空间，维持内部空气洁净。此类设施设备主要有生物战防御工事，具有气密性和空气净化能力的帐篷、方舱、装甲运兵车等。

生物安全防护设备 一类隔离有害生物因子，保护实验人员及环境安全的实验、生产设备，主要有生物安全柜、动物饲养箱、离心机用生物安全罩等。

生物安全柜 具有负压和空气过滤净化功能，用于操作生物因子的箱式安全设备。生物安全柜根据功能和送排风方式分为Ⅰ级、Ⅱ级、Ⅲ级，其中Ⅱ级生物安全柜又分为ⅡA1、ⅡA2、ⅡB1、ⅡB2四个型。Ⅰ级生物安全柜工作环境呈负压，柜内所有空气须经高效粒子空气过滤器过滤后排出柜体。Ⅱ级和Ⅲ级生物安全柜保证进入工作台面的空气洁净，从而保护工作台面上的物品不受污染；排风系统具有的高效空气过滤净化功能，实现从安全柜中排出的空气不含微生物，保护实验室内外环境；同时通过气

幕或其他物理屏障，隔离人员与操作材料，保护操作人员安全。生物安全柜是从事微生物、生命科学、生物技术、临床诊断等活动必配的安全设备。

动物饲养隔离器 具有独立送排风系统和空气过滤净化系统，配有动物排泄物收集装置，内部呈负压，能防止实验动物产生的有害气体和排泄物不向隔离器外泄漏、扩散。动物饲养隔离器结构主要有箱式和抽屉式两类，饲养啮齿类小型实验动物的通常为抽屉式，称为独立通风动物饲养隔离器；饲养灵长类等较大实验动物的通常为箱式，称为负压动物饲养隔离器。

生物安全通风柜（罩） 配备排风过滤装置的生物安全防护设备，有柜式和罩式两种，常与大型离心机配套使用，防止离心机离心时产生的有害气溶胶在实验室环境空气中扩散。

生物安全一级防护屏障是保障生物安全最基本的防护屏障，广泛应用于涉及病原微生物的科学研究、医疗服务、公共卫生、生物制品生产等领域。

（李劲松）

shēngwù ānquán èrjí fánghù píngzhàng

生物安全二级防护屏障

（secondary barrier of biosafety）

防止病原微生物由从事相关活动的设施内向外泄漏的物理隔离设施。生物安全二级防护屏障是保障生物安全的关键设施，能有效控制设施内生物因子及其污染材料向外环境泄漏，保证环境安全。这类设施主要有从事病原微生物相关活动的生物安全实验室、生物医学实验室、感染动物实验室、传染病隔离负压病房、生物制品车间等。

生物安全二级防护屏障具有围场效应，能够把生物因子和相关活动产生的感染性固体、液体和气体等污染物控制在设施内，有效防止这些生物因子和污染物泄漏到设施外环境中。同时，生物安全二级防护屏障还能对生物因子及其污染物进行消毒、灭菌等无害化处理，有效消除其感染性。此外，生物安全二级防护屏障通过高效空气过滤系统向设施内提供洁净空气，保障设施内空气不受外环境污染。

生物安全二级防护屏障主要由高效空气过滤系统、设施内隔离分区、负压定向气流、人物定向分流通道、消毒灭菌设备，以及相关的配套设备与技术等组成。

高效空气过滤系统 该系统由高效粒子过滤器、送排风机及其管道系统等构成，分为送风系统和排风系统。排风系统能够滤除净化设施内活动产生的生物气溶胶，滤除净化率达到 99.99% 以上，使排出的空气达到无害化的要求；送风系统能将室外空气过滤净化，向设施内提供洁净空气。

设施隔离分区 设施可以是一个独立建筑物，也可以是在某一建筑物内分隔出的独立区域。若为同一建筑内分隔出的独立区域，应设立隔离区或隔离装置，与其他活动区域严格分开，并实施人员控制。设施内必需设置人员通过区、缓冲区、核心工作区、物流通道等功能区。设施内的墙面、地面和天花板应表面光洁、防水、防腐蚀、易于清洁消毒。

负压定向气流 生物安全三级及以上实验室和相当设施，应维持设施内负压并设置定向气流，确保实验室运行时，室内气流由低风险区向高风险区流动。通过

送排风系统调节设施进出风量，使设施内不同区域形成梯度大气压差。设施内的大气压力梯度是由外向内逐步降低，即设施的人、物通过区的压力最高，缓冲区次之、核心工作区最低，从而形成由外向内、由清洁区向污染区流动的定向气流，确保设施内空气由危害风险最小区域流向危害风险最大区域，最后通过排风系统过滤净化后排出。

人、物定向分流通道　设施内设人员通过区和物流通道，实行人、物分流。人员通过区包括人员通道、更衣室、淋浴室。人员通过区应设气密互锁门和门禁，防止设施内空气向外扩散。人员经通过区更衣进入，工作结束后在通过区淋浴、更衣离开。物流通道两端设气密互锁门（窗），防止设施内空气向外扩散。物品通过物流通道进入，设施内物品必须经过消毒灭菌处理后方可移出。

消毒灭菌设备　设施内的消毒灭菌设备包括压力蒸汽灭菌器、废水收集灭菌装置、化学消毒装置等。压力蒸汽灭菌器选用双扉压力蒸汽灭菌器，固定安置于设施维护结构墙体，一端开口于设施内，另一端开口于设施辅助区。设施内的固体、液体污染物通过双扉压力蒸汽灭菌器、废水收集灭菌装置灭菌后传出。废水收集容器为耐压防腐蚀材料，收集的废水经化学消毒或压力蒸汽灭菌处理。不能进行蒸汽灭菌的仪器和物品，采用化学消毒方法进行无害化处理。

在具有二级生物安全防护屏障的设施内进行病原微生物相关活动，必须同时使用生物安全一级防护屏障，才能有效地保护人员和环境的生物安全。

（李劲松）

shēngwù ānquán fánghù shuǐpíng
生物安全防护水平（protection levels of biosafety）　针对病原微生物危险度等级确立的相应生物安全防护级别。从事病原微生物活动的生物安全防护，由一级防护屏障、二级防护屏障、标准技术操作规程和规范化管理等要素构成，各要素不同组合形成的防护能力即为不同等级的生物安全防护水平。

生物安全防护水平分为四个级别，一级生物安全防护水平最低，四级生物安全防护水平最高。

一级生物安全防护水平　针对危险度 1 级病原微生物的生物安全防护级别，为基础的生物安全防护水平。设施建筑符合实验室基本要求，具备一般实验室的工作条件。不需要生物安全设备，可在开放试验台面进行操作。人员防护可选用生物安全一级防护屏障的个人防护用品。执行基础实验室管理与技术操作规范。一级生物安全防护水平适用于操作通常对人和动物不致病的微生物（危险度 1 级），常用于微生物学的基础教学与研究。

二级生物安全防护水平　针对危险度 2 级病原微生物的生物安全防护级别，是从事致病微生物相关活动的基本生物安全防护水平。设施与同一建筑物内的相邻区域分隔，为相对独立的房间，具备微生物实验的工作条件。实验室内配置 I 级或 II 级生物安全柜、压力蒸汽灭菌器或其他消毒灭菌设备，配备一级防护屏障的个人防护器材、装备。实验室限制无关人员进入。实验人员经过专业培训，具有微生物学实验的专业技能，执行致病微生物技术操作规范。实验操作时穿防护服，佩戴口罩、手套、护目镜，实验

室废弃物经消毒灭菌后处置。二级生物安全防护水平适用于操作对人或动物致病，但不易导致严重危害，具有有效治疗和预防措施的病原微生物（危险度 2 级），常用于病原微生物的临床诊断、检验鉴定和科学研究等活动。

三级生物安全防护水平　针对危险度 3 级病原微生物的生物安全防护级别，为从事高致病性病原微生物相关活动的生物安全防护水平。设施在建筑物内自成独立区域，通过隔离门和隔离区与其他区域分开，也可以是独立建筑物。设施配置送排风高效空气净化系统，保持设施内负压环境、定向气流和进出设施的空气洁净。设施内设置人员通过区、缓冲区、核心工作区、物流通道等功能区，配置 II 级生物安全柜、生物安全型双扉压力蒸汽灭菌器等生物安全设备，以及生物防护服、生物防护口罩、防护面罩、防护头罩、防护手套等个人防护装备。设施设监控系统，监控设施运行和内部状况，严格控制人员进出。有设施专用生物安全手册和操作技术规范，实验人员经过生物安全和专业技术培训，具有从事高致病性微生物实验活动的资质。三级生物安全防护水平适用于操作能引起人或动物严重疾病，比较容易直接或间接传播扩散的病原微生物（危险度 3 级），常用于高致病性病原微生物的科学研究、检验鉴定和临床救治等活动。

四级生物安全防护水平　针对危险度 4 级病原微生物的生物安全防护级别，为从事高致病性病原微生物相关活动的最高等级生物安全防护水平。设施一般为独立建筑物。设施的结构与设备配置以三级生物安全防护水平为

基础，排风系统为两级高效空气过滤，配备生命支持供气保障系统，配置Ⅲ级生物安全柜和正压防护服。人员通过区设内防护服更换间、淋浴间、外防护服更换间和化学淋浴间。制定设施专用生物安全手册和技术操作规范，人员须经专门培训、考核上岗。设施运行管理以三级生物安全防护水平为基础，进一步加强相关管理。四级生物安全防护水平适用于操作能引起人或动物非常严重疾病，容易直接或间接传播扩散且无有效预防治疗手段的病原微生物（危险度4级），以及本国尚未发现或已经宣布消灭的病原微生物，常用于涉及上述高致病性病原微生物的科学研究、检验鉴定和临床救治等活动。

生物安全防护水平是依据微生物危险度等级制定的，为保障从事病原微生物活动的生物安全，各类相关活动必须在相应生物安全防护水平条件下进行。

（李劲松）

shíyànshì shēngwù ānquán

实验室生物安全（laboratory biosafety）

有效控制实验室生物危害风险，保持其无生物安全问题的状态。实验室生物危害风险主要来源于实验活动涉及的生物因子，生物安全问题主要表现为实验室人员感染和生物因子泄漏。通过加强实验室硬件建设、规范实验室运行管理，提高工作人员素质，制定标准技术操作规程等综合措施，可有效地控制生物危害风险，确保实验室的生物安全条件和环境处于良好状态，杜绝生物安全事故，维持实验室生物安全。

发展概况 实验室生物安全是一个重要的国际性问题。在从事病原微生物相关实验活动的实验室中，由于设施、设备和人员防护问题，以及试验操作不当等诸多因素，可能致使实验室内人员因吸入、皮肤黏膜暴露、意外划伤或刺伤等，感染所操作的病原微生物，导致发病甚至死亡；或致使病原微生物泄漏到实验室外，导致环境污染，甚至引发传染病疫情。20世纪50~60年代，为防止生物战剂的泄漏，美国明确了对实验设施建设的建筑设计要求，并提出了实验室生物安全概念。20世纪70~80年代，实验室生物安全引起了许多国家的重视，为控制实验室生物安全事故频发，病原微生物操作规范、个人防护措施和实验室设施建设得到了较快发展和提高。美国职业安全与健康局出版的《基于危害程度的病原微生物分类》，首次提出了把病原微生物分为四级的概念。许多国家相继制定了病原微生物实验室生物安全相关法律、法规、指南和标准。世界卫生组织（WHO）于1983年编写出版了《实验室生物安全手册》，于1993年和2004年两次对该手册进行了修订和再版。在WHO《实验室生物安全手册》的指导下，许多国家不断丰富和完善本国的实验室生物安全建设标准，相继建立了各自的高等级生物安全实验室和生物安全管理体系。国际上对微生物危险度等级划分、生物安全防护水平和相应生物安全实验室建设等方面形成了共识，有效地提高了实验室生物危害风险的控制能力和防护水平，促进了实验室的生物安全。

基本要素 标准的生物安全设施、规范的运行管理机制、高素质的人才队伍，是增强实验室生物安全防护能力，有效控制实验室生物危害风险，维护实验室生物安全状态的基本要素。

生物安全实验室建设 生物安全设施是保障生物安全的基本条件。生物安全设施建设，依据微生物危险度等级及其相应的生物安全防护水平制定建设标准。微生物危险度等级由低到高分为4个等级，生物安全防护水平分也相应地为4个级别，各类生物安全设施依据不同级别的生物安全防护水平进行建设。生物安全实验室通常依据生物安全防护水平由低到高分为四级，即一级生物安全实验室、二级生物安全实验室、三级生物安全实验室、四级生物安全实验室。依据生物安全防护水平要求，制定各级生物安全实验室的建筑结构、设备配置、防护装备等技术标准，按标准进行实验室建设。新建或改扩建三级、四级生物安全实验室或相应医疗、生产设施，应当遵守国家生物安全实验室体系规划并依法履行有关审批手续。设施建设要符合国家生物安全实验室建筑技术规范，依照国家规定进行环境影响评估，生物安全防护级别应与其拟从事的实验活动相适应。

生物安全实验室管理 保障实验室生物安全的重要手段，通常实行国家、主管部门和实验室所在机构的分级管理体系，对不同级别的生物安全设施实行分类管理。政府和主管部门负责实验室的标准制定、建设审批、资质认证认可、运行监督管理等，实验室所在机构负责实验室日常运行与管理。

生物安全实验室运行管理，健全本单位实验室生物安全管理体系，成立生物安全管理委员会等组织机构，全面负责本单位生物安全实验室的日常运行管理。

建立各项实验室管理规章制度，制定各项实验活动技术操作规范，严格依照各项规章制度与技术规范，管理指导实验室各项活动，规范实验室工作人员的行为，对实验室的运行实施全程监督管理。①实验室管理规章制度：主要有人员准入制度、健康监护制度、培训制度，设施设备检测、维护制度，实验室生物安全评估制度，实验室资料档案管理制度，生物安全自查制度，实验室安全保卫制度，意外事件处理、报告制度，实验材料保存管理制度，实验室消毒及污物处理制度等。②技术操作规范：主要包括生物安全设施使用操作技术规范、生物安全防护设备使用规程、各类实验仪器设备使用操作规程、各类实验活动技术操作规程、实验室消毒及污物处理操作规程、实验室意外事故应急处置预案等。③监督管理：认真落实岗位责任制，依据实验室各项规章制度与技术规范，对实验活动全程进行监督管理。通过实验室安全自查、实验室生物安全评估、人员考核等，督查检查实验室的各项规章制度与技术规范的落实，随时发现问题，及时整改，保障实验室安全运行。

人才队伍建设 高素质的人才队伍是实验室生物安全的根本保障。历史上发生的实验室生物安全事故，绝大多数与工作人员的业务素质、安全意识、技术水平和责任心等相关。生物安全实验室、特别是高等级生物安全实验室的工作人员，应具有较高的专业知识水平和熟练的实验操作技能，生物安全意识强，心理素质好，身体健康。生物安全实验室工作人员，在上岗前必须经过生物安全知识培训，接受生物安

全防护、设施设备使用、标准操作技术、意外事故处置等技能训练，经考核合格后持证上岗。

实验室相关活动涉及的病原微生物及生物因子，是实验室生物危害风险的根源。维护实验室生物安全的各项措施，都必须立足于病原微生物及生物因子有效管控和安全使用。维护实验室生物安全，标准的生物安全设施、有效的运行管理机制和高素质的人才队伍，三个要素缺一不可，只有三者有机结合，才能全面有效地控制生物危害风险，保障实验室生物安全。

（李劲松）

shíyànshì huòdéxìng gǎnrǎn

实验室获得性感染（laboratory-acquired infection） 在实验室从事病原微生物相关活动时，因意外暴露导致的实验室内人员感染。又称实验室感染。实验室获得性感染是实验室生物危害的主要表现形式之一，对实验室工作人员健康构成较大威胁，成为广受关注的生物安全问题。

实验室获得性感染是实验室生物安全关注的重点问题，在涉及病原微生物相关活动的科学研究、诊断治疗、研发生产和教学等各类实验室和动物实验室，均发生过实验室获得性感染。据文献统计，1934~2011年，全世界涉及病原微生物的实验室共发生了5266例人员获得性感染。实验室获得性感染的危害不仅可导致直接暴露者感染发病，还可能传染给家庭成员、同事、朋友等密切接触者，形成二代感染，甚至造成传染病暴发流行。2004年，中国一个实验室发生的SARS冠状病毒实验室获得性感染事故中，2例实验室工作人员直接感染，感染者在潜伏期把病毒传染给与

其密切接触者，导致2人二代感染，此后，又导致5例三代感染。实验室获得性感染多数由危险度3级和4级病原微生物引起，危害程度与暴露的病原微生物致病性、传染性和暴露剂量密切相关。

感染方式 实验室获得性感染主要是实验室工作人员职业暴露于感染性病原微生物所致，感染的方式和途径与实验活动内容、仪器设备使用、实验技术操作等密切相关。实验室获得性感染事故的调查统计分析表明，吸入感染、意外接种、接触感染、食入感染是实验室获得性感染的四种主要方式。

吸入感染 工作人员在实验活动中，经呼吸道吸入病原微生物气溶胶引起的感染。吸入感染是实验室获得性感染的主要感染方式，约80%的实验室获得性感染为吸入感染。在涉及微生物的相关实验活动中，许多技术操作都可能产生微生物气溶胶，当人员防护不当或操作失误时，可因吸入微生物气溶胶引起感染。实验室吸入感染的发生率与微生物气溶胶种类、浓度、活性和吸入者的免疫状态等因素有关。

意外接种感染 在实验活动中因意外刺伤、划伤和动物抓伤、咬伤等，将病原微生物带入机体造成的感染。意外接种感染是实验室获得性感染的第二位感染方式。意外接种感染绝大多数是在实验活动过程中，由于操作人员疏忽、操作失误、出现意外等因素造成。

接触感染 在实验活动中，因皮肤、黏膜直接接触病原微生物或感染性材料造成的感染。接触感染大多数是实验活动过程中，由于操作人员手套破损或感染性材料溅洒等，使体表皮肤、黏膜

直接接触到病原微生物，造成人员感染。

食入感染 病原微生物经消化道进入机体引起的感染。食入感染是实验室获得性感染中较少发生的感染方式，通常由于操作人员使用移液管时，违规地采用口吸方式移取感染性液体，或因违规地在实验室进食、饮水等，致使病原微生物通过口腔进入机体，造成食入感染。

风险因素 造成实验室感染的风险因素很多，主要包括病原微生物危险度等级与实验活动内容、设施设备防护水平、实验室管理能力、人员业务素质等，通常导致实验室获得性感染的主要原因来源于实验活动中的操作失误与出现的意外状况。

病原微生物危险度等级与实验活动内容是实验室获得性感染的根本风险因素，危险度等级越高、传染性越强、试验活动涉及的病原体量越大、产生气溶胶越多，实验室感染的风险越大。实验室设施设备是控制实验室感染风险的基本条件，设施设备的防护水平必须满足活动涉及的微生物危险度等级需要，防护越到位，实验室感染风险越小。实验室管理和人员业务素质是控制实验室感染风险的关键，规范有效地实验室管理和高素质的人才队伍，可以控制实验室感染风险，避免或减少感染发生。

导致实验室获得性感染的常见因素主要是：①微生物气溶胶。在微生物实验活动中，常见的液体吹打、搅拌、振荡、倾倒、离心、组织研磨、超声破碎、开启培养物容器盖、打开菌种安瓿等操作，以及操作中形成的气泡破裂、容器破碎、液体溢洒等都可以产生大量的微生物气溶胶。在动物实验中，感染、解剖实验动物、鸡胚，以及感染动物的呼吸，均可产生感染性微生物气溶胶。有人对 276 种操作活动进行了试验验证，发现有 239 种操作可以产生微生物气溶胶，占全部操作的 86.6%，且不同操作产生的微生物气溶胶粒子浓度和污染程度不同。吸入微生物气溶胶感染，是导致实验室感染的主要因素。②皮肤刺、划伤。在实验操作过程中因使用注射针头、剪、刀等锐器，或因玻璃器材破碎等造成皮肤刺、划伤，致使病原体通过伤口进入机体引起感染。③动物抓、咬伤。在进行动物实验时，不慎被感染动物抓伤或咬伤，病原体可经伤口进入机体导致感染。④皮肤黏膜意外暴露。防护手套、防护服等意外破损或穿戴不当致使皮肤暴露，意外接触病原体可导致感染。⑤意外事故。实验室生物安全柜、离心机等设备故障，菌毒种瓶跌落、破碎、化学试剂爆炸、起火，设施意外停电等意外情况，可能导致病原微生物溢洒、泄漏，污染实验室环境，造成人员感染。

发现与控制 实验室获得性感染多数情况下是无意识的意外感染，感染者通常并不知道在什么时间、什么情况下被感染。感染后有的表现为隐性感染或亚临床感染，出现临床症状者也需经过一定的潜伏期，因此，及早发现感染者，及时采取防治措施，对控制实验室获得性感染，防止疾病传播、流行至关重要。

感染的发现 实验室获得性感染发现越早，越有利于感染的控制和患者的治疗。及早发现实验室感染的措施主要有：①建立实验室工作人员健康档案，留取血清样本。②建立工作人员健康监测制度，每日测量体温、记录机体异常反应，发现异常，即时进行跟踪观察和检测。③建立实验活动监控制度，对重点实验活动进行全程监控。④发现试验活动过程中有可疑暴露环节或现象时，及时对相关人员进行健康跟踪观察与监测。

感染的控制 发现可疑实验室感染时，对相关人员及时进行隔离观察，采集人员和实验室内环境的样本，进行病原体检测和实验诊断。确诊实验室感染时，对感染发病人员按相应传染病治疗方案进行隔离治疗，对实验室其他暴露人员给予健康观察和预防性服药。确定为气溶胶感染时，封锁实验室，并进行全面彻底的消毒灭菌处理，防止实验室感染扩散。

预防措施 控制或消除实验室感染的风险因素，是预防实验室获得性感染的根本任务。主要措施包括：①建立实验室生物安全管理体系，完善实验室生物安全管理制度。②认真进行病原微生物及其相关实验活动的生物危害风险评估，并根据评估的结果制定切实可靠的生物安全防护措施，全程落实相应生物安全防护。③切实保障实验室设施、设备防护性能，确保有效运行。④加强实验室人员培训，增强生物安全意识，提高业务素质和技术操作水平，严格落实实验室技术操作规范。⑤对重点实验活动进行全程监控，发现风险因素，及时进行指导、纠正。

(李劲松)

shēngwù ānquán shíyànshì

生物安全实验室（biosafety laboratory） 具有生物安全防护屏障，能够控制或避免生物危害风险，符合生物安全防护要求的微生物相关实验活动场所。生物安全实验室是依据微生物危险度等级及其防护要求而建立的，目的是控制微生物危害风险，在从事微生物相关实验活动中，保护工作人员不被感染，实验室内、外环境不受污染。生物安全实验室通过以一、二级防护屏障的合理配置使用，实验室管理要求和标准操作技术规范，保障实验室相关活动的生物安全。

组成 生物安全实验室主要由硬件和软件两部分构成，硬件部分包括生物安全设施和安全设备，软件主要是实验室安全管理与标准操作技术规范。

实验室硬件部分由二级防护屏障和一级防护屏障构成。二级防护屏障包括具有围场效应的建筑结构，空气过滤系统，与建筑结构连接的互锁门、双扉压力蒸汽灭菌器等。一级防护屏障包括实验活动必需的生物安全柜、动物饲养箱、离心机用生物安全罩等安全防护设备，以及个人使用的安全防护器材、用品、装备。实验室建设依据活动涉及的病原微生物危险等级和实验活动的危害风险，按照国家生物安全实验室相关技术标准进行设计和建造。

实验室软件部分包括实验室运行管理和技术操作规范。实验室运行管理通过健全的组织管理体系、明确的责任分工和完善的管理体系文件，保障实验室的安全运行。实验室管理体系文件主要有实验室组织管理规定，人员管理培训制度，安全运行管理制度，实验材料、资料管理规定，设施设备使用管理规定，质量评审制度等。实验室技术操作规范，用以规范实验室人员技术操作和实验活动，保障各项活动的生物安全。实验室技术操作规范主要

有生物安全设施使用操作程序、生物安全防护设备使用规程、实验室仪器设备使用操作规程、各类实验活动技术规范与作业指导书、实验室消毒及污物处理操作规程、实验室意外事故应急处置预案等。

分级 生物安全实验室依据生物安全防护等级（biological safety level, BSL），及其可从事的微生物危险度等级，分为四个级别，即一级生物安全实验室、二级生物安全实验室、三级生物安全实验室和四级生物安全实验室，分别简称为 BSL-1 实验室、BSL-2 实验室、BSL-3 实验室和 BSL-4 实验室。BSL-1 实验室防护水平最低，BSL-4 实验室防护水平最高。世界卫生组织把 BSL-1 和 BSL-2 实验室称为基础实验室，BSL-3 实验室被称为生物安全防护实验室，BSL-4 实验室称为高度生物防护实验室。生物安全实验室基本特征和适用范围见表。

类型 生物安全实验室尚无统一的分类方法，按照研究内容和对象，可以分为微生物生物安全实验室、动物生物安全实验室等；根据设立方式，可以分为固定式生物安全实验室、移动式生物安全实验室等；根据用途，可分为研究型生物安全实验室、教学型生物安全实验室、检测型生物安全实验室、生产型生物安全实验室等。

(李劲松)

yījí shēngwù ānquán shíyànshì

一级生物安全实验室（biosafety level 1 laboratory） 具有一级生物安全防护水平，用于从事通常对人和动物不致病的微生物的实验活动场所。简称 BSL-1 实验室，又称 P1 实验室。

BSL-1 实验室属于普通生物

学实验室，在生物安全实验室中其生物安全防护水平最低。BSL-1 实验室具备普通生物学实验室的基本条件，不需要特殊的生物安全设备和个人防护用品，按一般生物学实验室进行运行管理。

设施要求 BSL-1 实验室的二级防护屏障，建筑结构满足普通实验室的基本要求，不需要与其他活动区域隔离。墙面、地面、天花板易清洁、不渗水、耐腐蚀，地面平整防滑。实验室门应有可视窗、可锁，窗户可开启、有防虫窗纱。实验台面防水、耐热、耐有机溶剂、耐酸碱，且坚固。实验室设洗手池，尽量靠近实验室出口附近。实验室设备、台柜、物品摆放合理整齐，避免相互干扰、交叉污染，便于清洁卫生。

设备要求 BSL-1 实验室的一级防护屏障，无具体要求。一般不需要生物安全防护设备，特殊情况下可以配备 I 级生物安全柜。个体防护装备根据实验需要选择使用，通常穿实验工作服，避免污染自己的便衣；若手上皮肤有伤或皮疹应戴手套；试验操作过程可能造成微生物或其他有害物溅出时，应佩戴防护眼罩或面罩。

管理规范 规范的实验室管理是生物安全实验室正常有效运行的保障。BSL-1 实验室要依据国家现行有效的法律法规，制定实验室运行管理规章制度，依据试验活动内容制定各项实验技术操作规范，据此强化实验室管理，规范实验活动，保障实验室安全有效运行。

BSL-1 实验室的实验活动必须符合国家法律法规，涉及生物因子及其实验活动的危险度等级不得超出 BSL-1 实验室的安全防护水平，严禁开展对人、动植物致病或对环境有危害的微生物的相

表 各级生物安全实验室及其适用范围

生物安全实验室等级	适用病原微生物危险度等级	操作要求	安全设施（二级防护屏障）	防护设备、用品（一级防护屏障）	适用范围
BSL-1 实验室	一级	微生物学标准技术操作	开放实验台面、有洗手水池	无要求	基础教学、科研
BSL-2 实验室	二级	BSL-1 加：限制人员进入；生物危害标识	BSL-1 加：高压灭菌器	Ⅰ或Ⅱ级生物安全柜，个人防护服、防护口罩、手套等	检测、诊断、科研等
BSL-3 实验室	三级	BSL-2 加：控制人员进入；所有污物高压灭菌；防护服清洗前高压灭菌；人员留取血清本底	BSL-2 加：通道走廊物理隔离；互锁门；高效空气过滤系统，室内负压梯度、定向气流	BSL-2 加：Ⅱ级或Ⅲ级生物安全柜；高等级专用生物防护服、头罩、面罩等	高致病性病原微生物培养、检测、诊断、科研等
BSL-4 实验室	四级	BSL-3 加：进入前更换服装；出实验室必须淋浴；拿出的所有材料高压灭菌	BSL-2 加：独立建筑物或隔离带；专用的供气或排气系统；排出空气双重高效过滤	BSL-3 加：Ⅲ级或Ⅱ级生物安全柜；正防护压服；生命维持系统	空气传播的高致病性病原微生物培养、检测、诊断、科研等

关实验活动。实验室各项试验活动应经本级管理部门批准，必要时进行生物安全风险评估，并报上级管理部门备案。开展实验活动前，实验人员应了解实验活动内容，熟悉相关实验操作程序及技术规范，实验活动应按相关技术规范进行。BSL-1 实验室不允许存放食物和日常生活用品，禁止饮食、吸烟、清洗隐形眼镜和化妆。实验过程中应严格执行相关技术操作规范，操作细心、轻柔，避免产生微生物气溶胶和液体飞溅，避免针头、剪、刀等锐器刺、划伤，禁止口吸移液管移液，避免吸入有害液体。实验结束，应清洁试验台面，实验室仪器设备、器材物品有序归位，保持试验环境整洁，人员离开实验室应洗手。试验中产生的各种废弃物经消毒灭菌后，按国家相关垃圾处理规定处理。

（李劲松）

èrjí shēngwù ānquán shíyànshì

二级生物安全实验室（biosafety level 2 laboratory） 具有二级生物安全防护水平，用于从事危险度 2 级病原微生物的实验

活动场所。简称 BSL-2 实验室，又称 P2 实验室。

BSL-2 实验室属于基础生物安全实验室，用于从事对人和动植物虽致病但不会对健康成人、动物和环境造成严重危害，且有有效预防和治疗措施的病原微生物的相关实验活动。BSL-2 实验室的防护屏障和运行管理符合二级生物安全防护水平要求，能够满足从事危险度 2 级病原微生物相关实验活动安全防护的需要，可保障相关实验活动的生物安全。

设施要求 BSL-2 实验室的二级防护屏障，以 BSL-1 实验室为基础，进行必要的增加和改进。实验室建筑布局分隔出实验操作间和辅助间，实验室主入口和操作间的门能够自动关闭，主入口处应设实验室标识。辅助间设洗手池，洗手池开关采用肘动、脚动或自动方式。实验室操作间配置生物安全柜，生物安全柜放置避免靠近门、窗和房间的通风口与排风口，保证生物安全柜正常运行。

设备要求 BSL-2 实验室的一级防护屏障，包括人员防护装

备和实验活动使用的生物安全防护设备。实验室根据实验活动的需要配备Ⅰ级或Ⅱ级生物安全柜、负压离心机罩等生物安全防护设备。实验室或所在建筑内配备压力蒸汽灭菌器或其他消毒灭菌设备。实验室配备个人防护装备用品，包括防护服、防护口罩、防护眼镜，以及防护帽子、手套、鞋套等。

管理规范 BSL-2 实验室是从事病原微生物实验活动的实验室，必须依据国家现行有效的法律法规和试验活动内容，制定实验室运行管理办法、规章制度及各项实验技术操作规范，依法规范实验室管理，保障实验室安全有效运行。

BSL-2 实验室不得开展危险度 2 级以上病原微生物相关实验活动，实验室涉及的病原微生物及相关试验活动，应进行生物安全风险评估，经本级管理部门批准，必要时报上级部门备案。实验室建立岗位责任制度，明确职责分工，制定实验室生物安全手册、实验室运行管理规章制度、实验活动规程与技术操作规范等运行

管理文件，严格实验室管理，保障实验室安全有效运行。实验室建立准入制度要，与实验活动无关的人和物品不允许进入实验室；实验室工作人员应具备微生物学专业理论知识，掌握微生物学实验操作技能，经过生物安全培训；实验人员应充分了解实验活动涉及的病原微生物及相关试验的潜在生物危害风险，熟悉意外事故处理预案及处置技能；进入实验室必须穿戴个人生物安全防护用品，所有涉及感染性材料的实验操作必须在生物安全柜内进行；实验活动产生的废弃物应使用带有标识的专用容器（垃圾袋）进行收集，实验结束及时进行压力蒸汽灭菌处理；发生实验室意外事故应及时报告，并按应急预案及时进行处置。

(李劲松)

sānjí shēngwù ānquán shíyànshì

三级生物安全实验室（biosafety level 3 laboratory） 具有三级生物安全防护水平，用于从事危险度3级病原微生物的实验活动场所。简称BSL-3实验室，又称P3实验室。

BSL-3实验室属于高等级生物安全实验室，适用于开展可引起人或动物严重疾病的病原微生物的相关实验活动。BSL-3实验室的防护屏障和运行管理符合三级生物安全防护水平的要求，满足从事危险度3级病原微生物相关实验活动的安全防护需要，可以保障相关实验活动的生物安全。

设施要求 BSL-3实验室的二级防护屏障，主要有以下几方面特点：①实验室可以是独立建筑物，或在建筑物内与其他区域严格隔离，自成独立区域。②实验室平面布局分为辅助工作区和防护区，辅助工作区包括监控室、清洁衣物更换间和淋浴间等，防护工作区包括防护服更换间、缓冲间和核心工作间等。③实验室维护结构符合国家对该类建筑的抗震和防火要求，防护区内维护结构连接处密封，地面防渗漏、耐腐蚀，防滑，墙面和天花板光滑、耐腐蚀、防水、易清洁和消毒。④实验室所有门能自动关闭，防护区进出口设置互锁门。⑤实验室有独立的送风和排风系统，进出实验室空气经高效空气过滤器过滤净化处理，实验室保持定向负压梯度气流，确保实验室内空气由危害风险最小区域向危害风险最大区域流动，最后通过排风系统过滤净化后排出。⑥在防护区与辅助区隔离的维护结构合适位置安装双扉压力蒸汽灭菌器，一端开口于防护区，另一端开口于辅助区，灭菌器与维护结构连接处密封。

设备要求 BSL-3实验室的一级防护屏障，在BSL-2实验室基础之上配备：①Ⅱ级生物安全柜，必要时配Ⅲ级生物安全柜、离心机负压安全罩等。②动物生物安全三级（ABSL-3）实验室配负压动物饲养隔离器等安全设备，感染性材料的操作、感染动物的饲养和解剖等都应在其中进行。③个人防护用品，在BSL-2实验室基础之上配备生物安全实验室专用隔离防护服、生物安全防护口罩，必要时配备生物安全防护面罩、头盔等。

管理规范 BSL-3实验室用于从事能引起人或动物严重疾病、具有高生物危害风险的病原微生物的相关实验活动，该实验室的新建或改建均须经国家相关主管部门批准。BSL-3实验室必须依据国家现行有效的法律法规进行运行管理，组织开展相关试验活动。BSL-3实验室建立自身的实验室组织管理体系，明确职责分工，制定实验室运行管理办法、规章制度、生物安全手册，以及各项实验技术操作规程和作业指导书，依法规范实验室管理，保障实验室安全有效运行。

BSL-3实验室适于开展危险度3级及以下病原微生物相关实验活动，实验活动前须对涉及的病原微生物及相关实验活动进行生物安全风险评估，报上级主管部门批准。实验室实行严格的准入制度，无资质、未经批准的任何人不得进入实验室。实验室工作人员应具备较好的微生物学专业理论知识，熟练掌握微生物学实验操作技能，经过生物安全培训，考核合格后持证上岗。建立实验室工作人员健康档案，留存人员本底血清样品，定期进行健康检查，实验活动期间，每天观测记录健康状况。BSL-3实验室内开展各项活动，必须有两人以上，严禁一人单独进入实验室。实验室建立实验运行监控制度，安装图像监控与通讯设备，实时对实验室运行及实验活动进行监控。实验人员进出实验室必须根据生物安全防护要求，按照标准程序穿、脱个人防护用品、装备，离开实验室时，根据需要进行淋浴。实验活动中，涉及感染性材料的所有操作必须在生物安全柜内进行，收集、储存、转运各种感染性材料时，应将感染性材料放置在防穿透和气密的容器内。实验活动产生的废弃物应使用带有标识的专用容器（垃圾袋）进行收集，在每天实验结束后，实验人员应对所有工作台面、仪器设备的表面进行消毒处置，各种废弃物应置于耐用、防漏容器内，送双扉高压蒸汽灭菌器进行灭菌处理。

需要移出实验室的各种材料、仪器、设备等物品，必须经过适当的消毒、灭菌处理后，经物流通道移出。发生实验室意外事故时，立即按照应急预案，沉着冷静地进行处置，并及时报告。

（李劲松）

sìjí shēngwù ānquán shíyànshì
四级生物安全实验室（biosafety level 4 laboratory）

具有四级生物安全防护水平，用于从事危险度 4 级病原微生物的实验活动场所。简称 BSL-4 实验室，又称 P4 实验室。

BSL-4 实验室为最高防护等级生物安全实验室，适用于开展可引起人或动物非常严重疾病且无有效预防治疗措施的病原微生物的相关实验活动。BSL-4 实验室的防护屏障和运行管理符合四级生物安全防护水平的要求，满足从事危险度 4 级病原微生物相关实验活动的安全防护需要，可以保障相关实验活动的生物安全。BSL-4 实验室分为Ⅲ级生物安全柜型实验室和防护服型实验室，Ⅲ级生物安全柜型实验室由Ⅲ级生物安全柜提供基本的防护，防护服型实验室由自带呼吸设备的正压防护服对实验人员提供基本的防护。

设施要求 BSL-4 实验室二级防护屏障，在 BSL-3 实验室的基础上，进一步改进增强了防护能力，主要有以下特点：①实验室通常为独立建筑物，或在一安全可靠的建筑内划分出的独立区域。②平面布局分为辅助工作区和防护区，辅助工作区包括监控室、清洁衣物更换间和淋浴间等；防护工作区，Ⅲ级生物安全柜型实验室包括防护走廊、内防护服更换间、淋浴间、外防护服更换间和核心工作间等，防护服型实验室包括防护走廊、内防护服更换间、淋浴间、外防护服更换间、化学淋浴间和核心工作间等。③实验室所有门能自动关闭，防护区进出口设置互锁门，外防护服更换间和化学淋浴间设气锁门。④实验室内防护区的维护结构应远离建筑物外墙，核心工作区应尽可能设置在防护区的中部。⑤实验室防护区内的所有区域气压均应为负压，核心工作间的气压与室外压差值不小于 60Pa，相邻区域的压差值不小于 25Pa。⑥实验室的排风应经过两级高效滤器过滤处理后排放。⑦防护服型实验室应配备生命支持供气系统，并配备自动启动的不间断备用电源。

设备要求 BSL-4 实验室的一级防护屏障，以 BSL-3 实验室为基础，增加部分安全防护设备与装备：①BSL-4 实验室配备Ⅲ级或Ⅱ级生物安全柜。②防护服型实验室配正压防护服，及生命维持供气系统和个人安全报警系统，同时配备紧急支援气罐，紧急支援气罐的供气时间每人不少于 60 分钟。③防护服型实验室配备化学淋浴消毒灭菌器及足量的化学消毒灭菌剂。④核心工作区配备生物安全型压力蒸汽灭菌器。

管理规范 BSL-4 实验室用于从事具有最高生物危害风险、可以通过空气传播、能引起人或动物非常严重疾病的病原微生物的相关实验活动。该类实验室纳入国家生物安全实验室建设规划，新建或改建必须经国家相关主管部门审查批准。BSL-4 实验室必须依据国家现行有效的法律法规组织开展相关实验活动，在国家主管部门的监督指导下，严格依法管理运行。BSL-4 实验室建立自身的实验室组织管理体系，明确职责分工，制定实验室运行管理办法、规章制度、生物安全手册，以及各项实验技术操作规程和作业指导书，依法规范实验室管理，保障实验室安全有效运行。

BSL-4 实验室开展实验活动前，须对涉及的病原微生物及相关实验活动进行全面系统的生物危害风险评估，制定生物安全防护应急预案，报上级主管部门批准。BSL-4 实验室实行严格的准入制度，无资质、未经批准的任何人不得进入实验室；实验室内各项活动必须两人以上参加，严禁任何人单独进入实验室工作；进入实验室的人员进行详细登记，记录进出时间和活动内容等。实验室工作人员应具备良好的微生物学专业理论知识，熟练掌握微生物学实验操作技能，经过生物安全培训，考核合格后持证上岗。建立实验室工作人员健康档案，留存人员本底血清样品，定期进行健康检查，实验活动期间，每天观测记录健康状况。实验室建立运行监控制度，安装图像监控与通讯设备，保持实验人员与室外支持人员的联系，实时对实验室运行及实验活动进行监控。实验人员必须按照进出实验室程序、路线和生物安全防护要求进出实验室，进入时更换全部衣服，离开时经淋浴后穿自己的服装。涉及感染性材料的所有操作必须在生物安全柜内进行，收集、储存、转运各种感染性材料时，必须使用不易破碎、防水、能密闭的容器。实验活动产生的废弃物应使用带有标识的专用容器（垃圾袋）进行收集，置于耐用、防漏容器内，送双扉高压蒸汽灭菌器进行灭菌处理。需要移出实验室的各种材料、仪器、设备等物品，必须经过严格的消毒、灭菌处理后，经物流通道或气锁传递窗移出。发生实验室意外事故时,沉着冷静地按照应急预案进行处置,及时报告,详细记录意外事故发生、处置情况,进行危害评估,完善预防控制措施。

(李劲松)

yídòng shēngwù ānquán shíyànshì

移动生物安全实验室（mobile biosafety laboratory）

具有生物安全防护屏障,能够控制或避免生物危害风险,符合生物安全防护要求的移动式微生物实验活动场所。该类实验室以可移动为基本特点,具有生物安全防护功能,适用于微生物实验活动现场应急作业。

传统生物医学实验室建立在固定的建筑物内,开展微生物检验等相关实验活动,必须首先把样品送到实验室才能进行。随着生物武器防护和生物恐怖活动应对处置,以及突发传染病疫情、公共卫生事件,重大自然灾害等突发事件的应急医学救援活动的需要,为直接在现场快速检测、筛查和初步确认病原体,移动式生物安全实验室应运而生。移动生物安全实验室于20世纪70年代开始出现,美国、法国、德国、中国等国家先后研发出微生物检验车、微生物侦查车和移动BSL-3实验室等具有不同防护水平的移动式生物安全实验室。

功能特点　移动生物安全实验室是固定式生物安全实验室的补充与扩展,其基本功能特点有:①具有相应等级的生物安全防护水平,能够控制或避免相应等级的生物危害风险。②具有机动灵活性能,可以根据需要,快速移动到指定现场,即刻开展相关实验活动。③实验室仪器设备配置灵活,既有固定设备,也有可装卸的模块化仪器设备箱组,可根据需要随时增减。④根据功能设计,可进行现场样本采集、保存、检测、分析、消毒灭菌等实验活动,以及生物袭击侦查、预警等。

基本构成　移动生物安全实验室,可以根据任务需要随时移动,具有一定的生物安全防护水平,为满足实验活动需要、保证生物安全,移动生物安全实验室通常设计有作业单元、动力单元、保障单元和运载单元。

作业单元　移动生物安全实验室的核心组成部分,是开展实验活动的场所。作业单元按照生物安全防护水平要求设置相应的二级和一级防护屏障,根据实验活动内容配置相应仪器设备。作业单元的维护结构选用抗压、抗冲击、坚固耐用的材料,整体结构应符合相应生物安全防护水平要求。

移动BSL-2实验室,配置空调系统,保障作业单元内环境温度的相对稳定。配置二级生物安全柜,生物防护口罩、手套、防护服等个人防护装备,避免人员直接暴露于感染性材料。配置小型压力蒸汽灭菌器,或气密的化学消毒容器及足量的消毒剂,对实验活动产生的感染性废弃物进行消毒灭菌处理。同时,根据实验活动内容配置所需的实验仪器设备。

移动BSL-3实验室,维护结构要气密,能耐热、耐腐蚀、耐受消毒剂。作业单元划分清洁区和污染区,设置人流和物流通道;设置高效过滤送排风系统,维持单元内负压,形成从清洁区流向污染区的定向梯度气流,并保障作业环境温、湿度的相对稳定;单元内的空气经过高效粒子过滤器过滤净化后排出。移动BSL-3实验室配置二级生物安全柜,生物防护口罩、手套、防护服等个人防护装备,避免人员直接暴露于感染性材料;配置小型压力蒸汽灭菌器,或气密的化学消毒容器及足量的消毒剂,对实验活动产生的感染性废弃物进行消毒灭菌处理。此外,根据实验活动需要配置相应的实验用仪器设备。

动力单元　为移动生物安全实验室运行提供动力保障。通过外接电源和自备发电机组,为实验室通风系统、空调系统、照明系统,以及生物安全柜、冰箱、离心机等实验仪器设备和高压灭菌提供电能。

保障单元　通常在移动BSL-3实验室配置,是作业单元的辅助单元,基本功能包括实验室运行监控、试验器材物品储存供应和污物消毒灭菌处理等。①实时监控作业单元内的通风、空调等系统设备运行情况,室内负压、温度、湿度等参数,以及人员进出与实验活动情况等。②储备供应人员防护器材、用品,实验用耗材,消毒器材、药剂,发电机燃油等。③消毒处理实验活动产生的各种污染物、废弃物。

运载单元　运载实验室移动的载体。移动生物安全实验室的移动方式通常有主动移动式和被动移动式,主动移动式生物安全实验室是一种特种功能车,将车厢设计建造成实验室,依据设计功能在车厢内开展相应实验活动,如微生物检验车、生物侦查车等。这种移动实验室机动性强,可随时开赴指定地点开展工作,甚至在移行过程中也可开展某些实验活动。被动移动式生物安全实验室,通常为集装箱式,自身没有运行功能,一般需要采用汽车、火车、飞机、轮船等运送至指定地点开展工作。这种生物安全实验室体积较大、功能较全、生物安全防护水平相对较高，如中国的移动式 BSL-3 实验室。

分类 移动生物安全实验室尚无统一的分类方法，通常根据移动方式、作业功能和生物安全防护水平进行分类。按移动方式分为主动移动式和被动移动式生物安全试验室。按照作业功能可分为生物侦查车、微生物检验车和生物安全实验室等。按照实验室生物安全防护水平分为移动BSL-2 实验室、移动 BSL-3 实验室等。

应用 移动生物安全实验室的发展时间不长，但技术发展迅速，已经研制出多种不同形式与功能产品，并且在传染病疫情的现场检测、重大活动现场生物安全保障、重大自然灾害现场医学救援保障，以及生物袭击的侦查预警与快速检测等活动中得到应用，并发挥出重要作用。2014 ～ 2016 年，在西非发生的埃博拉疫情中，中国携带自主研制的移动式 BSL-3 实验室"援非抗埃"，为病原检测、诊断与疫情控制作出重要贡献。

(李劲松)

shíyànshì shēngwù ānquán guǎnlǐ

实验室生物安全管理（biosafety management of laboratory） 管控实验室生物危害风险，维护实验室生物安全的活动。实验室生物安全管理是保障实验室生物安全的重要手段，通过完善的组织管理体系，系统的法律法规和规章制度，科学有效的风险防范措施等，保障和维护实验室的生物安全。

组织管理 通常实行国家、地方政府、实验室所在机构三级管理模式。

国家管理 国家依据本国和国际通用的法律法规，制定本国实验室生物安全管理法规、条例、标准，国家主管部门依据国家法规，建立健全组织管理体系，制定管理办法，在各自职责范围内负责实验室及实验活动的生物安全监督、管理工作，重点负责高等级生物安全实验室的审批、资质认证认可、运行监督管理等。

地方政府管理 各级地方政府依据国家相关法律法规，在国家主管部门指导下，对所管辖地区的实验室及实验活动实施监督管理，包括实验室的建设论证、审查批准、运行监督管理等。①组织本辖区新建或改、扩建生物安全实验室论证、审查，其中三级、四级生物安全实验室报国家主管部门审批。②管理、审批辖区内病原微生物菌（毒）种的保藏、使用、运输，对跨辖区、跨境的菌（毒）种交流、运输进行初审，报国家主管部门审批。③管理、审批辖区内具有资质的实验室开展高致病性病原微生物的实验活动。④了解掌握实验室人员培训、实验活动、安全运行等情况，监督指导辖区生物安全实验室运行。⑤组建本辖区病原微生物实验室生物安全专家委员会，承担辖区实验室设立和运行的技术咨询、指导。

实验室所在机构管理 实验室的设立单位及其主管部门负责实验室日常活动的管理，承担建立健全安全管理制度，检查、维护实验设施、设备，控制实验室感染，保证实验室安全运行的职责。主要工作包括：①制定实验室生物安全手册，规范实验室安全管理。②做好实验室生物安全设施和设备的维护，保障实验室安全有效运行。③制定实验活动相关操作规程、作业指导书，规范实验技术操作，提高实验活动质量，避免意外事故。④开展实验活动的生物安全风险评估，控制、规避实验室及实验活动的生物危害风险。⑤组织实验室工作人员的生物安全培训，增强生物安全意识，提高生物安全知识水平和防护技能。⑥制定实验室意外事故应急处置预案，有效处置意外事故，预防控制实验室感染。⑦组织参加国家实验室资质认证、认可活动，保证实验室合法运行。⑧建立机构的生物安全管理委员会，负责实验室生物安全的咨询、指导和风险评估。

管理要素 实验室的设施设备、病原体及其感染性材料、实验活动、人员素质、操作规范、事故预防处置等，与实验室生物安全密切相关，是维护和保障实验室生物安全的基本要素。

设施设备 实验室生物安全的防护屏障。设施建造与设备配置必须满足实验室设计的防护水平要求，实验室须按国家标准验收通过后启用。制定设施设备管理、维护、年检制度和使用操作规程，严格运行管理，保障设施设备安全有效运行。

病原体及感染性材料 实验室生物危害的根源，管控病原体的生物危害风险，是实验室生物安全管理的核心任务。依据国家相关法律法规，建立实验室病原体使用管理制度，制定实验室微生物菌（毒）种的申领、使用、保存、交流、销毁等细则，严格病原体及感染性材料的使用管理。

实验活动 实验室生物安全中最大的风险点和重点管理环节。病原微生物相关实验活动必须经过有关部门批准、在具有资质并获得授权的实验室进行，活动涉及微生物的危害等级应与实验室的安全防护水平相适应,实验活动内容必须与批准的实验项目一致。开展危险度3级和4级的高致病性病原微生物实验活动,必须进行生物危害风险评估,并制定风险控制及意外事故应急处置预案。实验过程中,实验人员必须按要求穿戴个人防护用品、装备,正确使用生物安全防护设备,保证实验设施运转正常。

人员管理 实验室生物安全与人员的业务素质、安全意识、技术水平和责任心等相关,高素质的人才队伍是实验室生物安全的基本保障。实验室工作人员,应具有较高的专业知识水平和熟练的实验操作技能,心理素质好,身体健康,并通过生物安全知识与防护技能培训,经考核合格后持证上岗。建立人员岗位责任制,明确各类人员岗位职责并实施监督检查。生物安全三级、四级实验室严格控制人员出入,建立人员准入登记制度;监控实验活动过程,检查、指导实验活动;建立实验室人员健康档案,保障人员健康安全。

标准操作规范 标准的实验活动技术操作规范,是指导实验操作、防止发生意外事故的基础。生物安全实验室按照国家相关法规、标准,制定实验活动,设施、设备运行,微生物及其感染性材料使用和处置,人员防护,意外事故处置等活动标准操作程序与技术规范。对实验室人员进行实验室标准操作技术规范培训,规范实验室各项活动操作。实验室标准操作技术规范应是受控文件,其生效、更新或修改必须经所在机构生物安全委员会审查通过,实验室批准。

事故预防处置 实验室生物安全事故,通常由于设施设备故障、人员操作失误等意外,导致人员暴露或病原体泄漏所致。实验室事故预防处置,针对可能引发事故的各种因素,制定相应的预防控制措施,避免或减少事故发生。同时,根据可能发生的事故,制定应急处置预案,并进行人员培训和实际演练,提高人员对意外事故应急处置的能力,避免或减轻事故造成的危害。

(李劲松)

shēngwù ānquán shíyànshì biāozhǔn cāozuò guīfàn

生物安全实验室标准操作规范 (standard operation procedures of biosafety laboratory)

规范生物安全实验室运行管理和实验活动的操作性文件。标准操作规范是保障实验室生物安全必须遵循的管理与技术文件,简称SOP,又称作业指导书。生物安全实验室标准操作规范,包括实验室日常运行管理规则,设施设备使用、维护规程,人员活动规则,实验活动标准操作程序,菌(毒)种和感染性材料的使用管理程序,应急事件处置预案、程序等,是实验室生物安全管理体系的重要组成部分。

涉及病原微生物的实验活动中,常会出现感染性材料容器破碎、液体溢洒、飞溅,生物气溶胶泄漏,锐器刺伤,感染动物抓、咬伤等生物安全问题。这些问题大多由于操作失误、仪器设备故障、实验技术缺陷,以及管理缺失等原因造成。建立健全实验室标准操作程序,规范实验室运行管理、设施设备使用与维护、人员活动、实验技术操作等,不仅可以避免或减少生物安全问题发生,还能提高工作效率,保障各种实验数据的科学性、准确性和可靠性。

地位 生物安全实验室的标准操作规范,是国家实验室生物安全管理要求的重要内容,是国家实验室认证认可的必要条件之一,依据国家和国际通用的、现行有效的法律法规、技术标准,结合实验室管理和实验技术积累的经验而制定。生物安全实验室标准操作规范,经过实验室所在机构生物安全委员会审核通过,实验室批准执行,是实验室运行管理及开展各项活动必须遵循的可操作性文件,在该实验室具有强制执行性。

作用 实验室标准操作规范是实验室管理的系统性文件,规范了实验室管理运行的所有活动。生物安全实验室标准操作规范是生物安全实验室常态化管理和开展各项实验活动必需的技术文件。生物安全实验室标准操作规范的作用:①规范实验室管理,指导实验室安全运行。②规范设施、设备使用管理,保障实验室生物安全防护水平,维护实验室环境安全。③规范各项活动的操作程序,提高工作效率,保障实验的科学性、可靠性。④强化实验室生物危害风险控制,避免或减少意外事件发生。⑤实验室标准操作规范是生物安全实验室国家认证认可活动考核审查的必要内容,是通过实验室资质认可的必要条件之一。通过国家认证认可的生物安全实验室,才能获得相关实验活动资格授权,实验数据、结果才能得到国内与国际社会认可,且具有一定法律效力。

内容 生物安全实验室标准操作规范由实验室各项活动的程序、规程、规范、作业指导书等构成。主要内容包括:①实验室资质管理规范。实验室认证认可程序，内部审核、管理评审程序、纠偏、改进程序，实验活动风险评估、申报、审批程序等。②设施使用、管理规范。实验室使用、维护、改扩建规程，实验室人员出入管理控制，三级生物安全实验室和四级生物安全实验室的送排风系统、实验室内环境监测系统、生命维持系统、化学消毒喷淋系统、人员正压防护系统、实验室监控系统、实验室人流物流等操作程序和规程。③设备使用、管理规范。实验室仪器设备购置、维修、更新程序，各种生物安全防护设备和实验仪器设备的使用、维护操作规程。④实验活动技术规范。样本接收、处理和制备，各种试验技术、方法，微生物分离、培养、鉴定，动物试验技术，实验废弃物的处置，感染性材料的消毒灭菌处理，人员防护装备选择与使用，实验记录等程序和规程。⑤菌（毒）种管理、使用规范。菌（毒）种的申领、使用、保存、传代、交流、运输、销毁等程序和规程。⑥人员管理规范。人员业务素质、知识水平、专业技能等要求，实验室内人员活动准则、岗位职责、岗位培训、业务考评等程序和规范。⑦事故应急处置规范。实验室意外事故预防、处置预案，事故预防处置措施、程序，事故危害评估、事故分析总结与整改规程等。⑧实验室文件管理规范。实验室管理性文件、程序性文件的制定、修改、发布、更新等程序，实验室试验记录、事故处置记录、会议记录等记录性文件的记录内容、格式、保存、销毁等规范与程序。⑨实验室内务管理规范。实验室内务管理规程，实验室清洁、消毒及消毒药剂配置方法、规程等。

应用　生物安全实验室标准操作规范，适用于生物医学领域的各类相关实验室，如医疗、卫生、检疫、兽医等系统的微生物学检测实验室，疫苗生产、生物制药等生产车间及检验室，科研、教学系统的微生物学实验室等。特别是需出具检测报告的各类微生物检测实验室，不但要严格执行标准操作规范，还应通过国家实验室认可。

（李劲松）

gǎnrǎnxìng fèiqìwù chǔzhì

感染性废弃物处置（disposal of infectious waste）　消除带有病原体的废弃物的感染性，使之无害化的活动。感染性废弃物主要指科研、教学、生产和医疗救治等活动中产生的各种含有病原体的废弃物质，包括废气、废水和固体废物。这些废弃物携带的病原体具有感染性，可污染环境，造成人员感染和疾病传播。感染性废弃物处置，是保障生物安全的重要措施之一。

感染性废弃物是引起生物安全问题的重要因素，是人类在科研、教学、生产和医疗救治等活动中产生的，这些感染性废弃物，通常含有对人、动物和植物有致病性的病原体，如果未经任何无害化处理，将会对社会环境、人类健康造成极大危害。国际社会对感染性废弃物的管理、处置都非常重视，各国政府都制定有相应的法律法规和管理办法，建立了感染性废弃物处置管理体系，并重点从源头开始进行统一的管理处置。

感染性废弃物来源　感染性废弃物与人类社会活动密切相关，主要来源：①科研、教学活动。病原体相关的基础、应用与发展研究，微生物教学与试验活动，

从事活动的单位主要有各类科研院所、大专院校等。②医疗救治、检验检疫活动。感染性疾病的临床诊断与救治活动，疫病预防控制活动，卫生检验检疫活动，动物传染病防治活动等，从事活动的主要单位有医院、疾病预防控制中心、海关、畜牧兽医站等。③生产活动。诊断试剂、疫苗生产，生物制药等活动，从事活动的单位主要有诊断试剂、疫苗、生物制药等企业或公司。

感染性废弃物种类　感染性废弃物从形态上可以分为气体、液体和固体三种形式。①感染性气体：病原体污染的空气，主要来自两方面，一是实验活动、生产活动和医疗救治活动产生的微生物气溶胶，二是患者或感染动物呼吸排出的带有病原体的气体。②感染性液体：病原体污染的液体，主要包括实验活动中使用过的感染性液体试验材料和样本、病原体液体培养物、患者与感染动物排泄物、清洗废水等。③感染性固体：病原体污染的固体物质，主要包括病原体相关试验、生产活动使用过的试验材料、试验器材、微生物固体培养物、一次性个人防护用品，医疗救治过程中产生的医疗废弃物及病人生活垃圾、粪便，动物试验活动中产生的固体废弃物、感染动物尸体等。

处置措施　感染性废弃物依据国家法律法规进行管理，按照国家和各级政府相关管理处置条例、办法要求，进行收集、运送、贮存、处置。国家推行感染性废弃物集中无害化处理，各级政府组织建立集中处置设施，设立集中处置机构，政府相关部门对感染性废弃物收集、运送、贮存、处置实施统一监督管理。

感染性废弃物应分类收集于防渗漏、防锐器穿透的专用包装物或容器内,标注明显的警示标识或说明。菌(毒)种、病原体培养物、感染标本,以及被病原体污染的高危险度感染性废弃物,应在当天工作结束后立即进行消毒灭菌处理,然后移交集中处置单位进行无害化处置,未经消毒灭菌处理的感染性废弃物不得移出设施。收集的感染性废弃物通常暂存于废弃物产生设施内的指定位置,不得露天存放,暂时贮存不得超过两天。感染性废弃物运送应当遵守国家危险品运输管理规定,符合环保和卫生要求,运送车辆应是防渗漏、防遗撒,具有专门标识的专用车辆。

感染性废弃物消毒灭菌处置方法有物理处置法和化学处置法两类。物理处置方法,利用压力蒸汽、煮沸、过滤、紫外线照射等技术方法,杀灭或去除感染性废弃物中病原体;化学处置方法,利用化学消毒剂喷洒、浸泡、熏蒸等技术方法,杀灭感染性废弃物中病原体。不同类型的感染性废弃物可选用不同消毒灭菌方法进行处置。①感染性气体处置:一般的室内污染空气,可采用化学消毒剂喷雾或熏蒸进行消毒处理。高等级生物安全实验室、负压病房、洁净车间等室内污染空气,通常采取高效粒子过滤器进行过滤净化,去除病原体,保障排放到室外的空气洁净安全。②感染性液体处置:感染性液体通常采用压力蒸汽灭菌和化学消毒剂消毒两种方法进行处置。菌(毒)种液、病原体培养液、标本液、动物排泄物等病原体浓度较高、体积较小的感染性液体,一般直接进行压力蒸汽灭菌处理;清洗废水、高等级生物安

全实验室澡水等体积较大、病原体含量很少的液体,通常收集到专门的废水收集处理罐(池)中,按规程进行消毒灭菌处理。③感染性固体处置:感染性固体废弃物可采用压力蒸汽灭菌,化学消毒剂喷洒、浸泡、熏蒸消毒,以及焚烧或射线照射等方法进行消毒处理,最常用的方法是压力蒸汽灭菌和化学消毒剂浸泡消毒。

(李劲松)

wēishēngwù jūn-dúzhǒng guǎnlǐ

微生物菌(毒)种管理

(management of microbiological strains) 管控微生物菌(毒)种收集、保藏、使用、运输等的活动。微生物菌(毒)管理旨在保护和合理使用国家菌(毒)种和样本资源,预防控制菌(毒)种和样本在保藏使用过程中的生物危害风险,避免造成实验室感染、环境污染,或者引发传染病传播。微生物菌(毒)种是指可培养的、经过系统鉴定、分类,具有一定科学意义或实用价值,赋予唯一编号的细菌、病毒、真菌等微生物。微生物样本是指含有微生物的、具有使用和保存价值的人和动物体液、组织、排泄物,以及食物和环境样本等。

微生物菌(毒)种是国家的重要生物资源,对生物科学发展、人类健康以及国民经济建设均具有重要意义。同时,病原微生物还具有生物危害风险,对人类健康和生物安全构成严重威胁。随着人类对微生物认识的不断深入,微生物菌(毒)种的管理和保藏越来越受到人们的重视。世界各国和相关国际组织都制定了微生物菌(毒)种使用管理法律法规,建立了完善的管理体系,设立了微生物菌(毒)种保藏机构,制

定了规范化的管理办法,规范了微生物菌(毒)种收集、保藏、使用、运输等活动。

微生物菌(毒)种管理是一种国家行为,国家依据法律法规,建立完善的管理体系,实施统一、规范管理。国家指定菌(毒)种保藏机构,负责菌(毒)种收集、鉴定、保藏与供应等。科研、医疗卫生、教学、生产等从事微生物相关活动的机构,依据国家法律法规申领菌(毒)种,并按要求开展相关活动。

保藏机构 国家通常设立菌(毒)种保藏中心和专业保藏实验室,作为菌(毒)种保藏机构,负责菌(毒)种保藏。菌(毒)种保藏中心根据需要设立国家级保藏中心和地方级保藏中心。菌(毒)种保藏机构由国家主管部门组织专家论证指定,并颁发保藏资质证书。保藏机构应具备与菌(毒)种保藏活动相适应的保藏条件和生物安全防护能力,具有胜任保藏活动的专业人员,建立完善生物安全管理体系、规章制度、标准操作程序、意外事故应急处置预案等。菌(毒)种保藏机构依法负责菌(毒)种收集、鉴定、复核、保藏、供应和交流。

收集 菌(毒)种保藏机构依法收集科研、医疗、生产等机构以及个人提供的菌(毒)株,各单位依法主动向菌(毒)种保藏机构送交具有保存价值的各种菌(毒)株。送交和收集的菌(毒)株应符合菌(毒)种保藏要求,来源明确、背景清楚,各种资料齐全。菌(毒)种保藏机构收集的菌(毒)种,通常包括首次发现的菌(毒)株、具有特定生物学性状的菌(毒)株、专利菌(毒)株、特殊用途的菌(毒)株、稀有珍贵的菌(毒)

株、国内尚未发现或消失的菌（毒）株，以及国家规定的其他有保存价值菌（毒）株。此外，菌（毒）种保藏机构应与国外相应机构交流合作，积极收集引进各种有保藏价值的菌（毒）株或参考株。

保藏 菌（毒）种由国家指定的、具有保藏资质的机构进行保藏。菌（毒）种保藏的主要工作包括：①对送交、收集的菌（毒）株进行复核、鉴定、选择，完善菌（毒）株信息资料，建立菌（毒）株档案。②定期进行菌（毒）株的复苏、传代、检定，保证保藏菌（毒）种质量。③制备保存一定数量的菌（毒）种，以供使用、交流需要。④编制菌（毒）种保藏目录，建立菌（毒）种信息资料数据库。⑤开展菌（毒）种分类、保藏新方法、新技术的研究和应用。⑥管理、维护菌（毒）种保藏设施、设备，保障菌（毒）种安全。⑦建立菌（毒）种保藏库安全管理制度，制定安全保障措施，实行 24 小时监控，任何个人不得单独进入。

使用 微生物菌（毒）种属于国家资源，国家依据法律法规制定使用管理办法，任何单位和个人开展微生物菌（毒）种相关活动，必须经过审批，按照国家法律法规和管理要求开展工作。菌（毒）种保藏机构依据国家菌（毒）种使用管理有关法律法规制定菌（毒）种供应规程，承担菌（毒）种供应。申请使用菌（毒）种的单位或个人，须向保藏单位提供从事病原微生物相关试验活动的批准、证明文件，保藏机构进行核查登记后，按菌（毒）种供应规程提供申请的菌（毒）种。菌（毒）种使用单位须具有从事相关病原微生物活动的资质，在

开展活动前，须将活动内容和所需菌（毒）种报主管部门审批。活动过程应严格执行病原微生物生物安全管理规定，保障实验活动的生物安全。活动结束后，应及时将菌（毒）种全部销毁，不得自行转送、交流。从事临床诊断、检验检疫、疾病控制、教学和科研等活动的机构，在确保安全的基础上，经主管部门批准，可保存经常使用的菌（毒）种。

运输 微生物菌（毒）种及其样本运输属于危险性物质运输，应遵守国际和本国现行、有效的法规和技术标准。航空运输应执行国际民航组织《危险物品航空安全运输技术细则》和国际空运协会《感染性物质运输指南》，以及本国民用航空危险品运输管理规定。①运送审批：微生物菌（毒）种运输，须向相关主管部门提出申请，经批准后方可实施运输。②运送方式：微生物菌（毒）种及其样本的运送通常有递送、邮寄、托运等方式。专车递送需有 2 人以上护送，不得通过城市公共交通工具运送。航空运输须交由有资质的航空机构承运。③运送包装：微生物菌（毒）种运输包装，通常采用主容器、辅助容器和外包装三层包装方式，容器和包装材料应符合防水、防破损、防外泄、耐高温、耐高压要求，按照国际民航组织《危险物品航空安全运输技术细则》规定的 A 类包装标准进行包装。④标识：包装主容器表面标明物品类别、编号、名称、样本量等信息，外包装应有生物危害标识、运输登记表、放置方向标识等。

（李劲松）

shēngwù wēixié

生物威胁 （biological threat）

各种生物因素能给生命健康、生

态环境和经济发展造成危害的风险。生物因素包括微生物、动植物、生物毒素、转基因生物等生物因子，以及相关的生物研究生产活动与生物技术谬用。

生物威胁概念源于人们对生物危害后果及影响的认识。历史上大量的生物危害事件造成的严重后果，使人们逐步认识到微生物、动植物等生物因子及人类进行的生物相关研究、生产等活动，均存在着危害生命健康、破坏生态环境和影响社会经济发展的风险。生物威胁伴随着人类社会发展而存在，从传染病流行到将病原体用于生物战及生物恐怖活动，从生物研究生产设施与相关活动发生的生物事故到战争与自然灾害继发的传染病流行，从生物技术的发展应用到转基因生物不断涌现，从物种交流与引进到外来物种入侵导致的生态失衡，生物威胁的来源越来越多，影响越来越广，不仅威胁生命健康，而且威胁到生态平衡、经济发展和国家安全。因此，生物威胁日益受到各国政府与国际社会的高度重视，并积极采取应对措施预防控制生物危害。

来源 生物威胁来源于生物危害，包括：①生物战。战争中生物武器的使用造成大范围的生物战剂污染，不仅危害战区与参战人员，也可造成传染病扩散流行，大量平民感染，致使民心恐慌，社会不稳。②生物恐怖袭击。一类非战争状态下的生物袭击，较之生物战其袭击更加隐蔽，手段多种多样，产生的社会恐怖效应更大。③生物犯罪。使用生物因子故意危害生命安全、触及法律的行为，多指个人或团体实施的报复活动。④传染病。此类疾病始终是人类健康的重要威胁。

随着国际社会交往的便捷与频繁，传染性疾病的传播范围越来越大、速度越来越快，不仅加大了已知传染性疾病的防治难度，而且新发传染病不断出现，传染病的威胁越来越大。⑤病虫灾害。农作物、森林虫灾病害及草原鼠害等，是农、林、牧业一直面临的自然灾害，大范围的病虫灾害，不仅影响农、林、牧业的自身发展，而且威胁生态平衡和经济建设。⑥外来物种入侵。某些物种由原生存地移居到另一个新的生存环境栖息、繁殖，并建立稳定种群，这些物种被称为外来物种。外来物种大量繁殖，可能导致当地种的种群、数量改变，某些物种灭绝，影响生态平衡，甚至带来巨大的经济损失。⑦生物事故。在生物相关研究、生产活动中，发生的意外感染、生物因子泄漏或丢失、环境污染等事件，导致人员发病，甚至造成传染病流行。⑧继发生物事件。战争与自然灾害的巨大破坏作用，一方面可能导致传染病疫情、虫灾鼠害发生，另一方面可能破坏生物研究、生产设施，致使相关生物因子泄漏扩散，环境污染，造成人员感染或传染病流行。⑨转基因生物。通过基因杂交、重组、转移等生物遗传工程技术手段人为制造的生物，种类繁多，功能各异，应用日益广泛，但对人类生命健康、生态环境的长期影响尚待观察研究，其可能存在的威胁应予高度关注。

分类 根据生物危害事件成因通常将生物威胁分为以下几类。

人为制造的生物威胁 生物战、生物恐怖和生物犯罪属于此类，这类生物威胁是人为发动生物袭击事件产生的。鉴于生物武器研发禁而不止，生物恐怖袭击与生物犯罪事件不断发生，人为制造的生物威胁已经成为国际社会严重关切的现实威胁。

自然发生的生物威胁 传染病、虫灾、鼠害等属于此类。此类威胁是自然发生的，同时也受到人类活动的影响。传染病始终是人类生命健康的重大威胁，如天花流行了数千年，夺去了无数人的生命，直到 1980 年才被消灭；鼠疫三次大流行导致 1.6 亿人死亡，超过历次世界战争死亡人数的总和；流感仅 1918 年世界大流行就导致至少 5000 万人死亡；霍乱先后发生七次世界范围大流行，导致大量人员死亡，确切死亡人数无法估量。社会全球化进程的发展，加大了传染病传播、流行及种群跨越的机会；抗生素与化学药品的使用，致使病原体耐药性不断出现；人类正面临着已有传染病仍在肆虐，新传染病不断出现的严重威胁。病虫灾害是农林牧业始终面临的生物灾害。例如，蝗虫每年可导致世界范围内数亿亩农作物被毁；森林虫灾不仅导致大面积森林毁坏，甚至可造成地区性植物种群失衡；严重鼠害不仅可造成草原毁损，而且传播疾病，影响畜牧业发展和人类生活与健康。病虫灾害不仅影响农、林、牧业的自身发展，而且威胁生态平衡和经济建设。

生物事故威胁 生物事故是指人类在涉及病原微生物的活动中发生的意外生物事件。生物事故的威胁主要包括两个方面：一是从事病原微生物相关活动的人员可能发生的意外感染发病，从 1934~2011 年全世界共发生 5000 余例实验室相关感染，造成了严重的人员发病死亡。二是生物因子泄漏可能导致的环境污染及引发疫情，如 1979 年苏联斯维德洛

夫斯克的一个生物研究生产设施发生炭疽杆菌泄漏，造成上千人的感染和死亡。

物种入侵导致的生物威胁 物种入侵包含两层意思，第一，物种必须是外来、非本土的；第二，该物种在移居地的自然或人工生态系统中定居、自行繁殖和扩散，最终明显影响当地生态环境，损害当地生物多样性。外来入侵生物不仅直接危害农、林、牧、渔等行业，造成巨大经济损失，还可能会破坏移居地生态系统，危及生物多样性。

战争或自然灾害继发的生物威胁 战争与地震、洪涝等自然灾害后继发传染病疫情、虫灾、鼠害等的生物威胁；以及生物研究生产设施遭受损坏，导致生物因子泄漏扩散等生物事件产生的生物威胁。

生物技术引发的生物威胁 生物技术在造福人类，加快社会进步的同时，也带来了一些不可回避的生物安全问题。公认的有，利用现代生物技术研发的转基因生物潜在安全问题的威胁，以及通过生物技术研发的新型生物战剂的威胁和针对种族的基因武器的威胁。

(杨瑞馥 毕玉晶)

shēngwù kǒngbù xíjī

生物恐怖袭击（bioterrorism attack） 投放致病微生物或生物毒素等生物剂，制造生物事件，危害和威胁公众健康，造成社会恐慌，破坏国家和社会安全稳定的行为。生物恐怖袭击隐蔽性强，攻击手段多样，不但能使受袭人群感染发病甚至死亡，还可导致民众广泛的心理恐惧，影响正常生产生活秩序，破坏国家与社会安全稳定。

用生物手段打击对手的思想

和行为在公元前已有记载。随着微生物学技术的发展，病原体的获得与培养越来越容易，利用病原体进行袭击的生物恐怖活动开始出现。20 世纪以来世界范围内发生了多起生物恐怖袭击事件，生物恐怖袭击已经成为现实威胁，受到国际社会普遍重视，许多国家制定了反生物恐怖策略和应对措施，开展反生物恐怖斗争和国际反恐联合行动。2005 年 3 月，国际刑事警察组织在其首届反对生物恐怖主义国际会议上，宣称生物恐怖已经成为全球最大的安全威胁之一。2006 年 9 月 8 日，联合国大会通过的全球反恐战略，在打击恐怖主义的共同战略和行动方式上达成共识，此战略的"行动计划"中确定了打击生物恐怖活动的重要举措。

动机与主体　生物恐怖袭击的动机可以是政治、宗教和意识形态目的，也可是个人报复性犯罪。行为主体可以是个人、团体及国家。袭击者为达到目的，利用传染病病原体及生物毒素的高致病特性，使用致病微生物及生物毒素实施恐怖袭击，制造传染病疫情和中毒事件，危及公众健康，伤害无辜生命，制造社会恐慌，扰乱社会秩序，破坏国家安全稳定，或借以威胁政府，满足其政治、宗教和意识形态诉求。

袭击方式　生物恐怖袭击的方式多种多样。历史上已发生的生物恐怖袭击事件，使用的袭击手段主要包括：①污染食物、饮水。1984 年 9 月，美国俄勒冈州餐馆鼠伤寒沙门菌污染色拉事件，导致 751 人食物中毒。后经调查证实该事件系罗杰尼希教徒蓄意向餐馆投放鼠伤寒沙门菌所致。同年 11 月美海军一基地和执行任务的核潜艇，同时发生了肉毒毒

素中毒事件，基地有 50 人中毒，40 人死亡，潜艇有 13 人中毒，10 人死亡，后证实系人为投毒污染橘汁所致。②公共服务系统投递。2001 年美国"9·11"恐怖袭击事件发生后，1 个月内，发生了多起白色粉末邮件投递事件，经鉴定该粉末为炭疽芽胞杆菌的芽胞，该事件引发 22 例炭疽病例，5 人死亡。③对公共场所人群释放。1990～1995 年，日本奥姆真理教信徒在日本东京等地公共场所，多次释放炭疽芽胞和肉毒毒素，进行生物恐怖袭击，所幸未对目标人群造成显著影响。④其他方式施放。2009 年 8 月，中国新疆地区连续发生公共场所民众被针状物刺伤的事件，袭击者自称使用的针状物带有艾滋病病毒，一度造成社会严重恐慌。此外，随着生物技术的普遍应用，以及恐怖活动的日益猖獗，能造成大范围危害后果的生物袭击方式，如生物气溶胶施放等也可能被使用，必须予以高度警惕。

应对措施　应对生物恐怖袭击，政治性、社会性与专业性均较强，不仅需要政府组织，专业支撑，民众参与，而且需要国际合作。国家层面的应对举措主要包括：加强反恐立法，健全生物安全管理法规制度；制定生物恐怖事件应对处置预案，提高专业防范和应对处置能力；普及反恐与生物安全知识，强化公众安全防护意识；开展国际生物反恐情报交流与技术合作，协同参与国际反恐行动。

（杨瑞馥　谭亚芳）

tūfā shēngwù shìjiàn

突发生物事件（emergency biological event）

突然发生的由生物因子造成的损害生命健康、破坏生态环境及影响经济发展的

重大事件。突发生物事件往往突然出现、发展迅速，如未能及时控制，则会扩大蔓延，甚至造成长期不利影响。引起突发生物事件的生物因子有致病微生物、生物毒素、动物、植物。

突发生物事件表现多样，影响广泛，后果严重，不仅直接危害生命健康，破坏生态平衡，而且扰乱正常社会秩序，造成人们心理恐慌，影响经济发展、社会稳定和国家安全。其危害主要有如下表现：自然情况下，致病微生物、生物毒素引发的传染病流行和中毒等突发生物事件，直接危害生命健康，消耗公共卫生资源，影响社会正常生产、生活；动植物所致的突发生物事件，直接影响农、林、牧业生产，破坏生态平衡，影响国民经济发展。生物战和生物恐怖袭击等人为制造的突发生物事件，不仅可造成上述严重后果，同时还引发公众心理恐慌、扰乱社会秩序，破坏社会稳定，危及国家安全。

生物事件由生物因子异常暴露或活动造成，致使生物事件突然发生的成因包括：①传染病暴发流行。病原体异常暴露于敏感人群，造成同种疾病病例集中暴发，并迅速传播扩散。②生物灾害。因气候、生态环境变化，导致农作物、森林和草原等病害、虫灾、鼠患集中暴发，造成大面积农作物减产、森林和草原被毁。③生物事故。医疗卫生和科研、生产设施内发生的意外感染，致病微生物泄漏、遗失等意外事故，造成人员发病死亡、环境污染或突发疫情。④生物战。军事行动中使用生物武器，人为制造环境污染，引发传染病暴发流行。⑤生物恐怖袭击和生物犯罪。非战争时期利用生物因子恶意袭击

社会和个体，实施犯罪和报复活动，制造公众恐慌，扰乱社会秩序。⑥外来生物入侵。外来物种在移居地蔓延失控、破坏当地的生态平衡。

根据突发生物事件的性质和起因，突发生物事件大致可以分为四类：①自然发生类，如传染病暴发，农作物和森林大面积虫灾，草原鼠害等。②意外事故类，如生物相关设施内感染，生物因子泄漏、遗失，意外生物中毒等。③人为制造类，如生物战、生物恐怖袭击和投毒等生物犯罪等。④生物入侵类，如外来动物入侵，外来植物入侵等。

(杨瑞馥 杜宗敏)

shēngwù liǎngyòngxìng

生物两用性（biological double-duty）

某些生物物剂、生物技术及相关生产设施设备，既可用于维护健康与发展经济的和平目的，也可用于生物战和生物恐怖等非和平目的特性。又称生物双用途。生物物剂主要指病原微生物、生物毒素及其他生物活性物质，病原微生物、生物毒素既包括天然存在的，也包括人工改造、合成的。生物两用性包含生物物品两用性、生物设施设备两用性和生物技术两用性。生命科学的发展，给人类带来了福祉，促进了人类社会发展，但生命科学知识和生物技术的滥用或误用，可能给人类带来威胁和灾难，管理控制好生命科学这把双刃剑，对维护社会生物安全具有重要意义。

微生物学与分子生物学的飞速发展，加深了人们对病原微生物的认识与了解。微生物培养技术、基因重组技术、生物合成技术，以及生物发酵、纯化、浓缩等生产制备技术等，大大促进了微生物的开发利用，对维护生命健康和促进经济发展发挥了重要作用。在医药卫生领域，疫苗、诊断制剂、抗生素及生物药物的生产与广泛应用，为人类疾病的防治与健康作出了重大贡献。同时，这些知识、技术与相应的设施设备也可用于生物武器的研制和发展。

生物武器以生物战剂为效应因子，发挥大规模杀伤作用。生物战剂可以是天然的高致病微生物或生物毒素等，也可以利用基因重组技术或生物合成技术等，对天然的高致病微生物或生物毒素进行改造或全新合成，获得新的、致病性、传染性更强的生物战剂。大规模培养、制备生物战剂，发展生物武器，与和平目的开发利用病原微生物使用的微生物培养、生物发酵、纯化、浓缩等常用生物技术、设施设备一致。因此，致病微生物、生物毒素等物剂，及其开发利用的相关技术方法和设施设备，可以用于造福人类，也可用于发展生物武器，相关研究与生产技术，被称为生物两用技术，相关设施、设备被称为生物两用设备。

(马静)

shēngwù jìshù liǎngyòngxìng

生物技术两用性（biological technique double-duty）

某些生物技术既可用于维护健康与发展经济的和平目的，也可用于生物战和生物恐怖等非和平目的特性。生物技术是指用于揭示生物体本质特征，以及对生物或生物成分进行改造和利用的技术。生物技术像一把双刃剑，在维护人类健康、促进社会发展、造福于人类方面发挥着重要作用，但是，生物技术被恶意谬用或误用，则可能给人类健康和社会发展带来巨大威胁和损害，甚至造成毁灭性的后果。

发展阶段　生物技术的发展大大促进了生命科学进步与社会经济发展，其发展过程大致经历了传统生物技术、近代生物技术、现代生物技术三个阶段。生物武器的发展伴随着生物技术的发展而发展。原始的生物攻击是向敌方投放传染病患者的尸体或污染物。微生物分离培养技术建立以后，向敌方投放细菌培养物，致使敌方人畜感染发病，成为新的生物攻击方式。生物技术的进步，为生物武器的研发提供了技术保障，微生物分离鉴定技术、微生物发酵技术、浓缩纯化技术、冷冻干燥技术等，促进了生物战剂的研发和规模化生产制备，使获得大量的、浓缩的、高效价、利于保存的生物战剂变得越来越容易，从而利用制备的生物战剂研发出各种生物武器。气溶胶发生技术的发展，实现了生物战剂的气溶胶施放，大大提高了生物武器的杀伤效果。随着现代分子生物学技术的发展，人们在利用基因序列分析、基因重组、基因改构、基因合成等各种基因操作技术，促进科学发展、造福人类的同时，也可利用这些技术进行病原体改造和合成新的病原体，制造传染性、致病性和抵抗力更强的或针对特定基因的生物战剂，并出现了基因武器的概念。

鉴于生物技术的两用特性，国际社会一致认定，对生物技术的应用须严格进行管控，防止生物技术被滥用，特别要防止别有用心者用于生物武器的研究、发展与生产。为此一些国家和国际组织都分别制定了各自的生物两用技术管理法规、条例。

生物两用技术分类　国际社会通常认为，用于开发、生产生物两用品或生物双用途设备的技术，均为生物两用技术，大体可归纳为以下几类：①微生物分离培养鉴定技术，主要是各种病原微生物的分离培养技术、分类鉴定技术。②微生物规模化培养技术，包括工业发酵技术，微球、微孔大量培养技术，以及连续投料持续培养技术等。③微生物及其产物纯化技术、浓缩加工技术、冷冻干燥技术等。④遗传工程技术，包括微生物基因分析测定技术，基因修饰、基因重组和转基因等基因改造技术，人工生物合成技术等。⑤微生物气溶胶技术，包括微生物气溶胶发生技术，微生物耐气溶胶化制备技术，微生物气溶胶分析技术，气溶胶生物粒子采样、检测和动态监测技术等。⑥生物安全防护技术，包括高等级生物安全设施和防护系统设计、建造技术，人员防护装备设计、制造技术等。⑦生物物剂规模化生产、浓缩、纯化、冻干等相关设备的设计、制造技术。

（马 静）

shēngwù shèshī shèbèi liǎngyòngxìng

生物设施设备两用性（biological facility and equipment double-duty）

某些生物设施设备既可用于维护健康与发展经济的和平目的，也可用于发展生产生物武器等非和平目的特性。此类设施设备又称生物双用途设施设备。生物设施设备主要指研究、开发、生产、利用微生物及其产物所使用的各种设施设备。这些设施设备在和平开发利用微生物及其产物，维护生命健康、发展社会经济、造福人类方面，发挥着重要作用，同时，其中某些设施设备也是发展制造生物武器所必需的。

生物武器生产制造需要大规模的制备生物战剂，生物战剂的制备过程及设施设备与和平开发利用微生物及其产物所使用设施设备相通。和平开发利用微生物使用的病原微生物培养、鉴定、浓缩、分离、纯化等相关设施设备，大多可用于生物战剂的研究与开发。微生物诊断试剂、疫苗、生物药物等领域规模化生产使用的相关设施设备，均可用于生物战剂的大量制备与规模化生产。

国际社会公认需要管理和控制的生物双用途设施设备主要包括：①生物安全设施设备。三级生物安全实验室、四级级生物安全实验室，以及具有生物安全三级防护水平以上的生产设施，保护从业人员和环境与公众安全的各种生物安全防护设备，如Ⅲ级生物安全柜，依靠外部空气供应、并在正压下操作使用的全身或半身防护服或防护罩。②规模化增殖培养设备。可进行致病性微生物培养或毒素生产的发酵罐、生物反应器、恒化器和连续灌流培养系统等。③浓缩纯化设备。可对致病性微生物进行连续分离的离心分离器，可用于连续分离致病性微生物、毒素和细胞培养物的截流过滤设备，冻干设备等。④生物气溶胶发生装置。生物气溶胶发生器，以及其他高效率、微粒子生物气溶胶发生设备等。

（马 静）

shēngwù liǎngyòng wùjì

生物两用物剂（dual-use biological materials）

既可用于维护人类健康与经济建设，也可用于发展生产生物武器的某些病原微生物、生物毒素及相关生物材料。又称双用途生物材料。生物两用品是在履行《禁止细菌（生物）及毒素武器的发展、生产及储存以及销毁这类武器的公约》（简称《禁止生物武器公约》）和

防止生物武器扩散行动中形成的重要概念。在履行《禁止生物武器公约》、防止生物武器扩散的行动中，国际社会普遍认为，为实现禁止生产、使用生物武器和防止生物武器扩散的目的，对一些既可用于维护人类健康和经济建设等和平目的，又可用于发展、生产生物武器等非和平目的的某些具有生物两用性的病原微生物、生物毒素及相关生物材料，应当立法严格管控。

国际社会在履行《禁止生物武器公约》和进行核查议定书谈判等活动中，普遍认为禁止发展使用生物武器，防止生物武器扩散，不但要禁止发展、生产及储存生物武器，还要从源头上对发展生物武器必需的原材料和技术进行严格管控。传染病防治和生物制品研究、生产等活动中所涉及的某些重要病原微生物、生物毒素，以及病原微生物的全部或部分基因组、质粒、转座子、载体等生物材料，都具有生物两用性。这些生物两用性物质，在维护人类健康及传染病预防控制活动中是不可或缺的重要生物材料，也是发展、生产生物武器必需的物质基础。

国际社会公认的生物两用物剂主要包括以下几类：①对人、动物和植物致病的病原体，包括天然的、经过基因修饰的、人工生物合成的各种病原体。②含有病原体的细胞、组织、血清、动物等生物材料及非生物材料。③病原体的全部和部分染色体、基因组、质粒等遗传物质。④生物毒素，包括天然的和人工制造的各种微生物毒素、动物毒素和植物毒素。此外，用作病原微生物培养、增殖的活细胞、胚卵、试验动物等具有生命活性的物质

材料，既是和平目的开发利用病原微生物科研、生产活动的必需品，也能用于生物战剂的研究与生产，此类活性物质也具有生物两用性，可视为生物两用物剂。

(马　静)

shēngwù liǎngyòngpǐn chūkǒu guǎnzhì

生物两用品出口管制

（export control of dual-use biological agents，related technology and equipment）　国家对于具有生物两用特征的物剂、相关设备与技术的出口贸易、对外交流等相关活动进行管理与控制的行动。此行动是《禁止细菌（生物）及毒素武器的发展、生产及储存以及销毁这类武器的公约》（简称《禁止生物武器公约》）缔约国履行《禁止生物武器公约》的国家管理行为。通过立法，加强国家对贸易性出口，对外交流、交换、援助以及其他方式的技术转移活动进行管理，防止造成生物两用物剂、设备及技术的不当转移与非和平利用。

管制目的　为了全面禁止发展生产生物武器，防止生物武器扩散，国际社会制定了《禁止生物武器公约》，并于 1975 年正式生效，截至 2017 年 12 月已经有179 个缔约国。《禁止生物武器公约》要求，缔约国在任何情况下不发展、不生产、不储存、不取得生物武器，以及除和平用途外的微生物制剂、毒素和相关研发生产设施设备与技术，不将这类物剂及其生产设备与技术直接或间接转让给任何接受者，也不协助、鼓励或引导他国取得这类物剂及其武器、生产设备与技术。1992 年 1 月，联合国的国家元首和政府首脑级会议发表了关于国际和平与安全的会议主席声明，要求全体会员国都必须履行与其相关的军备控制和裁军以及全面防止一切大规模杀伤性武器扩散的义务。2004 年 4 月，联合国安理会通过了 1540 号决议，重申了1992 年的声明，要求各国加强出口管制，开展国际合作，防止非法贩运大规模杀伤性武器相关设备、材料和技术。决议规定，全体会员国应对相关物项的出口和转口，建立适当的法规条例，实行有效的国家管控，以管制其出口、过境、转口和再出口，并且对违法者实施适当的刑事或民事惩罚。

生物两用品出口管制，由国家制定生物两用品及相关设备和技术出口管制法律法规，提出生物两用品及相关设备和技术出口管制清单，明确管理要求和法律责任。依据国家法规建立生物两用品出口许可审批制度，制定管理措施，明确两用品出口管理方法和程序，对涉及管制清单中的物剂和设备与技术的出口，实行有效的、不间断的国家管制。

管制流程及内容　生物两用品出口，由出口方向国家对外经贸主管部门提出申请，填写生物两用物剂及相关设备和技术出口申请表，并提交申请方的法定代表人、主要经营管理人以及经办人的身份证明；合同、协议的副本或者其他证明文件；生物两用物剂及相关设备和技术的技术说明；最终用户证明和最终用途证明；接受方必须提供不用于生物武器目的的、不用于合同约定的最终用途以外的其他用途、未经允许不向任何第三方转让等保证文件；以及主管部门规定提交的其他文件。生物两用品出口审批，在维护国家安全和社会公共利益，不违背《禁止生物武器公约》前提下，应重点审核考察以下内容：接收国涉及生物武器研发、扩散和生物恐怖活动的信息；接收国从事生物活动的能力和目的，对生物两用物项的管控能力与状况，尤其是非和平目的应用的风险程度；接收国或最终用户接收相关物项的用途及其合理性；交易各方的信誉度及兑现承诺能力等。

管制意义　生物两用品出口管制成为国际社会防止生物武器扩散的重要举措，在促进微生物菌毒种、相关技术和设备正常交流，控制生物物剂、生物技术及设施设备的非和平目的的运用方面起到了重要作用。依据《禁止生物武器公约》要求，为全面有效地履行《禁止生物武器公约》，中国于 2002 年颁布了《中华人民共和国生物两用品及相关设备和技术出口管制条例》，确定了《生物两用品及相关设备和技术出口管制清单》，制定了《两用物项和技术进出口许可证管理办法》，2006 年和 2012 年对条例及清单进行了修订，采用国家立法对生物两用品及相关设备和技术出口实施国家管制。

(马　静)

shēngwù liǎngyòngpǐn chūkǒu guǎnzhì qīngdān

生物两用品出口管制清单

（list of expert-controlled dual-use biological agents，equipment and related technology for export）　国家依法采用出口许可制度，进行审查管理的生物两用物剂及相关设备和技术名录。此清单通常由国家或多个国家组成的国家集团制定，是国家生物两用品出口管理法规的组成部分，是防止生物武器扩散的有效措施。生物两用物剂及相关设备和技术的出口，涉及贸易性出口，以及对外交流、交换、赠送、展览、援助、服务和以其他方式进行的对外转移。

生物两用物剂及相关设备和技术管制清单的制定与发布实施，是《禁止生物武器公约》缔约国履行公约，强化生物两用物剂及相关设备和技术的管理，防止用于发展生物武器和其他非和平目的的重要措施。

清单内容 不同国家或国家集团制定的生物两用品出口管制清单大致相同，总体上都包括管制的物剂、管制的设备和管制的技术三个部分。

管制物剂 出口管制的生物两用物剂，是指具有生物两用性的致病微生物、毒素和生物遗传物质，包括：①对人、动物和植物致病的病原体，包括天然的、经过基因修饰的、人工生物合成的各种病原体。②各种毒素，包括天然的和人工制造的各种微生物毒素、动物毒素和植物毒素。③病原体的遗传物质，包括染色体、基因组、质粒、转座子、载体（无论是否经过基因修饰）。出口管制清单不包括以疫苗形式存在的病原微生物及免疫用毒素。

管制设备 出口管制的生物两用设备，指既可用于和平目的的开发利用微生物及其产物，也可用于发展制造生物武器的设施设备。这类设备主要包括用于微生物分离与培养、增殖与发酵、提纯与精制的设备，以及四级和三级生物安全防护设施、设备。

管制技术 出口管制的生物两用相关技术，指用于开发、生产生物两用物剂或生物双用途设备的技术。表现形式为：①技术资料，指书面或记录在其他载体或设备上的各种设计、计划、图表、模型、公式，以及规范、手册和说明等。②技术援助，包括提供说明书、技能培训、工作知识、咨询服务和技术资料转让。

清单举例 在《禁止生物武器公约》履约的国际行动中，最有影响力的生物两用品管制清单是澳大利亚集团公布的生物两用品管制清单，该清单包括生物两用物剂、生物两用设备和生物两用技术。其中生物两用物剂包括人和人畜共患病病原体、动物病原体和植物病原体，以及这些病原体的致病性相关遗传物质和基因修饰生物体。该清单基本内容见表。

中国 2002 年发布《中华人民共和国生物两用品及相关设备和技术出口管制条例》，条例列出生物两用品出口管制清单，该清单所列的管制种类与澳大利亚集团发布的清单基本相同。

（马　静）

shēngwù liǎngyòng wùjì chūkǒu guǎnzhì qīngdān

生物两用物剂出口管制清单

（list of expert-controlled dual-use biological agents） 国家依法采用出口许可制度，进行审查管理的病原微生物、毒素及相关生物遗传物质名录。该清单是国家和国际组织发布的关于生物两用物剂及相关设备和技术管制清单的组成部分，是国家行政许可审查管理的依据。生物两用物剂出口，涉及贸易性出口，以及对外交流、交换、赠送、展览、援助、服务和以其他方式进行的对外转移。

依据《禁止生物武器公约》的规定，2004 年 4 月联合国安理会第 1540 号决议要求，缔约国要对生物武器相关的物质材料、设备条件和技术，履行出口管制义务，积极开展国际合作。为履行国际《禁止生物武器公约》，世界许多国家均制定有生物两用品出口管制清单，其中生物两用物剂出口管制清单是生物两用品出口

表　澳大利亚集团生物两用品管制清单概况（2013 年）

两用物剂	人和人畜共患病病原体（种）		动物病原体（种）		植物病原体（种）	
	核心清单	警示清单	核心清单	警示清单	核心清单	警示清单
病原微生物	61	6	19	—	18	4
病毒	39	—	17	—	2	1
细菌	20	4	2	—	5	1
真菌	2	2	—	—	11	2
毒素	19	—	—	—		
遗传物质	与清单所列微生物的致病性相关的遗传物质，包括染色体、基因组、质粒、转座子、载体等					
基因修饰生物体	含有与清单所列微生物的致病性相关的核酸序列的基因修饰生物体					
两用技术	用于开发、生产清单所列生物两用品或生物双用途设备的技术					
两用设备	培养发酵、冷冻干燥、离心制备、三级以上生物安全防护设施设备等27项					

管制清单的主要组成部分，各个国家的管制清单内容基本相同。在出口管制活动中，澳大利亚集团的生物两用品出口管制清单具有比较广泛的国际共识。中国在2002年颁布了《中华人民共和国生物两用品及相关设备和技术出口管制条例》，后来又适时予以修订，其中的生物两用物剂名录与澳大利亚集团公布的管制清单基本一致。出口管制的生物物剂主要包括人和人畜共患病病原体、动物病原体、植物病原体、生物毒素，以及与管制物剂致病性相关的遗传物质及基因修饰生物体。

人和人畜共患病病原体 多数国家出口管制的人和人畜共患病病原体有60余种，其中细菌类病原体有炭疽芽胞杆菌、鼠疫耶尔森菌、布氏杆菌、土拉弗朗西斯菌、鼻疽伯克霍尔德菌、霍乱弧菌、嗜肺军团杆菌、伤寒沙门菌、嗜鹦鹉热衣原体、贝氏柯克斯体、普氏立克次体、立氏立克次体等20余种；病毒类病原体有天花病毒、委内瑞拉马脑炎病毒、西部马脑炎病毒、东部马脑炎病毒、黄热病毒、蜱传脑炎病毒、乙型脑炎病毒、汉坦病毒、刚果-克里米亚出血热病毒、埃博拉病毒、马尔堡病毒、拉沙热病毒、登革热病毒、胡宁病毒、马丘波病毒、尼帕病毒、亨德拉病毒、高致病性禽流感病毒等近40种；真菌类病原体有厌酷球孢子菌、荚膜组织胞浆菌、镰刀菌等。

动物病原体 多数国家出口管制的动物病原体有近20种，其中病毒17种，包括非洲猪瘟病毒、禽流感病毒、蓝舌病病毒、口蹄疫病毒、山羊痘病毒、伪狂犬病病毒、猪瘟病毒、狂犬病病毒、鸡新城疫病毒、小反刍兽疫病毒、猪肠道病毒、牛瘟病毒、绵羊痘病毒、捷申病病毒、水疱性口炎病毒、皮肤结节病病毒、非洲马瘟病毒等；细菌2种，包括丝状霉形体丝状亚种SC型、山羊霉形体山羊肺炎亚种。

植物病原体 多数国家出口管制的植物病原体有20余种，其中细菌6种，包括白纹黄单胞菌、柑橘溃疡病菌、水稻白叶枯病菌、马铃薯环腐病菌、青枯雷尔氏菌、苛养木杆菌；真菌13种，包括咖啡色刺盘孢病菌、水稻旋孢腔菌、溃疡状短生活史菌、禾柄锈菌、条形柄锈菌、稻瘟病菌、菲律宾指霜霉病菌、玉米褐条霜霉病菌、马铃薯癌肿病菌、小麦印度腥黑穗病菌、马铃薯楔孢黑粉菌、柑橘干枯病霉菌、诺粒梗孢念珠菌；病毒3种，包括安第斯马铃薯潜伏病毒、马铃薯纺锤形块茎病类病毒、香蕉束顶病毒。

生物毒素 多数国家出口管制的生物毒素有近20种，包括肉毒毒素、产气荚膜梭状芽胞杆菌毒素、海蜗牛毒素、蓖麻毒素、石房蛤毒素、志贺毒素、金黄色葡萄球菌肠毒素、河豚毒素、志贺样毒素、微囊藻毒素、黄曲霉毒素、相思豆毒素、霍乱毒素、二乙酰蔍草镰刀烯醇毒素、T-2毒素、HT-2毒素、莫迪素、蒴莲素、槲寄生凝集素等。

遗传物质和基因修饰生物体 含有清单所列微生物致病性相关核酸序列的遗传物质及基因修饰生物体；含有清单所列毒素及其亚单位核酸序列的遗传物质及基因修饰生物体。

生物两用品管制清单所列生物物剂包括天然的、经过基因修饰的、人工生物合成的各种病原体及生物毒素；纯的菌（毒）种、毒素，以及含有生物物剂的培养物、血清、细胞、组织、动物等；病原体的遗传物质，如染色体、基因组、质粒、转座子、载体等。出口管制清单不包括以疫苗形式存在的病原微生物及免疫用毒素。

（马　静）

shēngwù liǎngyòng shèbèi hé jìshù chūkǒu guǎnzhì qīngdān

生物两用设备和技术出口管制清单（list of expert-controlled dual-use biological equipment and technology）

国家依法采用出口许可制度，进行审查管理的生物两用相关设备和技术名录。此清单通常由国家或多个国家组成的国家集团制定，是国家和国际组织发布的关于生物两用物剂及相关设备和技术管制清单的组成部分，是国家行政许可审查管理的依据。生物两用设备和技术的出口，涉及贸易性出口，以及对外交流、交换、赠送、展览、援助、服务和以其他方式进行的对外转移。

世界许多国家均制定有生物两用设备和技术出口管制清单，各国的管制清单内容基本相同，澳大利亚集团的《生物两用设备及相关技术和软件出口管制清单》具有较大的影响力。两用设备及相关技术管制清单通常包括微生物规模化培养生产设备，气溶胶发生、感染设备，生物制剂制备设备，生物安全设施与防护设备，以及用于开发、生产管制清单所列生物两用物剂或生物双用途设备的技术。

微生物规模化培养生产设备 主要包括：①进行微生物培养或毒素生产的发酵罐、生物反应器、恒化器和连续灌流培养系统等。用于致病性微生物规模化培养，不发散气溶胶，且容积等于或大于20L的发酵罐等培养设备，包括20L以下的连续灌流培养系统。②微生物或毒素浓缩纯化设备。用于微生物或毒素的分离、浓缩、纯化的离心分离器和交叉流过滤设备等，技术特征为不发散气溶胶，可就地进行消毒灭菌。离心分离器（包括倾析器），可对致病性微生物进行连续分离、浓缩、纯化，流率大于每小时100L；交叉流（切向流）过滤设备，可用于分离、浓缩、纯化致病性微生物、毒素和细胞培养物，总过滤面积等于或大于 $1m^2$，以及过滤面积等于或大于 $0.2m^2$ 的交叉流（切向流）过滤组件。③冻干设备。用于微生物或毒素等制品的规模化冷冻干燥，24小时凝冰量大于或等于10kg，并可蒸汽消毒的冻干设备。

气溶胶发生、感染设备　主要包括：①气溶胶吸入箱。用于致病性微生物、毒素的气溶胶攻击试验，且容量等于或大于 $1m^3$ 的气溶胶吸入箱。②气溶胶发生器。能将悬浮液以每分钟大于2L的流量分散成直径小于 $50\mu m$ 的初始液滴的喷雾或雾化系统，或喷嘴、转笼式喷头及类似装置。这些气溶胶发生装置可以安装在飞机或其他飞行器上进行气溶胶施放。

生物剂制备设备　主要包括用于制备活的微生物和毒素微囊、粒子直径在 $1\sim10\mu m$ 的设备，特别是界面型多聚凝集器和相分离器。

生物安全设施与防护设备　主要包括：①三级、四级级生物安全实验室，以及具有生物安全三级防护水平以上的生产设施。②保护从业人员和环境与公众安全的各种生物安全防护设备，如Ⅲ级生物安全柜，依靠外部空气供应、并在正压下操作使用的全身或半身防护服或防护罩。

生物两用技术　用于开发、生产管制清单所列生物两用物剂或生物双用途设备的技术。主要涉及微生物规模化培养技术，微生物及其产物纯化、浓缩、冻干技术，微生物基因修饰改造技术，微生物气溶胶技术，生物物剂规模化生产制备等相关设备的设计制造技术等。包括书面或记录在其他载体或设备上的各种设计、计划、图表、模型、公式、程序软件、手册等技术资料，以及技能培训、咨询服务等。

（马　静）

jìnzhǐ shēngwù wǔqì guójì gōngyuē
禁止生物武器国际公约
（international treaties on prohibition of biological weapon）　国际上关于禁止使用、生产、储存生物武器的书面协议、决议、条约等文件的统称。这些国际公约是国际社会禁止生物武器的法律依据，世界各国均应严格遵守，认真履行。

分类　涉及禁止生物武器的国际公约总体上可以归为两类，一类是为限制作战手段、作战方法和保护战斗人员、平民和战争受难者而缔结的战争法规、条约；另一类是裁军、限制军备活动中，为禁止生物武器发展、生产及储存等而缔结的条约。

涉及禁止生物武器的战争法规、条约有：①《关于战争法规和惯例的国际宣言》，又称《布鲁塞尔宣言》，1874年在布鲁塞尔签订。宣言称，战争法规不承认交战各方在采用伤害敌人的手段方面拥有不受限制的权力，特别禁止使用毒物或有毒武器等。②《海牙公约》，又称《海牙法规》，1899年5月在海牙签订，包括三个公约和三个宣言，是禁止使用有毒物质最早的国际条约。

1907年对1899年的三个公约进行了审定，并通过了10个新公约。其中《陆战法规和惯例公约》规定，交战者损害敌人的手段方面，并不具有无限的权力；除各公约规定禁止者外，特别禁止使用毒物和有毒武器，禁止使用足以引起不必要痛苦的武器、投射物或材料。③《禁止在战争中使用窒息性、毒性或其他气体和细菌作战方法的议定书》，简称《日内瓦议定书》。1925年6月17日国际联盟在日内瓦召开的管制武器、军火和战争工具国际贸易会议上签订，1928年2月8日起生效，无限期有效。《日内瓦议定书》第一次明确提出了禁止生物武器，并将禁止生物武器与禁止化学武器联系在一起，重申了对战争中使用窒息性、毒性或其他气体，以及类似的液体或其他物质、器具的谴责，确认禁止此类物质的使用是普遍接受的国际法的一部分，并将这项禁令扩大到禁止战争中使用细菌武器。④《防止及惩治危害种族罪公约》，1948年12月9日联合国大会正式通过，1951年1月12日开始生效。公约认为大规模屠杀是指针对一个国家、种族、人种或者宗教团体，从整体或部分上，以毁灭为目的的任何行为，公约禁止危害人种的行为及危害人种武器的使用。⑤1969年12月16日联合国大会通过的第2603A号决议，确认在国际武装冲突中禁止使用作用于人或动物、植物的一切化学武器。化学武器中的毒素类战剂，也属于生物战剂。

裁军、限制军备活动中缔结的禁止生物武器相关条约有：①《禁止细菌（生物）及毒素武器的发展、生产及储存以及销毁这类武器的公约》，简称《禁止生物武器公约》。1971 年 12 月 16 日第 26 届联合国大会通过，1975 年 3 月正式生效，无限期有效。该公约规定，缔约国在任何情况下不发展、不生产、不储存、不使用生物武器，不取得、不扩散和平用途以外的病原微生物、毒素及相关材料与技术设备。中国于 1984 年 11 月 15 日加入该公约。②《禁止发展、生产、储存和使用化学武器及其销毁此种武器的公约》，简称《禁止化学武器公约》。1992 年 11 月第 47 届联合国大会通过，1997 年正式生效，无限期有效。其中涉及的毒素武器也属生物武器范畴。中国于 1993 年 1 月 15 日加入该公约。

其他 一些国际组织和国家集团，也有涉及禁止生物武器的相关文件。例如有 40 个国家参加的澳大利亚集团，为防止生物武器扩散，制定了生物两用设备及相关技术和软件出口管制清单、生物物剂出口管制清单、植物病原体出口管制清单和动物病原体出口管制清单。这类国际组织和国家集团涉及禁止生物武器的相关文件，在促进国际社会禁止生物武器、防止生物武器扩散方面发挥了积极的作用。

(马 静)

Jìnzhǐ Shēngwù Wǔqì Gōngyuē

《禁止生物武器公约》

(Convention on the Prohibition on Biological Weapon，BWC)

《禁止细菌（生物）及毒素武器的发展、生产及储存以及销毁这类武器的公约》[Convention on the Prohibition on the Development, Production and Stockpiling of Bacteriological (Biological) and Toxin Weapons and on Their Destruction] 的简称，又称《禁止生物和毒素武器公约》(Biological and Toxin Weapons Convention，BTWC)。此公约在 1925 年《禁止在战争中使用窒息性、毒性或其他气体和细菌作战方法的议定书》（简称《日内瓦议定书》）基础上，于 1971 年 9 月 28 日由美国、英国、苏联等 12 个国家联合向第 26 届联合国大会提出，1971 年 12 月 16 日在第 26 届联合国大会通过，1972 年 4 月 10 日在莫斯科、伦敦、华盛顿开放签署，1975 年 3 月 26 日生效，无限期有效。《禁止生物武器公约》文本在苏联、英国和美国保存，截至 2017 年底已经有 179 个缔约国。

内容 此公约由序言和 15 条正文组成。

序言 承认 1925 年 6 月 17 日签订的《日内瓦议定书》的重要意义，并且认为该议定书在减轻战争恐怖方面已经并将继续作出贡献，重申了坚持该议定书的原则和目标，要求所有国家严格遵守这些原则和目标。强调公约缔约国决心在全面彻底裁军方面（包括禁止并消除一切大规模毁灭性武器在内）取得切实进展，并深信通过有效措施禁止化学和生物武器的发展、生产和储存以及销毁这类武器，在严格和有效国际监督下，将能促进全面彻底裁军目标的实现。

正文 公约的主要内容，包括：①各缔约国承诺在任何情况下决不发展、生产、储存或以其他方法取得或保有类型和数量不属于预防、保护或其他和平用途所正当需要的微生物剂或其他生物剂或毒素，不论其来源或生产方法如何，以及为了将这类物剂或毒素使用于敌对目的或武装冲突而设计的武器、设备或运载工具（第一条）。②各缔约国应于本公约生效后 9 个月内，将其所拥有的或在其管辖、控制下的公约第一条所规定的一切生物物剂、毒素、武器、设备和运载工具销毁或转用于和平目的（第二条）。③各缔约国承诺不将公约第一条所规定的任何生物物剂、武器、设备或运载工具直接或间接转让给任何接受者，并不以任何方式协助、鼓励或引导任何国家、国家集团或国际组织制造或以其他方法取得上述任何生物物剂、武器、设备或运载工具（第三条）。④各缔约国应按照其宪法程序采取必要措施，在该国领土境内或管辖、控制的任何地方，禁止并防止发展、生产、储存、取得或保有本公约第一条所规定的生物物剂、武器、设备和运载工具（第四条）。⑤各缔约国在解决有关本公约的目标所引起的或在本公约各项条款的应用中所产生的任何问题时，彼此协商和合作（第五条）。各缔约国承诺在和平使用生物剂及其设备、材料和科技情报方面开展交流与合作，并设法避免本公约妨碍各缔约国的经济或技术发展（第十条）。⑥任何缔约国发现其他缔约国的行为违反本公约各项条款时，需向联合国安全理事会提出控诉，提供一切可能证据，并提请安全理事会予以审议。各缔约国对安全理事会的调查应给予合作（第六条）。如果安全理事会断定由于本公约遭受违反而使本公约任何缔约国面临危险，缔约国即按照联合国宪章向请求援助的该缔约国，提供援助或支持这种援助（第七条）。⑦《禁止生物武器公约》中的任何规定均不得解释为，在任何意义上限制或减损任何国家对《日内瓦议定书》所承担的义务（第八条）。公约缔约国确认《禁止化学武器公约》目标，并积极促进达成协议（第九条）。⑧任何缔约国对公约的修正案，需公约多数缔约国同意后生效（第十一条）。公约满5年后召开缔约国会议审查公约实施情况（第十二条）。公约无限期有效（第十三条）。

意义 《禁止生物武器公约》生效以来，在禁止和彻底销毁生物武器、防止生物武器扩散方面发挥了不可替代的作用。同时，也降低了生物科技滥用和误用的潜在风险，促进了生物科学与技术的和平利用与交流合作。

1984年9月20日，中国签署《禁止生物武器公约》，于1984年11月15日向英、美、苏政府交存加入书，《禁止生物武器公约》于同日对中华人民共和国生效。

(马 静)

jìnzhǐ shēngwù wǔqì gōngyuē lǚyuē

禁止生物武器公约履约

(fulfillment of biological weapon convention) 《禁止生物武器公约》缔约国遵守公约，切实践行公约约定事项、履行公约义务的行动。切实履行《禁止生物武器公约》，是全面禁止生物武器、防止生物武器扩散、促进生物领域国际合作和生物科学技术和平利用的重要保障。

缔约国在任何情况下不发展、不生产、不储存、不使用生物武器；不取得、不扩散和平用途以外的病原微生物、毒素及相关材料与技术设备；不协助、鼓励或引导他国取得这类病原微生物、毒素及其武器、设备或运载工具。缔约国在公约生效后9个月内销毁一切这类病原微生物、毒素及其武器；缔约国应向联合国安理会控诉其他任何国家违反本公约的行为。

国家履约 公约规定各缔约国应按照其宪法程序采取任何必要措施以便在该国领土境内或其管辖、控制的任何地方，禁止并防止发展、生产、储存、取得、保有或扩散除和平用途外的病原微生物、毒素、武器、设备和运载工具。缔约国应将公约提倡和禁止的内容纳入本国法律法规进行管理。建立健全禁止生物武器、生物安全、生物两用品管制、公共卫生、传染病监控等方面的国家法规体系；建立健全国家履约机构和工作机制，管理国内履行禁止生物武器公约相关事务。缔约国应由外交、国防、科技、农业、卫生、商务、海关等相关政府主管机构，共同建立国家履约管理运行机制，各司其职，分工协调，确保各项履约法规和措施的贯彻落实。

国际履约 公约规定本公约生效满5年后，定期召开本公约缔约国会议，审查公约的实施情况，以保证本公约宗旨和各项条款正在得到实现。公约还规定联合国安全理事会应受理缔约国对违反公约行为的控诉，按照联合国宪章对控诉予以审议，并进行指称调查。践行公约的这些约定是国际履约的义务。

履约概况 1975年3月26日公约生效至2017年底，已经有179个缔约国，得到了国际社会的普遍认可和支持，公约的有效性和履约的普遍性有了一定提高。

国际履约行动 ①公约审议会：根据公约规定，截至2017年底，已经召开了八次公约缔约国会议（简称审议会），审查公约的实施情况。②建立信任措施：在《禁止生物武器公约》1986年第二次审议会和1991年第三次审议会上，缔约国明确了建立禁止生物武器公约信任措施机制。缔约国自愿按照"建立信任措施"要求，每年向联合国提交建立信任措施资料，该资料缔约国共享。2007年7月《禁止生物武器公约》年度会议确定设立专门机构，操办"建立信任措施"资料的汇集和反馈给所有缔约国等事宜。信任措施资料的主要内容包括：a. 国家生物战防御研究与发展方案，以往在进攻性和/或防御性生物学研究与发展方面的活动，说明历史上对于进攻性和防御性生物学研究与发展的情况、现状。b. 研究中心和最高封闭实验室（BL-4）等设施，相关设施的性质、任务与经费来源（比例），技术/行政人员数量，工作涉及的致病微生物种类、领域、技术、结果，研究设施每年发表的相关论文。c. 异常突发疫情，传染病种类及发病例数/死亡人数，流行/暴发事件及处置概要。d. 有关科学家、专业、专业活动和联合研究项目名称，涉及国家、参加人数、主要内容等活动情况。e. 国家立法，涉及生物武器防护、禁止生物武器公约履约、生物安全等内容法律法规和其他行政规章等，列出法规名称、立法时间、批准机构等。f. 疫苗生产设施，列出设施隶属关系、任务来源、制品种类等情况。③《禁止生物武器公约议定书》谈判：鉴于公约对缔约国遵约情况缺乏监督、核查和惩戒措施，制定一项包括核查机制在内的履约议定书极其必要。1994年《禁止生物武器公约》缔约国成立了相关特别工作组，又称特设专家组，参照《禁止化学武器公约》核查机制和核查方式方案，开展履约议定书磋商与谈判，希望达成具有法律约束力的《禁止生物武器公约议定书》，以促进公约的切实履行。经过多年艰苦磋商与谈判，特别工作组在 2001 年初提出《禁止生物武器公约议定书》（草案），但在当年 12 月的第五次审议会议上，遭到美国的否定，特别工作组使命被迫中止，议定书谈判被迫休会。④缔约国政府及政府专家年会：在第五次审议会上，缔约国一致同意建立缔约国政府及政府专家年会机制，在两次审议会期间每年召开一次，建立缔约国间的信息交流平台，就约定的主题阐述观点，陈述本国的做法和提出履约建议。缔约国年会已经就加强国家生物安全立法管理、突发传染病疫情监测、加强生物安全设施和菌毒种管理、加强生物领域专业人员行为规范、关注科学技术发展对生物武器及生物安全影响等专题，从专业技术角度和社会管理角度，进行广泛、深入、有效地沟通。⑤生物武器核查：根据 1999 年 12 月 17 日联合国安理会第 1284 号决议，联合国监测、核查和视察委员会于 2002 年 11 月，对伊拉克生物武器发展与处理情况进行了调查。

国家履约行动 自公约生效以来，各缔约国按照公约规定和审议会要求，履行公约义务。多数缔约国相继建立健全了《禁止生物武器公约》相关国家法律法规体系，将公约提倡和禁止的内容纳入本国法制管理，组建了由政府主管部门组成的国家履约机构和工作机制，管理国内《禁止生物武器公约》履约相关事务。许多国家和国家集团制定了生物安全管理手册、生物两用品出口管制清单等，管理国内生物安全事务，防止生物物剂、设备与技术的滥用及扩散。多数缔约国积极参与《禁止生物武器公约》审议会、缔约国年会和《禁止生物武

器公约议定书》谈判，审议公约内容和执行情况，磋商、研讨建立有效的履约核查机制，促进缔约国达成《禁止生物武器公约议定书》。至 2016 年，已有半数以上的缔约国向联合国安理会提交本国的信任措施宣布资料，对促进国际及缔约国间的履约信息交流，增强公约的有效性，推动普遍履约等方面，发挥了重要作用。

（马 静）

zhǐchēng shǐyòng shēngwù wǔqì diàochá

指称使用生物武器调查

（investigation in case of alleged biological weapon attack） 根据《禁止生物武器公约》，联合国对指控使用生物武器或遭受到生物武器攻击进行的调查核实行动。此调查也包括对指控发展、生产、储存、取得、扩散生物物剂、武器、设备和运载工具等违反公约行为的调查，是国际社会和缔约国履行《禁止生物武器公约》和反生物战的重要举措。按《禁止生物武器公约》规定由联合国安全理事会组织第三方权威专家团队，对指控使用生物武器和违反《禁止生物武器公约》的事件实施调查。

启动指称使用生物武器调查有两种机制，即《禁止生物武器公约》约定的联合国安全理事会机制和 20 世纪 80 年代两伊战争背景下产生的联合国秘书长机制。联合国安全理事会启动指称使用生物武器调查机制虽尚未实际启用，但联合国裁军事务办公室就生物武器核查谈判与磋商工作一直没有停止，并组织了多次生物武器调查专家培训、摸查征询了生物战剂检验确认实验室名单，开展了调查相关行动的研讨活动，为《禁止生物武器公约》履约核

查和指称使用生物武器调查做了大量准备工作。

指称使用生物武器调查的基本程序：①指控使用生物武器。《禁止生物武器公约》约定，任何缔约国发现其他缔约国的行为违反本公约各项条款时，应向联合国安全理事会提出控诉，并提供一切可能证据，提请安全理事会予以审议、调查。②审议使用生物武器指控。联合国安全理事会对控诉国提出的控诉予以审议，通过对指控内容和所提供的相关证据资料、实物的审议，判定指控是否成立、被指控国是否有可能使用生物武器或违反《禁止生物武器公约》。③指称使用生物武器调查。当联合国安全理事会经审议认为被指控国有可能使用生物武器或违反《禁止生物武器公约》时，按联合国宪章和《禁止生物武器公约》的相关规定，组建由第三方国际知名专家组成的联合国专家调查组。联合国专家组进入当事国，通过现场调查、生物物剂采样检测、资料查阅、证据搜集等方式，调查核实指控内容，确认被指控国是否使用生物武器或违反《禁止生物武器公约》。④形成调查报告。调查组对调查结果进行分析总结，形成详细完整的调查报告，并按要求提交联合国安全理事会。⑤审议调查报告。安全理事会会同相关部门对调查报告进行审议，根据审议结果采取进一步行动，并将调查结论通报当事国和《禁止生物武器公约》各缔约国。

（马 静）

tànjū yábāo gǎnjūn

炭疽芽胞杆菌（Bacillus anthracis） 炭疽病的病原体，细菌学分类属于芽胞杆菌科，需氧芽胞杆菌属细菌。该菌是人类历史

上第一个被发现的病原菌，简称炭疽杆菌。

炭疽杆菌于 1849 年德国人波伦德（Pollender）和 1850 年法国人达韦纳（Davaine）在因炭疽病死亡的动物血液中通过显微镜最早观察发现，达韦纳将其命名为"bacteridie"。1876 年德国学者罗伯特·科赫（Robert Koch）利用固体培养基培养获得炭疽杆菌纯培养物，并经动物试验证实了炭疽杆菌的病原性，1877 年科赫拍摄的炭疽杆菌照片见图 1。

炭疽杆菌芽胞具有对外界环境极强的抵抗力，能造成环境持续而广泛的污染，所致炭疽病分布于世界各地，尤以南美洲、亚洲及非洲等牧区较多见，是一种自然疫源性人畜共患疾病，呈地方性流行，主要危害畜牧业，人间很少相互传染，多以散发病例和小型暴发为主。中国的炭疽自然疫源地分布较为广泛，主要集中在贵州、新疆、甘肃、四川和广西等地区。

军事意义　炭疽杆菌对人致病性强，吸入性肺炭疽病死率高，芽胞抵抗力强，耐受气溶胶化，易于大量生产，可冷冻制成干粉长期存储。炭疽杆菌芽胞是生物武器发展过程中武器化程度最高的致死性生物战剂，许多国家都

对其进行过系统研究。日本、美国、英国和苏联等国家都曾将炭疽杆菌作为生物战剂进行研究、生产和储备。日本设在中国的"731"细菌部队，1940 年每月已能生产炭疽杆菌 500~600kg。美军曾将炭疽芽胞武器化，1952 年的朝鲜战争中，美军飞机在中国辽宁投掷带有炭疽芽胞的羽毛、杂物，导致多人患吸入性炭疽和炭疽脑膜炎致死。苏联生物武器研发机构在 1979 年发生的斯维尔德洛夫斯克（Sverdlovsk）事件中，曾导致吸入性炭疽病突发，至少导致 79 人感染，68 人死亡。2001 年，美国"9·11"事件后，相继发生了多起炭疽芽胞粉末邮件恐怖事件，导致 22 人感染，11 人死亡，受到国际社会的广泛关注。联合国、世界卫生组织、北约集团以及澳大利亚集团等国际组织，都将炭疽杆菌列为可能用于攻击人的重要生物战剂。

生物学特性　炭疽杆菌为革兰阳性大杆菌，易于培养，可形成芽胞。炭疽杆菌芽胞对自然环境因素有较强抵抗力，可形成气溶胶。

形态特征　炭疽杆菌镜检菌体为杆状，两端平切，无鞭毛，大小（1.0~1.5）μm×（4.0~8.0）μm。在普通培养基上生长

时，镜检可见长链状的菌体，无荚膜。而在宿主体内以及特定的培养条件下可以形成荚膜、多个菌体相连呈竹节状，但无毒菌株不产生荚膜。在腐尸标本中，显微镜观察可见到成为菌影的无内容物荚膜。暴露于空气或有氧条件下培养，可以形成芽胞，芽胞呈椭圆形，位于菌体中央，其宽度小于菌体的宽度。

培养特性　炭疽杆菌兼性厌氧，在普通培养基上的典型菌落呈狮子头状，常有小尾突起，大小 2~3mm，表面粗糙，呈毛玻璃样色调，边缘不整，低倍镜检菌落边缘呈"卷发状"，用接种针挑取时有黏性，呈"拉丝状"，这些特征在其他芽胞杆菌中少见，可以作为鉴定的指征。普通肉汤培养基上培养，不形成菌膜，呈絮状沉淀生长，培养基上部澄清。在血琼脂培养基上生长不溶血，在含有血清或碳酸盐的琼脂平板上，37℃、5% CO_2 培养，毒力菌株可以形成荚膜，表现为黏液状的菌落。

抗原组成　炭疽杆菌具有三种抗原成分。①荚膜多肽抗原：由 D-谷氨酸多肽组成，具有抗吞噬作用，与毒力有关。②菌体多糖抗原：由等分子量的 N-乙酰葡糖胺和 D-半乳糖组成，与毒力无

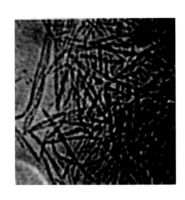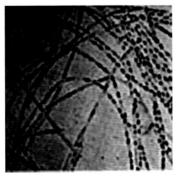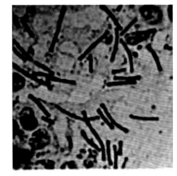

图1　1877 年科赫拍摄的炭疽杆菌

关，耐热，此抗原特异性不高，能与其他芽胞杆菌，甚至与14型肺炎球菌多糖抗原及人类 A 血型物质发生交叉反应。③炭疽毒素：由保护性抗原（protective antigen，PA）、致死性因子（lethal factor，LF）和水肿因子（edema factor，EF）三种蛋白组成。EF 本身无毒性，LF 需要大量注射才引起致死作用，而 EF 和 PA 协同引发严重皮下水肿，LF 和 PA 可协同杀死小白鼠，3 种蛋白组合而成的炭疽毒素具有最大的致病能力。PA 具有免疫原性和血清学诊断价值。

基因组结构　炭疽杆菌基因组分为主基因组和质粒两部分。主基因组为巨大的环形双链 DNA，其长度为 522.7kb，共有 5508 个开放阅读框。质粒包括 pXO1 质粒和 pXO2 质粒。炭疽杆菌的强致病性取决于 pXO1 质粒，长度 181.6kb。编码致病因子 EF、LF 和 PA 的基因 cya、lef 和 pagA 均位于该质粒上，并与毒素调节因子基因 actxA、pagB 等一起组成 44.8kb 的毒力岛。pXO2 质粒与炭疽杆菌荚膜的形成有关，长度 94.8kb。

抵抗力　炭疽杆菌繁殖体与一般细菌相似，对日光、热和普通消毒剂敏感。但炭疽杆菌芽胞对热、化学制剂和自然环境的抵抗力强，耐储存和气溶胶化。芽胞气溶胶的衰亡率为每分钟 0.1%，在室温干燥环境中能存活 20 余年，在皮革中能生存数年。牧场一旦被污染，传染性可维持 20～30 年。煮沸 10 分钟、140℃干热 2 小时、湿热 121℃ 30 分钟～2 小时、紫外线照射 4 小时才能将芽胞杀死。苯酚（石炭酸）、来苏尔、苯扎溴铵（新洁尔灭）等季铵盐类对芽胞消毒效果差，过氧乙酸、甲醛、戊二醛、环氧乙烷、0.1% 碘液和含氯消毒剂具有较好的杀芽胞效果。但是，当有机物质存在时，如分泌物和排泄物，含氯消毒剂的杀菌效果会大大降低。因此，对炭疽杆菌消毒效果的评价，应以芽胞是否被杀灭为标准。

危害方式　炭疽杆菌是人畜共患病炭疽的病原体，可以导致人畜感染，罹患各型炭疽病，对畜牧业发展和人类健康具有较大危害。

致病性与宿主反应　人感染炭疽杆菌可导致炭疽病，潜伏期一般 1～5 天，最短 12 小时，最长 12 天。炭疽根据临床表现可分为皮肤炭疽、肺炭疽、肠炭疽、脑膜炎型炭疽和败血症型炭疽 5 型。

皮肤炭疽　炭疽杆菌繁殖体或芽胞通过皮肤的破损处进入机体，在局部繁殖，产生毒素致局部皮肤水肿、出血、组织坏死（图 2）。通常在感染后 1～10 天内在感染处形成无痛性丘疹，24～48 小时后皮疹中心变成小水疱，周围被红斑和水肿环绕，继续发展为无痛性脐形溃疡，随之形成典型的黑色坏死焦痂，局部淋巴结肿大，伴随发热、头痛等轻、中度的全身反应。1～2 周后，水肿逐渐吸收，焦痂脱落。皮肤炭疽占自然感染炭疽发病的 95% 以上，病死率小于 10%。

肺炭疽　吸入炭疽杆菌芽胞可导致原发性肺炭疽，其他型炭疽也可继发引起肺炭疽。原发性肺炭疽起病急骤，初期短暂的非特异流感样症状，2～4 天进入急性期。临床表现为寒战、高热、呼吸困难、喘鸣、发绀、血样痰、胸痛等，有时在颈胸部出现皮下水肿。肺部检查有散在的细湿啰音，或有胸腔积液、胸膜炎体征（图 3），常并发败血症和感染性休克，偶可继发脑膜炎。肺炭疽病情大多危重，可因中毒性休克、呼吸循环衰竭而死亡，是炭疽病中最危险的类型。

肠或口咽炭疽　食入炭疽杆菌或芽胞可引起肠炭疽或口咽炭疽。肠炭疽通常在感染后 3～7 天发病，出现高热、恶心、呕吐等，随之发生呕血或便血，严重者出现败血症和中毒性休克，如不及时治疗常导致死亡。口咽炭疽初始症状表现为发热、咽部疼痛、吞咽困难，继而出现咽部坏死性溃疡和结痂，颈部组织水肿、淋巴结肿大，严重者出现感染性休克和死亡。

脑膜炎炭疽　大多继发于伴有败血症的各型炭疽，原发性偶见。临床症状有剧烈头痛、频繁呕吐、神志障碍、抽搐，明显脑膜刺激症，脑脊液大多呈血性。病情凶险，发展特别迅速，患者

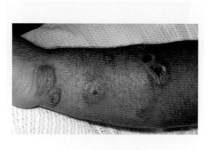

图 2　皮肤炭疽

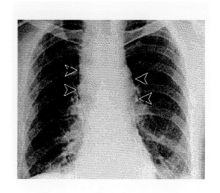

图 3　肺炭疽患者胸部影像

可于起病 2~4 天内死亡。

败血症型炭疽 多继发于肺炭疽或肠炭疽，由皮肤炭疽引起者较少。可伴高热、头痛、出血、呕吐、毒血症、感染性休克、弥散性血管内凝血等，病死率极高。

传染源 自然情况下炭疽病在家畜中的流行远较在人群中流行广泛而严重，人间患病主要源于染病的动物及其制品。经常接触未经彻底消毒的皮革、羊毛和骨制品的人员，饲养、宰杀牲畜或接触动物尸体的人员属于感染炭疽的高危人群。地震、洪水等自然灾害可导致土壤中的炭疽杆菌芽胞暴露于土壤表面或空气中，可造成人员感染，引发炭疽疫情。炭疽患者作为传染源的作用不大，人直接传染给人的炭疽十分罕见。

传播途径 人感染炭疽主要有接触感染、食入感染和吸入感染三种途径。接触感染，炭疽杆菌或芽胞通过皮肤伤口和黏膜侵入机体造成感染，是皮肤炭疽的主要感染途径，也是自然流行的人间炭疽的主要感染途径。食入感染，因食用污染炭疽杆菌或芽胞的肉、奶制品引起炭疽感染，是肠或口咽炭疽的主要感染途径。吸入感染，吸入带炭疽芽胞的气溶胶而感染炭疽，是肺炭疽的主要感染途径。自然发生的肺炭疽，可因在动物屠宰、皮毛加工、动物饲养等活动中，吸入炭疽杆菌芽胞而被感染。

检验鉴定 炭疽杆菌的检测鉴定主要包括细菌的形态学观察、分离培养、免疫学检测和核酸检测等。

形态学观察 通过观察炭疽杆菌的培养菌落特征，显微镜下的形态特征，荚膜染色和串珠试验，从形态学上作出初步判断。在普通培养基上炭疽杆菌菌落呈狮子头状，常有小尾突起，大小 2~3mm，表面粗糙，呈毛玻璃样色调，边缘不整，低倍镜检菌落边缘呈"卷发状"；显微镜下观察为革兰染色阳性，菌体为杆状，两端平切，无鞭毛，无动力；临床或尸检标本直接荚膜染色镜检，可观察到荚膜；在适当浓度青霉素溶液作用下，菌体肿大形成炭疽杆菌所特有的串珠。

分离培养 炭疽杆菌为兼性厌氧菌，在普通培养基生长良好，炭疽杆菌通常采用肉汤培养基或选择性培养基进行分离培养。炭疽杆菌在肉汤培养基中呈絮状沉淀生长、上液澄清，而其他需氧芽胞杆菌则为颗粒状沉淀、均匀混浊，有的形成菌膜。喷他脒（戊烷脒）对多数需氧芽胞杆菌有抑制作用，而炭疽杆菌则不受抑制，对于含杂菌较多的样品可以利用喷他脒血琼脂平板培养基进行选择性培养。

免疫学检测 主要针对炭疽杆菌荚膜和炭疽毒素，检测相应的特异性抗原和抗体，常用的免疫学检测方法有酶联免疫吸附试验和免疫荧光染色法等。环境污染标本和组织标本等，通常用已知的特异抗体检测标本中的相应抗原；患者血液标本常用特异抗原检测标本中的炭疽杆菌荚膜抗体和 PA 的抗体，也可以用合适的抗体检测标本中可能含有的炭疽杆菌抗原。

核酸检测 通常用聚合酶链反应（PCR）、实时定量 PCR 和核酸探针等技术，检测标本中炭疽杆菌特异性的核酸片段，主要检测的靶基因有炭疽杆菌荚膜基因、炭疽杆菌 PA 基因等；也可以用质粒电泳等菌株分型方法确定传染源和传播途径等。

噬菌体裂解试验 噬菌体与宿主菌具有型、种或属的高度特异性。将炭疽杆菌噬菌体接种于液体或固体培养的炭疽杆菌中，通过观察噬菌体裂解宿主菌产生的现象，判别是否为炭疽杆菌。如果噬菌体感染宿主菌，可导致宿主菌裂解，在固体培养基上可观察到噬菌斑，在液体培养基中可观察到培养液由浊变清。

感染判断 经实验室检测，具备下列一项及以上指标者，可以判断为炭疽杆菌感染：①感染者急性期血清炭疽杆菌特异性 IgM 抗体阳性。②恢复期血清特异性 IgG 抗体效价比急性期有 4 倍以上增高。③感染者标本中检出炭疽杆菌抗原或特异 DNA 片段。④感染者标本中分离到炭疽杆菌。是否遭受炭疽杆菌战剂袭击，除上述检验结果外，还需要结合情报分析、现场流行病学调查和生物战剂溯源等结果综合分析判定。

预防控制 炭疽杆菌感染的预防控制主要包括传染源控制、污染消除和易感人群保护等一般防控和特异性预防与治疗。平时主要防控措施包括严格家畜检疫和病畜、死畜的管理，严格牲畜屠宰、皮毛加工、肉类加工企业的卫生监督与管理，彻底消除病、死牲畜的污染，做好个人防护。战时预防控制炭疽杆菌生物战剂感染的主要手段包括一般性预防、特异性预防、疫区及污染区控制。

一般性预防 生物战时炭疽杆菌战剂多以气溶胶方式实施攻击，预防炭疽杆菌战剂感染的一般性措施包括：①加强生物袭击的监测预警，及早发现可疑迹象。②正确使用个人呼吸道防护用品，防止吸入战剂气溶胶。③发现感染者及时隔离治疗。

特异性预防 疫苗免疫预防

接种是预防炭疽杆菌感染最有效的措施。已有的人用疫苗有炭疽减毒活疫苗和 PA 苗，接种后 3 天开始产生免疫力，半个月后达保护水平，半年后开始下降，免疫力可维持一年。暴露后尽早使用抗生素预防性治疗，对吸入炭疽芽胞气溶胶感染有一定保护作用。药物预防和免疫接种联合应用是暴露后预防更有效的办法。

治疗　炭疽病患者需进行隔离救治，抗菌治疗与对症治疗结合。抗菌治疗首选青霉素，对青霉素过敏者可选用四环素、金霉素、氯霉素、庆大霉素、头孢菌素和红霉素等。对于严重的病例，可使用大剂量的青霉素和链霉素合用，重症病例可以采用抗炭疽血清中和体内毒素。对症治疗根据各型病例的临床症状，采取相应的对症治疗措施，如保持呼吸通畅，克服平滑肌痉挛，预防或处置感染性休克和弥散性血管内凝血等。

污染区和疫区控制　发现可疑炭疽杆菌战剂袭击或发生炭疽疫情，及时划定污染区或疫区，进行封锁，实施污染区和疫区管控：①进出污染区和疫区的人员、物资、交通工具等进行管控和检疫。②采取化学、物理消毒方法，彻底杀灭污染区和疫区的炭疽杆菌及其芽胞。③对所有暴露人员进行检疫，必要时服用抗生素进行紧急预防。④发现患者及时隔离治疗。⑤对暴露牲畜分类分群隔离观察，发病牲畜就地进行捕杀，牲畜尸体应进行焚烧处理，病畜排泄物及畜舍进行彻底消毒。

（杨瑞馥　杨慧盈）

shǔyì yē'ěrsēnjūn

鼠疫耶尔森菌（Yersinia pestis）

鼠疫的病原体，细菌学分类属于肠杆菌科、耶尔森菌属细菌。

1894 年 6 月，法国科学家亚历山大·耶尔森（Alexandre Émile Jean Yersin，1863—1943 年）在鼠疫病死者的尸体和鼠尸中首次分离到鼠疫病原菌，并命名为鼠疫杆菌（*Bacillus pestis*）。20 世纪 70 年代，微生物国际命名委员会正式将其命名为鼠疫耶尔森菌，简称鼠疫菌。

人感染鼠疫菌往往是被染菌蚤类叮咬或者直接接触染菌材料（如剥啮齿类动物的皮或食肉等）而引起。人间鼠疫的大流行通常是在动物鼠疫流行之后，由染菌蚤叮咬使人发生腺鼠疫，或由腺鼠疫继发为肺鼠疫后经呼吸道直接传播所致。人类历史上，鼠疫菌先后引发过至少三次鼠疫大流行（6~8 世纪的东罗马帝国鼠疫，14~17 世纪的黑死病和 19 世纪后的近代鼠疫），导致至少 1 亿 6 千万人死亡，给人类带来深重的灾难。尤其是称为"黑死病"的第二次大流行，导致当时欧洲 1/4 的人口死亡和罗马帝国的衰败。20 世纪 80 年代以来，鼠疫在全球重新进入一个活跃期。1994 年，印度苏拉特市发生一起鼠疫暴发流行，短短 10 天，就有 1000 多人被感染，50 多人死亡，30 万人出逃，2 周内向全国蔓延，引起极大恐慌。2000 年 8 月，蒙古人民共和国旱獭鼠疫波及人间，历时 4 个月才被控制。2000 年，世界卫生组织将鼠疫列为重新抬头的传染病。

军事意义　根据 1997 年生物武器缔约国专家特设小组第七次会上确定的生物战剂核查清单，鼠疫菌是最重要的细菌性生物战剂之一。鼠疫菌致病性强，可通过媒介生物（如蚤）主动袭击人、畜而传播，并可在合适的宿主动物和媒介体内自我增殖并长期保存，且有可能在被袭击地域"定居"下来，形成次级疫源地。历史上鼠疫菌曾多次被用于实战。早在 14 世纪中叶鞑靼人进攻克里米亚卡法时，就将自己队伍中死于鼠疫的士兵尸体投入城堡，导致城堡内鼠疫流行。1940~1944 年，日军在中国浙江省的衢州、宁波、金华、湖南的常德以及河南的南阳等城市多次投放染有鼠疫菌的老鼠和跳蚤。据不完全统计，此期间死于鼠疫的中国军民近 700 人，并造成当地人及鼠间鼠疫流行，持续 10 多年。朝鲜战争期间，美军也曾对朝鲜和中国东北某些地区进行多次生物武器攻击，投放的生物战剂就包括强毒性鼠疫菌及传播鼠疫的人蚤。此外，鼠疫菌存在被恐怖分子用来制造恐怖袭击的可能性，对此必须保持高度的警惕。联合国、世界卫生组织、北约集团以及澳大利亚集团等国际组织，都将鼠疫耶尔森菌列为可能用于攻击人的重要生物战剂。

生物学特性　鼠疫菌为革兰阴性、异养型小杆菌，基因组约含 4000 个编码序列，能编码多种毒力因子，含有多种抗原。

形态特征　鼠疫菌为一种两端钝圆、两级浓染的卵圆形短小杆菌，无鞭毛，无芽胞，有荚膜。在固体培养基上的鼠疫菌新鲜菌落涂片观察，菌体散在或呈小堆分布，偶见排成短链状。在液体培养基中的鼠疫菌涂片，菌体常呈链状排列，而蚤类食管中的鼠疫菌常呈球菌样。在陈旧培养基、3% NaCl 肉汤、琼脂平板或化脓性病灶中可以形成球形、棒形、酵母状、球杆状、哑铃状等多种形态，亦可见到着色浅淡的菌影。

培养特性　兼性厌氧，最适合生长温度为 25℃~30℃，最适

pH 为 6.9~7.2。37℃ 培养时菌数减少但毒力增强，在普通培养基上可缓慢生长。在血琼脂平板上 37℃ 培养，48 小时后形成柔软、黏稠的粗糙菌落。在肉汤培养基中开始混浊生长，24 小时后表现为沉淀生长，48 小时后逐渐形成菌膜，稍加摇动后菌膜呈钟乳石状下垂，此特性具有一定的鉴别意义。

抗原组成 该菌的抗原种类复杂，已经证明的至少有 18 种抗原，其中比较重要的有 F1、V/W、外膜蛋白和 T 抗原。

F1（fraction 1）抗原 为本菌的荚膜抗原，位于菌体周围，抗原性较强，特异性较高，刺激产生的特异性抗体对人及实验动物有良好的保护作用。F1 抗原在强毒株中比弱毒株中含量高，因而有人称其为鼠疫菌的毒力抗原。F1 抗原是一种多糖复合物，由 F1A、F1B 和 F1C 三部分组成，F1A 是多糖蛋白质复合物，F1B 为可溶性多糖，F1C 为不溶性多糖。F1 抗原对温度敏感，100℃ 15 分钟即失去抗原性。

V/W 抗原 为菌体表面抗原，属毒力抗原的一种，V 抗原是蛋白质（90kD），存在于细胞质中，W 抗原为脂蛋白（145kD），是一种荚膜组分。V/W 抗原由同一质粒编码，同时表达，在含半乳糖的牛心浸液培养基中，37℃ 通气培养表达量最高。V/W 抗原有抗吞噬和增强细菌毒力的作用，与细菌的毒力和侵袭力有关。

外膜蛋白（Yop） 为鼠疫菌受外界环境刺激时合成和分泌的一系列毒力因子和毒力辅助因子，其编码基因与 V-W 基因位于同一个 70~75kb 的质粒中。Yop 具有抗宿主免疫和调节或定位攻击靶细胞功能。

T 抗原 为可溶性蛋白抗原，是对小鼠和大鼠具有剧烈毒性的一种外毒素，故称鼠毒素。T 抗原不耐热，但能抵抗胰蛋白酶的消化作用，具有良好的抗原性和免疫原性，可用 0.2% 的甲醛脱毒成类毒素，免疫马可制成抗毒素。

基因组结构 鼠疫菌基因组大小约为（4380±135）kb，约含 4000 个编码序列。G+C mol% 含量 46%~47%，整个基因组中最为显著的特征是 G+C 含量不均，许多区域显示有通过水平转移获得的岛状特征，提示该菌在进化过程中能不断获取外源基因。大多数菌株包含大小分别为 9.5kb、70~75kb 和 100~110kb 的 3 种质粒。鼠疫菌 KIM 株，这三种质粒分别是 pPCP1（鼠疫巴氏杆菌素、凝固酶、血浆酶原激活因子）、pCD1（钙依赖性）和 pMT1（鼠毒素）。

抵抗力 鼠疫菌对外界环境抵抗力较弱，对紫外线、高温、干燥及一般消毒剂均敏感。鼠疫菌在阴湿、低温处及有机物中生存时间较长，在痰液中可以存活 36 天，在冬季的尸体内可活数周至数月，在蚤类和土壤中能存活 6 个月以上。常用消毒剂，如苯酚、来苏尔、氯胺、漂白粉等均可有效杀死该菌。

危害方式 在自然疫源地中，鼠疫菌通常以蚤类为媒介在啮齿类动物之间传播，引起动物间鼠疫。人被染菌蚤类叮咬、剥食感染动物或直接接触染菌材料等，导致鼠疫菌感染，引起以腺鼠疫、肺鼠疫和败血症鼠疫为主要类型的人间鼠疫。肺鼠疫可经呼吸道直接传播。

传染源 人一般无带菌现象，人间鼠疫多由鼠蚤叮咬而受染。

鼠疫菌大约可以侵犯 200 多种啮齿动物，被感染的啮齿类动物是鼠疫的基本传染源。鼠疫在啮齿类动物间可形成慢性传播，即森林鼠疫。由于不同种类啮齿类动物在保持鼠疫的延续流行和自然疫源地的形成中所起的作用不同，故宿主有主要宿主（黄鼠属、旱獭属等）和次要宿主（仓鼠等）之分。森林鼠疫的储存宿主有野鼠、地鼠、狐、狼、豹等。家鼠中的黄胸鼠、褐家鼠和黑家鼠是人间鼠疫重要传染源。各型鼠疫患者均可成为传染源，以肺鼠疫最为重要，败血症型鼠疫患者早期的血有传染性，腺鼠疫患者仅在脓肿破溃后或被蚤吸血时才起传染源作用。

传播媒介 人间鼠疫的传播主要以蚤类为媒介（图）。当鼠蚤吸取含病菌的鼠血后，细菌在蚤胃大量繁殖，形成菌栓堵塞前胃，当蚤再吸食血液时，病菌随吸进的血反吐，注入动物或人体内，形成"鼠→蚤→人"的传播方式，此种传播方式是鼠疫的主要传播方式。蚤粪也含有鼠疫菌，可因搔痒进入皮内。此外，直接接触患者的痰液、脓液或病兽的皮、血、肉，可经破损皮肤或黏膜导致感染。肠鼠疫的感染途径通常食用煮沸不彻底的疫肉或被鼠疫菌污染的食物，肺鼠疫患者可借飞沫经呼吸道传播，即"人→人"的传播，从而造成人间肺鼠疫大流行。

致病性 鼠疫菌感染人体后，通常表现出全身中毒症状，并在心血管、淋巴系统和实质器官表现出特有的出血性炎症。临床上鼠疫病可为腺鼠疫、肺鼠疫、败血症型鼠疫、皮肤鼠疫、肠鼠疫、脑膜炎型鼠疫、眼鼠疫及轻型鼠疫等，常见的有腺鼠疫、肺鼠疫

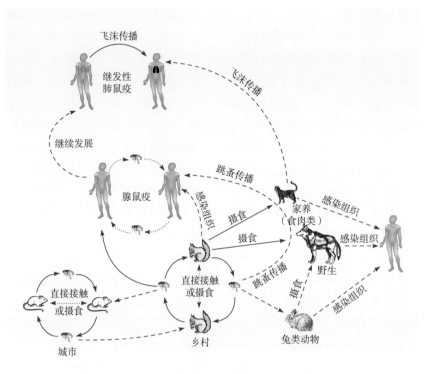

图 鼠疫的传播

和败血症型鼠疫，各型初期的全身中毒症状大致相同。

腺鼠疫　为临床上最多见的鼠疫病型，以淋巴结肿大为主要特征。且以腹股沟淋巴结炎最多见，约占70%，其次为腋下、颈及颌下，也可几个部位淋巴结同时受累。局部淋巴结起病即肿痛，病后第2～3天症状迅速加剧，出现红、肿、热、痛并与周围组织粘连成块，剧烈触痛，患者处于强迫体位。4～5天后淋巴结化脓溃破，随之病情缓解。部分可发展成败血症、严重毒血症及心力衰竭或肺鼠疫而死，病死率高达50%～90%，用抗生素治疗后，病死率可降至5%～10%。

肺鼠疫　为最严重的病型之一，病死率极高。肺鼠疫又有原发性肺鼠疫和继发性肺鼠疫之分。原发性肺鼠疫主要是直接吸入含鼠疫菌的气溶胶被感染引起，继发性肺鼠疫是腺鼠疫或败血症鼠疫经血流扩散引起。肺鼠疫起病

急骤，发展迅速，除严重中毒症状外，在起病24～36小时内出现剧烈胸痛、咳嗽、咯大量泡沫血痰或鲜红色痰，痰中含大量鼠疫菌，是原发性肺鼠疫流行的传染源。肺鼠疫抢救不及时，多于2～3天内，因心力衰竭，出血而死亡，病死率高达70%～100%。肺鼠疫因皮肤广泛出血、淤斑、发绀、坏死，故死后尸体呈紫黑色，俗称"黑死病"。

败血症型鼠疫　鼠疫菌侵入血液并在其中大量繁殖所致，可原发或继发。原发性的又称"暴发型鼠疫"，是因感染的鼠疫菌毒力强、菌量多，患者免疫功能差所致，病程发展非常迅速。临床表现为突然高热，神志不清，谵妄或昏迷，无淋巴结肿，皮肤黏膜出血、鼻出血、呕吐、便血或血尿、弥散性血管内凝血和心力衰竭，多在发病后24小时内死亡，很少超过3天，少数病例体温无明显升高，数小时内死亡。

继发性败血症型鼠疫，可由肺鼠疫、腺鼠疫发展而来，症状轻重不一。

检验鉴定　鼠疫菌的检验鉴定主要包括标本的采集和运送、鼠疫菌分离培养、免疫学试验、核酸检测。病原学检验鉴定应在生物安全三级实验室进行，检验人员必须是经过培训的专业技术人员。

标本采集　鼠疫的标本采集主要包括宿主动物标本、媒介昆虫标本及人体标本。宿主动物标本主要采集血液、肝和脾；媒介昆虫标本包括宿主动物体表及洞穴的各种蚤类；人体标本主要包括血液、淋巴液、痰液、咽部分泌物、脑脊液等。

形态学观察　可采用亚甲蓝或魏森染色、革兰染色、荧光抗体染色，进行形态学观察。取人、蚤或动物标本涂片，经革兰染色后显微镜观察，鼠疫菌为革兰染色阴性，菌体呈两端钝圆、两级浓染的卵圆形短小杆菌，无鞭毛，无芽胞，有荚膜。

分离培养　鼠疫菌为兼性厌氧菌，最适生长温度为25～30℃，常用培养基有营养琼脂、血琼脂和肉汤培养基。在营养琼脂平板上培养24小时即可形成肉眼可见灰色、有光泽、中心稍突起的圆形小菌落；血琼脂平板上37℃培养48小时肉眼可见柔软、黏稠的粗糙菌落；在肉汤培养基中由开始混浊生长变为沉淀生长，再逐渐形成菌膜，稍加摇动菌膜呈钟乳石状下垂。

免疫学检测　常用间接血凝试验、反向血凝试验、酶联免疫吸附试验和免疫荧光染色技术等免疫学技术检查鼠疫菌的特异性抗原和抗体。鼠疫菌F1抗原，抗原性较强，特异性较高，刺激产

生的特异性抗体对人及实验动物有良好的保护作用，鼠疫菌的免疫学检测主要针对鼠疫菌 F1 抗原和抗体。免疫荧光染色技术，用荧光标记的特异抗血清，还可检测标本中的鼠疫菌。

核酸检测　选用聚合酶链反应（PCR）、实时定量 PCR 和核酸探针等技术，可用于检查标本和分离物中鼠疫菌的特异性核酸片段，从分子水平上对鼠疫菌进行检测鉴定。

噬菌体裂解试验　在获得疑似鼠疫的细菌分离培养物后，应进行噬菌体裂解试验，该试验具有较强的特异性。将鼠疫菌噬菌体接种于液体或固体培养的鼠疫菌分离物中，观察噬菌体裂解宿主菌产生的现象，在固体培养基上观察到噬菌斑，或在液体培养基中观察到培养液由浊变清，即可判断为鼠疫菌噬菌体裂解试验阳性。

感染判断　经实验室检测，具备下列一项及以上指标者，可以判断为鼠疫菌感染：①感染者急性期血清鼠疫菌特异性 IgM 抗体阳性。②恢复期血清特异性 IgG 抗体效价比急性期有 4 倍以上增高。③感染者标本中检出鼠疫菌抗原或特异 DNA 片段。④感染者标本中分离到鼠疫菌。是否遭受鼠疫菌战剂袭击，除上述检验结果外，还需要结合情报分析、现场流行病学调查和生物战剂溯源等结果综合分析判定。

预防控制　鼠疫菌感染的预防控制主要包括控制传染源、切断传播途径、消除污染和保护易感人群。平时主要防控措施包括灭鼠灭蚤、隔离治疗患者、做好个人防护等。战时预防控制鼠疫菌生物战剂感染的主要手段包括一般性预防、特异性预防、疫区

及污染区控制。

一般性预防　生物战时鼠疫菌战剂多以气溶胶方式实施攻击，预防鼠疫菌战剂感染的一般性措施包括：①加强生物袭击的监测预警，及早发现可疑迹象。②正确使用个人呼吸道防护用品，防止吸入战剂气溶胶。③发现感染者及时隔离治疗。

特异性预防　疫苗免疫预防接种是预防鼠疫菌感染最有效的措施。已有人用皮肤划痕 EV 鼠疫减毒活疫苗，接种 7 天后开始产生免疫力，1 个月后达到高峰，6 个月后下降，可对高危人群进行预防接种。可能暴露于鼠疫气溶胶环境的高危人群，处于潜伏期的可能感染者，给予预防性服用抗生素药物，对防止发病或减轻症状具有很好的效果。

治疗　鼠疫病患者须严格隔离救治，设立专门的隔离医院或隔离病房，以防止交叉感染，控制疫情的扩大和蔓延。治疗采用抗菌治疗与对症治疗结合。鼠疫抗菌治疗首选链霉素，其次为土霉素、卡那霉素和庆大霉素等广谱抗生素，磺胺类药物作为辅助治疗和预防性用药。抗血清治疗已不推荐，但对严重病例可作为合并治疗。对症治疗根据各型病例的临床症状，采取相应的对症治疗措施，包括处理局部病灶，维持水、电解质及酸碱平衡，保持呼吸通畅，预防或处置感染性休克和弥散性血管内凝血等。

污染区和疫区控制　发现可疑鼠疫菌战剂袭击或发生鼠疫疫情，及时划定污染区或疫区，进行封锁，实施污染区和疫区管控：①进出污染区和疫区的人员、物资、交通工具等进行严格管控和检疫。②采取化学、物理消毒方法，彻底消除污染区及疫区鼠疫

菌污染，对患者排泄物、污染物进行彻底消毒处理，尸体消毒处理后火葬，垃圾焚烧后掩埋。③灭鼠灭蚤，消灭传染源，切断传播途径，灭鼠应使用化学杀鼠剂或熏蒸剂，严禁使用器械捕鼠，灭蚤应包括居室、环境、家畜和家禽圈舍等。④鼠疫患者、疑似患者及其直接接触者，分别设立单独病房和隔离室，进行隔离治疗或医学观察。⑤对所有暴露人员进行检疫，必要时服用抗生素进行紧急预防。

（杨瑞馥　张义全）

bíjū bókèhuòěrdéjūn

鼻疽伯克霍尔德菌（*Burkholderia mallei*）　传染性鼻疽病的病原体，细菌学分类属于伯克霍尔德菌目，伯克霍尔德菌科，伯克霍尔德菌属细菌。该菌于 1882 年由勒夫勒（Loeffler）和许茨（Schütz）首次从死于鼻疽的马体肝、脾中检出，1985 年定名为鼻疽杆菌（*Bacillus mallei*）。随着细菌学及其分类的研究发展，该菌几经易属，根据 DNA-DNA 杂交、细胞的类脂和脂肪酸成分分析、表型特征以及 16S rDNA 分型等生物学特征分析，1993 年正式归为伯克霍尔德菌属。

鼻疽的存在有漫长的历史，可以追溯到公元前 350 年，亚里士多德将其称为 "malleus"。鼻疽是马、骡、驴等马属动物多发的一种传染病，人通过偶然接触患畜也可被感染。20 世纪以前，鼻疽在人和动物中流行很广泛，遍及世界各国。第一次世界大战期间，马鼻疽曾严重流行于欧洲及巴尔干半岛几个国家，当时曾将病马处死才得以控制。至今在亚洲、非洲及南美洲部分地区，鼻疽仍有不同程度的散发和局部流行，在世界各国仍属进出口马属

动物必须检疫的主要动物病。

军事意义 鼻疽伯克霍尔德菌可通过接触、消化道、呼吸道等多种途径入侵机体致病，培养增殖容易，致病力强，对骡、马等牲畜致死高达90%以上，鼻疽菌气溶胶具高度传染性，很少的菌就能引起感染。鼻疽伯克霍尔德菌是战争史上第一种被使用的生物战剂。第一次世界大战期间，德国多次使用鼻疽伯克霍尔德菌攻击对方军队的骡、马等牲畜，造成敌对方军队大量骡、马发病死亡，严重影响敌对方后勤补养供给。1917年，德国特工在美索布达米亚投放了鼻疽伯克霍尔德菌，成功感染运往协约国的骡、马，造成4500头骡子感染发病，重者死亡，轻者丧失劳动力，大大地削弱了协约国的战斗力；1917~1918年，德国将感染了炭疽杆菌和鼻疽伯克霍德菌的阿根廷家畜故意出口到盟军中，结果引起盟军200多匹骡子死亡。美国疾病预防控制中心将鼻疽伯克霍尔德菌归为B类生物战剂，联合国、世界卫生组织以及澳大利亚集团等国际组织，都将鼻疽伯克霍尔德菌列为可能用于攻击人的重要生物战剂。

生物学特性 鼻疽伯克霍尔德菌为革兰阴性杆菌，无芽胞、荚膜，需氧，对外界因素的抵抗力不强。

形态特征 鼻疽伯克霍尔德菌中等大小，两端钝圆，形状正直或微弯曲，平均长2.0~5.0μm，宽0.5~1.0μm。该菌不形成芽胞和荚膜，无鞭毛，不能运动，多散在，也有成对或丛集者，在脓液中，有时位于白细胞中，但大部分游离细胞外。该菌一般色素都能着色，但着色力不强，以1:10稀释苯酚碱性复红或碱性亚甲蓝染色后，因为原生质中含有分布不均匀的多聚β-羟丁酸盐，因而菌体着色不均，浓淡相间，呈颗粒状。与其他革兰阴性杆菌不同，用电镜检查鼻疽伯克霍尔德菌的超薄切片时，在胞质内有网状嗜碱包含物。

培养特性 鼻疽伯克霍尔德菌为需氧菌，但在厌氧条件下亦可生长，最适培养温度为37℃，41℃不生长，适宜pH值为6.8~7.0。该菌生长缓慢，一般需48小时。在普通培养基中生长不佳，但在有3%~5%甘油和1%~2%血液或0.1%裂解红细胞的培养基内发育良好。在甘油琼脂斜面上培养48小时后，长成灰白色半透明的黏稠菌苔，室温放置后，斜面上端菌苔出现褐色的色素。在甘油肉汤内培养，开始时肉汤呈轻度均匀浑浊，4~5天后肉汤表面出现菌环，管底则有灰白色黏膜沉淀，摇动试管时沉淀呈螺旋状上升，不易破碎。在甘油琼脂平板上远不及斜面上生长旺盛，培养48小时后仅沿最初划线长出薄而透明的薄苔。若在平板培养基中加入血液裂解的红细胞，则可生长良好。在鲜血琼脂平板上不溶血，在马铃薯培养基上的生长具有明显特征，即培养48小时后形成黄棕色、黏稠的蜂蜜样菌苔，随培养时间的延长，菌苔的颜色也逐渐变深。

鼻疽伯克霍尔德菌分解糖的能力极弱，部分菌株可分解葡萄糖、杨苷、淀粉、半乳糖和左旋木糖，产酸不产气。不分解左旋核糖、赤藓醇。还原硝酸盐为亚硝酸盐，产生少量硫化氢，缓慢液化明胶，不产生靛基质，不能利用乙酰丙酸盐，尿素酶阴性，石蕊牛乳中产酸继而凝固及胨化，伏-波试验和甲基红试验均阴性。

抗原组成 鼻疽伯克霍尔德菌能产生两种抗原，一种是特异性多糖抗原，另一种是与类鼻疽杆菌在凝集试验和皮肤试验均有交叉的共同抗原（蛋白质成分）。鼻疽毒素为能引起变态反应的蛋白质，属于鼻疽伯克霍尔德菌的内毒素，可用来进行动物鼻疽的诊断和筛查。

基因组结构 已完成全基因组测序的鼻疽ATCC23344菌株是1944年从病死尸体的血和分泌物分离培养的，有2个环状染色体，基因组5.8Mb，G+C mol%含量为69%，共含有5535个预测的开放读码框。

抵抗力 鼻疽伯克霍尔德菌对外界因素的抵抗力不强。在腐败物和水中能生存2~3周，在潮湿的厩床上可生存15~30天，在尿中可生存40小时，在鼻腔分泌物中生存2周。不耐干燥，对日光敏感，日光下24小时死亡。55℃加热5~20分钟、80℃加热5分钟即被破坏，煮沸立即死亡。一般消毒剂敏感，0.1%升汞溶液1~2分钟杀死，0.1%氯定己、0.1%度米芬、0.1%消毒净、0.1%苯扎溴铵5分钟内致死，5%苯酚、3%来苏尔5分钟内死亡。

危害方式 鼻疽伯克霍尔德菌可通过接触、消化道、呼吸道等多种途径使人和动物感染致病。

致病性 人和动物感染鼻疽伯克霍尔德菌后，导致人和动物鼻疽病，自然感染以动物为主，人类感染多因接触感染发病、死亡动物所致。鼻疽伯克霍尔德菌产生的内毒素，在致病过程中起作用。

动物鼻疽 鼻疽伯克霍尔德菌的自然感染主要为马、驴、骡等单蹄动物，马感染一般表现为慢性，驴和骡感染多为急性，狮、虎、豹、犬、刺猬等也可感染。小鼠、豚鼠、猫、家兔、金黄仓鼠等实验动物敏感。动物自然感染的潜伏期一般为 4 周至数月，病程分为急性和慢性两型。急性型常呈弛张热，下腹及四肢下部水肿，颌下淋巴结肿大，渐趋消瘦，多经 2~3 周死亡。急性鼻疽从鼻腔、肺或皮肤病灶向外排菌者称开发性鼻疽。慢性型多无明显临床症状，只是感染动物异常消瘦，病程可持续数月、数年甚至十余年而死亡，病例解剖时，可看到特征性鼻疽结节等病变。

人鼻疽　散发，临床病例不多见，主要见于和患畜有接触史的人。按病程分为急性和慢性两型，急性型多见，两型可互相转变。急性鼻疽潜伏期常在 1 周以内，起病急，突然高热，出大汗，随之体温趋于正常，症状暂时缓解，之后在颜面、躯干及四肢出现炎性硬结，接着出现丘疹、疱疹，进而变软、破溃，成为溃疡，附近淋巴结肿大。呼吸道感染者，鼻腔、口腔及喉头黏膜有类似病变，并有血性分泌物排出；重病者，肝、脾大、黄疸、肺脓肿等。病菌侵入血液，可形成菌血症，引起全身各脏器、皮下、肌肉的散在性结节、脓肿和溃疡，病后两三个星期，多因脓毒血症呈昏迷状态而死亡，也有发病后数日内死亡。慢性鼻疽潜伏期 10 天以上。局部症状与急性鼻疽相似，但全身症状轻微，病情发展缓慢，病程多持续数月甚至 10 年以上，中间可有急性发作或突然恶化死亡，亦有逐渐痊愈。

传播方式　该菌是一种严格宿主寄生菌，可经吸入、食入和接触等途径传播，自然状态下以接触传染致病多见。马、驴等单蹄类家畜是其主要寄存宿主，山羊、人等也可被传染。自然发生的人鼻疽病例多数是由于暴露于宿主动物引起，与其职业密切相关，如家畜饲养人员、兽医、家畜宰杀人员等，在饲养、医疗、屠宰病畜、处理病死动物尸体等活动中，鼻疽菌经皮损皮肤、黏膜进入机体导致感染发病，或因食用病畜肉类和污染食品导致感染发病。

检验鉴定　鼻疽伯克霍尔德菌的检验鉴定主要包括形态学观察、分离培养、免疫学试验、核酸检测等。病原学检验鉴定应在生物安全三级实验室进行，检验人员必须是经过培训的专业技术人员。检验鉴定标本包括现场环境标本，动物标本，患者的血、分泌物及尸体的肺、肝、脾、淋巴结标本等。

形态学观察　取人或动物标本直接涂片，或分离培养物涂片，经革兰染色后显微镜观察，鼻疽伯克霍尔德菌为革兰阴性短小杆菌，两端钝圆，细胞呈对、簇状或者成堆排列。

分离培养　鼻疽伯克霍尔德菌的最适培养温度 37℃，在含有甘油、血液或血红蛋白等促生长物质的培养基中生长良好，常用培养基有甘油琼脂、血琼脂、甘油肉汤、马铃薯培养基等。非污染标本可直接接种培养，污染标本应先做预处理再进行接种培养。鼻疽伯克霍尔德菌在血琼脂培养基上不溶血，培养 2 天可见平滑、灰白色、半透明菌落，无色素沉着，无明显气味。在马铃薯培养基上培养 48 小时后形成黄棕色、黏稠的蜂蜜样菌苔，随培养时间的延长，菌苔的颜色逐渐变深。

免疫学检测　利用鼻疽伯克霍尔德菌特异性的抗原或抗体，检测标本中相应的特异性抗体或抗原。常用的免疫学方法有红细胞凝集试验、酶联免疫吸附试验、免疫荧光染色、乳胶凝集试验、补体结合试验等。环境污染标本和组织标本等，通常用已知的鼻疽伯克霍尔德菌特异抗体检测标本中的相应抗原；患者或动物的血液标本，常用鼻疽伯克霍尔德菌特异抗原检测标本中的相应抗体，也可以用合适的抗体检测标本中可能含有的鼻疽伯克霍尔德菌抗原。

核酸检测　用聚合酶链反应（PCR）、实时定量 PCR 和核酸探针等技术，检测标本中鼻疽伯克霍尔德菌特异性的核酸片段。通常针对鼻疽伯克霍尔德菌染色体 DNA 或 23S rDNA 片段进行检测，常用 5′-TTCGATCGATTCCTGCTATC-3/5′-GCGTTAAACGCCGTACTTTC-3′引物扩增鼻疽伯克霍尔德菌染色体的特异基因片段，用 5′-AAACCGACACAGGTGG-3′/5′-CACCGAAACTAGCA-3′引物扩增鼻疽伯克霍尔德菌 23S rDNA 的特异基因片段。

感染判断　经实验室检测，具备下列一项及以上指标者，可以判断为鼻疽伯克霍尔德菌感染：①感染者急性期血清鼻疽伯克霍尔德菌特异性 IgM 抗体阳性。②恢复期血清特异性 IgG 抗体效价比急性期有 4 倍以上增高。③感染者标本中检出鼻疽伯克霍尔德菌抗原、特异 DNA 片段。④感染者标本中分离到鼻疽伯克霍尔德菌。是否遭受鼻疽伯克霍尔德菌战剂袭击，除上述检验结果外，还需要结合情报分析、现场流行病学调查和生物战剂溯源等结果综合分析判定。

预防控制　感染鼻疽伯克霍尔德菌的病畜和患者是鼻疽病最重要的传染源。平时主要防控措施包括严格家畜检疫和病畜、死畜的管理，严格牲畜屠宰、肉类加工企业的卫生监督与管理，彻底消除病、死牲畜的污染，做好家畜暴露相关人员的个人防护。战时预防控制鼻疽伯克霍尔德菌生物战剂感染的主要手段包括一般性预防、特异性预防、疫区及污染区控制。

一般性预防 生物战时鼻疽伯克霍尔德菌战剂多以气溶胶方式实施攻击，一般性预防措施包括：①加强生物袭击的监测预警，及时启动生物武器防护预案。②正确使用个人防护用品，防止吸入战剂气溶胶，避免直接接触污染物。③严格家畜卫生检疫与管理。

特异性预防 鼻疽尚无特效疫苗和免疫血清，暴露后可用复方磺胺甲噁唑等进行药物预防。

治疗 鼻疽病患者应进行隔离治疗，抗菌治疗与对症支持治疗结合。除青霉素外，鼻疽伯克霍尔德菌对多数抗生素敏感，人鼻疽首选磺胺类药物结合抗生素治疗，动物鼻疽首选四环素、链霉素、土霉素，亦可与磺胺类药物联合使用。

污染区和疫区控制 发现可疑鼻疽伯克霍尔德菌战剂袭击或发生鼻疽疫情，及时划定污染区或疫区，进行封锁，实施污染区和疫区管控：①进出污染区和疫区的人员、物资、交通工具等进行管控和检疫。②采取化学、物理消毒方法，对污染区和疫区进行彻底消毒处理。③对暴露牲畜分类分群隔离观察，发病牲畜就地捕杀，牲畜尸体应进行焚烧处理，病畜排泄物及畜舍进行彻底消毒。④对暴露人员进行检疫，必要时服用抗菌药物进行紧急预防。⑤发现患者及时隔离治疗。

(杨瑞馥 高鹤)

lèibíjū bókèhuòěrdéjūn

类鼻疽伯克霍尔德菌（*Burkholderia pseudomallei*）

人畜共患病类鼻疽的病原体，细菌学分类属于伯克霍尔德菌目，伯克霍尔德菌科，伯克霍尔德菌属细菌。

类鼻疽病于 1912 年在缅甸仰光首次报告，1913 年惠特莫尔（Whitmore）从 38 例类似鼻疽病理变化的败血症病例中分离出一种有运动性的细菌，1915 年将该菌归入假单胞菌属，1957 年假单胞类鼻疽菌被正式引用。20 世纪 70 年代初，有学者应用 DNA/DNA 体外杂交技术把假单胞菌属分成 5 个 DNA 群，随着细菌分类技术的发展，假单胞菌属的各 DNA 群划归为不同的菌属，90 年代初日本学者根据 16S rDNA 序列分析、DNA 同源性、细胞类脂及脂肪酸组成等特征，将假单胞类鼻疽菌所在的 II 群归于伯克霍尔德菌属，该菌被称为类鼻疽伯克霍尔德菌。

类鼻疽伯克霍尔德菌在自然界呈严格的地区性分布，主要存在于北纬 20°至南纬 20°之间的流行区的泥土、浅水和滞水中，它对营养的要求不高，系自由生活生长的长居菌，不需要任何动物贮存宿主。该菌由于对外界因素抵抗力较强，在土壤和水中能存活一年以上，成为人、畜感染的主要原因。

类鼻疽伯克霍尔德菌自从 1913 年被分离出后，在相当长的时间内并没有引起人们的关注，直到 20 世纪 60 年代美军在越南战争中因感染该菌遇到损失后，才引起美军和东南亚地区卫生部门的注意。中国 1975 年从海南岛外环境水中首次分离出该菌，后陆续在广东、广西等地区水及家畜脏器中分离到该菌。随着人们

认识的不断提高，越来越多的国家从环境中分离到了该菌并且有越来越多的病例报道。中国于 1990 年首次报道皮肤类鼻疽病例，以后陆续有类鼻疽的病例发生，其死亡率高达 55.8%。

类鼻疽病常见于东南亚，主要集中于越南、缅甸和马来西亚，澳大利亚北部也是流行区。中国类鼻疽疫源地主要分布于海南、广东、广西、湖南、贵州、福建、香港和台湾等省区。随着国际交流的增强和生态环境的改变，该病已逐渐扩散到亚热带和温带的一些地区。

军事意义 类鼻疽伯克霍尔德菌环境抵抗力强，对人和动物有高度致病性，死亡率很高，一般认为吸入 10~100 个细菌就足以使人发病。该菌主要通过皮肤、黏膜和呼吸道感染，人群普遍易感。第二次世界大战期间及战后，在联军和越战的法军、美军士兵中发生较多的肺型、暴发型类鼻疽病例，1948~1954 年法军发生 100 例以上病例，1965~1969 年美军发生 200 例以上病例，死亡率较高。在越南战争期间，参战的 250 万美军，类鼻疽伯克霍尔德菌抗体血清阳性率高达 9%，即有 22.5 万人隐性感染。美国 CDC 将其列为 B 类生物恐怖剂，联合国、世界卫生组织、北大西洋公约组织以及澳大利亚集团等国际组织，都将类鼻疽伯克霍德菌列为可能用于攻击人的重要生物战剂。

生物学特性 类鼻疽伯克霍尔德菌是一种革兰阴性杆菌，不形成芽胞、无异染颗粒，环境抵抗力强，易于生长繁殖。

形态特征 类鼻疽伯克霍尔德菌大小（1.2~2.0）μm×（0.4~0.5）μm，病理标本吉姆萨染色可见假荚膜（菌周围有一

未着色的环），电镜下可见 4～6 根端生鞭毛，超薄切片可见菌体内核质倾向两端集中。类鼻疽伯克霍尔德菌的形态特征和培养特性均类似于鼻疽伯克霍尔德菌。

培养特性 该菌生长营养要求不高，在普通肉汤琼脂上生长良好。生长最适温度为 37℃，pH 6.5～7.5。在 4% 甘油琼脂上，24 小时形成 0.35～0.6mm 半透明、光滑菌落，48 小时后增至 1.0～1.5mm，表面出现皱纹。在血平板琼脂培养基上经 24 小时培养呈细小菌落，48 小时后菌落增至中等大小，灰黄色，外形似车轮状或菊花样，能够发生缓慢溶血，菌落周围有溶血环（图 1）。在液体培养中，初为混浊生长，后形成褶皱菌膜。在麦康凯平板上形成分解乳糖的红色菌落。SS 琼脂上生长不良。所有生长菌落的平板均有浓烈的异味。

类鼻疽伯克霍尔德菌能利用天门冬氨酸、丙氨酸，在含谷氨酸钠或丙氨酸的合成培养基中生长良好。对葡萄糖、乳糖、麦芽糖、甘露醇、蔗糖、果糖、阿拉伯胶糖和卫矛醇分解产酸，液化明胶，不分解尿素，还原硝酸盐，硫化氢，靛基质及甲基红、伏-波试验阴性。

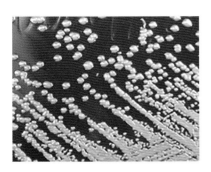

图 1　血琼脂平板培养基上生长的类鼻疽伯克霍尔德菌形态（×10）
引自美国疾病预防控制中心

抗原组成 类鼻疽伯克霍尔德菌抗原结构复杂，通常认为主要有两种抗原，一种是与荚膜相关的 K 抗原，易于酸水解；另一种是菌体 O 抗原，耐酸性较强。O 抗原分为 I 型和 II 型，I 型 O 抗原由 1,3 键相连的多聚 2-O-乙酰基-6-脱氧-β-D-甘露糖-庚糖残基构成，II 型 O 抗原由多聚 (-3)-β-D-葡萄糖-(1,3)-6-脱氧-αβ-L-太罗糖构成。该菌与鼻疽伯克霍尔德菌有共同抗原，各种血清学试验均有交叉反应，抗类鼻疽单克隆抗体能对这两种菌作出鉴别。根据不耐热抗原的有无，可将本菌分为两个血清型。I 型具有耐热和不耐热抗原，主要存在亚洲；II 型只有耐热抗原，主要存在大洋洲和非洲。中国的菌株大部分属 I 型。此外，该菌内毒素也具有免疫原性。

基因组特征 类鼻疽伯克霍尔德菌 K96243 菌株已经完成全基因组序列测定，DNA 中的 G+C mol% 含量 69.5%，由 4.07Mb 和 3.17Mb 的两条染色体组成。大染色体上主要为核心功能的基因，如细胞生长和代谢相关基因；小染色体上的基因功能往往与环境生存和适应相关。

抵抗力 该菌对自然环境抵抗力强，土壤中可存活 27 天，水中可存活 44 天，土壤和水样如保存于暗室可存活 1 年以上。对热及一般消毒剂敏感，50℃ 加热 10 分钟可被灭活，升汞、高锰酸钾、来苏尔、氯胺-T 等消毒剂均可有效杀灭该菌。该菌对多种抗菌药物有天然耐药性，用 25 种常用抗菌药物测试结果，仅对四环素、多西环素、氯霉素、卡那霉素、哌拉西林、头孢哌酮、头孢他啶、磺胺敏感。

危害方式 类鼻疽伯克霍尔

德菌致病范围广，能感染包括海洋动物在内的大部分哺乳动物以及某些鸟类，人群对该菌普遍易感。

致病性 类鼻疽伯克霍尔德菌可致动物和人感染发病，毒力强，中国分离的大部分菌株对金黄地鼠的毒力 LD_{50} 均在 10～40 个菌。人类感染类鼻疽伯克霍尔菌主要表现受侵组织、器官化脓性炎症。该病流行地区存在广泛隐性感染，发病率低，但病死率较高。人的类鼻疽病主要有三种临床类型，急性感染时，可在体内各部位发现小脓肿和坏死；亚急性和慢性感染病变常局限于某些器官，最常见的受侵害器官是肺，其次是肝、脾、淋巴结、肾、皮肤，其他如骨骼肌、关节、骨髓、睾丸、前列腺、肾上腺、脑和心肌也可见到病变（图 2）。

传染源 类鼻疽伯克霍尔德菌是一种广泛分布于热带和亚热带泥土中的腐生菌，对营养需求低，在适宜的环境中可以长期存活，形成永久性自然疫源地。污染的水和土壤，以及被感染的家畜（马、驴、骡、猪、羊等）是该病传染源，带菌动物能将病菌传播到远离流行区的地方，形成新的疫源地。

传播途径 类鼻疽伯克霍尔德菌主要通过接触传播，也通过呼吸道、消化道传播，还可经吸血昆虫叮咬传播。接触传播主要是接触含有类鼻疽伯克霍尔德菌的土壤或水，病菌经破损皮肤进入机体导致感染。呼吸道传播主要是吸入含有类鼻疽伯克霍尔德菌的尘土和气溶胶，经呼吸道感染。消化道传播是因食用被类鼻疽伯克霍尔德菌污染的食物，经消化道感染。动物试验证明，类鼻疽伯克霍尔德菌能在印度客蚤和埃及伊蚊消化道内繁殖，并保持感染性达50天以上，人和动物被这些昆虫叮咬也可导致感染。人与人之间可通过家庭密切接触相互感染，但罕见。

检验鉴定 类鼻疽伯克霍尔德菌的检验鉴定主要包括形态学观察、分离培养、免疫学试验、核酸检测等。病原学检验鉴定应在生物安全三级实验室进行，检验人员必须是经过培训的专业技术人员。检验鉴定标本包括现场环境标本，动物标本，患者的血、分泌物及组织器官标本等。

形态学观察 取人或动物标本直接涂片或压片，或分离培养物涂片，经染色后显微镜观察，该菌革兰染色阴性，两端钝圆，无芽胞，有鞭毛和菌毛。动物脏器压片中可见假荚膜。

分离培养 通常采用选择性培养基或接种敏感动物。选择性培养基分离培养常用含有头孢菌素和多黏菌素的培养基，动物分离培养常用地鼠或豚鼠，腹腔或皮下接种，3~5天发病、死亡，从肝、脾分离可获得纯菌。类鼻疽伯克霍尔德菌与鼻疽伯克霍尔德菌十分相似，在获得纯培养物后，可以通过一些特征进行区分（表）。

免疫学检测 利用类鼻疽伯克霍尔德菌特异性的抗原或抗体，检测标本中相应的特异性抗体或抗原。常用的免疫学方法有红细胞凝集试验、酶联免疫吸附试验、免疫荧光染色法等。环境污染标本和组织标本等，通常用已知的类鼻疽伯克霍尔德菌特异抗体检测标本中的相应抗原；患者或动物血液标本常用类鼻疽伯克霍尔德菌特异抗原检测标本中的相应抗体，也可以用合适的抗体检测标本中可能含有的类鼻疽伯克霍

尔德菌抗原。利用类鼻疽伯克霍尔德菌特异性单克隆抗体可将该菌与鼻疽伯克霍尔德菌进行鉴别。

核酸检测 用核酸杂交、聚合酶链反应（PCR）、实时定量PCR等方法检测类鼻疽伯克霍尔德菌特异性基因片段。通常以类鼻疽伯克霍尔德菌的 23S rDNA、16S rDNA、fur 基因、fliC 等基因为靶标，设计引物扩增、检测相应的特异基因片段。新建立的类鼻疽伯克霍尔德菌 UDPE（UDG-

Duplex PCR-EIA）检测技术，可以特异性地检测类鼻疽伯克霍尔德菌，其稳定性、灵敏度和特异性均较理想。

感染判断 经实验室检测，具备下列一项及以上指标者，可以判断为类鼻疽伯克霍尔德菌感染：①感染者急性期血清类鼻疽伯克霍尔德菌特异性 IgM 抗体阳性。②恢复期血清特异性 IgG 抗体效价比急性期有 4 倍以上增高。③感染者标本中检出类鼻疽伯克

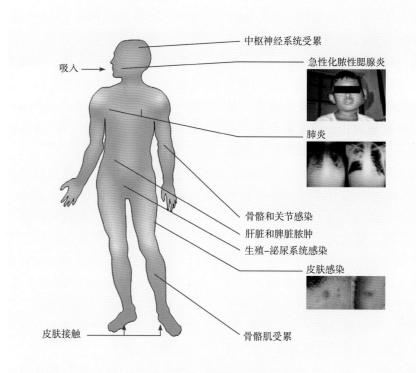

图2 类鼻疽导致的临床症状

表 类鼻疽伯克霍尔德菌与鼻疽伯克霍尔德菌鉴别要点

鉴别要点	类鼻疽伯克霍尔德菌	鼻疽伯克霍尔德菌
动力	有动力	无动力
普通培养基	生长快，24小时菌落光滑，48小时菌落粗糙型皱褶，有霉味	较慢，24小时和48小时菌落为光滑型，无霉臭味
普通肉汤	肉汤混浊，表面形成皱褶的厚菌膜	肉汤混浊，表面不形成菌膜
42℃	生长	不生长（有的菌株能生长）
中性红胆盐培养基	生长	不生长
明胶液化	液化明胶较快	不液化或液化缓慢
糖发酵	活泼	不活泼

霍尔德菌抗原或特异 DNA 片段。④感染者标本中分离到类鼻疽伯克霍尔德菌。是否遭受类鼻疽伯克霍尔德菌战剂袭击，除上述检验结果外，还需要结合情报分析、现场流行病学调查和生物战剂溯源等结果综合分析判定。

预防控制　平时主要防控措施包括避免直接接触污染的水和土壤，严格饮食卫生管理，严格家畜检疫和病畜、死畜的管理，接触患者及病畜时做好个人防护，对患者、病畜的排泄物、污染物进行彻底消毒。战时预防控制类鼻疽伯克霍尔德菌生物战剂感染的主要手段包括一般性预防、特异性预防、疫区及污染区控制。

一般性预防　生物战时类鼻疽伯克霍尔德菌战剂多以气溶胶方式实施攻击，一般性预防措施包括：①加强生物袭击的监测预警，及时启动生物武器防护预案。②正确使用个人防护用品，防止吸入战剂气溶胶，避免直接接触污染物。③严格家畜卫生检疫与管理。

特异性预防　类鼻疽尚无特效疫苗和免疫血清，暴露后可用磺胺类药物预防。

治疗　类鼻疽病患者应进行隔离治疗，抗菌治疗与对症支持治疗结合。抗菌治疗可选用头孢他啶、阿莫西林、复方磺胺甲噁唑、氯霉素、卡那霉素、多西环素、磺胺嘧啶等，通常应几种抗菌药物联合、交替使用。

污染区和疫区控制　发现可疑类鼻疽伯克霍尔德菌战剂袭击或发生类鼻疽疫情，及时划定污染区或疫区，进行封锁，实施污染区和疫区管控：①进出污染区和疫区的人员、物资、交通工具等进行管控和检疫。②采取化学、物理消毒方法，对污染区和疫区

进行彻底消毒处理。③对暴露牲畜分类分群隔离观察，发病牲畜就地捕杀，牲畜尸体应进行焚烧处理，病畜排泄物及畜舍进行彻底消毒。④对暴露人员进行检疫，必要时服用抗抗菌药物进行紧急预防。⑤发现患者及时隔离治疗。

（杨瑞馥　高鹤）

tǔlā fúlǎngxīsījūn

土拉弗朗西斯菌（*Francisella tularensis*）　烈性传染性土拉菌病的病原体，细菌学分类属于硫发菌目，弗朗西斯菌科，弗朗西斯属细菌。1911 年，美国学者麦科伊（McCoy）首次从加利福尼亚土拉县黄鼠中分离到该菌，根据分离地命名为土拉杆菌，1974年按细菌命名法规更名为土拉弗朗西斯菌，简称土拉菌。

1914 年，韦尔（Vail）和兰姆（Lamb）在美国俄亥俄州眼病患者的分泌物分离出土拉菌，传播媒介为牛虻，所以称之为"牛虻热"。1919~1920 年，弗朗西斯（Francis）在美国犹他州研究当地人称的鹿蝇热病时，从人血和淋巴腺脓肿中分离出土拉菌，并证明此病传染源是野兔。此后，土拉菌感染引起的人类疾病被称为土拉菌病，也称土拉热或兔热病。1974 年，为了表彰和纪念弗朗西斯的突出贡献，根据细菌命名法则，将土拉菌正式命名为土拉弗朗西斯菌。该菌有 4 个亚种，A型土拉热亚种（*F. tularensis* subsp. *tularensis*）、B 型全北区亚种（*F. tularensis* subsp. *holarctica*）、中亚细亚亚种（*F. tularensis* subsp. *mediaasiatica*）和新凶手亚种（*F. tularensis* subsp. *novicida*）。人土拉菌病多数由 A 和 B 型土拉菌引起。

土拉菌病属自然疫源性疾病，多分布在北纬 30°以上的北半球的

一些国家，集中发生于北美、欧洲和北亚。中国主要分布于黑龙江、吉林、西藏、青海、新疆等省、自治区。其主要传染源为野兔和鼠类，主要传播媒介为蜱。A型土拉菌致死率高，感染剂量小于 10 个活菌，主要存在于北美洲；B 型土拉菌对人的致病力弱，常用于减毒疫苗的研究，分布于欧洲、亚洲和北美，与当地的蚊子和啮齿动物的存在相关，通常不感染兔子。

军事意义　土拉菌传染性极强、致死率高，可通过多种途径感染人和动物。该菌环境抵抗力强，在低温条件下可存活数月，干燥状态下可保存数年。该菌可经呼吸道感染，气溶胶状态下存活率高，易于大量增殖培养，容易筛选出抵抗力强、毒力强的耐药菌株。土拉菌分布范围广，可在野生啮齿动物中形成持久的自然疫源地，军队进入疫源地时容易导致感染发病。苏联卫国战争期间，部队因进驻土拉菌病的自然疫源地，曾发生病例 4 万余例，导致其战斗力受到严重影响。20 世纪美国、日本和苏联等国曾将土拉菌作为生物战剂进行过大量研究。联合国、世界卫生组织、北约集团以及澳大利亚集团等国际组织，都将土拉菌列为重要的生物战剂。

生物学特性　土拉菌为条件厌氧菌，革兰染色阴性，环境耐受力强，分布广泛。

形态结构　土拉菌为多形性小球杆菌，大小（0.2~0.3）μm×（0.3~0.7）μm。无鞭毛，无动力，不形成芽胞，动物组织压印片可见菌体周围有一不着色的狭小的薄荚膜。从脏器或菌落制备的涂片做革兰染色，可以看到大量的黏液连成一片呈薄细网状复

红色，菌体为玫瑰色，为该菌形态学的重要特征。

培养特性　土拉菌为条件厌氧菌，在有氧和无氧条件下均能在细胞内外繁殖。电镜下观察到在培养基和动物体内繁殖有两种方式，即二分裂及芽生。在鸡胚和组织培养中生长良好，对培养基有特殊要求，在普通琼脂和肉汤培养基中均不生长，只能在含有丰富营养物质的培养基中才能生长，最适生长温度为37℃左右，20℃以下停止生长，最适 pH 7.0~7.2。常用培养基有凝固卵黄培养基、胱氨酸血琼脂培养基等。毒力菌株的菌落光滑，白色，圆形，边缘整齐，表面平滑凸起，透光观察呈露滴状，直径 1~3mm，不溶血，但菌落周围形成绿色；无毒菌株菌落为粗糙型，绿青色，稍扁平。

土拉菌能利用胱氨酸产生硫化氢，不形成靛基质。具有还原某些染料的能力，如硫堇、亚甲蓝、孔雀绿，但不还原刚果红。对糖醇类发酵能力很弱，产酸不产气，不同地理种发酵性能稍有不同。

抗原组成　土拉菌强毒株含有表面（Vi）抗原和菌体（O）抗原两种抗原，Vi 抗原由类脂-蛋白-多糖组成，O 抗原由蛋白-多糖-核蛋白组成，无 Vi 物质的菌株无毒力。土拉菌 Vi 抗原和 O 抗原成分均为迟发性变态反应原，均可引起感染机体的迟发变态反应，但 Vi 抗原性比 O 抗原的抗原性强许多倍。Vi 抗原和内毒素是已知的土拉菌致病因子。土拉菌的外膜蛋白 FopA 和菌体表面的脂多糖（LPS）为保护性抗原，都能促使被感染者产生特异性的抗体。其中，大部分特异性抗体是针对 FopA 蛋白的，常常在被感染者血清中发现抗 FopA 蛋白的抗体。

基因组结构　根据 GenBank 中登记的土拉菌相关基因序列，在活疫苗株（LVS）和新凶手亚种中发现两个不同的质粒 pOM1 和 pNFL10。土拉亚种（Schu S4）全基因组序列测定结果显示，总基因组小于 2Mb，不含有 pOM1 或 pNFL10 质粒，G+C mol% 含量约为 34%，初步确定了 1804 个开放读码框（ORF），其中 1289 个可能编码蛋白，413 个在 GenBank 中尚无匹配资料。土拉菌的 4 个亚型有 95% 的基因序列一致性，但在毒力基因上有所不同。该菌属普遍存在一个基因簇，被称为土拉致病岛（Francisella pathogenicity island，FPI）。在 FPI 基因簇内部存在致病力决定子（pathogenicity determinant protein A，pdpA）基因，其编码的 PdpA 蛋白与土拉菌的毒力相关，pdpA 基因的删除能够极大地削弱土拉菌的毒力。

抵抗力　该菌对低温条件有特殊耐受力，在低温水中（1℃以下）可存活 9 个月，室温水中可生存 2 个月，从冰冻的河水和湖水中曾分离到具有毒力的菌株；在潮湿的土壤中（20~30℃）可生存 2~3 个月，4℃时可活存 4 个月；在冰冻的牛奶中能生存 3 个月。对热敏感，加热 60℃、20 分钟细菌死亡。对日光和紫外线敏感，来苏尔、苯酚、升汞、乙醇等常用消毒剂均能有效杀死该菌。

危害方式　土拉菌分布广泛，可经皮肤、黏膜、消化道和呼吸道使人和动物感染发病。

致病性　土拉菌对多种动物和人都有致病性，其致病力与 Vi 抗原和内毒素有关。该菌感染人或动物后，可在宿主细胞内生长繁殖，引起细胞死亡（图）。强毒株可在免疫巨噬细胞中形成耐吞噬菌，短时间内在感染者体内大量繁殖，引起严重的急性感染。

土拉菌病临床表现呈多样性，临床可分为腺型、肺型、胃肠型和全身型（伤寒型或白血型）等，最常见的为溃疡腺型土拉菌病和肺型土拉菌病。溃疡腺型土拉菌病是由皮肤或黏膜接触污染的动物或是被媒介昆虫叮咬所致，潜伏期为 3~6 天，发病后相继出现发热、皮肤斑丘疹，皮肤溃疡，呈现类似于淋巴腺鼠疫和炭疽引起的表皮病变，进而细菌进入淋巴管和局部淋巴结导致淋巴结病。肺型土拉菌病多发生于腺型土拉

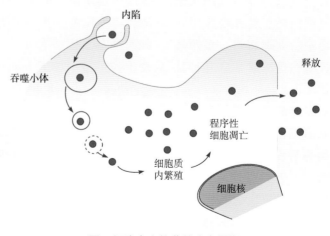

图　细胞内土拉菌的生存周期

热后，细菌经循环系统进入肺脏，导致肺部炎症，支气管炎、肺脓肿、肺坏疽或空洞，临床表现为咳嗽、呼吸困难、胸痛等，重症患者可伴有严重毒血症，感染性休克等。土拉菌病经过治疗，绝大多数预后良好，病死率一般为1%～7%，但肺型和全身型病死率可以达到30%～60%。

传播方式 土拉菌主要在自然界中的野生动物之间传播。带菌野生动物或家畜是土拉菌病的主要传染源。土拉菌可通过直接接触传播、食物饮水传播、空气传播和虫媒叮咬传播，经皮肤、黏膜、消化道和呼吸道进入机体使人和动物感染发病。直接接触传播，通常在狩猎、饲养或剥食染疫动物、处理病死动物尸体时，病菌通过皮肤、黏膜、眼结膜侵入机体而感染。食物饮水传播，摄入染疫动物的肉及污染的食物、饮水等，病菌通过消化道侵入肌体而感染。空气传播，多因处理或使用受染疫动物污染的谷物、牧草过程中，吸入含有土拉菌的气溶胶或尘埃而感染。虫媒叮咬传播，吸血昆虫蜱、蚊、虻等吸吮染疫动物血液后，再叮咬人时将土拉菌传播给人使人感染。

传播媒介 土拉菌的传播媒介为吸血的节肢动物（包括蜱、螨、蚊、蝇、虱等）。土拉菌病出现季节性发病高峰往往与媒介昆虫的活动有关，尤其是以吸食兔血为生的蜱是最主要的传播媒介。土拉菌可以在蜱的卵巢内繁殖从而传播给蜱的子代，依次经过卵、幼虫、若虫阶段，最终成为携带病菌的成虫。

检验鉴定 土拉菌的检测鉴定主要包括形态学观察、分离培养、免疫学检测和核酸检测。

形态学观察 取人或动物标本直接涂片，或分离培养物涂片，经染色后显微镜观察。革兰染色阴性，呈多形性小球杆菌，无鞭毛，无芽胞。组织标本压印片可见菌体周围有厚度不均的类荚膜。

分离培养 土拉菌分离培养一般采用培养基分离培养与动物接种分离两种方法。培养基分离培养，通常选用葡萄糖半胱氨酸血琼脂平板，37℃培养，观察菌落形态，2天后挑取典型菌落作玻片凝集，如为阳性继续分离纯化获得纯培养物。动物接种分离，一般选用小鼠或豚鼠，皮下或腹腔接种、饲养、观察动物发病、死亡情况，取感染动物脏器组织标本进行细菌检测，阳性标本进一步分离纯化，获得纯培养物，供细菌检验鉴定。

免疫学检测 土拉菌检测的常用方法，用于检测标本中土拉菌特异性抗原和抗体。主要方法有凝集试验、血细胞凝集试验、酶联免疫吸附试验、免疫荧光染色技术、免疫胶体金技术和上转发光技术等。组织脏器标本压印片做荧光抗体染色镜检，做快速诊断效果较好。土拉菌和布氏杆菌有部分共同抗原，免疫学检测可出现交叉反应，使用土拉菌的单克隆抗体或将待检血清标本先用布氏杆菌吸收，可避免或降低交叉反应。

核酸检测 用聚合酶链反应（PCR）、实时定量 PCR 和核酸探针等技术，检测标本中土拉菌特异性的核酸片段。检测的特异性靶点包括染色体序列的醇醛酮还原酶基因（AKR）和外膜蛋白基因（fopA），内毒素相关基因 IpxF、IpxE 和 flmK。TaqMan 探针实时荧光定量 PCR 具有灵敏度高、特异性强、重复好等特点，常用于土拉菌特异基因片段的快速、实时、定量检测。

感染判断 经实验室检测，具备下列一项及以上指标者，可以判断为土拉菌感染：①感染者恢复期血清特异性抗体效价比急性期有 4 倍以上增高。②感染者标本中检出土拉菌抗原、特异 DNA 片段。③感染者标本中分离到土拉菌。是否遭受土拉菌战剂袭击，除上述检验结果外，还需要结合情报分析、现场流行病学调查和生物战剂溯源等结果综合分析判定。

预防控制 平时预防控制措施包括加强动物检疫和食品饮水卫生管理，避免直接接触感染、发病动物及其污染物，避免摄入染疫动物的肉及污染的食物、饮水等；加强个人防护，防止媒介昆虫叮咬，避免吸入含有土拉菌的气溶胶或尘埃。战时预防控制土拉菌战剂感染的主要手段包括一般性预防、特异性预防、疫区及污染区控制。

一般性预防 生物战时，土拉菌战剂多以气溶胶方式实施攻击，一般性预防措施包括：①加强生物袭击的监测预警，及时启动生物武器防护预案。②正确使用个人防护用品，防止吸入战剂气溶胶，并按平时防控要求，避免直接接触污染物。③严格动物检疫与饮食卫生管理，防止媒介昆虫叮咬。

特异性预防 疫苗免疫接种是预防土拉菌感染最有效的措施。土拉菌减毒活疫苗已广泛用于预防人类土拉菌病，效果良好，皮肤划痕接种减毒活疫苗免疫力可维持 5 年。紧急进入疫源地或污染区可服用四环素、多西环素或磺胺类药物预防。暴露人员在潜伏期内使用链霉素、庆大霉素、多西环素或环丙沙星进行预防性治疗可防止发病。

治疗　土拉菌病患者应早发现、早治疗，抗菌治疗应与对症支持治疗结合。土拉菌对多种抗生素都敏感，临床上常用的抗生素为链霉素、卡那霉素和新生霉素等。

污染区和疫区控制　发现可疑土拉菌战剂袭击或发生土拉菌病疫情，及时划定污染区或疫区，进行封锁，实施污染区和疫区管控：①对进出污染区和疫区的人员、牲畜、物资、交通工具等进行严格管控和检疫。②采取化学、物理消毒方法，彻底消除污染区及疫区土拉菌污染，严格对患者、病畜、孕畜分泌物、排泄物及其污染物品、场地等，进行消毒处理，必要时可将病畜宰杀。③杀虫灭鼠，消灭传染源，切断传播途径。④对所有暴露人员进行检疫，必要时服用抗生素药物进行紧急预防。

（杨瑞馥　张平平）

bùshì gǎnjūn

布氏杆菌（Brucella）

布氏杆菌病的病原体，细菌学分类属于根瘤菌目，布氏杆菌科，布氏杆菌属细菌。

布氏杆菌是多种动物和人布氏杆菌病的病原体。布氏杆菌病1860年在地中海地区马耳他发现并予以描述，故称为地中海弛张热、马耳他热。1887年，英国学者布鲁斯（Bruce）在马耳他从死于马耳他热的士兵脾脏分离出羊布氏杆菌。1897年，丹麦学者邦（Bang）从病牛的流产物中分离到牛布氏杆菌。1914年，美国学者特劳姆（Traum）从早产而死的仔猪脏器中分离到猪流产布氏杆菌。1985年世界细菌学分类委员会布氏杆菌专门委员会，将布氏杆菌分为六个生物种19个生物型，即

羊布氏杆菌（马耳他布氏杆菌，B. melitensis，3个生物型）、牛布氏杆菌（牛流产布氏杆菌，B. abortus，8个生物型）、猪布氏杆菌（猪流产布氏杆菌，B. suis，5个生物型），以及绵羊附睾布氏杆菌（B. ovis）、沙林鼠布氏杆菌（B. neotomae）和犬布氏杆菌（B. canis）各1个生物型。布氏杆菌病以流产和发热为特征，是一种全世界广泛分布的人畜共患慢性细菌性传染病，严重威胁着人和多种动物的生命健康，据统计，全世界约有170多个国家和地区有此病疫情。中国流行的主要是羊、牛、猪布氏杆菌病，其中以羊布氏杆菌病最为多见，其次是牛布氏杆菌病。

军事意义　布氏杆菌传染性强，可经皮肤、黏膜、消化道、呼吸道等多种途径使人和动物感染发病，严重威胁人和多种动物的生命健康。该菌易于人工大量培养，在外界环境中生存能力较强，干燥菌粉可保持毒力数年。早在1954年美国生物战进攻计划中，布氏杆菌是当时新建的松树崖兵工厂中第一个武器化的生物战剂。美军将猪布氏杆菌列为失能性生物战剂，战剂代号为AB、AB1（湿）和NX（湿）。联合国、世界卫生组织、北约集团以及澳大利亚集团等国际组织，都将布氏杆菌列为重要的生物战剂。

生物学特性　布氏杆菌是一群无动力、无芽胞、无鞭毛、革兰阴性球杆菌或短杆菌，细胞内寄生。

形态特征　布氏杆菌大小为（0.5~0.7）μm×（0.6~1.5）μm，革兰染色阴性，呈球杆状或短杆状，涂片检查排列无规则，常单个散在，偶成对、成簇或呈短链状（图）。一般无荚膜，光滑型菌

可见微荚膜。布氏杆菌可被碱性染料染色，吉姆萨染色为紫红色，经赫兹罗夫斯基或其他鉴别染色法染色后，可表现出不同的染色反应。

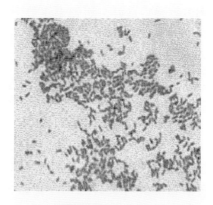

图　布氏杆菌的革兰染色（×1000）

图片引自 Peter H. Gilligan, Mary K. York, Tanja Popovic, et al. Basic protocols for level A laboratories for the presumptive identification of Brucella species. 2001

培养特性　布氏杆菌专性需氧，适宜生长温度37℃，最适pH 6.6~7.4。初代分离时对营养要求较高，培养基中常需加入血清、血液、肝汤、马铃薯浸液、葡萄糖或泛酸钙等。流产布氏杆菌和绵羊布氏杆菌在初代分离时尚需5%~10% CO_2。具有5%血清的富集培养基为流产布氏杆菌2型和羊布氏杆菌所必需。该菌在初次培养生长缓慢，常需5~10天甚至20~30天才能长出菌落，但实验室传代保存的菌株，通常培养8~72小时即可生长良好。液体培养基中呈均匀浑浊生长，不形成菌膜。琼脂平板上菌落呈圆形、无色半透明，表面光滑，中心凸起，血琼脂平板上菌落呈乳白色。

抗原组成　布氏杆菌细胞膜是一个三层膜的结构，由里向外分别为细胞质膜、外周胞质膜和外膜。外膜与聚肽糖层紧密结合

组成细胞壁，外膜含有脂多糖（lipopolysaccharide，LPS）、蛋白质和磷脂层，主要的表面抗原位点位于 LPS。布氏杆菌抗原结构十分复杂，一般认为布氏杆菌光滑型菌株有两种抗原，即羊布氏杆菌"M"抗原和牛布氏杆菌"A"抗原。这两种抗原在牛、羊、猪三种布氏杆菌中的含量不同，羊布氏杆菌含 M 抗原多（M：A＝20：1），牛布氏杆菌含 A 抗原较多（M：A＝1：20），猪布氏杆菌 A、M 抗原含量介于两者之间（M：A＝1：2）。免疫血清经吸收后获得的 A 和 M 单相特异血清可作为菌型鉴定之用。此外，外膜还含有其他一些表面抗原，如 G、Z、Vi 抗原等。

基因组结构　布氏杆菌 DNA 的 G＋C mol% 为 58%～59%。在 DNA 杂交试验中各型菌株的 DNA 同源性一般大于 90% 以上。布氏杆菌一般都有 2 条环状 DNA 染色体，大的一条约 2.1Mb，具有细菌复制功能基因，小的一条约 1.2Mb，具有染色体复制功能基因，但猪布氏杆菌生物型 3 菌株只有一条 3.3Mb 的染色体。布氏杆菌对宿主的亲和性、毒力、感染力的功能基因都位于 DNA 保守区，种间这些方面的差异仅仅只体现在基因序列的微小差异上，而不是由不同的独特基因片段控制。

抵抗力　布氏杆菌对自然环境抵抗力较强，特别在病畜脏器中存活可达 18 个月，在牛粪中至少可存活 120 天，在灰尘、土壤和水中可存活 10～70 天。该菌对热抵抗力弱，巴氏消毒法可杀灭该菌。乙醇、酚溶液、甲醛、碘伏及含氯消毒剂等常用消毒剂可有效杀灭该菌。

危害方式　布氏杆菌可引起人畜共患性传染病，主要在畜间传播，人患病主要由病畜传染，人与人之间传染机会极少。布氏杆菌病一年四季均可发病，但以春末夏初偏多。

致病性　布氏杆菌致病力强，可经皮肤或黏膜侵入人和动物机体，然后进入淋巴和血液循环系统，大量增殖并释放内毒素及菌体其他毒性物质，导致菌血症、败血症，引起多脏器损害。布氏杆菌病发病机制复杂，致病毒力因子的物质基础是 LPS、外膜蛋白和某些酶类（如过氧化氢酶、尿素酶、铜/锌超氧化歧化酶等）。布氏杆菌对完整的黏膜和皮肤的侵袭作用与该菌产生透明质酸酶有关。布氏杆菌内毒素，是存在于细胞壁的一种类脂多糖物质，具有致热、致死和引起过敏反应作用。布氏杆菌不同菌种的毒力与毒性物质具有一定差异，不同种的布氏杆菌对同一动物致病力不同，同一菌种对不同动物的致病力也不同。

人布氏杆菌病主要是一种传染性、变态反应性网状内皮系统疾病，可出现淋巴结病、脾、肝大，关节炎、骨髓炎和心内膜炎。临床表现为间歇性发热、寒战、疲劳、肌肉和关节痛，精神抑郁和失眠。重者可发生关节强直、变形，多数出现睾丸炎、附睾炎、卵巢炎、子宫内膜炎等。动物布氏杆菌病不表现明显的全身性疾病，雌性动物主要表现为流产，雄性动物主要表现为附睾炎和睾丸炎。

传播方式　布氏杆菌主要通过呼吸道、消化道、泌尿生殖道，以及损伤或未损伤的皮肤等多种途径传播。家畜和野生动物是该病的主要传染源，一般由于直接接触或通过污染的饲料、饮水、土壤、用具等，以及媒介昆虫叮咬而间接传染。该病对人的传染性较大，接触牲畜或从事畜产品工作的人员，感染率较高，任何年龄均可感染。

传播媒介　布氏杆菌病在家畜（主要是羊、牛、猪）中广泛分布，某些鸟类、昆虫、爬虫类、两栖类和鱼类等动物也可携带布氏杆菌。人由于接触患病的牲畜及其产品或其污染物而感染，人和人之间、人向动物一般不传染。羊、牛、猪是动物和人布氏杆菌病的主要传染源，野羊、野牛、野猪、野兔、狼、狐狸、野鼠等野生动物均可感染布氏杆菌成为传染源，有人推测家畜羊、牛、猪的布氏杆菌病来自野生动物。吸血昆虫可通过叮咬吸血，在动物间或动物与人之间传播布氏杆菌。

检验鉴定　布氏杆菌的检测鉴定主要包括形态学观察、分离培养、免疫学检测和核酸检测。

形态学观察　取人或动物标本直接涂片，或分离培养物涂片，经染色后显微镜观察。布氏杆菌为革兰染色阴性，菌体呈球杆状或短杆状，无鞭毛，无芽胞，一般无荚膜，光滑型菌可见微荚膜。

分离培养　布氏杆菌是需氧菌，能在弱酸或弱碱环境中生长，适宜温度为 34～37℃。常用基础培养基有肝琼脂、马丁琼脂、马铃薯琼脂、血清葡萄糖琼脂（SDA）、胰蛋白胨大豆琼脂（TSA）等。污染标本可用法雷尔（Farrel）SDA，改良塞耶－马丁等选择性培养基培养。布氏杆菌菌落隆凸，边缘完整，小的直径 0.5～1.0mm，大的可达 3～4mm。在透射光下，平滑型菌落呈浅黄色光泽，在折射光下，菌落呈蓝白色，略显乳白色。血液标本常采用双向培养法培养。布氏杆菌也可采用鸡胚接种进行分离培养。

免疫学检测 用于检测标本中布氏杆菌的特异性抗原和抗体。常用的方法包括抗原凝集试验、补体结合实验、酶联免疫吸附试验、免疫胶体金层析法、皮肤变态反应试验等。环境污染标本和组织标本等，通常用已知的布氏杆菌特异抗体检测标本中的相应抗原；患者或动物血液标本常用布氏杆菌特异抗原检测标本中的相应抗体，也可以用合适的抗体检测标本中可能含有的布氏杆菌抗原。免疫血清经 M 抗原或 A 抗原吸收后，获得抗 A 或抗 M 抗原的单相特异血清，可作为菌型鉴定之用。

核酸检测 用聚合酶链反应（PCR）、实时定量 PCR 和核酸探针等技术，检测标本中布氏杆菌特异性的核酸片段。通常针对布氏杆菌 R 型或 S 型特异 DNA 序列设计引物，扩增检测标本中相应的 DNA 片段。

噬菌体裂解试验 布氏杆菌有多种特异性噬菌体，应用噬菌体裂解试验可对布氏杆菌进行种的鉴定，也可对光滑型和粗糙型布氏杆菌进行鉴别。

感染判断 经实验室检测，具备下列一项及以上指标者，可以判断为布氏杆菌感染：①感染者恢复期血清特异性抗体效价比急性期有 4 倍以上增高。②感染者标本中检出布氏杆菌抗原或特异 DNA 片段。③感染者标本中分离到布氏杆菌。是否遭受布氏杆菌战剂袭击，除上述检验结果外，还需要结合情报分析、现场流行病学调查和生物战剂溯源等结果综合分析判定。

预防控制 平时预防控制布氏杆菌病的措施包括加强动物检疫和食品饮水卫生管理，避免直接接触感染、发病动物及其污染物，避免摄入染病动物肉及污染的食物、饮水等；加强个人防护，防止吸血昆虫叮咬，避免吸入含有布氏杆菌气溶胶或尘埃。战时预防控制布氏杆菌战剂感染的主要手段包括一般性预防、特异性预防、疫区及污染区控制。

一般性预防 生物战时，布氏杆菌战剂多以气溶胶方式实施攻击，一般性预防措施包括：①加强生物袭击的监测预警，及时启动生物武器防护预案。②正确使用个人防护用品，防止吸入战剂气溶胶，并按平时防控要求，避免直接接触污染物。③严格动物检疫与饮食卫生管理，防止吸血昆虫叮咬。

特异性预防 疫苗接种是预防布氏杆菌病最有效的方法。布氏杆菌疫苗分人用疫苗和动物疫苗。人用疫苗常用的有 104M 和 BA-19 减毒活疫苗，104M 疫苗皮上划痕接种，免疫保护期约为一年，BA-19 疫苗除皮上划痕接种外，还可进行滴鼻免疫。动物用疫苗主要有牛布氏杆菌 19 号苗、猪布氏杆菌 S2 苗和羊布氏杆菌 M5 苗等减毒活疫苗，此外，还有多种灭活疫苗。动物疫苗免疫保护效果较好，保护期可长达几年。

治疗 布氏杆菌病患者的临床治疗，以抗菌治疗为主，结合对症支持治疗。抗菌治疗多采用四环素族与链霉素联合，或复方磺胺甲噁唑与链霉素联合，多疗程治疗。

污染区和疫区控制 发现可疑布氏杆菌战剂袭击或发生布氏杆菌病疫情，及时划定污染区或疫区，进行封锁，实施污染区和疫区管控：①对进出污染区和疫区的人员、牲畜、物资、交通工具等进行严格管控和检疫。②采取化学、物理消毒方法，彻底消除污染区和疫区布氏杆菌污染，杀灭吸血昆虫。③严格动物检疫与管理，必要时对疫病动物进行捕杀；杀虫灭鼠，消灭传染源，切断传播途径。④对所有暴露人员进行检疫，必要时服用抗菌药物进行紧急预防。

（杨瑞馥　赵向娜）

shìfèijūntuánjūn

嗜肺军团菌（*Legionella pneumophila*） 传染性军团病的病原体，细菌学分类属于军团菌科，军团菌属细菌。

1976 年 7 月 21~24 日，在美国费城一所旅馆里召开退伍军人年会期间，182 名退伍军人突然出现发热、咳嗽、胸痛及呼吸困难，90% 的病例 X 线检查呈肺炎征象，附近 39 例居民也出现类似症状，共计 221 例，其中死亡 34 例，死亡率为 15.4%，当时以会议名称命名该病为"退伍军人病"，即"军团病"。1977 年 1 月，麦克达德（McDade）等从 4 例死亡患者肺组织中分离到一种新的革兰阴性杆菌，经鉴定证实为一个新的细菌家族成员，称为退伍军人病菌。1978 年 11 月在美国疾病控制中心（CDC）的国际会议上正式命名为嗜肺军团菌。后经证实，1947 年，杰克逊（Jackson）分离的细菌即为嗜肺军团菌，1965 年在美国华盛顿及 1968 年美国密歇根州庞蒂克发生庞蒂克热也是军团菌属引起的。

军团病呈世界性分布，主要分布于欧亚大陆、北美和大洋洲，呈季节性分布，夏末秋初高发。1980 年日本斋腾厚报告了亚洲首例病例。1982 年中国首次报道嗜肺军团菌病例，同年成功分离出嗜肺军团菌。2001 年 7 月，西班牙东部的木尔西亚市暴发了一次大规模的军团病，报道有 800 多可疑病例，确诊 449 例，病死率为 1%。2002 年 8 月，西班牙加泰罗尼亚地区，确诊的军团菌肺炎暴发病例 113 人，罹患率为 399.9/10 万，病死率为 1.8%。

军事意义 嗜肺军团菌生活在水中，在普通自来水中可长时间存活。该菌耐热，60℃左右水中仍能生存，甚至在火山口附近的水塘里也能发现该菌。嗜肺军团菌主要通过污染的饮用水、空调冷却水、淋浴喷头水等与人群密切接触水体，以气溶胶的形式经呼吸道传播给人。嗜肺军团菌致病力强，病死率高，人群普遍易感，主要以气溶胶方式传播，具有潜在的军事意义。

生物学特性 嗜肺军团菌为革兰阴性杆菌，需氧，不形成芽胞，无荚膜，环境抵抗力强、耐热。

形态结构 嗜肺军团菌为多形性短小杆菌，大小（2～5）μm×（0.3～0.9）μm，两端钝圆，偶见丝状（8～20μm）和纺锤状，有 1～2 根极鞭毛和侧鞭毛；无荚膜，胞壁有独特的脂肪酸和泛醌结构，无芽胞。该菌革兰染色困难，吉姆萨染色菌体呈红色，改良迪特尔（Dieterle）饱和银染色菌体呈深棕色至黑色。

培养特性 嗜肺军团菌是营养苛求的需氧菌，不能在一般细菌培养基中生长，常用的培养基是含有活性炭酵母浸膏，添加 α-酮戊二酸、L-半胱氨酸以及抗生素的 BCYE 和 BMPA 选择性培养基。BCYE 培养基是公认的最佳培养基，在 35～37℃，相对湿度 70%～80%，2.5%～5.0% CO_2 的环境培养，3～5 天出现单个菌落，直径 1～2mm，菌落边缘透明。在培养基中加入 0.01% 溴甲酚紫和 0.001% 溴酚蓝，嗜肺军团菌菌落平坦，呈浅绿色，非典型军团菌的菌落呈亮绿色。

抗原组成 嗜肺军团菌抗原组成复杂，主要保护性抗原有脂多糖、脂蛋白、热休克蛋白（Hsp60）、主要外膜蛋白（OmpS 或 MOMP）、主要分泌蛋白等。已经证明嗜肺军团菌至少含有两类抗原，一类为型特异抗原，是一种类脂-蛋白质-碳水化合物复合体，在血清学反应中只与血清型抗体反应；另一类为群特异抗原，各型嗜肺军团菌所共有，其主要成分为蛋白质。

基因组结构 该菌基因组大小为 3.4～3.6Mb，G＋C mol% 为 38.27%～38.48%。基因组编码 2921～3237 个基因，核心基因组包括 2434 个基因，基因平均长度 984～1082bp，含有 48～84 个假基因，有 3 个 rRNA 操纵子，有的菌株含有 1 个质粒，有的没有质粒。

抵抗力 嗜肺军团菌是一种水源微生物，在自然条件下，当水温在 31～36℃ 时可长期存活，在普通自来水中可存活 400 天以上，在 60℃左右水中能够存活，甚至在火山口附近的水塘里也能发现该菌。肺组织和痰液标本在 -70℃ 保存，数年后仍能分离出该菌。嗜肺军团菌对紫外线和常用消毒剂敏感，苯酚、福尔马林、乙醇、碘伏、含氯消毒剂、季铵盐类消毒剂等，都能有效杀灭该菌。

危害方式 自然条件下，嗜肺军团菌通过污染水体形成气溶胶，人经呼吸道吸入感染，引起传染性军团病。人群普遍易感，以中老年人多见，男性多于女性。

致病性 嗜肺军团菌感染，潜伏期 2～10 天，常为 5 天。典型患者常为亚急性发病，早期表现有肌痛、头痛、乏力、食欲减退、畏寒发热，1～2 天后症状加重，出现高热、寒战、胸痛。呼吸系统症状表现为咳嗽、咯血等，部分患者出现胸闷、呼吸困难；消化系统表现为腹痛、恶心、呕吐、胃肠道出血，偶有肝大、腹膜炎等，重症出现胃肠功能衰竭；神经系统表现为谵妄、幻觉、定向障碍、震颤、昏迷、头痛等；皮肤损害为多形性红斑、弥漫性丘疹、皮下组织感染等。嗜肺军团菌感染通常以呼吸系统损害为主，肺部 X 射线检查表现为斑片状阴影、结节状阴影，部分出现胸腔积液，使用免疫抑制剂者，易出现空洞及脓肿。

传染源 嗜肺军团菌存在于天然淡水和人工水域环境，可从河水、土壤等标本中分离。主要寄生在原核生物的细胞体内，嗜肺军团菌最少可以在 13 种阿米巴和 2 种纤毛虫的细胞内复制。原核生物不但供给嗜肺军团菌所需的各种营养成分，还可能是嗜肺军团菌转移、迁移和感染高等动物与人的载体。尚未证明人和动物为传染源。

传播途径 嗜肺军团菌的最常见传播方式是吸入受到污染的气溶胶。30～40℃ 热水系统最适于军团菌的生长繁殖，嗜肺军团菌气溶胶来源主要包括空调制冷系统、冷热水供应系统、淋浴系统、加湿器和漩涡按摩浴池等。疾病感染也可能因吸入受到污染的水，尤其是医院中的易感患者，以及采取水中分娩时与婴儿接触而发生。尚未发现人间直接传播情况。

检测鉴定 嗜肺军团菌的检测鉴定主要包括细菌的形态学观察、分离培养、免疫学检测和核酸检测。

形态学观察 经吉姆萨染色或改良迪特尔（Dieterle）饱和银染色，显微镜下可见菌体大小（0.3~0.4）μm×（2~3）μm，显著多形性，常呈梭形。在肺组织和人工培养物中，为两端钝圆或圆锥状直杆菌。无荚膜，无芽胞，有端生鞭毛。

分离培养 嗜肺军团菌分离培养常用的培养基是含有缓冲活性炭酵母浸膏加上 α-酮戊二酸、L-半胱氨酸以及抗生素的 BCYE 和 BMPA 选择性培养基。在培养基中加入 0.01% 溴甲酚紫和0.001%溴酚蓝，培养出的嗜肺军团菌菌落平坦，呈浅绿色，非典型的菌落呈亮绿色。临床标本嗜肺军团菌分离率较高，患者痰、支气管肺泡灌注液、胸水、肺组织匀浆等均可用做分离培养。

免疫学检测 常用方法有酶联免疫吸附试验、免疫荧光染色、微量凝集试验、间接血凝试验、免疫膜层析、双向扩散等，用于检测患者或环境标本中的嗜肺军团菌特异性抗体或抗原。环境污染标本、患者肺组织、呼吸道分泌物、尿液等，通常用已知的嗜肺军团菌特异抗体检测标本中的抗原；患者血液标本常用嗜肺军团菌抗原检测标本中的特异性抗体，嗜肺军团菌感染通常 1 周左右可检测出特异性 IgM，对疾病的早期诊断有较大的参考价值，2 周后可检测出 IgG。

核酸检测 利用聚合酶链反应（PCR）技术检测患者的尿液、支气管肺泡液、血液和痰液等临床标本，以及自然水体和人工水系统等水标本中的特异性嗜肺军团菌 DNA 基因片段。核酸检测技术特异性较高，能够快速得出结果（4~5 小时），在临床上有重要诊断意义。常用核酸检测技术包括常规 PCR、多重 PCR、实时定量 PCR 等。用于检测嗜肺军团菌 DNA 的引物主要有属特异性的 5S rRNA 引物和 16S rRNA 基因引物、种特异性的 mip 基因引物等。

感染判断 经实验室检测，具备下列一项及以上指标者，可以判断为嗜肺军团菌感染：①感染者急性期血清嗜肺军团菌特异性 IgM 抗体阳性。②恢复期血清特异性 IgG 抗体效价比急性期有 4 倍以上增高。③感染者标本中检出嗜肺军团菌抗原或特异 DNA 片段。④感染者标本中分离到嗜肺军团菌。是否遭受嗜肺军团菌战剂袭击，除上述检验结果外，还需要结合情报分析、现场流行病学调查和生物战剂溯源等结果综合分析判定。

预防控制 平时预防措施主要是严防水源污染，尤其应加强上述各类用水的水污染检测，预防、控制或消除嗜肺军团菌污染。战时预防控制嗜肺军团菌战剂感染的主要手段包括一般性预防、特异性预防、疫区及污染区控制。

一般性预防 生物战时，嗜肺军团菌战剂会以气溶胶方式实施攻击，一般性预防措施包括：①加强生物袭击的监测预警，及时启动生物武器防护预案。②正确使用个人防护用品，防止吸入战剂气溶胶。

特异性预防 嗜肺军团菌尚无有效疫苗，紧急情况下暴露人员可口服红霉素等抗生素预防。

污染区和疫区控制 发现可疑嗜肺军团菌战剂袭击或发生军团病疫情，及时划定污染区或疫区，进行封锁，实施污染区和疫区管控：①对进出污染区和疫区的人员、牲畜、物资、交通工具等进行严格管控和检疫。②采取化学、物理消毒方法，彻底消除污染区和疫区嗜肺军团菌污染。③进行水污染检测，消除水污染。

（杨瑞馥　张雪璨）

huòluànhújūn

霍乱弧菌（*Vibrio cholerae*）

烈性传染病霍乱的病原体，细菌学分类属于弧菌科，弧菌属，非嗜盐弧菌群细菌。1854 年意大利学者帕奇尼（Pacini）首次在霍乱死者肠内容物中发现大量弧形细菌，并称其为霍乱弧菌。1883 年，德国细菌学家科赫（Koch）从霍乱患者标本中分离得到该菌，定名为逗点弧菌，几十年后，帕奇尼的首次分离该菌的工作得到公认，该菌被正式命名为霍乱弧菌。

霍乱弧菌包括两个生物型，即古典生物型和埃尔托生物型。自 1817 年以来，霍乱曾发生七次全球大流行，前六次发生在 19 世纪，均由古典生物型引起，主要起源于亚洲，特别是印度次大陆，造成数百万人死亡。1905 年在埃及西奈半岛埃尔托检疫站，从朝圣的死者分离出一种与霍乱弧菌极为相似的弧菌，将其称为埃尔托弧菌。1937~1961 年，该菌多次在印度尼西亚引起不同规模的流行。1962 年，第十五届世界卫生大会确定将埃尔托弧菌引起的疾病按霍乱同样对待，并将 1961 年印度尼西亚埃尔托弧菌引起疾病流行定为世界第七次霍乱大流行。此后，根据埃尔托弧菌的相关研究，将其归入霍乱弧菌，同时将霍乱弧菌分为古典生物型和埃尔托生物型。根据 O 抗原不同，用血清学方法将霍乱弧菌及其相关弧菌已分为 155 个血清群，其中 O1 群、O139 群引起霍乱。

20 世纪 60~80 年代，埃尔托生物型传播至东南亚、印度次大陆、中东、澳大利亚、苏联、非洲和拉丁美洲，甚至欧洲。至1990年，世界卫生组织（WHO）报告，霍乱每年发生病例10万例。1991~1992年，拉丁美洲国家发生的霍乱大流行，患病人数为745 309例，死亡为6403例。1993年，O139霍乱弧菌首先在印度暴发并迅速在亚洲流行，在有些地区替代O1群成为流行株。

军事意义　霍乱弧菌易于培养，生长繁殖速度快，致病力强，可引起人急性肠道传染病，并可通过污染的水源和食物迅速传播，导致疾病流行。20世纪霍乱弧菌曾被日本、美国等国家作为生物战剂研发。20世纪30~40年代，日本"731"部队曾在中国东北以霍乱弧菌作为战剂研究、生产，进行人体试验，并在浙江等地施放。朝鲜战争期间，美军曾在大同郡地区用飞机投下许多霍乱弧菌感染的文蛤，导致平民拣食后发病死亡。联合国、世界卫生组织、北约集团以及澳大利亚集团等国际组织，都将霍乱弧菌列为重要的生物战剂。

生物学特性　霍乱弧菌革兰染色阴性，为兼性厌氧菌。

形态特征　霍乱弧菌大小为（0.5~0.8）μm×（1.5~3.0）μm。从患者新分离出的细菌形态典型，呈弧形或逗点状。菌体一端有一根单鞭毛，其长度可达菌体长度的4~5倍，运动极为活泼，在暗视野显微镜下观察，犹如夜空中的流星（图1）。O1群无荚膜，有普通菌毛和性菌毛，O139群有多糖荚膜，不形成芽胞（图2）。

培养特征　霍乱弧菌营养要求不高，在普通培养基上生长良好，兼性厌氧，最适生长温度为37℃。霍乱弧菌是繁殖速度最快的细菌之一，在碱性蛋白胨水中生长迅速。在营养琼脂和碱性琼

脂上一般呈无色、湿润、透明、光滑、圆形、扁平或稍凸起、边缘整齐的菌落。在选择性培养基如庆大霉素琼脂上呈无色半透明、中心有灰黑点。常用的选择性培养基大都含有胆盐、亚碲酸钾、十二烷基磺酸钠和某些抗生素（如庆大霉素，多黏菌素）等。实验室常用硫代硫酸盐柠檬酸盐胆盐蔗糖琼脂培养基（TCBS）对霍乱弧菌进行分离鉴定，霍乱弧菌在此培养基上呈黄色菌落。

O1群霍乱弧菌能发酵蔗糖和甘露糖，不发酵阿拉伯糖。埃尔托生物型能分解葡萄糖产生乙酸甲基甲醇（即伏-波试验）。O139霍乱弧菌能发酵葡萄糖、麦芽糖、蔗糖和甘露糖，产酸不产气，不发酵肌醇和阿拉伯糖。氧化酶试验和明胶试验呈阳性，靛基质试验阳性。

抗原组成　霍乱弧菌有耐热

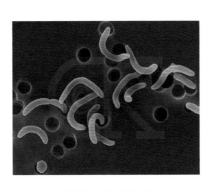

图1　暗视野下霍乱弧菌的形态

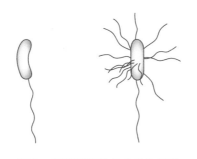

图2　霍乱弧菌的特殊结构示意

的O抗原和不耐热的H抗原，H抗原为霍乱弧菌属所共有，O抗原含有群特异性和型特异性两种抗原，是霍乱弧菌分群和分型的基础。根据O抗原不同现已确认155个血清群，其中O1群、O139群引起霍乱，其余的血清群分布于地面水中，可引起人类胃肠炎等疾病，但未见引起霍乱的流行。H抗原无特异性，为霍乱弧菌的共同抗原。

O1群霍乱弧菌菌体抗原由3种抗原因子A、B、C组成，可分为3个血清型，即小川型（含A、B抗原）、稻叶型（含A、C抗原）和彦岛型（含A、B、C三种抗原）。根据表型差异，O1群霍乱弧菌的每一个血清型还可分为2个生物型，即古典生物型和埃尔托生物型。

霍乱弧菌感染可获得持久免疫力，再感染者少见。抗肠毒素抗体主要针对霍乱毒素B亚单位，抗菌抗体主要针对O抗原，分泌型IgA可以在肠黏膜与病菌之间形成免疫屏障，有阻断黏附和中和毒素的作用。感染O1群获得的免疫对O139群感染无交叉保护作用。

基因组结构　霍乱弧菌包含2个染色体，1号染色体约2.0Mb，2号染色体是一个环形的质粒约1.0Mb，2个染色体共有3885个开放阅读框（ORF）。1号染色体参与DNA复制与修复、转录、转移、细胞膜合成，含有大量关键代谢和生物合成相关的编码基因，以及与致病性相关的霍乱毒素（cholera toxin，CTX）等相关编码基因。2号染色体上存在与正常细胞功能和中间代谢途径相关的单拷贝基因。此外，还存在着一个巨大的基因捕获系统，在这个区域内存在霍乱弧菌所有

重复序列的拷贝和 216 个开放阅读框，有耐药性相关基因，DNA 代谢酶类编码基因，致病和毒素相关基因三大类已知基因。

抵抗力　霍乱弧菌古典生物型对外环境抵抗力较弱，埃尔托生物型抵抗力较强，在河水、井水、海水中可存活 1~3 周。霍乱弧菌在未经处理的粪便中可以存活数天；在冰箱冷藏的牛奶、鲜肉和鱼虾水产品中可以分别存活 2~4 周、1 周和 1~3 周；在室温下存放的新鲜蔬菜中可存活 1~5 天；在玻璃、瓷器、塑料和金属上存活时间不超过 2 天。霍乱弧菌对酸、热、干燥、日光及一般消毒剂均很敏感，在正常胃酸中仅能存活 4 分钟；耐低温，耐碱；湿热 55℃ 15 分钟、100℃ 1~2 分钟可被杀死。0.1%高锰酸钾浸泡蔬菜、水果可达到消毒目的。

危害方式　霍乱弧菌可引起人类烈性肠道传染病，为国际检疫传染病。

致病性　霍乱弧菌主要通过污染的水源或食物经口传染。在一定条件下，霍乱弧菌进入小肠后，依靠鞭毛的运动，穿过黏膜表面的黏液层，黏附于肠壁上皮细胞上，在肠黏膜表面迅速繁殖，引起霍乱。霍乱潜伏期可从几小时到 5 天，起病突然，重型患者多以剧烈腹泻开始，继以呕吐。严重上吐下泻可引起脱水及电解质丧失，使患者在发病后短期内死亡。轻型患者症状常不明显，仅有轻度腹泻。O139 群霍乱弧菌感染比 O1 群严重，表现为严重脱水，死亡率高，成人病例约占 70%，O1 群霍乱弧菌流行高峰期儿童病例约占 60%。

霍乱弧菌的致病因素主要包括定居因子和肠毒素。霍乱弧菌到达小肠后，在定居因子作用下，黏附于肠黏膜表面并迅速繁殖，产生肠毒素。霍乱肠毒素外毒素，具有很强的抗原性，由 A 和 B 两个亚单位组成，A 亚单位为毒性单位，B 亚单位为结合单位。该毒素可导致肠黏膜细胞功能紊乱，使大量体液和电解质进入肠腔而发生剧烈腹泻、呕吐，致使大量脱水和失盐，发生代谢性酸中毒，血循环衰竭，甚至休克或死亡。

传播方式　霍乱弧菌主要通过摄入污染的水和食物经肠道感染传播。在地方性流行区，患者、带菌者，以及污染的水体是该病的主要传染源。带菌者分健康带菌、潜伏期带菌和病后带菌三种。健康带菌者的排菌时间较短，一般不超过 7 天；潜伏期排菌持续时间更短，多在最末一两天。病后带菌者包括恢复期带菌和慢性带菌，恢复期带菌的排菌时间不超过 1 周，慢性带菌者持续排菌可超过 3 个月。霍乱弧菌可在适宜水体中生长，并持续存在。

传播媒介　霍乱弧菌无特定的媒介生物，通常通过污染的水和食物使人感染，人是霍乱弧菌的唯一易感者。蝇类等昆虫可通过在患者排泄物等污染物上活动，机械性携带霍乱弧菌，再污染饮水与食物。

检验鉴定　霍乱弧菌的检测鉴定主要包括形态学观察、分离培养、免疫学检测和核酸检测。

形态学观察　取患者排泄物、呕吐物或者吃剩的食物，涂片染色及悬滴法检查，镜检观察细菌形态，动力特征。革兰染色阴性，无芽胞，无荚膜，呈弧形或逗点状弧菌，鱼群样排列。悬滴法观察可见细菌运动极为活泼，呈流星穿梭运动。

分离培养　常将标本首先接种至碱性蛋白胨水增菌，37℃ 孵育 6~8 小时后直接镜检，并进一步用选择性培养基做分离培养。选择性培养基常用庆大霉素琼脂平板 36~37℃ 培养 8~10 小时，或碱性琼脂平板培养 10~20 小时，霍乱弧菌即可长成小菌落，取可疑菌落作玻片凝集，阳性者再作生化反应及生物型别鉴定试验。

免疫学检测　霍乱弧菌免疫学检测通常采用玻片凝集试验、酶联免疫吸附试验（ELISA）、免疫荧光染色（IFA）等方法。玻片凝集试验，选择可疑或典型菌落，与霍乱弧菌 O 抗原的抗血清在玻片上混合，若出现凝集现象，即为阳性，可判定为霍乱弧菌。ELISA 法，应用抗霍乱弧菌外膜蛋白的特异性抗体，直接检测粪便中的弧菌抗原，可快速诊断霍乱，不需增菌培养。霍乱弧菌感染者，能产生抗菌抗体和抗肠毒素抗体，用霍乱弧菌的特异性抗原通过 ELISA、IFA 等方法检测患者血清中特异性抗体，若恢复期血清抗体效价较急性期呈 4 倍以上升高，有诊断意义。

核酸检测　霍乱弧菌核酸检测常用聚合酶链反应（PCR）、实时荧光定量 PCR 技术。检测的特异基因片段主要有，霍乱肠毒素基因（Ctx）、毒素协同菌毛基因（TcpA）、O 抗原基因（rfb）、外膜蛋白基因（omp）以及毒力表达调控基因（toxR）等。通过识别 PCR 产物中的霍乱弧菌毒素基因亚单位 CtxA 和 TcpA 来区别霍乱菌株和非霍乱弧菌，根据 TcpA 基因的不同 DNA 序列来区别古典生物型和埃尔托生物型霍乱弧菌。

感染判断　经实验室检测，具备下列一项及以上指标者，可以判断为霍乱弧菌感染：①感染者恢复期血清特异性抗体效价比急性期有 4 倍以上增高。②感染者标本中检出霍乱弧菌抗原或特异 DNA 片段。③感染者标本中分离到霍乱弧菌。是否遭受霍乱弧菌战剂袭击，除上述检验结果外，还需要结合情报分析、现场流行病学调查和生物战剂溯源等结果综合分析判定。

预防控制 人类霍乱通常因食用污染的水和食物感染发病，平时预防控制霍乱的措施包括加强饮水卫生和食品卫生的监督管理，做好粪便、污物的无害化处理，杀灭或降低苍蝇密度，切断经口感染的传播途径。战时预防控制霍乱弧菌战剂感染的主要手段包括一般性预防、特异性预防、疫区及污染区控制。

一般性预防 生物战时，霍乱弧菌战剂多以直接投放污染水源、食物、环境等方式实施攻击，一般性预防措施包括：①加强生物袭击的监测预警，及时启动生物武器防护预案。②加强水源、食物保护与监测，严格饮水、粪便管理，注意饮食卫生。

特异性预防 疫苗接种是预防霍乱弧菌感染最有效的方法。现用疫苗有灭活古典型霍乱菌苗、口服重组 B 亚单位/霍乱菌体疫苗（rBS/WC 疫苗）、减毒口服活菌苗（CVDl03-HgR）等。灭活古典型霍乱菌苗皮下接种，能降低发病率，对埃尔托型霍乱弧菌感染也有保护作用。rBS/WC 疫苗，对霍乱的保护期为 3 年，2000 年 WHO 推荐使用此疫苗。CVDl03-HgR，能明显对抗 O1 群古典生物型和埃尔托生物型霍乱弧菌的感染。

治疗 霍乱患者应隔离治疗，抗菌治疗与对症支持治疗结合。用于霍乱的抗菌药物有四环素、多西环素、呋喃唑酮、氯霉素和复方磺胺甲噁唑等。对症支持治疗，及时补充液体和电解质，预防大量失水导致的低血容量性休克和酸中毒是治疗霍乱的关键。

污染区和疫区控制 发现可疑霍乱弧菌战剂袭击或发生霍乱疫情，及时划定污染区或疫区，进行封锁，实施污染区和疫区管控：①对进出污染区和疫区的人员、物资等进行严格管控和检疫。②彻底消除污染区和疫区霍乱弧菌污染，杀灭苍蝇。③严格水源和食品卫生管理，做好粪便、污物的无害化处理。④对所有暴露人员进行检疫，必要时服用抗生素药物进行紧急预防。⑤患者和带菌者实行隔离治疗，并进行病原学监测。

（杨瑞馥　杨世亚）

shānghán shāménjūn

伤寒沙门菌（*Salmonella typhi*）

急性肠道传染病伤寒的病原体，细菌学分类学属于肠杆菌科，沙门菌属细菌。伤寒沙门菌在全球分布广泛，为常见的肠道致病菌，所引起的急性肠道传染病称为伤寒。

沙门菌的首次发现和命名，来源于 1885 年萨蒙（Salmon）等人在猪霍乱病流行时第一次分离到的猪霍乱沙门菌。沙门菌属包含邦戈尔沙门菌、猪霍乱沙门菌、肠道沙门菌、副伤寒沙门菌、鼠伤寒沙门菌 5 个种，伤寒沙门菌为肠道沙门菌中的一个亚种（血清型）。沙门菌属按其抗原成分，可将沙门菌分为 A、B、C、D、E 等菌组。其中与人类疾病有关的主要有 A 组的甲型副伤寒杆菌、B 组的乙型副伤寒杆菌和鼠伤寒杆菌、C 组的丙型副伤寒杆菌和猪霍乱杆菌、D 组的伤寒杆菌和肠炎杆菌等。伤寒沙门菌为沙门菌属中的 D 组。

伤寒沙门菌只感染人类，人群普遍易感。伤寒遍布于世界各地，以热带及亚热带地区为多，一年四季均可发生，但以夏、秋季常见，在饮食卫生环境较差的地区易引起流行。流行形式以散发性为主，常因与轻型患者或慢性带菌者接触所致，如发生水源污染或食物污染，常可酿成暴发性流行。据统计，全球每年约有 1600 万人感染发病，约有 60 万人死亡。

军事意义 伤寒沙门菌在自然环境中生命力较强，传染性高，可致人急性肠道传染病伤寒，通过污染水和食物而传播，导致疾病暴发流行。在 19 世纪 50 年代克里米亚战争爆发时，因伤寒而死亡的士兵是因战伤而死亡的 10 倍。1899 年布尔战争期间，士兵死于伤寒者仍然 5 倍于因战伤而死亡者。20 世纪，日本、美国等国家曾将伤寒沙门菌作为生物战剂进行研发。1940～1945 年，日本在中国的浙江、河南、湖南、河北等地，投放纯培养的伤寒沙门菌污染水源和食物，还将细菌培养物直接从飞机上向居民区投掷和喷洒。1950～1953 年朝鲜战争期间，美国曾在朝鲜北部和中国东北地区多次投掷携带生物战剂的昆虫、动物和杂物等，包括伤寒沙门菌，造成疾病流行，多人死亡。1984 年，美国俄勒冈州拉杰尼斯（Rajneeshee）邪教徒用沙门菌污染色拉，导致 751 人发病。联合国、世界卫生组织、北约集团以及澳大利亚集团等国际组织，都将霍乱弧菌列为重要的生物战剂。

生物学特性 伤寒沙门菌为革兰染色阴性杆菌。

形态特征 伤寒沙门菌呈短杆状，两端钝圆，长 $1.0～3.5\,\mu m$，宽 $0.5～0.8\,\mu m$，周有鞭毛，能活动,不产生芽胞,无荚膜(图1、图2)。

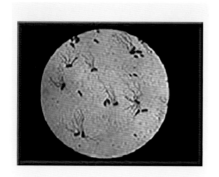

图1 伤寒沙门菌鞭毛染色(×1000)

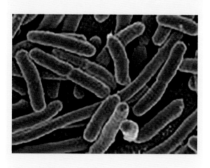

图2 电镜下伤寒沙门菌

培养特性 伤寒沙门菌兼性厌氧,能在普通培养基中生长,在含胆汁培养基中,更易生长。最适培养温度37℃,最适pH 7.4~7.6。在普通培养基上形成中等大小,无色半透明,表面光滑,边缘整齐的菌落。能分解葡萄糖、麦芽糖、甘露醇等多种糖类,产酸产气;不分解乳糖、蔗糖及鼠李糖,产酸不产气。

抗原组成 伤寒沙门菌主要有O和H两种抗原。O抗原为脂多糖,性质稳定,能耐100℃达数小时,不被乙醇或0.1%苯酚破坏,决定O抗原特异性的是脂多糖中的多糖侧链。H抗原为蛋白质,对热不稳定,能被60℃加热15分钟或乙醇处理破坏,其特异性取决于多肽链上氨基酸的排列顺序和空间构型。具有鞭毛的细菌经甲醇液固定后,其O抗原全部被H抗原遮盖,而不能与相应抗O抗体反应。此外,伤寒沙门菌还有Vi抗原,多见于新分离(特别是从患者血液分离)的菌株,是决定伤寒沙门菌毒力的重要因素。

基因组结构 伤寒沙门菌的基因组大小为4.1~4.9Mb,含4000~4500个基因,有7个rRNA操纵子和75~85个tRNA基因,不同沙门菌种间基因组保守,约90%的基因为核心基因。附属基因则以宿主特异基因和致病岛为主,伤寒沙门菌含有15个致病岛,7个噬菌体相关元件和204个假基因。

抵抗力 伤寒沙门菌在自然环境中生命力较强,水中可存活2~3周,粪便中可达1~2个月。能耐低温,冰冻环境中可维持数月。对于阳光、干燥、热力与消毒剂的抵抗力则较弱。日光直射数小时即被杀灭;加热60℃ 30分钟,或煮沸立即死亡;3%苯酚中,5分钟亦被杀灭;在消毒余氯0.2~0.4mg/L的水中可迅速致死。

危害方式 伤寒沙门菌致病力强,传染性高。正常情况下人通过食用被污染的水或者食物而感染。

致病性 伤寒沙门菌可使人致病引起伤寒,内毒素是其主要致病因子。伤寒沙门菌随污染的水或食物进入消化道后,穿过小肠黏膜上皮细胞侵入肠壁的淋巴组织。在淋巴组织内,伤寒沙门菌一方面被巨噬细胞吞噬,并在其中生长繁殖,另一方面经胸导管进入血液,引起菌血症。血液中的病菌很快被全身单核吞噬细胞系统如肝、脾,骨髓和淋巴结中的巨噬细胞吞噬,并进一步在其中大量繁殖。此后,单核吞噬细胞中的病菌及其释放的内毒素再次大量进入血液,并随之散布至全身各脏器和皮肤等处,引起败血症和毒血症,呈现全身中毒性症状和病理改变。伤寒感染病变主要发生于回肠末段,前期肠壁的淋巴组织出现明显的增生肿胀,随着病程的发展伤寒沙门菌在胆囊内繁殖到一定数量,大量病菌随胆汁再度进入小肠侵入肠道淋巴组织,使原已致敏的肠壁淋巴组织发生强烈的过敏反应,导致坏死、脱落和溃疡形成。

伤寒沙门菌感染后可获得持久免疫力,很少再次感染。通常感染2周后人体免疫力逐渐增加,血中的抗体不断上升。分泌型抗体(SIgA)具有特异性防止伤寒沙门菌黏附于肠黏膜表面的能力,抗O和抗Vi抗体能抵抗病原菌的感染。细胞免疫在对抗病菌上起主要作用,致敏T细胞所产生的某些淋巴因子,可增强巨噬细胞的吞噬和杀菌功能,从而杀死寄生在细胞内的细菌。

伤寒潜伏期一般为5~21天,长短与感染菌量和体质有关。典型患者临床表现可分为4期。初期,病程第1周,起病缓,体温呈阶梯状上升,可达39.5℃以上,伴有全身不适、食欲减退、咳嗽等,部分患者出现便秘或腹泻;极期,病程第2~3周,主要表现为稽留型高热,前胸、腹部出现淡红色丘疹(玫瑰疹),肝、脾大,表情淡漠、反应迟钝、谵妄、昏迷,腹胀、腹痛、便秘、腹泻等;缓解期,病程第3~4周,体温开始波动下降,各种症状逐渐减轻,脾脏开始回缩,但可能发生肠出血及肠穿孔;恢复期,病程第4周后开始,体温恢复正常，食欲增加，一般约1个月完全康复。除典型伤寒外，临床还偶见轻型、暴发型、迁延型等非典型伤寒。

传播方式 伤寒沙门菌主要通过摄入被污染的饮水和食物感染，伤寒患者和带菌者是伤寒病的主要传染源。伤寒沙门菌从感染者的粪便排出，经口进入易感者而感染，即粪-口途径传播。带有伤寒沙门菌的粪便，通过各种方式污染河、湖、塘、泉、井水或自来水等饮用水源，常常是造成伤寒暴发流行的主要原因。伤寒沙门菌在食品中能短期存活，甚至能够在乳、蛋、肉类以及豆制品中繁殖，饮食行业中的带菌者或轻症患者可污染食物。伤寒沙门菌也可通过患者或带菌者的手或被污染的生活用具、环境而传播，在散发病例中，这种传播方式起重要作用。

传播媒介 伤寒沙门菌的传播媒介主要为被污染的水和食物，苍蝇、蟑螂等昆虫可通过体表携带伤寒沙门菌污染食物进行传播。

检验鉴定 伤寒沙门菌检测鉴定主要包括形态学观察、分离培养、免疫学检测和核酸检测。

形态学检查 取患者排泄物、呕吐物、剩余食物及分离培养物，涂片染色镜检，观察细菌形态特征。伤寒沙门菌革兰染色阴性，呈短杆状，无芽胞，无荚膜，鞭毛染色可见周鞭毛。

分离培养 采集可疑污染的水、食物，患者呕吐物、排泄物、血液等标本，接种人工培养基进行细菌分离培养。血液标本应先接种胆汁肉汤培养基增菌，粪便、呕吐物、食物和经离心的尿、水沉渣，接种肠道杆菌选择性培养基，37℃培养18~24小时后，挑选特征性菌落涂片、染色和镜检，

并接种双糖含铁或三糖含铁培养基，做进一步分离纯化与鉴定。

免疫学检测 用于检测标本中伤寒沙门菌的特异性抗原和抗体。常用的方法包括血凝抑制试验、酶联免疫吸附试验、免疫胶体金层析法、肥达试验等。水、食物、呕吐物、排泄物等标本，通常用已知的伤寒沙门菌特异抗体检测标本中的相应抗原；患者血液和分泌物标本则可用已知的伤寒沙门菌特异抗原检测标本中的特异性抗体，或已知的伤寒沙门菌特异抗体检测标本中的特异性抗原。

核酸检测 根据伤寒沙门菌特异基因序列，设计引物，用聚合酶链反应（PCR）、实时定量PCR和核酸探针等技术，检测标本中伤寒沙门菌特异性的核酸片段，是检测鉴定伤寒沙门菌常用的快速方法。伤寒沙门菌鞭毛蛋白基因存在着独立的超变基因区域，针对这个基因区域的特异核苷酸系列，设计引物，进行PCR检测，能把伤寒沙门菌与其他沙门菌区别开来。

感染判断 经实验室检测，具备下列一项及以上指标者，可以判断为伤寒沙门菌感染：①感染者恢复期血清特异性抗体效价比急性期有4倍以上增高。②感染者标本中检出伤寒沙门菌抗原或特异DNA片段。③感染者标本中分离到伤寒沙门菌。是否遭受伤寒沙门菌战剂袭击，除上述检验结果外，还需要结合情报分析、现场流行病学调查和生物战剂溯源等结果综合分析判定。

预防控制 人类伤寒通常因食用伤寒沙门菌污染的水和食物感染发病，平时预防控制伤寒的措施包括加强饮水、食品卫生的监督管理，严格人员卫生检疫，

做好粪便、污物的无害化处理，杀灭或降低苍蝇、蟑螂密度，切断粪-口感染的传播途径。战时预防控制伤寒沙门菌战剂感染的主要手段包括一般性预防、特异性预防、疫区及污染区控制。

一般性预防 生物战时，伤寒沙门菌战剂多以直接投放污染水源、食物、环境等方式实施攻击，一般性预防措施包括：①加强生物袭击的监测预警，及时启动生物武器防护预案。②加强水源、食物保护与监测，严格饮水、粪便管理，注意饮食卫生。

特异性预防 疫苗接种是预防伤寒沙门菌感染的有效手段。现有疫苗有三联灭活菌苗、口服活菌苗等。三联灭活菌苗包含伤寒、副伤寒甲、副伤寒乙三种菌，皮下注射2次，间隔7~10天，保护率可达70%~85%，保护期3~4年。口服活菌苗由伤寒杆菌Ty21a变异株制备，保护率达96%，保护期至少3年。

治疗 伤寒患者应隔离治疗，抗菌治疗与对症支持治疗结合。用于伤寒治疗的抗菌药物有氯霉素、复方磺胺甲噁唑、头孢菌素、阿米卡星、氨苄西林、依诺沙星等。对症支持治疗，及时补充液体和电解质，积极预防、处理并发症。

污染区和疫区控制 发现可疑伤寒沙门菌战剂袭击或发生伤寒疫情，及时划定污染区或疫区，进行封锁，实施污染区和疫区管控：①对进出污染区和疫区的人员、物资等进行严格管控和检疫。②彻底消除污染区和疫区伤寒沙门菌污染，杀灭苍蝇、蟑螂等媒介昆虫。③严格水源和食品卫生管理，做好粪便、污物的无害化处理。④对所有暴露人员进行检疫，必要时服用抗生素药物进行

紧急预防。⑤患者和带菌者实行隔离治疗，并进行病原学监测。

（杨瑞馥　王　丽）

yīngwǔrè shìyīyuántǐ

鹦鹉热嗜衣原体（Chlamydophila psittaci）

人畜共患病鹦鹉热的病原体，细菌学分类属于衣原体目，衣原体科，嗜衣原体属。

1879 年，瑞士医生里特尔（Ritter）最早发现鹦鹉热，其主要症状为高热、头痛和寒战，因是接触鹦鹉和金翅雀发病，故得名鹦鹉热，又称鸟疫。1929 ~ 1930 年，暴发了一次世界性鹦鹉热的大流行，传至欧洲、美洲和非洲的 14 个国家，发病人数约1000 人，死亡人数 200 ~ 300 人。1930 年，利文索尔（Levinthal）和贝德森（Bedson）等人将通过细菌滤器的鹦鹉热患者标本接种鹦鹉及小鼠获得成功，证明病原体不是细菌，同时分别在德国、英国、美国于感染动物的内皮细胞中找到球形嗜碱性小体，证明为鹦鹉热病原体，称为鹦鹉热小体。1932 ~ 1934 年，贝德森阐明了衣原体的发育周期，发现衣原体可以感染 17 种哺乳动物及 140余种禽类。直到 1971 年该病原体被正式归类为衣原体目、衣原体科、衣原体属，当时称为鹦鹉热衣原体。后来，依据分子分类学，将该病原体归类为嗜衣原体属。英国于 1980 ~ 1981 年在 1306 个牧场发现衣原体引起的羊流产。日本、匈牙利、荷兰、德国、澳大利亚、西班牙等国家相继出现过家禽或人群暴发性感染，甚至出现致死病例。

中国研究衣原体起自 20 世纪中叶。1959 年，任贵芳等最早确诊北京西郊鸭场的职工所患肺炎及流行性感冒样疾病为鹦鹉热。1960 年，朱关福等从北京鸡场病死鸭和健康鸽肝、脾中首次在中国分离出鹦鹉热衣原体。经过血清流行病学调查发现，中国大陆家畜和家禽感染衣原体的平均阳性率达 10%，并可引起人感染。

军事意义　鹦鹉热嗜衣原体是一种人畜共患病病原体，传染性强，容易形成气溶胶，经呼吸道吸入是人类感染的主要途径。人感染剂量小，感染率高，感染后病情发展快，轻者可丧失工作能力，重者可致死亡。日本在第二次世界大战期间曾用感染的信鸽致使苏联官兵发生感染，美国和苏联曾将此病原体作为生物战剂进行各种研究，1969 年美国将鹦鹉热嗜衣原体列为生物战剂。联合国、北约集团等国际组织，都将鹦鹉热嗜衣原体列为重要生物战剂。

生物学特性　鹦鹉热嗜衣原体专性细胞内寄生，有独特的发育周期，含有 DNA 和 RNA 两种核酸。

形态特征　鹦鹉热嗜衣原体类似病毒在活细胞内寄生，包括原体和始体两种不同形态。原体主要存在于细胞外，直径 0.2 ~ 0.5μm，典型者为梨形，中央有致密核心，外有双层膜组成的包膜。吉姆萨染色呈紫色，希门尼斯（Giménez）染色呈红色。原体是发育成熟的衣原体，具有高度的感染性。始体又称网状体，多存在于细胞内，较原体大，直径0.6 ~ 1.5μm，呈球形或不规则形态，无传染性，是衣原体的繁殖型，麦氏（Macchiavello）染色呈蓝色。原体从胞外感染细胞后发育为始体，始体在宿主细胞内大量繁殖，继续分裂为子代原体，可以形成衣原体的集团形式即包涵体，内含无数的原体和始体，周围有明显的线粒体聚集。包涵体一般为圆形或卵圆形，不含糖原，碘染色阴性，吉姆萨染色呈深紫色。

培养特性　鹦鹉热嗜衣原体不能用人工培养基培养，可以用鸡胚或细胞接种培养，也可以接种敏感动物。在 6 ~ 8 天龄鸡胚卵黄囊中生长良好，在小鼠成纤维细胞（McCoy 细胞）、地鼠肾细胞（BHK 细胞）、非洲绿猴肾细胞（Vero 细胞）、人羊膜细胞（FL细胞）等敏感细胞中均可生长，可形成空斑，染色镜检可见包涵体。易感动物为小鼠，可在其肺、脑及腹腔中繁殖。

抗原组成　鹦鹉热嗜衣原体细胞壁上分布有属、种、型特异的抗原结构。其外膜是衣原体致病性和免疫原性的主要成分，包括主要外膜蛋白（MOMP）和脂多糖等。MOMP 存在于原体和始体中，由 ompA 基因编码 370 ~ 380个氨基酸，占细胞壁外膜蛋白复合物的 60%。MOMP 是一种多功能蛋白，与外膜结构的稳定性、生长代谢、抗原性和毒力密切相关，并在感染过程中起重要作用，大多数衣原体的种特异抗原位于MOMP。MOMP 功能区由 5 个保守区及 4 个变异区（VD1 ~ VD4）相互间隔而成，VD1 和 VD2 区的血清型特异性抗原表位，能诱导机体产生细胞免疫反应和中和抗体，并对清除细胞内衣原体感染具有重要作用。脂多糖为属特异性抗原，具有内毒素作用，静脉注射可使小鼠中毒死亡。此外，衣原体 57kD 的热休克蛋白，可能是刺激机体产生超敏反应的变应原，引起免疫病理学损伤。

基因组结构　鹦鹉热嗜衣原体含有两种核酸，即双股 DNA 和单股 RNA。基因组约为 1.45Mb的双链 DNA，G + C mol% 为

41.3%，属于基因组最小的原核生物之一，仅为大肠埃希菌的 1/3。

抵抗力 衣原体对外界抵抗力不强，对热、化学消毒剂、紫外线、抗生素等敏感。衣原体耐冷不耐热，60℃ 10 分钟便可以消除其感染性。在日光照射下最多存活 6 天，而在水中最多存活 17 天。衣原体不耐酸碱，易被季铵化合物和脂溶剂等灭活。一般化学消毒剂能迅速将其灭活，如 0.5% 苯酚或 0.1% 福尔马林能于 20 小时，乙醚 30 分钟即可灭活衣原体。

危害方式 在自然情况下，人通过密切接触禽、畜的排泄物而感染鹦鹉热嗜衣原体，引起非典型性肺炎和伤寒样综合征。感染后可获得特异性细胞免疫和体液免疫。

致病性 鹦鹉热嗜衣原体进入人体后，侵入易感细胞，并阻止吞噬体与溶酶体融合，从而在细胞内生长繁殖，抑制细胞代谢，释放毒性物质，最终导致细胞裂解。鹦鹉热嗜衣原体感染的潜伏期一般为 5~14 天，临床表现包括非典型肺炎型和伤寒样综合征，以非典型肺炎型为主。非典型肺炎型表现为患者突然发热、体温在 1~2 天内升高到 39~40℃，高热持续 1~2 周，伴寒战、剧烈头痛、干咳、呼吸困难和胸疼，有的患者表现恶心、呕吐、腹痛和腹泻等消化道症状，严重者出现心肌炎、心内膜炎、脑膜炎和脑炎等症状。伤寒样综合征型临床表现为发热、头痛、心动过缓、不适和脾大，易发生心肌炎、心内膜炎及脑膜炎等并发症，重者可发生昏迷及急性肾功能衰竭，并迅速死亡。

感染与免疫 衣原体感染人或动物后，机体可产生特异性细胞免疫和体液免疫，但这种免疫力较弱，保护性不强，持续时间较短。MOMP 能刺激机体产生特异性中和抗体，抑制衣原体在体内的感染，可保护实验动物免于死亡，保护猴类不受感染。MOMP 是鹦鹉热嗜衣原体亚单位疫苗和基因工程疫苗的最佳候选抗原。MOMP 可诱生和激活 $CD4^+$ 与 $CD8^+T$ 淋巴细胞，其抗原经内源性途径提呈并被 $CD8^+T$ 淋巴细胞识别，啮齿类动物感染后可诱生和刺激 $CD8^+T$ 淋巴细胞，对清除细胞内衣原体和抵抗再次感染具有重要作用。

传播方式 鹦鹉嗜热衣原体是一种严格细胞内寄生的、多宿主性的人畜共患病病原体，可感染多种动物和人。带菌或发病的鸟类、家禽、家畜等是重要的传染源。鸟类包括鹦鹉、金丝雀、鸽群、海鸥、白鹭和海燕等；家禽包括鸡、鸭、鹅等；家畜包括牛、羊、猪等。鹦鹉热嗜衣原体主要在鸟类和家禽中传播，其传播方式主要是粪便污染形成的气溶胶吸入和粪-口途径感染。病鸟和家禽通过粪便排出大量衣原体污染环境，干燥后形成有感染性的气溶胶，经呼吸道感染在鸟类间传播。反刍动物及禽类在粪便中排出大量的衣原体污染饲料，经口食入感染家禽、家畜。人类感染鹦鹉热嗜衣原体主要经呼吸道吸入有感染性的气溶胶，或因接触鸟类及其排泄物、污染物经损伤皮肤、黏膜而感染。易感人群主要有禽类屠宰工人、养殖场工人、兽医、肉检人员、宠物鸟爱好者等。

检验鉴定 鹦鹉热嗜衣原体的检验鉴定包括衣原体形态学观察、分离培养、免疫学检测和核酸检测。

形态学观察 采集患者及病鸟、畜血液、病变脏器等标本或分离培养物标本，制片，染色镜检。吉姆萨染色后，在油镜下可看到上皮细胞内有衣原体的包涵体。包涵体是由许多 0.3~0.4μm 红色或紫色的原生小体颗粒组成，以及由蓝色到紫色的较大（约 1μm）的始体组成，原生小体与始体在同一细胞的胞质内可同时并存。麦氏染色后，油镜下可看到上皮细胞内有衣原体红色小体。用荧光抗体染色，在荧光显微镜下可见亮绿色边界清晰的圆形颗粒，柱状细胞内可见亮绿色包涵体；电镜下，可以见到圆形或卵圆形颗粒，原体中央核心电子密度大，始体中央核心电子密度低，个体较大。

分离培养 衣原体缺乏合成 ATP 的能量系统，需依赖宿主细胞才能生存，有严格的活细胞寄生性。鹦鹉热嗜衣原体的分离培养常用鸡胚接种、细胞培养和动物接种。鸡胚通常选用 6~8 天龄鸡胚，卵黄囊接种，37~39℃ 培养；细胞培养常选用 McCoy、BHK 等细胞接种，37℃ 培养；动物接种一般选用小鼠腹腔接种。

免疫学检测 鹦鹉热嗜衣原体免疫学检测通常采用补体结合试验、血细胞凝集试验、酶联免疫吸附试验、免疫荧光染色等方法。患者血清抗体检测，IgM 抗体效价 $\geq 1:16$，恢复期血清 IgG 抗体效价较急性期呈 4 倍以上增高，有临床诊断价值。

核酸检测 常用聚合酶链反应（PCR）、实时荧光定量 PCR 等技术。主要是针对 16S rRNA、23S rRNA 和 MOMP 基因来设计引物，进行特异性核酸片段检测。核酸检测方法特异性和灵敏度高，逐渐成为衣原体分子生物学诊断的主流方法。

感染判断 经实验室检测，具备下列一项及以上指标者，可以判断为鹦鹉热嗜衣原体感染：①感染者恢复期血清特异性 IgG 抗体效价比急性期有 4 倍以上增高，或 IgM 抗体效价 ≥1∶16。②感染者标本中检出鹦鹉热嗜衣原体抗原或特异 DNA 片段。③感染者标本中分离到鹦鹉热嗜衣原体。是否遭受鹦鹉热嗜衣原体战剂袭击，除上述检验结果外，还需要结合情报分析、现场流行病学调查和生物战剂溯源等结果综合分析判定。

预防控制 平时预防控制鹦鹉热嗜衣原体感染的基本原则是控制传染源、阻断传染途径和保护易感者，措施包括加强鸟类和家禽的检疫，做好禽类养殖、交易、屠宰加工场所的监测与卫生消毒管理，对易感人群的做好宣传教育与个人防护，避免或减少污染暴露。战时预防控制鹦鹉热嗜衣原体战剂感染的主要手段包括一般性预防、特异性预防、疫区及污染区控制。

一般性预防 生物战时，鹦鹉热嗜衣原体战剂多以气溶胶方式实施攻击，一般性预防措施包括：①加强生物袭击的监测预警，及时启动生物武器防护预案。②正确使用个人呼吸道防护用品，防止吸入战剂气溶胶。③严格管理控制家禽、家畜。④发现感染者及时隔离治疗。

特异性预防 鹦鹉热嗜衣原体尚无人用疫苗。动物衣原体疫苗有减毒疫苗、灭活疫苗、亚单位疫苗和 DNA 疫苗等，动物接种有一定保护作用。

治疗 鹦鹉热嗜衣原体感染患者应隔离治疗，抗菌治疗与对症支持治疗结合。抗菌治疗首选特效药物为四环素和红霉素，四环素类抗生素能较好通过血脑屏障，可口服或注射，重症病例可静脉给药，酌情加肾上腺皮质激素。对症支持治疗应根据病情及时输液、给氧和抗休克，预防和处理并发症。

污染区及疫区控制 发现可疑鹦鹉热嗜衣原体战剂袭击或发生鹦鹉热疫情，及时划定污染区或疫区，进行封锁，实施污染区和疫区管控：①对进出污染区和疫区的人员、禽畜、物资等进行严格管控和检疫。②彻底消除污染区和疫区鹦鹉热嗜衣原体战剂污染。③严格管控家禽、家畜，对其圈舍、排泄物及其污染物进行消毒处理，发现病禽、病畜、病鸟及时捕杀，并进行无害化处理。④对所有暴露人员进行检疫，必要时服用抗生素药物进行紧急预防，发现患者隔离治疗。

(杨瑞馥 邓仲良)

bèishì kēkèsītǐ

贝氏柯克斯体（*Coxiella burnetii*）

为人畜共患病 Q 热的病原体，细菌学分类属军团菌目，柯克斯体科，柯克斯体属。

1935 年，澳大利亚德里克（Derrick）医生首先发现一肉类加工厂工人中出现一种原因不明的发热性疾病，其后在当地人群中陆续发现多起临床表现与该不明热相似病例，将其称之为 Q 热。1937 年澳大利亚伯内特（Burnet）医生研究证明 Q 热的病原体为一种立克次体，1938 年美国学者考克斯（Cox）采用鸡胚培养从安氏革蜱中首次分离培养出 Q 热病原体。为纪念伯内特发现 Q 热病原体的贡献，1939 年，德里克将该病原体命名为贝氏立克次体。鉴于 Q 热病原体具有不能凝集变形杆菌 X 株等不同于其他立克次体特点，1948 年美国学者菲利普（Philip）建议在立克次体科内新列柯克斯体属，将 Q 热病原体正式命名为贝氏柯克斯体。20 世纪 90 年代基因序列分析发现贝氏柯克斯体与嗜肺军团菌关系最密切，因此主要基于基因序列分析的细菌分类已将贝氏柯克斯体归入军团菌目。

Q 热呈全球性分布，遍及五大洲 80 多个国家。2009 年的荷兰 Q 热暴发流行，确诊的 Q 热患者超过 2200 人，死亡 6 人。为控制该次 Q 热疫情蔓延，在 55 个乡村宰杀 50 000 多头山羊，使 400 多个私人农场蒙受严重经济损失。

中国首例 Q 热病例于 1950 年在北京协和医院确诊，其后于 1951 年在同仁医院又确诊一例。两名 Q 热患者均为先前临床诊断患有"非典型肺炎"，后经血清学试验证明其患有 Q 热，但没有分离出病原体。直至 1962 年，研究人员由重庆的一例慢性 Q 热患者体内分离出病原体后，才从病原学上证实中国 Q 热的存在。随着 Q 热流行病学研究的开展，陆续发现中国许多地区存在 Q 热和有 Q 热流行。

军事意义 贝氏柯克斯体对家畜和人有高度感染性，是一种重要的人畜共患病病原体。贝氏柯克斯体对理化因素的抵抗力比一般细菌强，并能耐气溶胶化。贝氏柯克斯体气溶胶，可随大气流动和尘埃扩散，造成大范围的人畜感染。联合国、世界卫生组织、北约集团以及澳大利亚集团等国际组织，都将贝氏柯克斯体列为可能用于攻击人的生物战剂。

第二次世界大战期间，意大利、希腊等地中海沿岸国家和巴拿马地区陆续发生 Q 热暴发流行，对参战军队战斗力造成一定影响。1943年和1944年冬，在雅典发生的巴尔干流感即为Q热暴发流行。1944年冬至1945年春，驻意大利、希腊和科西嘉岛的盟军中发生多起所谓的原发性非典型肺炎，后经血清学或病原学证实为Q热暴发流行。

生物学特性 贝氏柯克斯体是一种专性吞噬细胞内寄生的嗜酸性革兰阴性小杆菌。

形态结构 贝氏柯克斯体的菌体比一般细菌小，为（0.2～0.4）μm×（0.4～1.0）μm，呈短杆状或球杆状，能够通过细菌滤器。虽然贝氏柯克斯体属革兰阴性菌，但用革兰染色法对其染色效果不佳。贝氏柯克斯体的染色常用希门尼斯（Giménez）或麦氏（Macchiavello）染色法，在绿色或淡紫色的背景上贝氏柯克斯体呈红色。电镜观察贝氏柯克斯体的超微结构，整个细胞可分为：①由微荚膜、细胞壁和胞质膜构成的外表层。②胞质膜内的含核蛋白体颗粒的致密外周层。③由染色体细丝缠绕而成的中央致密体。贝氏柯克斯体在宿主细胞内生长繁殖，产生两种细胞型，即代谢活跃、形态多样、染色质疏松的大细胞型和结构稳定、染色质致密、对理化因素有较强抵抗力的小细胞型（图1）。

抗原性 贝氏柯克斯体的主要抗原为脂多糖。贝氏柯克斯体脂多糖除含有革兰阴性菌脂多糖的常见成分外，还含有核糖、D-木糖、L-鼠李糖、6-脱氧-3-C-甲基古洛糖、3-C-羟甲基来苏糖以及D-二氨基半乳糖醛酸葡糖胺等。贝氏柯克斯体有Ⅰ相菌和Ⅱ相菌之分，其相变异的实质主要为细胞壁上的脂多糖的质和量改变。Ⅰ相菌株的脂多糖为完整的长链，可覆盖菌体表面蛋白；Ⅱ相菌株的脂多糖为短链，无法覆盖菌体表面蛋白。Ⅰ相菌株的脂多糖具有6-脱氧-3-C-甲基古洛糖、3-C-羟甲基来苏糖和D-二氨基半乳糖醛酸葡糖胺，而Ⅱ相菌株的脂多糖则缺少这3种糖，而介于Ⅰ相与Ⅱ相菌株之间的中间相菌株的脂多糖仅缺少6-脱氧-3-C-甲基古洛糖。

基因组特征 贝氏柯克斯体（九里株）基因组为1 995 275bp，约为大肠埃希菌基因组的1/3，其G+C mol%含量为42.3%。贝氏柯克斯体大多数菌株含有质粒，从不同来源的菌株中已发现QpH1、QpRS、QpDG、QpDV等4种质粒。4种质粒具有共同基因或基因片段，但亦有各自特异性基因或基因片段以及相同基因的不同排列顺序。

生长繁殖 贝氏柯克斯体能够在多种人和动物的原代细胞（鸡胚或鼠胚细胞、人胚成纤维细胞、豚鼠和乳兔肾细胞）或传代细胞（绿猴肾细胞、HeLa细胞、P388D1鼠源巨噬细胞）中生长繁殖。鸡胚是大量繁殖贝氏柯克斯体的极好宿主。小鼠、豚鼠对贝氏柯克斯体敏感，常用于贝氏柯克斯体分离培养。

贝氏柯克斯体是一种嗜酸菌，能够在吞噬细胞的吞噬溶酶体pH 4.5～5.0的微环境中生长繁殖。2009年美国学者基于贝氏柯克斯体基因组序列分析成果，研发出一种营养复杂培养基，首次使贝氏柯克斯体在无细胞条件下生长繁殖。

抵抗力 贝氏柯克斯体具有芽胞样结构，对理化因素的抵抗力比一般细菌强，并能耐气溶胶化。贝氏柯克斯体对温度不很敏感，63℃作用30分钟或85～90℃作用5分钟不能使其完全灭活。保存于4℃冰箱内的肉或血液中的贝氏柯克斯体至少能存活半年，而在-20℃保存，其能够存活2年以上。贝氏柯克斯体对干燥的抵抗力特别强，在羊毛中可存活7～10个月，而在感染动物和蜱的干燥排泄物和分泌物中，可存活数年。贝氏柯克斯体对乙醇、氯仿、乙醚等脂溶剂敏感，但对其他常用的化学消毒剂，如苯酚、次氯酸钠、来苏尔等不敏感。多

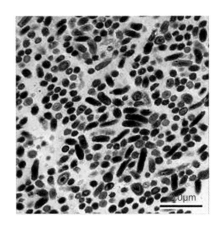
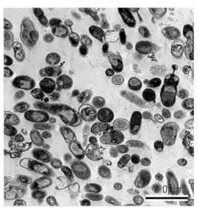

图1 氯化铯超速离心分离纯化的小细胞型（左图）和大细胞型（右图）贝氏柯克斯体（透射电镜）

图片引自 Coleman, S. A. et al. Proteome and antigen profiling of Coxiella burnetiid developmental forms. Infect Immun. 2007, 75: 290

西环素、土霉素、氯霉素、利福平等抗菌药物对贝氏柯克斯体有很强的抑制作用。

危害方式 在自然情况下，人与贝氏柯克斯体感染的动物或其皮毛接触，或暴露于感染动物体液、排出物等污染环境中，可因吸入含贝氏柯克斯体气溶胶、尘埃而发生急性Q热。贝氏柯克斯体生物战剂主要以气溶胶方式施放。吸入少量的贝氏柯克斯体足以使人感染，人的ID_{50}为100个贝氏柯克斯体。在城市和一些非Q热流行区，由于大部分人对贝氏柯克斯体无免疫力，因此受到该病原体攻击时，可引起Q热暴发流行。

致病性 贝氏柯克斯体引起急性Q热。急性Q热多为自限性感染，感染者可无临床症状，严重感染者有高热可并发肺炎和肝炎。贝氏柯克斯体侵入体内，经2~3周潜伏期后引起发热。急性Q热病程长1~2周，早期有发热、畏寒、全身无力等类似流感的临床表现，严重者有高热、寒战、肌肉疼痛以及剧烈的持续性头痛等症状。Q热性肺炎类似病毒性肺炎，有咳嗽、胸痛等症状。Q热性肝炎类似病毒性肝炎，可有黄疸、肝大和肝区压痛和肝功能异常等肝脏受损的表现。Q热性脑炎或脑膜炎病例亦有报道，患者有嗜睡、谵妄、痴呆等神经症状。

急性Q热如未及时治疗或治疗不彻底，可转变为慢性。Q热病程迁延超过半年，持续发热或反复发热，血清学检查Ⅰ相抗体效价持续升高，即为慢性Q热。慢性Q热引起多器官损伤，多数慢性Q热患者有心内膜炎，并常伴有肝炎或骨髓炎。

感染与免疫 贝氏柯克斯体有Ⅰ相和Ⅱ相菌株之分。Ⅰ相菌株为强毒株，可引起机体严重感染，而Ⅱ相菌株为弱毒株。在Ⅰ相菌株感染的早期，机体产生Ⅱ相抗体，晚期出现Ⅰ相抗体。Ⅰ相抗体可以中和Ⅰ相菌株的毒性，因而具有免疫保护作用。Ⅰ相抗体的中和作用主要是封闭柯克斯体细胞表面抗原，阻止其对易感细胞表面受体的吸附，从而阻断其进入宿主细胞。另外，Ⅰ相抗体具有调理作用，可以增强吞噬细胞对贝氏柯克斯体的吞噬。机体细胞内贝氏柯克斯体的最终清除依赖机体特异性细胞免疫应答的激活。

传播方式 在自然界蜱、螨、鸟类、野生动物等均可为贝氏柯克斯体的宿主，蜱也是贝氏柯克斯体主要传播媒介，由其维持贝氏柯克斯体的自然界循环。蜱可将自然疫源地贝氏柯克斯体传播给家畜，人类Q热的传染源主要为贝氏柯克斯体感染的家畜，特别是牛、羊。宠物可以是贝氏柯克斯体的保存宿主和城市Q热暴发的潜在传染源。贝氏柯克斯体主要通过呼吸道进入人体引起感染。人群对Q热普遍易感，感染发病的轻、重与感染剂量有关。

检验鉴定 常用技术方法包括形态学观察、病原体分离、核酸检测、血清学试验等。检验鉴定程序见立克次体战剂检验鉴定。

染色镜检 采用特殊的染色方法（希门尼斯或麦氏染色法）或间接免疫荧光法（图2）检查涂片中的贝氏柯克斯体。菌体在显微镜下为小球杆状。

病原分离 贝氏柯克斯体分离一般采用小鼠或豚鼠腹腔接种，也可选用鸡胚卵黄囊接种或细胞培养。患者早期血样本可直接接种动物或细胞，感染组织及环境标本经适当处理制成悬液接种。常用的分离方法为小鼠接种，标本腹腔接种小鼠后1周左右，用定量聚合酶链反应（PCR）检测小鼠脾脏组织中的贝氏柯克斯体，或取少量脾脏作印片并染色镜检，以确定样本中是否含有贝氏柯克斯体。贝氏柯克斯体分离应在生物安全三级实验室进行。

核酸检测 采用PCR或定量PCR等方法，检测样本中的贝氏柯克斯体核酸。可用于环境标本的快速检测和感染的早期诊断。

免疫学检测 常用方法为间接免疫荧光试验检测标本中贝氏柯克斯体的抗原或抗体。用已知贝氏柯克斯体抗体，通过免疫荧光染色检测环境和患者标本中的贝氏柯克斯体抗原。采用Ⅰ相和Ⅱ相贝氏柯克斯体全菌抗原做间接免疫荧光血清学分析，检查患者血清中的Ⅰ相和Ⅱ相抗体效价。急性Q热患者的血清Ⅱ相IgG抗体效价应高于Ⅰ相，慢性Q热Ⅰ相IgG抗体效价一般应高于Ⅱ相。急性Q热患者双份血清检测，前后血清的Ⅱ相抗体效价相差4倍以上方能确诊为现症Q热。

感染判断 经实验室检测，具备下列一项及以上指标者，可

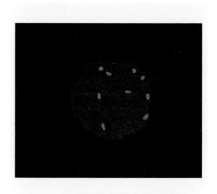

图2 激光共聚焦显微镜观察单核细胞内的贝氏柯克斯体（间接免疫荧光染色，×1000）

以判断为贝氏柯克斯体感染：①感染者急性期贝氏柯克斯体特异性 IgM 抗体阳性。②双份血清检测，前后血清 II 相 IgG 抗体效价相差 4 倍以上。③感染者标本中检出贝氏柯克斯体抗原、贝氏柯克斯体特异核酸片段。④感染者标本中分离到贝氏柯克斯体。是否遭受贝氏柯克斯体战剂的袭击，除上述检验结果外，还需要结合情报分析、现场流行病学调查和生物战剂溯源等结果综合分析判定。

预防控制 贝氏柯克斯体生物战剂的预防控制主要包括传染源控制、污染消除和易感人群保护等一般防控和特异性预防与治疗。战时预防控制贝氏柯克斯体感染的主要手段包括一般性预防、特异性预防、疫区及污染区控制。

一般性预防 生物战时预防贝氏柯克斯体战剂感染的一般性措施包括：①加强生物袭击的监测预警，及早发现可疑迹象。②正确使用个人呼吸道防护用品，防止吸入战剂气溶胶。③加强家畜管控与疫情监测，隔离并处置感染病畜，控制贝氏柯克斯体在家畜间循环传播。④避免或减少人与家畜等动物接触，发现感染者及时隔离治疗。

特异性预防 贝氏柯克斯体疫苗（Q 热疫苗）的接种是最有效预防贝氏柯克斯体感染的措施。已有灭活贝氏柯克斯体疫苗，该疫苗的免疫保护效果很好，但对已有贝氏柯克斯体抗体存在的人有不良反应，免疫前需要对人群进行筛选。四环素类抗生素可有效治疗贝氏柯克斯体感染，潜伏期内服用治疗剂量的四环素类抗生素可防止发病或延长潜伏期。

污染区及疫区控制 发现可疑贝氏柯克斯体战剂袭击或发生 Q 热疫情，及时划定污染区或疫区，进行封锁，严格实施污染区和疫区管控：①对进出污染区和疫区的人员、物资、交通工具等进行管控和检疫。②采取化学、物理消毒与自然净化的方法，消除污染区和疫区的贝氏柯克斯体污染。③消灭蜱和携带贝氏柯克斯体的野生动物，控制贝氏柯克斯体在动物间的传播。④对牛、羊等家畜进行严格控制和检疫，避免蜱叮咬和与带菌野生动物接触，发现感染动物立即予以捕杀并进行无害化处理。⑤对所有暴露人员进行检疫，及时发现、隔离治疗患者。

（温博海　熊小路）

pǔshì lìkècìtǐ

普氏立克次体（*Rickettsia prowazekii*）

流行性斑疹伤寒的病原体，细菌学分类属于立克次体目，立克次体科，立克次体属中斑疹伤寒立克次体群。

1910 年，美国霍华德·里基茨（Howard T. Ricketts）医生在当时流行的斑疹伤寒患者血液中发现一种小杆菌，认为其很可能是该病的病原体，同年他不幸在实验室被该病原体感染而死亡。1913 年，捷克学者普罗瓦泽克（Prowazek）从吸过斑疹伤寒患者血的虱子中发现了类似微生物，1915 年他患斑疹伤寒而死亡。1916 年，巴西籍医生利马（Lima）确认流行性斑疹伤寒的病原体就是这种小杆菌，为了纪念两位为研究斑疹伤寒而献身的科学家，他提议以二人的姓氏作为流行性斑疹伤寒病原体的属种名，即普氏立克次体。

流行性斑疹伤寒是一种急性传染病，其临床主要特征为起病急、持续高热和淤点样皮疹，常伴有剧烈头痛、背痛，严重患者多有中枢神经系统损伤临床表现。流行性斑疹伤寒的传播媒介为体虱，故该病又称虱传斑疹伤寒。在战争、灾荒或其他卫生状况差的情况下，虱极易繁衍和在集团人群中移动，特别容易引起流行性斑疹伤寒的暴发，故该病在战争时发生称为战争热，在灾荒时发生称为灾荒热，在监狱发生称为囚徒热。

军事意义 普氏立克次体对人的感染力很强，易于大量培养，对干燥和寒冷环境抵抗力强，可以通过气溶胶方式施放。普氏立克次体所致的流行性斑疹伤寒常伴随战争、灾荒和社会动乱而暴发流行，是战争中严重影响部队战斗力的重要传染病。首次详细描述军事行动中暴发流行性斑疹伤寒发生于 1489 年摩尔人包围西班牙格拉纳达市的战斗中，西班牙人在该保卫战中 3000 多人战死，但另有 17 000 人却死于流行性斑疹伤寒。第一次世界大战中，拿破仑大军攻到莫斯科时有大约 60 万军队，但最后仅 3000 人回到法国，死亡军人中约 20% 是死于流行性斑疹伤寒。第一次世界大战后，东欧有 20 万~30 万人死于流行性斑疹伤寒，而在第二次世界大战中和战后，数百万人死于该病。20 世纪 20 年代末，某些国家曾制定了普氏立克次体生物武器计划。联合国、世界卫生组织、北约集团以及澳大利亚集团等国际组织，都将普氏立克次体列为可能用于攻击人的生物战剂。

生物学特性 普氏立克次体为专性细胞内寄生的革兰阴性小杆菌，能够在鸡胚、体虱、体外培养动物细胞内生长繁殖。

形态结构 普氏立克次体吉姆萨（Giemsa）染色为紫红色或

希门尼斯（Giménez）染色为红色。普氏立克次体的大小约为 $0.25\mu m \times 0.35\mu m$，在光学显微镜下形态多样，呈现球状、杆状、球杆状，甚至丝状，多见成对排列，偶尔呈链状。电子显微镜下，可见普氏立克次体的最外层为类似荚膜的表层，为菌体的保护层，表层下为外膜、周浆间隙及内膜等革兰阴性菌细胞壁结构，内膜包裹细胞胞质，胞质内可见细丝状的染色体、核糖体、空泡等。

抗原性 普氏立克次体表面有脂多糖抗原，脂多糖含有 3-脱氧 D-甘露糖辛酮糖酸、葡糖胺、异鼠李糖胺、磷酸和脂肪酸等，但是无一般革兰阴性菌脂多糖所具有的庚糖。普氏立克次体的主要表面蛋白抗原为外膜蛋白 B，其具有介导立克次体黏附与入侵宿主细胞的功能。普氏立克次体与变形杆菌 OX_{19} 菌株有共同抗原，因此可用 OX_{19} 菌代替普氏立克次体做斑疹伤寒的血清学诊断抗原。

基因组特征 普氏立克次体（E 株）全基因组为 1 111 523bp。普氏立克次体基因组内含有 872 个蛋白编码基因，是大肠埃希菌基因组所含蛋白编码基因数的 1/5。普氏立克次体具有完整的三羧酸循环和呼吸链的基因，但是缺少无氧酵解所需的基因，同时它还缺少许多胞外菌所具有的生物合成和调节氨基酸和核酸合成的基因。由于这些基因的缺少，普氏立克次体必须在活细胞内，依赖宿主细胞提供某些营养物质才能生长繁殖。

生长繁殖 鸡胚接种可以用来分离培养、大量繁殖普氏立克次体。无菌采集患者血液接种 5~8 日龄鸡胚的卵黄囊，一般通过 3~5 代鸡胚传代后，立克次体能够适应卵黄囊膜生长而大量繁殖。

鸡胚成纤维细胞、鼠成纤维细胞、绿猴肾成纤维细胞均能用于体外大量培养普氏立克次体。普氏立克次体在宿主细胞胞质内的大量繁殖，最后导致宿主细胞完全裂解而将立克次体大量释放。人的体虱对普氏立克次体感染高度敏感，普氏立克次体进入虱的胃肠后，在肠细胞内大量繁殖。在虱肠细胞内繁殖出的普氏立克次体毒力强、抗原性完整。

豚鼠对普氏立克次体感染很敏感，适合于普氏立克次体的分离培养和菌种的传代保存。普氏立克次体强毒株腹腔接种豚鼠数天后，引起豚鼠的高热，但是不引起雄性豚鼠的阴囊红肿（阴囊反应）。在发热极期解剖豚鼠可发现脾脏明显肿大，脾脏表面可发现灰白色的纤维性膜。刮取膜做涂片染色检查，可发现普氏立克次体。

抵抗力 普氏立克次体对温度和常用消毒剂敏感，56℃作用 30 分钟即可灭活，0.1% 甲醛、0.5% 苯酚、0.01% 柳硫汞、0.5%~1.0% 来苏尔等一般消毒剂可有效灭活普氏立克次体。普氏立克次体对干燥和寒冷环境抵抗力强，虱粪内的普氏立克次体在室温和相对湿度 70%~80% 条件下能存活半年以上，高寒地区患者衣服上附着的含有普氏立克次体虱粪是流行性斑疹伤寒传播的重要因素。

危害方式 普氏立克次体对干燥和寒冷环境具有较强的抵抗力，人群普遍易感，自然状态下普氏立克次体以体虱为媒介，流行性斑疹伤寒患者为主要的传染源。患者未经及时治疗死亡率达 20% 以上。

致病性 普氏立克次体进入机体后，侵入毛细血管和小血管内皮细胞内，直接使内皮细胞损伤，引起血管炎。普氏立克次体在血管内皮细胞胞质内大量繁殖致使细胞破裂，并使立克次体释放到血流，引起全身广泛的血管炎及多器官损伤，受累的器官组织可包括心肌、肝、肺、肾、中枢神经系统、骨骼肌等。另外，血管内皮损伤可引起血小板和纤维蛋白在血管壁沉积使血管变窄，导致血循环障碍而引起组织坏疽。普氏立克次体的脂多糖为内毒素，普氏立克次体在体内繁殖产生大量内毒素，其将进一步加重机体的损伤。

普氏立克次体感染潜伏期一般 12~14 天。前驱期为 2~3 天，患者可开始出现不适、头痛、低热、寒战等，前驱期后出现高热、寒战、剧烈头痛、全身肌肉痛等。流行性斑疹伤寒的主要临床表现包括：①发热，大多数患者体温在前驱期后 2~3 天内达到高峰，多为 39~40℃，热型多为稽留型，也有弛张型或不规则型。②皮疹，大多数患者于发病后 4~6 天开始在腋下和两肋出现皮疹，以后皮疹延及胸、腹、背部及四肢，以背部最为明显。③神经系统症状，不少患者在发病早期有剧烈头痛，随着病情的加重，患者的神经系统症状也加剧，患者可出现烦躁不安、谵妄、嗜睡，偶有昏迷、大小便失禁。④心血管系统症状，随着体温升高，患者的心率加快，少数患者有中毒性心肌炎，可出现心律不齐或奔马率等心律失常，严重的心肌损伤和微循环障碍可引起患者休克和死亡。⑤呼吸系统症状，患者可出现支气管肺炎，有咳嗽、胸痛，少数患者出现呼吸困难，两肺底部可闻干湿啰音，

X 线透视可见肺部斑点状浸润阴影或片状炎性浸润阴影。

感染与免疫 普氏立克次体感染能诱导机体产生持久（10 年以上）特异性免疫，机体彻底清除普氏立克次体则依赖特异性细胞免疫应答。但是，流行性斑疹伤寒治愈后，某些患者的单核-吞噬细胞内仍有普氏立克次体长期潜伏，当机体免疫力下降时潜伏的普氏立克次体可在体内大量繁殖，导致无虱源性流行性斑疹伤寒复发，称为复发性斑疹伤寒或布里尔-津瑟病（Brill-Zinsser disease）。

传播方式 体虱既是普氏立克次体的保存宿主也是流行性斑疹伤寒的传播媒介（图 1）。流行性斑疹伤寒的传播方式为"人-虱-人"，其传染源为普氏立克次体感染的患者或隐性感染者。体虱吸取流行性斑疹伤寒患者的血，立克次体进入体虱的肠上皮细胞内生长繁殖，使细胞肿胀和破裂而释放，5~7 天后具有感染能力。普氏立克次体可随体虱的粪便排到人皮肤表面，也可因人将体虱捏碎使立克次体释放污染皮肤，通过体虱叮咬吸血或抓挠等产生的皮肤伤口进入人体，引起感染。普氏立克次体也可以通过空气进行传播。普氏立克次体在自然干燥的虱粪内可以存活

147 天以上，干燥的虱粪可以形成"尘埃"，其中的立克次体可经呼吸道进入体内，引起人感染。作为生物战剂，普氏立克次体可通过气溶胶方式释放实施攻击，或施放普氏立克次体感染的虱子进行攻击。

检验鉴定 常用技术方法包括形态学观察、病原体分离、核酸检测、免疫学检测等。检验鉴定程序见立克次体战剂检验鉴定。

形态观察 采用吉姆萨或希门尼斯染色方法，或间接免疫荧光法检查涂片中的普氏立克次体。菌体在显微镜下为小球杆状，吉姆萨法染色菌体呈紫红色，希门尼斯染色菌体呈红色，异硫氰酸荧光黄标记的免疫荧光染色法染色，荧光显微镜下菌体呈黄绿色荧光（图 2）。

病原分离 普氏立克次体分离可采用豚鼠、鸡胚及细胞接种。实验室常用豚鼠腹腔接种方法，患者血液标本直接进行豚鼠腹腔接种，感染组织或环境标本经适当处理后制成悬液进行接种。普氏立克次体感染引起豚鼠高热、发病，在发热极期解剖豚鼠可发现脾脏明显肿大。在肿大脾脏表面刮取白色纤维膜涂片染色镜检，

可发现大量的普氏立克次体。普氏立克次体分离应在生物安全三级实验室条件下进行。

核酸检测 采用聚合酶链反应（PCR）或定量 PCR 方法，检测标本中的普氏立克次体核酸，可用于环境标本快速检测和患者临床标本检测，进行环境标本污染判定和流行性斑疹伤寒的诊断。

免疫学检测 常用方法为间接免疫荧光试验。采用普氏立克次体菌体抗原，通过间接免疫荧光试验，检查患者血清中的特异性抗体。也可以采用普氏立克次体特异性抗体，运用间接免疫荧光试验检测标本中普氏立克次体抗原。

感染判断 经实验室检测，具备下列一项及以上指标者，可以判断为普氏立克次体感染：①感染者急性期血清普氏立克次体特异性 IgM 抗体阳性。②双份血清检测，前后期血清 IgG 抗体效价相差 4 倍以上。③感染者标本中检出普氏立克次体抗原或特异核酸片段。④感染者标本中分离到普氏立克次体。是否遭受普氏立克次体战剂袭击，除上述检验结果外，还需要结合情报分析、现场流行病学调查和生物战剂溯源等结果综合分析判定。

预防控制 普氏立克次体感染的预防控制主要包括传染源控制、污染消除和易感人群保护等一般防控和特异性预防与治疗。战时预防控制普氏立克次体生物战剂感染的主要手段包括一般性预防、特异性预防、疫区及污染区控制。

一般性预防 生物战时预防普氏立克次体战剂感染的一般性措施包括：①加强生物袭击的监测预警，及早发现可疑迹象。②正确使用个人呼吸道防护用品，

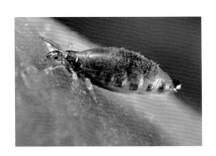

图 1 体虱叮咬吸血
引自美国 CDC 网站，詹姆斯·加塔尼（James Gathany）摄影

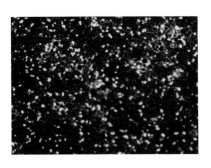

图 2 普氏立克次体感染鸡胚卵黄囊膜涂片镜检（间接免疫荧光染色，显微镜观察，×1000）

防止吸入战剂气溶胶。③加强个人卫生治理，避免体虱滋生、叮咬。④发现感染者及时隔离治疗。

特异性预防　预防流行性斑疹伤寒可接种普氏立克次体菌苗。普氏立克次体弱毒株（E株）制备的减毒活疫苗皮下注射1次，人体就可获得5年之久的抗流行性斑疹伤寒免疫力。对生物战剂暴露人员，流行性斑疹伤寒患者密切接触者，可服用四环素类抗生素进行紧急预防。

污染区及疫区控制　发现可疑普氏立克次体战剂袭击或发生流行性斑疹伤寒疫情，及时划定污染区或疫区，进行封锁，实施污染区和疫区管控：①进出污染区和疫区的人员、物资、交通工具等进行管控和检疫。②采取化学、物理消毒与自然净化的方法，消除污染区和疫区的普氏立克次体战剂污染。③采取综合灭虱措施，消灭虱子，控制虱子滋生，防止虱子叮咬。④所有暴露人员进行卫生整顿和检疫，必要时服用四环素类抗生素进行紧急预防，发现患者及时隔离治疗。

（温博海　熊小路）

lìshì lìkècìtǐ

立氏立克次体（*Rickettsia rickettsii*）

落基山斑点热的病原体，细菌学分类属于立克次体目，立克次体科，立克次体属的斑点热立克次体群。

1896年，美国首次报告了落基山脉的爱达荷峡谷出现由蜱叮咬而引起的一种高致死率的感染性疾病，称为落基山斑点热。1906~1910年，美国传染病医生和病原学家霍华德·里基茨（Howard T. Ricketts）等系统研究落基山斑点热，他们将患者血样本接种豚鼠、猴，随后这些动物迅速发病和死亡，首次证明该病

是由病原体引起的一种严重感染性疾病。他们实验证实安氏革蜱能够传播落基山斑点热，并在感染蜱组织中观察到致病小杆菌，首次提出落基山斑点热的传播媒介为安氏革蜱。1919年，美国病原学家伯特·沃尔巴克（S. Burt Wolbach）证实落基山斑点热疫区的安氏革蜱携带致病菌，尸检发现该致病菌能够感染人血管内皮细胞。为了纪念研究立克次体而献身的基茨医生，他将该致病菌命名为立氏蜱传小体。1922年，立克次体学家正式将其归为立克次体属，命名为立氏立克次体。

立氏立克次体感染所致的落基山斑点热是一种由蜱传播的急性传染病，主要表现为高热和由四肢迅速扩散至全身的出血性皮疹。落基山斑点热流行于南、北美洲，除美国外，加拿大、墨西哥、哥斯达黎加、巴拿马、哥伦比亚、巴西等国均有此病发生。

军事意义　立氏立克次体是立克次体中毒力最强的一种病原体。在无有效抗生素治疗的年代，立氏立克次体感染的病死率高达80%~90%；即使在有抗生素治疗情况下，一些地区的立氏立克次体感染的病死率仍高达10%。自然情况下，人主要由携带立氏立克次体的蜱叮咬后患病。实验研究证明立氏立克次体可通过气溶胶、皮下或滴鼻接种等使实验动物感染，以气溶胶和皮下接种最为敏感。立氏立克次体感染效能是炭疽芽胞杆菌芽胞的1000倍，豚鼠只要吸入少量甚至一个立氏立克次体就能发生感染。联合国、世界卫生组织、北约集团以及澳大利亚集团等国际组织，都将立氏立克次体列为可能用于攻击人的生物战剂。

生物学特性　立氏立克次体

为专性细胞内寄生革兰阴性小球杆菌，主要在血管内皮细胞内生长繁殖，豚鼠和C3H/HeN小鼠对立克次体感染敏感。

形态结构　立氏立克次体的大小为（0.3~0.6）μm×（1.2~2.0）μm。立氏立克次体在细胞内生长繁殖，存在于胞质和胞核内。图1为透射电镜下观察立氏立克次体感染鸡胚成纤维细胞，球状和球杆状的立氏立克次体存在宿主细胞的胞质和细胞核内。

抗原性　立氏立克次体的表面抗原主要为脂多糖和表面蛋白。主要表面蛋白为OmpA（190kD）和OmpB（120kD）。OmpA和OmpB均为保护性抗原，能够诱导机体特异性体液和细胞免疫应答。

基因组特征　立氏立克次体强毒株基因组全长为1 257 710bp，有1382个蛋白编码基因，G+C mol%含量为32.47%。将强毒株与弱毒株做全基因组序列比较，发现它们之间有143个基因不同。外膜蛋白A和B为重要毒力相关蛋白，弱毒株有外膜蛋白A基因缺损和外膜蛋白B前体处理缺陷，不能产生外膜蛋白A和正常大小的外膜蛋白B。

生长繁殖　豚鼠是立氏立克次体感染的敏感动物，常将样本

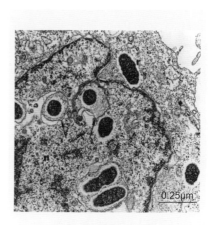

图1　立氏立克次体在宿主细胞内生长繁殖（透射电镜）

接种豚鼠做立克次体分离。用立氏立克次体经呼吸道感染豚鼠，可引起豚鼠播散性血管炎性损伤，累及心、肺、肝、脾。

鸡胚常用于立氏立克次体的培养和繁殖，采用孵育 7~8 天的较大鸡胚接种立氏立克次体，接种后鸡胚在 34~35℃ 孵育。立氏立克次体能在哺乳动物细胞，包括鸡胚成纤维细胞、绿猴肾成纤维细胞（Vero 细胞）、小鼠成纤维细胞（L-929 细胞）等细胞中生长繁殖，接种后细胞在 34~35℃ 孵育。立氏立克次体也能够在蜱细胞系中生长繁殖，蜱细胞培养需要较低的温度（28℃）。

抵抗力 立氏立克次体对外界理化因素的抵抗力较弱，对热敏感，50℃ 作用数分钟即可灭活，可被醛类、含氯消毒剂等常用化学消毒剂可有效杀灭。低温条件有利于活性保存，-70℃ 或冻干低温保存可达数年。

危害方式 立氏立克次体致病性强，蜱是其传播媒介，也是储存宿主。自然情况下，人被带菌蜱叮咬而感染发病。

致病性 立克次体强毒株进入体内，侵入小血管或中等血管内层的内皮细胞，并在细胞内繁殖；单核细胞、巨噬细胞或肝细胞等邻近血管细胞也可被立克次体感染。立氏立克次体在宿主细胞内生长繁殖，引起宿主细胞损伤和裂解，宿主细胞内释放出的立克次体随血流向全身播散。立氏立克次体主要侵入血管内皮细胞，引起血管内皮细胞损伤和血管的剥蚀以及相关的脏器损伤，可导致呼吸系统、中枢神经系统、胃肠道系统以及肾功能损伤等。另外，立克次体感染诱发的机体炎症反应共同作用使血管通透性增加、组织水肿而使肺、脑等重要器官受损。

立氏立克次体感染人体后，主要入侵血管内皮细胞，并在细胞内繁殖导致细胞裂解，造成血管内皮细胞损伤和内皮剥蚀，裂解细胞释放出的立克次体随血流播散，进而造成呼吸、中枢神经、消化、泌尿等多系统脏器损伤。同时，立克次体感染诱发的机体炎症反应使血管通透性增加、组织水肿而加重肺、脑、肾等重要器官损伤。

自然情况下，蜱叮咬引发的立氏立克次体感染的潜伏期短者 2 天，长者 14 天，平均 7 天。气溶胶感染时因吸入较多立氏立克次体，潜伏期亦较短。一般潜伏期较短者发病急骤，病情严重。患者主要症状为发热、寒战，全身不适、肌肉关节酸痛，皮疹，严重患者有剧烈头痛、神志不清、昏迷，以及颈项强直等脑膜刺激症状。发热多为持续高热，热度高达 39~40℃。皮疹是落基山斑点热的最显著的体征（图 2），发热几天后开始出现，先在腕关节和踝关节附近，数小时内呈向心性发展至躯干和四肢。皮疹开始为红色斑疹，为 2~6mm 大小，压之可褪色，很快发展为较大的斑丘疹，再进一步发展为出血性丘疹或淤斑，压之不褪色。重症患

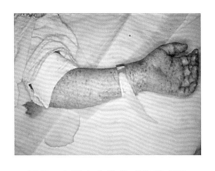

图 2　立氏立克次体感染患者手上皮疹
引自美国 CDC 网站

者全身血管损伤，并可造成呼吸衰竭、肾功能衰竭和/或循环衰竭等。

感染与免疫 立氏立克次体的表面蛋白与感染发生和机体抗感染免疫应答密切相关。研究证明主要表面蛋白 OmpA 在致病中与立克次体黏附宿主细胞有关，而 OmpB 则与黏附和入侵宿主细胞有关。OmpA 和 OmpB 均为保护性抗原，它们能够诱导机体产生特异性抗体，特异性抗体具有调理吞噬、激活补体等抑制立克次体感染作用；同时它们能够诱导机体细胞免疫应答，通过激活 CD4$^+$ 和 CD8$^+$ 淋巴细胞及其他免疫活性细胞（如 NK 细胞）产生 γ-干扰素和肿瘤坏死因子 α 等细胞因子来激活和增强免疫效应细胞和宿主细胞的抑制和杀伤立克次体的能力。立氏立克次体感染恢复后，机体能获得持久的特异性免疫力。

传播方式 落基山斑点热的传播媒介为硬蜱属的蜱。蜱也是立氏立克次体的储存宿主，可经卵将立氏立克次体传给子代。携带立氏立克次体蜱通过叮咬、吸血等方式将其传播给野生动物，使其在自然疫源地循环。人进入自然疫源地，被蜱叮咬或皮肤损伤处接触含立克次体的蜱血或蜱粪后，立氏立克次体即可侵入体内。另外，人亦可吸入人为产生的含立氏立克次体的气溶胶或粉尘而感染。作为生物战剂，立氏立克次体可以通过气溶胶形式施放，或投放感染立氏立克次体的蜱，造成被袭击者感染。

检验鉴定 立氏立克次体实验室检验鉴定常用技术方法包括形态学观察、病原体分离、核酸检测、免疫学检测等。检验鉴定程序见立克次体战剂检验鉴定。

形态观察 采用吉姆萨或希门尼斯染色方法，或间接免疫荧光法检查涂片中的立氏立克次体。菌体在显微镜下为小球杆状，希门尼斯染色菌体呈红色（图3），异硫氰酸荧光黄标记的免疫荧光染色法染色，荧光显微镜下菌体呈黄绿色荧光。

病原分离 分离立氏立克次体一般采用动物接种法，豚鼠对立氏立克次体感染十分敏感，故常采用雄性豚鼠腹腔接种标本分离该病原。患者血液标本可直接豚鼠腹腔接种，感染组织或环境标本经适当处理后制成悬液进行腹腔接种。斑点热立克次体感染雄性豚鼠后，豚鼠可出现高热和阴囊肿胀，感染组织制片染色镜检，可发现大量的立氏立克次体。鸡胚及细胞培养也可用于立氏立克次体分离培养，但一般较少使用。立氏立克次体分离应在生物安全三级实验室条件下进行。

核酸检测 采用聚合酶链反应（PCR）或定量 PCR 方法，检测标本中的立氏立克次体核酸，可用于环境标本快速检测和患者临床标本检测，进行环境标本污染判定和落基山斑点热的诊断。

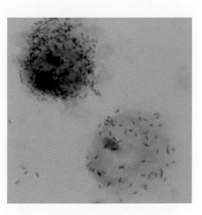

图3 立氏立克次体感染 Vero 细胞涂片（希门尼斯染色，显微镜观察，×1000）

免疫学检测 常用方法为间接免疫荧光试验。采用立氏立克次体菌体抗原，通过间接免疫荧光试验，检查患者血清中的特异性抗体；也可以采用立氏立克次体特异性抗体，运用间接免疫荧光试验检测标本中立氏立克次体抗原。

感染判断 经实验室检测，具备下列一项及以上指标者，可以判断为立氏立克次体感染：①感染者急性期血清立氏立克次体特异性 IgM 抗体阳性。②双份血清检测，前后期血清 IgG 抗体效价相差 4 倍以上。③感染者标本中检出立氏立克次体抗原、立氏立克次体特异核酸片段。④感染者标本中分离到立氏立克次体。是否遭受立氏立克次体战剂的袭击，除上述检验结果外，还需要结合情报分析、现场流行病学调查和生物战剂溯源等结果综合分析判定。

预防控制 立氏立克次体感染的预防控制主要包括传染源控制、污染消除和易感人群保护等一般防控和特异性预防与治疗。战时预防控制立氏立克次体生物战剂感染的主要手段包括一般性预防、特异性预防、疫区及污染区控制。

一般性预防 生物战时预防立氏立克次体战剂感染的一般性措施包括：①加强生物袭击的监测预警，及早发现可疑迹象。②正确使用个人呼吸道防护用品，防止吸入战剂气溶胶。③避免与蜱接触，防止被蜱叮咬。④发现感染者及时隔离治疗。

特异性预防 落基山斑点热尚无市售的特异性疫苗。1970 年，美国陆军传染病医学研究所采用鸡胚成纤维细胞培养立氏立克次体，纯化后经甲醛灭活制成疫苗，

人体保护性试验中证明该疫苗可以保护 25% 的接种者免于感染，可减轻感染者的临床症状，并能增强四环素的治疗效果。对立氏立克次体战剂暴露人员，落基山斑点热患者密切接触者，可使用四环素类抗生素进行紧急预防。

污染区及疫区控制 发现可疑立氏立克次体战剂袭击或发生落基山斑点热疫情，及时划定污染区或疫区，进行封锁，实施污染区和疫区管控：①进出污染区和疫区的人员、物资、交通工具等进行管控和检疫。②采取化学、物理消毒与自然净化的方法，消除污染区和疫区的立氏立克次体战剂污染。③采取综合灭蜱措施，彻底消灭污染区和疫区蜱虫。④对所有暴露人员进行检疫，必要时服用四环素类抗生素进行紧急预防，发现患者及时隔离治疗。

（温博海 熊小路）

tiānhuā bìngdú

天花病毒（smallpox virus）

天花的病原体，病毒学分类属于痘病毒科，脊索痘病毒亚科，正痘病毒属病毒。天花病毒是人类高致病性病原体，属于生物安全危险程度最高的病原微生物。

天花病毒感染人，导致人类天花，曾经是世界上严重危害人类的传染性疾病，呈全球范围的流行。在天花流行的几千年时间里，至少造成 1 亿人死亡，另有约 2 亿人失明或留下终生疤痕。16 世纪下半叶中国发明了人痘接种术预防天花，17 世纪被推广到全国，18 世纪人痘接种术传入英国。1798 年，英国人琴纳发现牛痘苗可以有效地预防天花，随后，全世界范围内推广使用牛痘苗预防天花，使天花的发病率和病死率明显降低。世界卫生组织（WHO）于 1957 年倡导全球接种

天花疫苗预防天花，1966年启动全球性消灭天花行动，在广泛接种天花疫苗的基础上，对病例接触者及所在人群进行重点痘苗接种，有效地控制了天花的传播与蔓延。1977年，非洲最后一例天花患者发生后再没有新病例出现，1980年WHO正式宣布天花已经在世界范围内消灭，同时决议只允许美国位于亚特兰大的疾病预防控制中心实验室和俄罗斯新西伯利亚的维克托国家病毒实验室保存少量天花病毒毒种，其他任何国家、任何实验室保存的天花病毒均应予以销毁。

军事意义 在牛痘苗发现之前，天花是影响军队战斗力、制约军事行动的重要烈性传染病。例如，公元571年埃塞俄比亚军队包围麦加时，埃军中天花流行，官兵大量发病死亡，导致军队近乎灭亡，埃军进攻行动不得不以失败告终。天花病毒还曾被作为进攻性武器，用于军事行动，公元1763年殖民军与印第安人战争期间，驻北美的英军将天花患者用过的毛毯送给印第安人首领而导致印第安人天花流行，致使受影响的部落50%以上的人死亡。

天花病毒符合生物战剂选择的所有条件，即毒力强，感染剂量小；耐气溶胶化、气溶胶态传播的效能高；对消毒剂及外环境有较强抗力，存活时间相对长；易于人工培养和储存；人感染后发病率高，而且缺乏有效的治疗手段。第二次世界大战后，多个国家制定有生物武器研究发展计划，其中一些国家曾进行过天花病毒武器化的研究。20世纪70年代，苏联建立了进行天花病毒武器化生产的设施，制备并储存有相当数量的天花病毒战剂。在冷战期间，苏联还曾计划通过基因工程手段，在天花病毒基因中插入外源毒力基因以增强天花病毒毒力，构建可破坏人体免疫系统的新天花病毒毒株。1980年WHO宣布全世界天花消灭后，天花疫苗停止接种，绝大多数国家已经不再生产和储备天花疫苗。进入21世纪，生物恐怖活动频发，全球生物安全问题凸显。由于全世界1980年后出生的人均未接种过天花疫苗，完全没有天花的免疫力，即使是过去曾接种过天花疫苗的人免疫水平也已经明显降低或丧失，天花病毒如果被用来进行生物袭击，其后果不堪设想。因此，天花病毒就成了世界各国都最为重视的最具杀伤力和威慑力的生物战剂之一。美国等西方国家十分担心天花病毒被用于恐怖袭击，为增强国家防御和应对生物恐怖袭击的能力，在21世纪初曾进行过多起设想使用天花病毒进行恐怖袭击的反恐演习，如代号为"高管系列"的美国国内反恐演习和代号为"黑暗冬季"的多国联合反恐怖演习，同时对美军部分人员重新进行了天花疫苗的接种。联合国、世界卫生组织、北约集团以及澳大利亚集团等国际组织，都将天花病毒列为可能用于攻击人的重要生物战剂。

生物学特性 天花病毒为双链DNA病毒，其基因序列非常保守，抗原性稳定，环境抵抗力较强。

形态结构 病毒颗粒外形呈砖型，大小为200~250nm（图1），有双层外膜包裹，其中最外层外膜由管状脂蛋白构成。颗粒内部有哑铃状中间凹陷的核小体（图2），含有病毒DNA转录所需的酶类和病毒基因组。

基因组特征 天花病毒为双链DNA病毒，基因组长186~195kb，含有共价闭合末端，两末端间是编码区序列，编码区序列含有196~207个开放读码框。在病毒编码的约200种蛋白中，80%以上位于基因组编码区的末端。200种病毒编码的蛋白中，约160种与痘苗病毒具有高度同源性，如病毒包膜蛋白（血凝素）等，另外约40种蛋白是天花病毒特有的。根据病毒的基因组特征，天花病毒可分为3个不同的分支（clade A、B和C），其与地理来源和致死率相一致。天花病毒的基因序列非常保守，病毒的基因

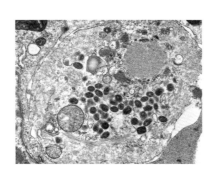

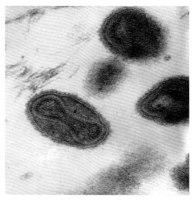

图1 感染组织中的天花病毒（负染，透射电镜，×25000）　　**图2** 电镜下的天花病毒颗粒（负染，透射电镜，×370000）

引自美国公共卫生图片数据库（PHIL），美国疾病预防控制中心弗雷德·墨菲（Fred Murphy）和西尔维娅·惠特菲尔德（Sylvia Whitfield）提供

丢失和 DNA 末端区的重组在天花病毒的进化中发挥重要作用。

抗原性 天花病毒抗原性稳定，只有一个血清型。自然感染的痊愈者可获得终身免疫力，再次感染者极为罕见，即使再次感染病情也较轻。人感染天花病毒21 天后或在发病出疹后第 6 天可产生血清抗体，并激发细胞免疫反应，刺激产生的体液和细胞免疫可持续数十年。正痘病毒属的病毒结构蛋白抗原性高度保守，具有交叉反应性，人体感染一种正痘病毒属病毒后产生的保护性抗体可保护机体抵抗另一种正痘病毒的感染。牛痘病毒制备的牛痘苗免疫对天花病毒具有良好的交叉保护作用。

复制与增殖 天花病毒入侵细胞后，在细胞质中进行基因组的程序性表达、早期转录、中期转录、晚期转录和 DNA 复制，产生新的病毒 DNA 和相关蛋白，装配成病毒粒子。新合成病毒多数在感染细胞内形成胞质内包涵体，少数病毒经出芽方式离开感染细胞，释放到细胞外。天花病毒可使用鸡胚以及人和灵长类动物的多种细胞进行增殖培养。

环境抵抗力 天花病毒耐干燥和低温，在体外环境条件下，可长时间存活。患者皮痂置室温下 1 年、水疱或脓疱液自然晾干后几个月，均可分离出活病毒。患者水疱液用肉汤稀释置于密封管中，-20℃ 保存数年后仍有感染性，在冻干状态下低温保存 20 年仍可存活。天花病毒对日光、热、乙醇、酸、含氯消毒剂和过氧乙酸敏感，常用消毒剂及压力蒸汽消毒均可有效地杀灭天花病毒。

危害方式 天花病毒只对人类致病，自然状态下，人是天花病毒的唯一宿主和传染源。所有的感染者都显性发病，都是传染源，发病后从出疹期到结痂期都有传染性，出疹后第一周的传染性最强，主要传播途径是飞沫传播及空气传播。

天花病毒致病力极强，有效感染剂量很小，吸入 50～100 个病毒颗粒即可引起感染。感染早期，病毒在呼吸道上皮细胞和局部淋巴结中增殖进入血流，在第3～4 天出现短暂的无症状原发病毒血症，经过 12～14 天潜伏期后出现疱疹性皮肤损害。病程可分为前驱期、发疹期和结痂期。前驱期，病毒随血流扩散，在脾、骨髓和淋巴结中增殖，患者临床表现出寒战、高热、头痛、肌肉疼痛等天花的前驱期症状，高热持续 2～4 天。发疹期，约在病程第 8 天，病毒再次释放进入血液形成继发病毒血症，患者体温再次升高，出现呈离心性分布的皮肤斑疹、丘疹、疱疹等皮肤病损，进入出疹期，随后水疱转变为脓疱，全身症状加重。结痂期，一般在病程第 10 天开始脓疱破溃，形成痂皮，进入结痂康复期，再经过 5～10 天痂皮脱落，皮肤上残留永久性痘疤。在皮疹出现的同时，口腔及上呼吸道黏膜也有黏膜疹出现，黏膜疹转为疱疹，继而破溃释放大量病毒，随飞沫传播并污染空气；感染者水疱、脓疱及痂皮等含有的大量天花病毒，可漂浮/散布到空气中，通过呼吸道致人感染。

天花病毒感染可导致临床出现轻、重两种类型的天花。轻型天花发生在有部分免疫力的人员中，病死率低于 10%；重型天花多发生在未种痘、没有免疫力的人员中，临床表现为大片脓疱融合的融合性天花，病死率可达50%，临床不出现皮疹而直接出现皮肤、黏膜和内脏等广泛性出血的出血性天花，病死率可高达80%。

检验鉴定 天花病毒常用的检验鉴定技术包括病毒分离培养、形态学观察、免疫学试验和核酸检测。

分离培养 天花病毒可使用鸡胚以及人和灵长类动物细胞，特别是人羊膜传代细胞和非洲绿猴肾传代细胞进行分离培养。现场环境标本、患者皮肤脓（疱）液和痂皮等临床标本，接种鸡胚绒毛尿囊膜、人羊膜传代细胞和非洲绿猴肾传代细胞等进行病毒分离培养。鸡胚接种，2～3 天后可见鸡胚绒毛尿囊膜出现 1mm 左右的光滑痘斑，继续培养，可致鸡胚死亡。细胞接种后，病毒在细胞内生长增殖，光学显微镜下可见胞质内产生含有大量病毒的嗜酸性包涵体。分离的病毒通过形态学观察、免疫学方法和核酸检测分析进行鉴定。

形态学观察 通过超薄切片、负染色，在电镜下可以观察到大小为 300nm×240nm×100nm、砖型、内部核心体中间凹陷呈哑铃状的病毒颗粒。常用标本为感染组织、皮疹、水疱液等。

核酸检测 利用聚合酶链反应（PCR）、实时定量 PCR、限制性核酸片段长度多态性分析等技术，可对现场环境标本、临床标本及分离培养物直接检测天花病毒特异核酸；利用基因序列测定方法，可对天花病毒基因片段或全基因组序列测定，进行天花病毒鉴定。

免疫学检测 常用免疫斑点试验、免疫荧光染色技术、血凝抑制试验和中和试验等免疫学技术检查天花病毒的抗原和特异性抗体。对环境标本、患者脓疱液及皮损组织，可用免疫斑点试验、免疫荧光染色技术进行天花病毒抗原的检测。对患者血清，可用血凝抑制试验、补体结合试验、中和试验和免疫荧光技术等进行天花病毒特异性抗体的检测。

感染判断 天花病毒对人的感染都表现为显性，天花病毒感染的判定主要依赖于临床症状、体征，以及病原学的抗原、抗体和核酸检测。典型天花的临床表现为体温增高呈双峰曲线，皮损发生过程为斑疹→丘（疱）疹→脓疱疹→结痂及结疤，而且疱疹呈典型的离心性分布，头部和四肢的疱疹明显多于躯干部位。轻型天花的临床症状体征则需与其他能引发皮疹的病毒感染进行鉴别。所有天花患者皮损的疱液和疱痂中都能查到天花病毒抗原和核酸，患者血清中都能查到天花病毒的特异性抗体。有临床症状、体征者，查到天花病毒抗原、核酸，或恢复期较急性期血清天花病毒抗体4倍以上增高，可作出天花病毒感染的临床诊断。

预防控制 控制传染源、切断传播途径、保护易感人群，是预防控制微生物类生物战剂感染的基本措施。天花病毒感染的预防控制应坚持"早发现，早诊断，早报告，早隔离，早种痘"的原则，基本措施包括一般性预防、特异性预防、疫区及污染区控制。

一般性预防 加强生物袭击的监测预警，及早发现可疑迹象，适时采取防护措施，对预防控制天花病毒袭击具有重要意义。天花病毒主要通过污染空气及患者飞沫传播，正确使用个人呼吸道防护用品，加强个人卫生清洁，避免吸入污染空气，减少与患者近距离接触等，可有效地预防和降低天花病毒感染。感染者是天花病毒的自然传染源，对感染发病者进行严格的隔离和有效的治疗，可有效地控制传染源，遏制疫情传播与扩散。

特异性预防 包括主动免疫预防、被动免疫预防和化学药物预防。①主动免疫预防：接种天花病毒疫苗——痘苗。生物战时，对所有遭受天花病毒袭击、暴露于天花病毒人员，以及有暴露于天花病毒风险的人员都要进行痘苗接种。初次接种痘苗后第10天可产生免疫力，免疫力可以维持5年以上；复种者痘苗接种后约7天中和抗体即升高，比初种者可高10倍以上。在暴露后1~4天内应急种痘可以预防发病，晚至7天的疫苗接种亦可提供有效的保护，减轻发病的严重性。②被动免疫预防：使用含有抗天花病毒抗体的免疫球蛋白。暴露于天花病毒后7天内及时给予含天花病毒抗体的免疫球蛋白，可紧急预防暴露者发病。③药物预防：暴露于天花病毒后，紧急使用具有抗天花病毒活性的西多福韦等化学药物，可预防发病或减轻疾病严重程度。

治疗 对于天花至今无特效的化学治疗药物。WHO推荐在感染早期服用甲红硫脲以降低发病率，暴露后紧急使用抗天花病毒活性的西多福韦可减轻疾病严重程度。抗天花病毒的免疫球蛋白在体内能抑制天花病毒、有利于清除天花病毒，可用于重症天花病例的治疗，降低病死率。

污染区和疫区控制 发现可疑天花病毒战剂袭击或天花患者，应首先划定污染区或疫区，进行封锁，实施污染区和疫区管控：①对污染区内的所有人员和参与疫情处置的人员进行痘苗紧急接种，对污染区室内外环境进行消毒处理，无人员活动的室外环境可采取自然净化。②对天花病例或疑似病例进行严格隔离、治疗，直到痂皮全部脱落，或疑似患者被排除为止。③进行病原学检验，开展流行病学调查，追溯暴露史、感染来源和感染途径等，分析判定是自然疫情还是人为生物袭击。④对污染区和疫区实施交通检疫，交通工具进行严格消毒，出入人员进行疫苗接种、医学观察或留验，控制天花随交通工具扩散传播。

（秦鄂德）

huángrèbìngdú

黄热病毒（yellow fever virus）

黄热病的病原体，病毒学分类属于披膜病毒科，黄病毒属病毒。1927年，斯托克斯（Stokes）等使用恒河猴从尼日利亚患者的血液标本中首次分离出黄热病毒，命名该病毒株为Asibi株，后该病毒株被公认为黄热病毒原型株。

黄热病主要流行于非洲、南美洲和中美洲等热带地区，亚洲的热带国家也有分布。中国部分地区的地理、气候、媒介蚊种等条件虽与上述地区相似，但尚无此病流行或本土确诊病例报告。

军事意义 黄热病毒可对人引起以高热和出血为主要特征的传染性疾病，致病性强，致死率高，自然状况下通过蚊虫传播，也可通过呼吸道感染使人致病。

黄热病毒能大量培养，可在多种原代和传代细胞培养系统中高效价增殖，易于储存。黄热病毒能够耐受人工气溶胶化，可形成高度稳定且感染力很强的病毒气溶胶，自然环境温度和湿度对黄热病毒气溶胶的衰亡率影响不显著。1963年米勒（Miller）等对黄热病毒和裂谷热病毒的气溶胶特性做了详细的比较研究，证实黄热病毒和裂谷热病毒均可产生高度稳定且感染力很强的气溶胶，其中黄热病毒耐"喷"情况更好。黄热病毒气溶胶的生物衰亡率为每分钟4.5%，感染的潜伏期为2~6天。黄热病毒气溶胶攻击，在黄热病非流行区感染率可达95%~100%、死亡率30%~40%，存活者失能时间为4~5周，在流行区死亡率低于5%。黄热病毒可感染媒介蚊虫，并可经卵传代，新孵化蚊虫自然带毒并具有感染力。播撒人工感染黄热病毒的蚊虫攻击人群，可造成较大范围、较长时间的危害。

美军曾把黄热病毒作为致死性生物战剂进行武器化研发，大量生产并贮存过用于气溶胶攻击的黄热病毒干粉（代号为OJ）、液体（代号为UJ）等黄热病毒战剂及代号为OJAP的黄热病毒感染蚊虫。世界卫生组织顾问委员会1970年版的《化学和生物武器对健康的影响》报告、联合国2001年的国际生物武器核查战剂清单等，均将黄热病毒列为重要的病毒性生物战剂。

生物学特性　黄热病毒为RNA病毒，蚊虫既是传播媒介，又是储存宿主，可引起人类黄热病。

形态结构　黄热病毒颗粒呈球形，直径为37~50nm（图1）。成熟的黄热病毒颗粒外有脂蛋白包膜包绕，表面有刺突，包膜厚度为5~10nm，核心颗粒呈卷曲状，其核衣壳呈20面立体对称。

基因组特征　黄热病毒基因组为不分节段的单股正链RNA，分子量约为3.8×10^6，长度约11kb，只有一个长的开放读码框架，约96%的核苷酸在此框架内。病毒基因组分为两个区段，5′端1/4编码该病毒3个结构蛋白，即C蛋白（衣壳蛋白）、M蛋白（膜蛋白）和E蛋白（包膜蛋白）；3′端3/4编码7个非结构蛋白。基因组的5′端和3′端均有一段非编码区。

抗原性　黄热病毒只有一个血清型。该病毒可与黄病毒科其他成员如登革病毒、西尼罗病毒、圣路易脑炎病毒产生交叉血清学反应。黄热病毒E蛋白是主要的包膜糖蛋白，含有病毒血凝素和中和抗原决定簇。利用单克隆抗体分析，黄热病毒E蛋白至少包含有株特异、型特异、亚型交叉反应、群交叉反应和属交叉反应五种抗原决定簇。

复制与增殖　黄热病毒基因组为单股正链RNA，穿入细胞后可直接起mRNA的作用，在宿主细胞的核糖体上转译出依赖于RNA的RNA聚合酶。然后利用此酶以病毒基因组RNA为模板转录、合成出被称为复制中间体的双链RNA。复制中间体的负链RNA从正链RNA解离后作为模板转录出更多的与亲代正链RNA完

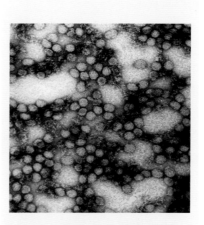

图1　电镜下的黄热病毒颗粒（负染，透射电镜，×234000）

引自美国公共卫生图片数据库（PHIL），美国疾病预防控制中心的厄斯金·帕尔默（Erskine Palmer）提供

全一致的子代病毒RNA。新合成的正链RNA一部分作为子代病毒颗粒的基因组参与子代病毒的装配，另一部分作为mRNA翻译产生病毒蛋白。病毒RNA与C蛋白组成核衣壳后，从含有E蛋白和PrM蛋白的内质网和高尔基体膜结构出芽而获得包膜，装配成成熟的病毒颗粒。最后，通过含病毒的分泌小泡与胞膜融合而释放至细胞外。

黄热病毒最易感的实验动物是恒河猴，其次是乳小鼠。在节肢动物中，仅蚊虫对黄热病毒敏感，黄热病毒至少能在20多种蚊体内繁殖。在10日龄的鸡胚内，黄热病毒也增殖良好，已经使用此方法制备黄热病毒17D疫苗。适宜黄热病毒增殖培养的细胞较多，原代细胞培养如鸡胚成纤维细胞、鸭胚成纤维细胞或鼠胚细胞等，传代细胞包括猴肾传代细胞（Vero细胞、LLC-MK$_2$细胞、CV-1细胞）、兔肾传代细胞（MA-111细胞）、地鼠肾传代细胞（BHK-21细胞）和多种蚊虫传代细胞（AP-61细胞、C6/36细胞、C-17细胞）等。在这些细胞培养中，黄热病毒可高效价增殖，多数可出现细胞病变或形成空斑，所以这些细胞都可用于分离培养黄热病毒。

环境抵抗力　黄热病毒不耐酸、在低于pH 6.6的液体中病毒很快失活，其最适pH 8.0左右；不耐受脂溶剂，乙醚、氯仿等处理可使病毒溶解、失活；黄热病毒也不耐热，56℃加热30分钟即可灭活；含有黄热病毒的患者急性期血清在24~30℃的自然条件下，其感染性只能保持24~48小时；黄热病毒耐低温，含黄热病毒的组织块放在50%甘油盐水内，在0℃以下病毒可存活约100天，

在含有足够蛋白（如 20% 的血清）的保存液中，−80℃ 可保存多年，−20℃ 真空干燥保存病毒至少可存活 10 年；黄热病毒气溶胶相对稳定，细胞培养液气溶胶喷洒后 1 小时回收率仍可达 25%，自然环境温度和湿度对其生物衰亡率影响不明显。紫外线照射下黄热病毒易被灭活。

危害方式　黄热病毒在自然界可经由蚊虫传播感染人引起人类的黄热病，主要流行于非洲和南美洲地区。黄热病毒有两种不同的自然传播模式（图 2），其一，非人灵长类–林栖野生蚊虫–非人灵长类之间的传播环，通过这种传播环在森林的猴子间传播黄热病，称为丛林型黄热病。丛林型黄热病毒的储存宿主是多种非人灵长类（主要是猴）动物，这一型黄热的自然疫源地隐藏在丛林中，通常不波及人类。但当人进入丛林活动或带病毒的猴进入丛林附近的居民区时，可因蚊叮咬偶被感染。通过这种方式所引起的人类病例多散在发生，或以小型集聚形式出现。另一种，人类–伊蚊–人类之间的传播环，这种传播引发的黄热病称为城市型黄热病。人类患者（及隐性感染者）是城市型黄热的感染来源和扩大宿主，埃及伊蚊是主要传播媒介。城市型黄热病主要发生于居民区，并且很容易被人带到远方而引其流行，欧洲和北美都曾发生过。

在 23℃ 环境中，黄热病毒在蚊体内的外潜伏期为 12 天左右，经过在蚊体内 9～13 天增值后蚊虫具有传染性。蚊虫一旦受到黄热病毒感染，则终身带毒，并可经卵传代。因此，蚊虫既是传播媒介，又是储存宿主。

作为病毒性生物战剂，黄热病毒既可通过播撒人工培养的带毒蚊虫传播使人致病，也可通过人工制备、施放的病毒气溶胶使人感染致病。

黄热病毒有嗜内脏如肝、肾、心等（人和灵长类）和嗜神经（小鼠）的特性。黄热病毒侵入人体后扩散到局部淋巴结，并在其中复制增殖，然后进入血液循环形成病毒血症，主要累及肝、脾、肾、淋巴结、骨髓、横纹肌等，造成多脏器损害。肝脏实质细胞是黄热病毒感染的主要靶细胞，也是黄热病毒增殖的主要细胞。

黄热病毒感染引起的黄热病实际是一种累及肝脏等器官的病毒性出血热，潜伏期平均 2～6 天。黄热病毒感染者，5%～20% 出现临床症状，其余为隐性感染。典型病例的临床过程分为三期，即感染期、中毒期和恢复期。

感染期（病毒血症期）　突发高热、寒战、剧烈头痛、全身肌痛，有时兼有恶心、呕吐、厌食、眩晕和全身乏力等。患者体温可高达 39～40℃，初期脉搏加快，2 天后减慢，高热伴相对缓脉为此期临床特征，出血轻微或无出血，但可见轻度黄疸。早期严重出血或严重黄疸者，预后不良。此期一般持续 3～4 天。

中毒期（器官损伤期）　多数患者从第 3～4 天起，出现 12～24 小时的缓解期，表现为体温下降，全身症状缓解。此期体内病毒被清除，轻度患者可从此痊愈。但另一部分（15%～25%）患者则在几个小时至 2 天的短暂缓解期后，进入中毒期。主要表现为发热及其他全身症状再次出现并加重，有频繁呕吐、上腹痛等；出血现象明显，如牙龈出血、皮肤淤点或鼻出血，黑色呕吐物或黑便，也可有子宫出血或血尿等；出现黄疸并逐渐加深；肾功能异常，尿量减少，蛋白尿和管型；心脏损害，心音低、血压下降、心率增速，少数可出现急性心肌扩张。此期常始于第 4 天，一般持续 3～5 天，约 50% 重症患者出现谵妄、昏迷、出血加重、尿少和氮质血症等，进而死亡。死亡常发生于第 6～7 天。

恢复期　病程 7～8 天体温开始下降，症状和蛋白尿逐渐消失，黄疸逐渐减退，食欲渐渐恢复，乏力可持续 1～2 周。康复的患者一般无后遗症。

检验鉴定　黄热病毒常用的检验鉴定技术包括病毒分离培养、

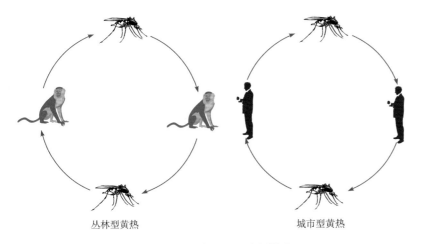

丛林型黄热　　　　城市型黄热

图 2　黄热病毒的自然传播模式

形态学观察、核酸检测和免疫血清学试验。

分离培养 现场环境标本、蚊虫标本、患者急性期血清及感染组织，均可用于黄热病毒分离培养。分离黄热病毒通常采用动物接种法及细胞培养法。动物分离培养常用乳小鼠脑内或腹腔接种；细胞分离培养常用白纹伊蚊C6/36 细胞、Vero 细胞等。分离的病毒通过形态学观察、核酸检测分析和免疫血清学方法进行系统鉴定。

形态学观察 通过超薄切片、负染色，电镜下可以观察到黄热病毒颗粒。病毒颗粒呈球形，直径为 37~50nm。成熟的黄热病毒颗粒外有脂蛋白包膜包绕，表面有刺突，包膜厚度为 5~10nm，核心颗粒呈卷曲状，其核衣壳呈20 面立体对称。

核酸检测 利用反转录聚合酶链反应（PCR）、实时定量 PCR技术可对现场环境标本、蚊虫标本、临床标本及分离培养标本直接进行黄热病毒 RNA 检测；利用基因序列测定方法，测定分析黄热病毒基因片段或全基因组序列，可作出病毒鉴定。

免疫学检测 常用中和试验、血凝或血凝抑制试验、免疫荧光染色和酶联免疫吸附试验等免疫学方法，检测病毒抗原或抗体。用特异抗体可从现场环境标本、蚊虫标本、急性期血清及感染组织中检出黄热病毒抗原，使用单克隆抗体可避免和其他黄病毒的交叉反应，对黄热病毒进行株特异、型特异以及群或亚群交差反应鉴定。用特异抗原检查患者及感染动物血清中特异性 IgM 抗体和 IgG 抗体，黄热病毒感染后5~7 天后可检出 IgM 抗体，IgG抗体出现稍晚，但感染者恢复期抗体水平较急性期有显著升高。

感染判断 感染者血清特异性 IgM 抗体阳性，恢复期血清特异性 IgG 抗体效价比急性期有4 倍以上增高，标本中病毒抗原阳性，黄热病毒 RNA 阳性，分离到黄热病毒，均可以确诊黄热病毒感染。是否遭受黄热病毒战剂袭击，还需要结合情报分析、现场流行病学调查和生物战剂溯源等结果综合分析判定。

预防控制 控制传染源，降低蚊虫密度，防止蚊虫叮咬，保护易感人群，是预防控制黄热病毒感染的基本措施。黄热病尚无有效治疗药物，支持和对症治疗是主要的救治手段。战时预防控制黄热病毒感染的主要手段包括一般性预防、特异性预防、疫区及污染区控制。

一般性预防 生物战时预防黄热病毒感染的一般性措施包括：①加强生物袭击的监测预警，及早发现可疑迹象。②正确使用个人呼吸道防护用品，防止吸入病毒气溶胶。③加强媒介蚊虫控制，降低蚊虫密度，采用驱避剂、防蚊服及蚊帐等防蚊措施，防止蚊虫叮咬。④严格隔离和有效治疗感染发病者，控制传染源。

特异性预防 接种黄热病毒疫苗和使用特异性抗体是预防黄热病毒感染的有效方法。生物战时对黄热病毒战剂污染区或黄热病流行区内的人员，进入该类地区的救援人员，以及接触黄热病人或病毒的医务、科研等人员都应接种黄热病毒疫苗。减毒黄热病毒 17D 株制备的疫苗，可有效预防黄热病毒感染。初次接种7~10 天后产生免疫力，复种当天生效，免疫力可维持 10 年以上。特殊情况下，使用特异性抗黄热病毒抗体或广谱抗病毒药物，对暴露者也有一定的紧急预防作用。

污染区及疫区控制 发现可疑黄热病毒战剂袭击或发生黄热病疫情，应首先划定污染区或疫区，进行封锁，严格实施污染区和疫区管控：①及时开展病原学检测和流行病学调查，追溯传染源。②对污染区和疫区室内外环境进行消毒处理，同时喷洒高效低毒杀蚊药剂进行灭蚊，消除蚊虫滋生地，降低蚊虫密度。③黄热病患者应隔离治疗，可疑病例和密切接触者应进行一周医学观察。④病房内应采用纱窗、沙门、蚊帐或喷洒杀虫剂等措施，防止蚊虫叮咬。

（祝庆余　王晴宇）

Wěinèiruìlā mǎnǎoyán bìngdú

委内瑞拉马脑炎病毒（Venezuelan equine encephalitis virus）

委内瑞拉马脑炎的病原体，病毒学分类属于披膜病毒科，甲病毒属病毒。该病毒于 1938 年首次分离自委内瑞拉的病驴，因而命名为委内瑞拉马脑炎病毒，简称委马病毒。

委马病毒广泛分布于美洲，从南美洲中部到北美洲南部，南纬14°到北纬28°之间均有委内瑞拉马脑炎流行。委马病毒主要通过蚊虫叮咬传播，可感染所有的马科动物，也可感染人类。马是主要传染源，处于病毒血症期的马，可使大量媒介蚊感染病毒，致使病毒四处扩散传播。当委内瑞拉马脑炎形成流行时，感染患病的马属动物也是流行中的扩增宿主。

军事意义 委马病毒耐气溶胶化，对人的感染力强，对外界环境抵抗力强，且易于冷冻干燥保存。人工培养可获得高效价的病毒，经适当浓缩即可作为战剂使用。委马病毒可通过蚊叮咬和气溶胶两种方式实施攻击，可以引起大批人员短期内急性发病，丧失战斗力和劳动力，是一种重要的失能性战剂。早在第二次世界大战期间，一些西方国家已启动了包括委马病毒在内的进攻性生物武器计划。自20世纪50年代起，美国、苏联等国家对委马病毒进行了系统研究，包括病毒气溶胶的稳定性和感染规律、病毒的大量培养、传播媒介、流行病学和疫苗等。美国于20世纪60年代就实现了委马病毒的武器化，战剂代号为Nu（湿），T. D.及Nu（干），1970年以前储存量已达数百公斤。2001年，美国在反生物恐怖计划指南中，将委马病毒列为危险性较高的B类病原体。联合国、世界卫生组织、北约集团以及澳大利亚集团等国际组织，都将委马病毒列为可能用于攻击人的重要生物战剂。

生物学特性　委马病毒为RNA病毒，易于人工培养增殖，耐受气溶胶化，可致脊椎动物发生以急性脑炎为特征的传染病。

形态结构　委马病毒为带包膜的RNA病毒，病毒颗粒呈球形，负染色观察病毒颗粒直径60~70nm，超薄切片观察病毒颗粒直径55~60nm（图1）。病毒囊膜内有一个直径30~35nm的核衣壳，呈20面体对称。

基因组特征　委马病毒基因组为单股正链RNA，长11.5kb。基因组RNA 5′端有甲基化帽子结构，3′端具有Poly尾。5′端（49S）为非结构蛋白基因，约占基因组的2/3，编码4种非结构蛋白，3′端（26S）为结构蛋白基因，约占基因组的1/3，编码病毒

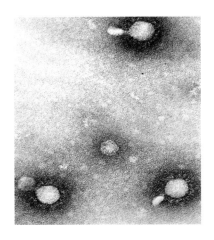

图1　电镜下的委内瑞拉马脑炎病毒形态（负染，透射电镜，×70000）

引自美国公共卫生图片数据库（PHIL），美国疾病预防控制中心的弗雷德·墨菲（Fred Murphy）和西尔维娅·惠特菲尔德（Sylvia Whitfield）提供

的结构蛋白。其中衣壳蛋白C与基因组RNA构成病毒的核衣壳，包膜糖蛋白E2和E1构成病毒包膜的刺突，E2蛋白决定了病毒的抗原性。基因组结构见图2。

复制与增殖　委马病毒通过低pH诱导或受体介导侵入细胞，释放病毒基因组RNA，基因组RNA在感染细胞的核糖体上翻译，剪切形成病毒复制所需的酶类，进行病毒基因组复制和转录，产生病毒的各种基因和蛋白，在感染细胞中装配成病毒粒子，然后以出芽方式离开感染细胞，释放到细胞外。委马病毒在鸡胚和鸭胚中增殖良好，病毒效价可高达108PFU/ml以上。在原代鸡、鸭胚单层成纤维细胞中培养，可规律地形成蚀斑和细胞病变，而且能高效价增殖；在传代宫颈癌细胞（Hela细胞）、非洲绿猴肾细胞（Vero细胞）、幼仓鼠肾细胞（BHK-21细胞）、猴肾细胞（LLC-MK细胞）和白纹伊蚊细胞（C6/36细胞）等细胞中培养，病毒可高效价增殖，且产生细胞病变和蚀斑。不同的委马病毒株在原代或传代细胞上可形成不同大小的蚀斑，这种特性与病毒株的致病力及引起流行的能力有关。

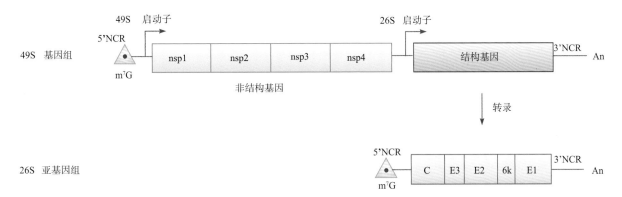

图2　委马病毒等甲病毒基因组结构

m⁷G，帽状结构；NCR，非编码区；An，聚腺苷酸尾

抗原性 委马病毒亚组包括6个密切相关的抗原亚型（Ⅰ~Ⅵ），不同的亚型在病原学，流行病学及对人和马的致病性有明显的差别。亚型Ⅰ又分 A、B、C、D、E 和 F 6个变种。亚型Ⅰ的 A/B 和 C 变种通常称作流行性亚型株，在美洲广泛流行，对人和马均有高度致病性。亚型Ⅱ~Ⅵ及亚型Ⅰ的 D、E 和 F 变种称作地方性亚型株，对马的致病性较弱，这些亚型株在抗原上不仅相互之间能够区分，而且与流行性亚型株也能区分。委马病毒包膜糖蛋白 E2 上存在着病毒的中和及血凝抗原表位，其诱导产生的中和抗体及血凝抑制抗体对委马病毒感染具有保护作用。

环境抵抗力 委马病毒耐低温，耐冷冻干燥处理，真空冷冻干燥保存其活力可维持 10 年以上。委马病毒不耐受乙醚等酯溶剂处理，能被常用消毒剂快速灭活。委马病毒能很好地耐受气溶胶化，液体气溶胶对温度和湿度均敏感，低温低湿有利于其存活，干粉气溶胶较液体气溶胶对湿度更为敏感。

危害方式 委马病毒所致的马脑炎是在脊椎动物中传播的急性传染病，自然状态下，主要在马、驴、骡等动物中流行传播，偶尔感染人。在委内瑞拉马脑炎疾病流行期，流行区内的马、驴、骡等被委马病毒感染率几乎达100%，委马病毒流行性亚型株（I_A、I_B 和 I_C）对马的致病力很强，病死率高达 20%~80%，地方性亚型株一般仅引起亚临床感染，不易引起流行。除马科动物外，恒河猴自然感染发病，可产生病毒血症，但维持的时间不超过 1 周。鸽子等鸟类对委马病毒敏感，可自然感染并可能具有

远程传播委马病毒的能力。蝙蝠感染委马病毒后可较长时间带毒，毒血症可长达 90 天以上，病毒可随粪便及分泌物排出体外，可能是委马病毒的天然储存宿主和扩增宿主。此外，委马病毒对地鼠、豚鼠、小鼠、家兔等实验动物的致病力强，并可致死。

自然流行中，委马病毒通过媒介蚊虫叮咬感染传播，按马-蚊-马的传播周期环使病毒不断扩增，感染蚊虫数目日益增多。可感染委马病毒的蚊种有 8 个属34 个种，主要媒介蚊虫为白纹伊蚊、埃及伊蚊、环跗库蚊等。蚊虫感染委马病毒后可终身带毒，并可多次叮咬新宿主而导致感染。特殊情况下，委马病毒可通过气溶胶感染传播，也可通过密切接触传播。

人类对委马病毒各亚型和各变种均易感，但病死率较低。委马病毒侵入人体后，在单核-吞噬细胞系统大量繁殖，进入血液形成病毒血症，引起发热、流感样症状。病毒感染成人通常不能通过血脑屏障，不产生脑炎症状。在少数情况下，尤其是病毒感染儿童时才有可能侵犯脑组织，出现中枢神经系统症状。蚊虫叮咬感染的患者，一般经 2~5 天的潜伏期后发病。绝大部分患者感染后突然发病，初期全身不适，出现流感样症状，并伴有剧烈头痛、疲乏不适，继而出现恶心、呕吐、腹泻。高热、头痛等急性期症状，一般持续 2 周。自然感染时只有少数患者出现脑炎症状，一般病死率不超过 2%，病程 3~5 天，重症者可持续 8 天以上，多数恢复迅速。

委马病毒气溶胶感染时，病毒经上呼吸道感染嗅神经，直接沿神经扩散侵犯中枢神经系统，

使感染者出现中枢神经系统症状，其发病率和病死率高于自然流行的蚊虫叮咬感染。病毒气溶胶感染潜伏期一般为 1.5 天，最短为28 小时，最长为 4 天。潜伏期的长短取决于吸入病毒的量和个体易感性。

检验鉴定 委马病毒常用的检验鉴定技术包括病毒分离培养、核酸检测和免疫血清学试验。

分离培养 将现场环境标本，或临床标本接种乳鼠、鸡胚和敏感细胞进行病毒的分离培养。乳鼠分离病毒，一般选用 1~3 日龄乳小鼠，脑内或腹腔接种，发病后取脑组织保存、鉴定。鸡胚分离病毒，常用 5~8 日龄鸡胚进行卵黄囊接种。细胞分离病毒，常用原代鸡胚成纤维细胞、地鼠肾及豚鼠肾细胞，以及 Hela、BHK-21、C6/36 等传代细胞，接种单层细胞，37℃培养。

核酸检测 取现场或临床样本（急性期血清或脑脊液中），提取核酸，采用反转录聚合酶链反应（PCR）、实时定量 PCR 等核酸检测技术，检测委马病毒特异性核酸片段。利用基因序列测定方法，可对委马病毒基因片段或全基因组进行序列测定，鉴定委马病毒。

免疫学检测 常用酶联免疫吸附试验（ELISA）、免疫荧光染色技术、血凝抑制试验和中和试验等免疫学技术检查委马病毒的抗原和特异性抗体。环境标本、患者临床标本、动物标本，可用ELISA、免疫荧光染色技术检测委马病毒抗原。患者血清、感染动物血清标本，可用 ELISA、免疫荧光技术、中和试验等检测委马病毒特异性抗体。委马病毒、东部马脑炎病毒和西部马脑炎病毒存在抗原的同源性，采用中和试

验或使用单克隆抗体，可降低它们之间的免疫交叉反应。

感染判断 感染者急性期血清委马病毒特异性 IgM 抗体阳性，恢复期血清特异性 IgG 抗体效价比急性期有 4 倍以上增高，感染者标本中检出委马病毒抗原、委马病毒 RNA，感染者标本中分离到委马病毒，均可以判断委马病毒感染。是否遭受委马病毒战剂袭击，除上述检验结果外，还需要结合情报分析、现场流行病学调查和生物战剂溯源等结果综合分析判定。

预防控制 控制传染源，防止蚊虫叮咬，保护易感人群，是预防控制委马病毒感染的基本措施。委内瑞拉马脑炎尚无特效治疗药物，支持和对症治疗是主要的救治手段。战时预防控制委马病毒感染的主要手段包括一般性预防、特异性预防、疫区及污染区控制。

一般性预防 生物战时预防委马病毒战剂感染的一般性措施包括：①加强生物袭击的监测预警，及早发现可疑迹象。②正确使用个人呼吸道防护用品，防止吸入病毒战剂气溶胶。③使用驱蚊药剂、防蚊服装、装具等防止蚊虫叮咬，采用综合措施降低蚊虫密度。④及时发现、隔离治疗感染发病者，隔离、处置感染马、驴、骡等动物，控制传染源。

特异性预防 接种委马病毒疫苗和使用特异性抗体是预防委马病毒感染的有效方法。委马病毒战剂污染区内的暴露人员、委内瑞拉马脑炎流行区内的人员、进入污染区及疫区的救援人员，以及接触委内瑞拉马脑炎患者或委马病毒的人员都应接种委马病毒疫苗。委马病毒仅有两种人用疫苗投入临床使用，一种代号为 TC-83，是细胞传代减毒活疫苗，该疫苗曾为防止人的实验室感染使用过，但其免疫原性低，副作用大；另一种代号为 C-84，是由 TC-83 减毒株制备的甲醛灭活疫苗，该疫苗不用于初次免疫，一般用于 TC-83 疫苗接种后的增强免疫。这两种疫苗对于预防委马病毒气溶胶攻击的效果有限。暴露后及时使用委马病毒的抗血清或单克隆抗体，有一定的预防效果；动物实验证明 α 干扰素，人工合成的聚 ICLC，能在暴露后有效预防实验动物感染发病。

污染区及疫区控制 发现可疑委马病毒战剂袭击或发生委内瑞拉马脑炎疫情，应首先划定污染区或疫区，进行封锁，严格实施污染区和疫区管控：①进出污染区和疫区的人员、物资、交通工具等进行管控和检疫。②采取化学、物理消毒与自然净化的方法，消除污染区和疫区的生物战剂污染。③利用快速杀虫手段，迅速杀灭媒介蚊虫，消除蚊虫滋生地，降低蚊虫密度，采取各种防护措施，避免蚊虫叮咬。④所有暴露人员和马科动物进行检疫，及时发现、隔离治疗患者，严格隔离、处置感染及发病动物。⑤及时采集标本，进行病原学检测和流行病学调查，追溯污染来源和疫情发生发展状况。

（秦鄂德）

dōngbù mǎnǎoyán bìngdú

东部马脑炎病毒（Eastern equine encephalitis virus）

人畜共患病东部马脑炎的病原体，病毒学分类属于披膜病毒科，甲病毒属病毒。该病毒于 1933 年在美国东部农场的病马中首次分离得到，故得名东部马脑炎病毒，简称东马病毒。

东马病毒可引起人畜共患急性传染病，主要通过蚊叮咬传染。东马病毒所引起的马脑炎主要在马、驴和雉类中流行，偶尔传染给人。1933 年夏季，该病首次发现于美国东部的新泽西、弗吉尼亚、特拉华及马里兰等州农场的马群中，并首次从病马中分离到病毒。同一时期从阿根廷的病马中也发现了这种病毒。1938 年首次在美国马萨诸塞州人群中暴发东部马脑炎，30 多人患病，大部分为儿童，病死率达 74%；同期有 248 匹马患病，90% 死亡。并首次从死亡患者的脑组织中分离到东马病毒。此后，在不同的地区时有东部马脑炎的暴发，且在马群流行之后或同时发生人群的暴发流行。美国德克萨斯州（1941～1942 年）和马萨诸塞州（1955 年）均有东部马脑炎的流行。在 1947 年路易斯安那州的东部马脑炎流行中，有 1.4 万匹马患病，同时发现人感染病例。1959 年美国新泽西州暴发东部马脑炎导致 32 人发病，22 人死亡。1964～2004 年，美国共有 220 例东部马脑炎的患者，病死率为 50%～70%。东部马脑炎的地理分布主要集中于北美、加勒比海和中南美等地区。东欧的捷克、波兰和苏联，东南亚的菲律宾、泰国及中国一些地区也曾从动物或蜱中分离到病毒或从正常人中检测出抗体，但尚未见确切的病例报道。

军事意义 东马病毒为感染性强，病死率高，易于人工大量培养增殖。东马病毒容易生成气溶胶，且在气溶胶状态下活性比较稳定。东马病毒可通过媒介蚊和气溶胶两种途径传播，为致死性生物战剂。自第二次世界大战到 20 世纪 70 年代，东马病毒曾被西方一些国家作为生物战剂加以研究和开发。联合国、世界卫生组织、北约集团以及澳大利亚集团等国际组织，都将东马病毒列为可能用于攻击人的重要生物战剂。

生物学特性 东马病毒分为北美亚型和南美亚型两个亚型，包括 4 个不同的谱系，其中一个谱系的病毒主要在北美和加勒比海地区流行；另外 3 个谱系则流行于南美地区。虽分布不同，但这些谱系来自同一祖先。北美亚型不同毒株间基因组高度保守，虽流行时间跨度长达半个世纪，分布地域超过 2000 公里，其核苷酸序列的差异不超过 2%。南美亚型的毒株进化较快，三个谱系病毒之间核苷酸序列的差异为 25%。北美和南美亚型病毒之间的这种遗传趋异性的差异，一般认为是由于病毒传播环中的生态学差别所致。北美亚型毒株间的遗传学关系与毒株分离的年代有关，而与其地理分布无关；而南美亚型毒株与其地理分布有关。

形态结构 东马病毒为有包膜的 RNA 病毒，呈双球样体，直径为 60～65nm（图）。病毒囊膜内有一个直径 30～35nm 的核衣壳，呈 20 面体对称。

基因组特征 东马病毒基因组为长约 11.7kb 的单股正链 RNA 分子。49S 基因组 RNA 5′端序列编码病毒的非结构蛋白；26S 亚基因组 RNA 3′端编码病毒的结构蛋白。病毒衣壳蛋白与其基因组 RNA 构成病毒的核衣壳，核衣壳由嵌有病毒糖蛋白的宿主细胞膜所包裹。

培养增殖 东马病毒能在马、鸡、小鼠等动物以及多种原代或传代细胞中生长繁殖，产生高效价的病毒。病毒培养增殖常用的实验动物主要是小鼠，病毒在鸡胚及组织细胞中生长良好，常用的细胞有原代鸡胚成纤维细胞，以及幼仓鼠肾细胞（BHK-21 细胞）、非洲绿猴肾细胞（Vero 细胞）、恒河猴肾细胞（LLC-MK2 细胞）、宫颈癌细胞（HeLa 细胞）和白纹伊蚊细胞（C6/36 细胞）等传代细胞。

抗原性 东马病毒具有良好的抗原性，马或人自然感染后可产生比较持久的免疫力，人临床发病恢复后，免疫力可维持数年。病毒颗粒的糖蛋白上具有中和抗原表位，毒力决定簇也存在于糖蛋白上。依据抗原结构特征，北美型能使人和马发病、致死，南美型仅能使马发病、致死，很少使人发病。

环境抵抗力 东马病毒对乙醚、脱氧胆酸钠、紫外线、甲醛敏感。对常用化学消毒剂敏感，60℃加热 10 分钟即可灭活。病毒在 pH 5.1～5.7 不稳定。病毒在 -70℃条件下稳定，可长期保存。

危害方式 东马病毒可引起人畜共患的急性传染病，主要通过蚊叮咬传播，特殊条件下也可经呼吸道传播。东部马脑炎的传播媒介比较复杂，在自然传播循环中，感染野鸟和感染马、人的媒介蚊种不同。黑尾赛蚊专嗜鸟血，是鸟类中东马病毒传播的主要媒介；扰乱伊蚊、带喙伊蚊和曼蚊可将病毒传染给人和马；白纹伊蚊是人间传播东马病毒的重要媒介。媒介蚊虫感染病毒后终身带毒，也是东马病毒的自然储存宿主。

鸟类是东马病毒的主要储存宿，特别是为数众多的小野鸟。野鸟感染病毒后大多不发病，但出现不同程度的病毒血症。东马病毒实验感染的宿主范围广泛，对实验动物有较强的侵袭力和毒力，脑内接种可使许多鸟类和啮齿类动物产生病毒血症、发病或死亡，鸡、小鼠、豚鼠对东马病毒较为敏感，脑内和皮下接种均可引起发病、死亡。东马病毒对马、驴、绵羊、猫等也有不同程度的致病性。

在自然条件下，东马病毒可导致人和马偶然感染。人感染东马病毒后大多数不发病，一旦发病，则病情严重，出现脑炎时，病死率高达 75%。此病不易完全恢复，儿童可出现运动功能障碍、智力发育迟缓等严重后遗症。

东马病毒侵入机体后，即可在局部增殖，并经由淋巴系统播散至体内单核巨噬细胞，再进入血循环，故在发病早期就有病毒血症出现。在少数感染者中，病毒可进一步侵入神经系统，并在其中增殖引起病变。东部马脑炎的临床表现与其他虫媒病毒性脑炎基本相同，尤其与流行性乙型脑炎极为相似。潜伏期 5～15 天，但经由气溶胶感染的东部马脑炎潜伏期较短。东部马脑炎典型临床病程可分为两个阶段。①初热期或全身症状期：发病急骤，发

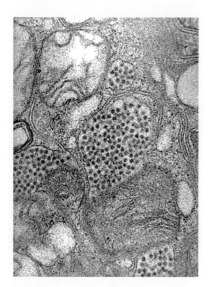

图 感染组织中的东部马脑炎病毒颗粒（透射电镜）

引自美国 CDC 网站

热并伴有全身不适，头痛、恶心、呕吐，体温迅速升至 39℃ 左右，持续 24~36 小时后稍下降，然后再次升高。②极期或脑炎期：体温持续升高，常达 40~41℃，全身症状也逐渐加重，并开始呈现嗜睡、昏迷、颈项强直、抽搐、惊厥、角弓反张、麻痹等中枢神经系统症状，有时可出现循环系统症状，表现为颜面和下肢水肿、发绀等。死亡多见于发病后第 3~5 天。若安全度过极期，症状逐渐好转，进入恢复期，体温开始下降，各种症状逐渐改善和恢复。东部马脑炎患者恢复后通常遗留语言障碍、步态失调等脑神经和外周神经损伤后遗症。

东部马脑炎暴发型病例多见于成人，特别是来自非疫区的成人，表现为高热，反复发作的强烈惊厥，并迅速进入昏迷，在短期内发生呼吸衰竭而死亡。

检验鉴定 东马病毒常用的检验鉴定技术包括病毒分离培养、核酸检测和免疫血清学试验。

分离培养 将现场环境标本，或临床标本接种乳鼠、鸡胚和敏感细胞进行病毒的分离培养。乳鼠分离病毒，一般选用 1~3 日龄乳小鼠，脑内或腹腔接种，发病后取脑组织保存、鉴定。鸡胚分离病毒，常用 5~8 日龄鸡胚进行卵黄囊接种，接种后约 17 小时胚体病毒效价达到最高。细胞分离病毒，常用原代鸡胚成纤维细胞，传代 Hela、BHK-21、C6/36 等细胞，37℃ 培养，一般 2~3 天出现细胞病变。

核酸检测 取现场或临床患者发热期血清、尸检脑组织等标本，提取核酸，采用反转录聚合酶链反应（PCR）、实时定量 PCR 等核酸检测技术，检测东马病毒特异性核酸片段。利用基因序列测定方法，可对东马病毒基因片段或全基因组进行序列测定，鉴定东马病毒。

免疫学检测 常用酶联免疫吸附试验（ELISA）、免疫荧光染色技术、血凝抑制试验和中和试验等免疫学技术检测标本中的东马病毒抗原和特异性抗体。环境标本、患者临床标本、动物标本，可用 ELISA、免疫荧光染色技术检测东马病毒抗原。患者血清、感染动物血清标本，可用 ELISA、免疫荧光技术、中和试验等检测东马病毒特异性抗体。东马病毒、西部马脑炎病毒和委内瑞拉马脑炎病毒存在一定的抗原同源性，采用中和试验或使用单克隆抗体，可降低它们之间的免疫交叉反应。

感染判断 经实验室检测，具备下列一项及以上指标者，均可以判断为东马病毒感染：①感染者急性期血清东马病毒特异性 IgM 抗体阳性。②恢复期血清特异性 IgG 抗体效价比急性期有 4 倍以上增高。③感染者标本中检出东马病毒抗原、东马病毒 RNA。④感染者标本中分离到东马病毒。是否遭受东马病毒战剂袭击，除上述检验结果外，还需要结合情报分析、现场流行病学调查和生物战剂溯源等结果综合分析判定。

预防控制 东部马脑炎尚无特效治疗药物，支持和对症治疗是主要的救治手段。预防控制东马病毒感染的基本措施是控制传染源，防止蚊虫叮咬，保护易感人群。战时预防控制东马病毒感染的主要手段包括一般性预防、特异性预防、疫区及污染区控制。

一般性预防 生物战时预防东马病毒战剂感染的一般性措施包括：①加强生物袭击的监测预警，及早发现可疑迹象，及时采取防护措施。②正确使用个人呼吸道防护用品，防止吸入病毒战剂气溶胶。③使用驱蚊药剂、防蚊服装、装具等防止蚊虫叮咬，采用综合措施降低蚊虫密度。④及时发现、隔离治疗感染发病者，隔离、处置马、驴、骡和禽类等感染动物，控制传染源。

特异性预防 接种东马病毒疫苗和使用特异性抗体是预防东马病毒感染的有效方法。东马病毒战剂污染区内的暴露人员、东部马脑炎流行区内的人员、进入污染区及疫区的救援人员，以及可能接触东马病毒的人员都应接种东马病毒疫苗。东马病毒甲醛灭活疫苗可用于马的免疫，保护效果良好，但不适宜用于广大人群的免疫预防接种。冻干人用东马病毒细胞培养灭活疫苗用于人群免疫接种具有较好的保护效果。暴露后及早使用东马病毒的抗血清或单克隆抗体，有一定的预防效果。

污染区及疫区控制 发现可疑东马病毒战剂袭击或发生东部马脑炎疫情时，应划定污染区或疫区，进行封锁，严格实施污染区和疫区管控：①进出污染区和疫区的人员、物资、交通工具等进行管控和检疫。②采取化学、物理消毒与自然净化的方法，消除污染区和疫区的病毒战剂污染。③利用快速杀虫手段，迅速杀灭媒介蚊虫，消除蚊虫滋生地，降低蚊虫密度，采取各种防护措施，避免蚊虫叮咬。④所有暴露人员、马科动物和家禽进行检疫，及时发现、隔离治疗患者，严格隔离、处置感染及发病动物。⑤及时采集标本，进行病原学检测、监测和流行病学调查，追溯污染来源和疫情发生发展状况。

（秦鄂德）

xībù mǎnǎoyán bìngdú

西部马脑炎病毒（Western equine encephalitis virus）

人畜共患病西部马脑炎的病原体，病毒学分类属于披膜病毒科，甲病毒属病毒。该病毒于1930年自美国加利福尼亚州的病马中分离得到，故得名西部马脑炎病毒，简称西马病毒。

1932年首次发现人感染西马病毒的病例，1938年首次从一死于西部马脑炎患儿血液及脑组织中分离到该病毒，1941年首次从环蚋库蚊中分离到西马病毒。1937~1938年，美国和加拿大有35万多匹马患西部马脑炎。到了20世纪40~50年代，西部马脑炎在人群与马中的暴发流行达到高峰。1955~1968年，在美国西部患马脑炎的近3万匹马中，大部分为西部马脑炎。西马病毒主要流行于美洲大陆，自美国西部和墨西哥，蔓延至美国中东部地区、加拿大，以及南美的巴西、圭亚那、阿根廷、秘鲁、智利和厄瓜多尔等地区。世界上有21个国家报道西部马脑炎人类病例。1964~2006年，美国确认的西部马脑炎患者为654例。除西马病毒的自然感染外，1968年美国报道5例实验室意外感染，其中2例死亡。波兰和苏联也曾报道从正常人体中检测出西马病毒抗体。

军事意义　西马病毒可以大量培养，且可通过气溶胶或感染蚊媒两种途径攻击人群。一些西方国家自第二次世界大战前到20世纪70年代，先后对西马病毒作为生物战剂进行研究。联合国、世界卫生组织、北约集团以及澳大利亚集团等国际组织，都将西马病毒列为可能用于攻击人的重要生物战剂，已被联合国国际禁止生物武器公约履约核查机制会议列入生物战剂核查清单。

生物学特性　西马病毒广泛分布于美国和加拿大西部平原、山谷及南美洲。西马病毒为单谱系，病毒呈整体性缓慢进化。来自南美洲（巴西和阿根廷北部）分离的西马病毒南美流行株与美国（加利福尼亚州、得克萨斯州以及远至蒙大拿州）流行株的病毒主要结构蛋白（E2/6K/E1）序列同源性高于90%。系统进化分析证实，西马病毒是一种自然重组病毒，其衣壳蛋白氨基酸序列与东马病毒的类似，而其余的结构蛋白则与同抗原亚组的辛德毕斯（Sindbis）病毒同源。基于病毒基因组全序列的系统进化分析证明，西马病毒及其密切相关的格兰高地J（Highlands J）、福特摩尔根（Fort Morgan）和布吉溪（Buggy Creek）病毒均为来自同一祖先的重组病毒，均是由东马病毒基因组5′端2/3（其中包括全部的非结构基因）的序列和Sindbis病毒基因组3′端1/3（其中包括全部的结构基因）的序列所构成的亲本病毒。

形态结构　西马病毒为带包膜的RNA病毒，病毒颗粒呈球形，直径40~48nm。衣壳蛋白与病毒基因组RNA构成病毒的核衣壳，核衣壳外被嵌有病毒糖蛋白的包膜所包裹（图）。

基因组特征　西马病毒为单股正链RNA病毒，基因组结构与甲病毒属其他成员一样，基因组5′端编码非结构蛋白，这类蛋白在病毒RNA的复制及产生基因组和亚基因组RNA中发挥作用。基因组3′端以26S亚基因组形式编码病毒的结构蛋白。

抗原性　西马病毒具有良好的抗原性，马或人自然感染后可产生比较持久的免疫力。西马病毒与辛德毕斯病毒、奥拉病毒、格兰高地J病毒和福特摩尔根病毒等病毒构成甲病毒属中的西部马脑炎病毒抗原亚组，其中西马病毒的抗原性与辛德毕斯病毒更接近。

培养增殖　西马病毒能在鸡胚成纤维细胞、地鼠肾、猴肾等原代细胞及宫颈癌细胞（Hela细胞）、非洲绿猴肾细胞（Vero细胞）、幼仓鼠肾细胞（BHK-21细胞）和白纹伊蚊细胞（C6/36细胞）等传代细胞中增殖，产生细胞病变和/或蚀斑，在白纹伊蚊和环蚋库蚊细胞系中增殖产生蚀斑，但无细胞病变。西马病毒能在小鼠等动物和鸡胚中生长繁殖并产生高效价的病毒，小鼠和鸡胚也常用于西马病毒的增殖培养。

环境抵抗力　西马病毒在pH 6.5~8.5时最稳定，pH值低于6.5时，病毒感染力迅速丧失。西马病毒对乙醚、氯仿、甲醛、紫外线敏感，可被常用化学消毒剂有效杀灭。西马病毒不耐热，60℃10分钟即被灭活，-70℃条件下可长期保存。

危害方式　西马病毒自然条

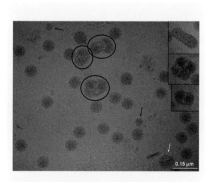

图　西部马脑炎病毒颗粒（冷冻电镜）

引自 Sherman, M. B. & Weaver, S. C. Structure of the recombinant alphavirus Western equine encephalitis virus revealed by cryoelectron microscopy. J Virol, 2010, 84 (19): 9775-9782)

件下主要通过蚊虫传播，特殊情况下也可经气溶胶传播。自然传播媒介主要是环跗库蚊，该蚊种是鸟间、鸟与马、鸟与人间的主要传播媒介。背点伊蚊及黑斑伊蚊在西部马脑炎暴发后的马间传播起辅助作用。在美国西部地区主要媒介蚊虫是环跗库蚊，在美国东部无环跗库蚊的地区黑尾赛蚊则是主要媒介蚊种。野鸟为西马病毒的主要贮存宿主，鸟类的病毒血症效价高，有传染性。人和马类的病毒血症效价低，基本上不能感染蚊虫。西马病毒对雏鸡、家兔、猪等感染，仅产生病毒血症。西马病毒可在鸟类、蚊虫和蛇类体内越冬。

在西部马脑炎的自然流行中，人偶尔感染患病，但尚未发现人际间直接传染的病例。西马病毒美国流行株在美国西部可以引起人、马和鸸鹋脑炎的流行，人感染的病死率为10%，马病死率为20%～40%，鸸鹋病死率为10%。西马病毒南美流行株在马中可引起致死性脑炎，而对人几乎没有致病性。

在自然流行中西马病毒感染是经蚊虫叮咬而传播，因而皮肤是唯一的入侵门户。随着蚊虫叮咬口器刺入皮肤，病毒便被直接输入淋巴或血液系统，在血管上皮细胞和淋巴结、肝、脾和其他部位的单核-吞噬细胞中增殖并释放，形成病毒血症，病程初期出现突然发热、头痛等全身症状。进而病毒侵犯脑组织并在其中增殖，在免疫活性细胞介导下造成弥漫性中枢神经系统损害，出现明显的中枢神经系统症状，重症患者出现剧烈枕部头痛、呕吐、颈背僵直、嗜睡、抽搐、神志错乱和昏迷等临床症状。大多数西马病毒感染停留在初期，患者症状轻微而无特异性，有的甚至表现为不出现症状的隐性感染状态。另外一种情况则是可以没有初期症候，只发生重症的临床表现。西马病毒也在非神经组织中繁殖，从而出现肝、肾受侵的临床症状。

西马病毒感染的潜伏期一般5～10天，但可变动在4～21天。在虫媒病毒脑炎中，西部马脑炎病情一般不如东部马脑炎剧烈。临床上可分为2期，全身症状期和脑炎期。全身症状期主要表现为起病急，发热、头痛、嗜睡和胃肠道功能障碍。在婴儿中的特点为发热和惊厥。4岁以下儿童多为发热、烦躁和头痛，较大儿童和成人的症状体征相似。全身症状期一般持续1～4天，绝大多数患者的病情不再发展，数日内恢复，仅极少数患者病情继续恶化进入脑炎期。进入脑炎期后，将出现39～40℃高热，有明显的中枢神经系统症状，表现为剧烈头痛、呕吐、失眠、嗜睡、肌肉疼痛、言语失常、运动失调、眼球震颤、昏迷等。有些患者可能出现惊厥，肢体可能出现僵直或软弱，同时还有深部腱反射和上行跖反射的消失或变得不规则。发病后2～5天，病情可发展到最严重程度，部分重症病例在第3～5天死亡。脑炎期一般持续7～10天，多数患者在1～2周内痊愈。

检验鉴定 西马病毒常用的检验鉴定技术包括病毒分离培养、核酸检测和免疫血清学试验。

分离培养 将现场环境标本，或脑组织、脑脊液、血液等临床标本接种乳鼠、鸡胚和敏感细胞进行病毒的分离培养。乳鼠分离病毒，一般选用1～3日龄乳小鼠，脑内或腹腔接种，发病后取脑组织保存、鉴定。鸡胚分离病毒，常用5～8日龄鸡胚进行卵黄囊接种，接种后约17小时胚体病毒效价达到最高。细胞分离病毒，常用原代鸡胚成纤维细胞、仓鼠肾细胞、豚鼠肾细胞，传代Hela、Hep-2、BHK-21、C6/36等细胞，37℃培养，一般2～3天出现细胞病变。

核酸检测 提取现场或临床样本（急性期血清、脑组织、脑脊液等）核酸，采用反转录聚合酶链反应（PCR）、实时定量PCR技术检测病毒特异核酸。利用基因序列测定方法，对西马病毒特异性基因片段或全基因组进行序列测定。

免疫学检测 常用酶联免疫吸附试验（ELISA）、免疫荧光染色技术、血凝抑制试验和中和试验等免疫学技术检测标本中的西马病毒抗原和特异性抗体。环境标本、患者临床标本、动物标本，可用ELISA、免疫荧光染色技术检测西马病毒抗原。患者血清、脑脊液、感染动物血清标本，可用ELISA、免疫荧光技术、中和试验等检测西马病毒特异性抗体。西马病毒、东部马脑炎病毒和委内瑞拉马脑炎病毒存在一定的抗原同源性，采用中和试验或使用单克隆抗体，可降低它们之间的免疫交叉反应。

感染判断 实验室检测结果具备下列一项及以上指标者，均可以判断为西马病毒感染：①感染者急性期血清西马病毒特异性IgM抗体阳性。②恢复期血清特异性IgG抗体效价比急性期有4倍以上增高。③感染者标本中检出西马病毒抗原、西马病毒RNA。④感染者标本中分离到西马病毒。是否遭受西马病毒战剂袭击，除上述检验结果外，还需要结合情报分析、现场流行病学调查和生物战剂溯源等结果综合分析判定。

预防控制 西部马脑炎尚无特效治疗药物，支持和对症治疗是主要的救治手段。预防控制西马病毒感染的基本措施是控制传染源，防止蚊虫叮咬，保护易感人群。战时预防控制西马病毒感染的主要手段包括一般性预防、特异性预防、疫区及污染区控制。

一般性预防 生物战时预防西马病毒战剂感染的一般性措施包括：①加强生物袭击的监测预警，及早发现可疑迹象，及时采取防护措施。②正确使用个人防护用品，防止西马病毒气溶胶吸入和媒介蚊虫叮咬。③采用综合措施，降低蚊虫密度，控制鸟类等传染源。

特异性预防 接种西马病毒疫苗和使用特异性抗体是预防西马病毒感染的有效方法。西马病毒战剂污染区内的暴露人员、西部马脑炎流行区内的人员、进入污染区及疫区的救援人员，以及可能接触西马病毒的人员，必要时可接种西马病毒疫苗。美国已在马中应用西部马脑炎单价、双价灭活疫苗以及减毒活疫苗，具有很好的免疫保护效果。这类马用疫苗对人的副作用大，未在人群中推广，必要时可用于西马病毒高暴露人员的免疫预防。暴露后及早使用西马病毒的抗血清或单克隆抗体，有一定的预防效果。

污染区及疫区控制 发现可疑西马病毒战剂袭击或发生西部马脑炎疫情时，应划定污染区或疫区，进行封锁，严格实施污染区和疫区管控：①进出污染区和疫区的人员、物资、交通工具等进行管控和检疫。②采取化学、物理消毒与自然净化的方法，消除污染区和疫区的病毒战剂污染。

③利用快速杀虫手段，迅速杀灭媒介蚊虫，消除蚊虫滋生地，降低蚊虫密度，采取各种防护措施，避免蚊虫叮咬。④对暴露人员、马科动物和家禽进行检疫，发现患者进行防蚊隔离治疗。⑤检测、控制野生鸟类传染源。⑥及时采集标本，进行病原学检测、监测和流行病学调查，追溯污染来源和疫情发生发展状况。

（秦鄂德）

píchuánnǎoyán bìngdú

蜱传脑炎病毒 （tickborne encephalitis virus）

蜱传脑炎的病原体，病毒学分类属于黄病毒科，黄病毒属病毒。又称森林脑炎病毒或俄罗斯春夏脑炎病毒（Russian spring-summer encephalitis virus，RSSEV）。

1910年，苏联远东地区首次报道了一种以中枢神经病变为主要特征的急性传染病，30年代该地区再次发生这种疾患，临床称为俄罗斯春夏脑炎。1936年从患者体内分离到病毒，1937年从当地的全沟硬蜱中分离到该病毒，并证实蜱是该病的传播媒介。1938年进一步证实森林中的啮齿类动物为蜱传脑炎病毒的贮存宿主。中国于1942年5月首次在黑龙江省海林县二道河林场发现了40名森林脑炎患者，死亡10多人，并于1952年从患者及蜱中首次分离到蜱传脑炎病毒。蜱传脑炎的流行区横跨欧亚大陆，东起北太平洋沿岸及附近岛屿，西至大西洋沿岸，向北延伸至斯堪的纳维亚及北冰洋的北极圈，南接巴尔干和中亚南部，包括苏联所属各国、波兰、保加利亚、德国、瑞士和瑞典等国。在中国主要分布在东北的长白山和大小兴安岭、西北的天山和阿尔泰山地区以及西南的川藏滇的林区。

军事意义 蜱传脑炎病毒致病力强，致死率高，病例死亡率可达25%～30%。病毒可通过细胞培养大量制备，易于保存，也可通过人工气溶胶感染人群，因此蜱传脑炎病毒是一种潜在生物战剂。世界卫生组织顾问组和瑞典国际和平委员会均将该病毒列为无传染性（在无蜱条件下）的致死性生物战剂。联合国、世界卫生组织、北约集团以及澳大利亚集团等国际组织，都将蜱传脑炎病毒列为可能用于攻击人的生物战剂。

生物学特性 蜱传脑炎病毒为有包膜的RNA病毒，易于培养增殖，抗原性稳定，对人致病力强。依据传播媒介和所致疾病的临床症状通常将蜱传脑炎病毒分为远东型和中欧型。

形态结构 蜱传脑炎病毒颗粒呈球形，直径为40～60nm（图）。病毒颗粒的外围包裹着脂

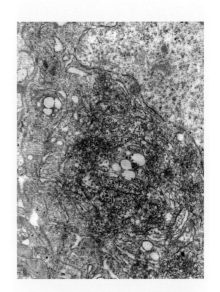

图 感染组织中的蜱传脑炎病毒颗粒（负染，透射电镜，×40000）

引自美国公共卫生图片数据库（PHIL），美国疾病预防控制中心的弗雷德·墨菲（Fred Murphy）和西尔维娅·惠特菲尔德（Sylvia Whitfield）提供

质囊膜，由包膜蛋白 E 二聚体和膜蛋白 M 排列成对称的二十面体。病毒颗粒的中心是由基因组 RNA 和衣壳蛋白 C 形成的立体对称的核壳体，直径 25~30nm。

基因组特征 蜱传脑炎病毒的基因组是长约 11kb 的单股正链 RNA，由 5′端和 3′端非编码区及中间的单一开放读码框组成。5′端非编码区的起始核苷酸均为保守的 AG，其中还包含一个基因组环化序列。3′端非编码区末端约 100nt 的序列可形成稳定的长发夹结构，该区段在黄病毒属各成员间序列各异，但构象保守。3′端非编码区的 5′端为高变区，毒株间高度变异，并含有重复序列。高变区的下游是一段二级结构核心区，核苷酸序列和 RNA 二级结构均高度保守。编码区基因依次编码衣壳蛋白 C、膜蛋白 prM/M、包膜糖蛋白 E 及 7 种非结构蛋白。包膜 E 蛋白与细胞受体结合、融合活性和血凝活性有关，同时还能诱导宿主产生保护性免疫应答；该蛋白还含有多种病毒神经毒力决定簇。

抗原性 蜱传脑炎病毒抗原性稳定，不同地区分离的毒株之间无明显差异。蜱传脑炎病毒包膜 E 蛋白是其重要抗原成分，该蛋白存在黄病毒属交叉抗原表位、蜱传脑炎复合群抗原表位及亚型特异抗原表位，可诱发产生中和抗体和血凝抑制抗体。

培养增殖 蜱传脑炎病毒能在多种原代或传代细胞中增殖，能在小鼠等实验动物体内生长繁殖。常用的培养增殖细胞包括鸡胚、鼠胚、羊胚、人胚肾、仓鼠肾等原代细胞，以及宫颈癌细胞（Hela 细胞）、非洲绿猴肾细胞（Vero 细胞）、幼仓鼠肾细胞（BHK-21 细胞）和猴肾细胞

（LLC-MK 细胞）等传代细胞。病毒还能在单层鸡胚成纤维细胞和猪肾细胞产生蚀斑。乳小鼠是最敏感的实验动物，常用脑内途径接种，通常 1 周左右发病。

环境抵抗力 蜱传脑炎病毒耐低温，如病毒在 -20℃ 能存活数月，在 0~4℃ 的 50% 甘油中能存活 1 年；病毒对高温敏感，60℃ 10 分钟即可灭活病毒。该病毒易被有机溶剂或去污剂灭活，如 3% 甲酚皂溶液作用 20 分钟，或 0.5% 甲醛溶液作用 48 小时均可杀灭病毒。蜱传脑炎病毒在 pH 7.6~8.2 的环境下最稳定，在 pH 1.4~9.2 的范围内仍有感染性。病毒对干燥有较强的抵抗力，干燥后其感染性可维持 30 个月以上。

危害方式 蜱传脑炎病毒所引起的脑炎是自然疫源性疾病，主要通过蜱叮咬传播。硬蜱是其主要传播媒介，其中远东型的传播媒介主要是全沟硬蜱，中欧型的传播媒介主要为蓖籽硬蜱。森林中的许多啮齿类动物、鸟类等均可感染该病毒而成为传染源，林区的黑熊、野猪、马、鹿、狍、獾和狐等均为蜱传脑炎病毒的贮存宿主，也是传染源。蜱既是蜱传脑炎病毒的传播媒介，又是贮存宿主。蜱寄生于小啮齿类、鸟类、兽类等野生动物和家畜，吸食感染病毒的动物血液时，病毒进入蜱体内增殖，当蜱再次叮咬其他动物时将病毒传播，形成蜱传脑炎病毒在动物和蜱之间循环。在自然条件下，人被成蜱叮咬而感染。奶牛、奶羊感染蜱传脑炎病毒后，在毒血症期可将病毒分泌到乳汁中，造成挤奶或食奶人员感染。特殊条件下，该病毒还能通过气溶胶传播。

蜱传脑炎病毒 2 个亚型的抗

原性和生物学特性相近，但对人的致病力存在差异。远东型病毒具有很强的脑部神经细胞和脊髓趋向性，可直接感染和破坏脑部神经，导致严重的脑炎，重症患者还会出现脊髓损伤，病死率高达 20%~60%，恢复期较长，常遗留有后遗症；中欧型病毒感染的患者临床症状较轻，20%~30% 的患者可能会出现神经损伤症状，病死率 1%~5%，愈后较好，较少遗留后遗症。人群对蜱传脑炎病毒普遍易感，但感染后只有少数人出现症状，多数人为隐性感染。自然感染人群主要是疫源地的林业工人、森林调查队员、筑路工人等林区从业人员。由于旅游业的发展，非职业性感染逐渐增加，城市居民到疫源地野营、野餐以及旅游人员亦常有感染。

蜱传脑炎病毒进入人体后，首先在被叮咬局部的淋巴结或单核巨噬细胞中复制，继而进入血液形成原发病毒血症。病毒随血液入侵肝和脾等脏器并在其中继续增殖，感染 3~7 天后，复制产生的大量病毒释放到血液中形成继发病毒血症。病毒进一步随血流或淋巴液侵入中枢神经系统，在脑组织和脊髓的神经细胞中增殖，导致神经细胞损伤引发神经系统症状。

蜱传脑炎病毒感染人体后的潜伏期一般为 7~15 天。绝大多数病例为突然发病，极少数有 1~2 天的全身不适、轻度头痛、颈、腰和四肢酸痛等前驱症状。2~5 天后出现神经系统损伤症状，可有不同程度的意识障碍。脑膜刺激征是最早出现和最常见的神经系统症状，一般持续 5~10 天。病毒侵犯脊髓颈段后会迅速出现颈部、肩部和上肢肌肉弛缓性瘫痪，病毒侵犯延髓后将出现呼吸

中枢衰竭，少数患者可发生偏瘫。根据临床发病的严重程度，可将蜱传脑炎分为普通型、轻型和重型 3 种类型：普通型患者发病急，体温在 2~3 天内升高至 39~40℃，并出现不同程度的意识障碍，颈和肢体瘫痪和脑膜刺激征；轻型患者发病多缓慢，有发热、头痛、全身酸痛、随后出现瘫痪，表现为头无力抬起、眉下垂、两手无力而摇摆等蜱传脑炎的特异性症状；重型患者发病急，突发高热或过高热，并伴有头痛、恶心、呕吐、昏睡和狂躁等意识障碍，迅速出现项部强直等脑膜刺激征，数小时后进入昏迷、抽搐而死亡。

检验鉴定 蜱传脑炎病毒常用的检验鉴定技术包括病毒分离培养、核酸检测和免疫学检测。

分离培养 通常将现场环境标本，或脑、肝、肾组织，脑脊液，血液等临床标本接种乳鼠和敏感细胞，进行病毒分离培养。乳鼠接种分离培养，一般选用 1~3 日龄乳小鼠，脑内接种，发病后取脑组织保存、鉴定。细胞接种分离培养，常用鸡胚、地鼠肾等原代细胞，以及 Hela、Vero、BHK-21 和 LLC-MK 等传代细胞，接种标本后 37℃ 培养，一般可在 2~3 天出现细胞病变。

核酸检测 提取现场或临床样本（早期的脑、肝和肾组织）核酸，采用反转录聚合酶链反应（RT-PCR）、实时 RT-PCR、巢式 RT-PCR 和套式/半套式 RT-PCR 法检测病毒特异核酸。利用基因序列测定方法，对蜱传脑炎病毒特异性基因片段或全基因组进行序列测定。

免疫学检测 常用酶联免疫吸附试验（ELISA）、免疫荧光染色、血凝抑制试验和中和试验等免疫学技术检测标本中的蜱传脑炎病毒抗原和特异性抗体。通常选用 ELISA、免疫荧光染色技术检测环境标本、患者临床标本、动物标本中的蜱传脑炎病毒抗原，选用 ELISA、免疫荧光技术、中和试验和血凝抑制试验等检测患者血清、脑脊液、感染动物血清标本中的蜱传脑炎病毒特异性抗体。蜱传脑炎病毒感染人体后，最先产生 IgM 抗体，1 周内即可达到高峰，随后下降并逐渐消失，IgG 抗体产生较晚，但抗体水平较高，维持时间较长。血凝抑制抗体在发病后 5~7 天出现，2~4 周达高峰，短期持续后下降，但能维持数年；补体结合抗体在感染后 10~14 天出现，1~2 个月后达高峰，以后逐渐下降，并维持 6 个月左右；中和抗体在急性期迅速上升，2 个月后达高峰，之后逐渐下降至一定水平，并可维持多年。

感染判断 实验室检测结果，具备下列一项及以上指标者，均可以判断为蜱传脑炎病毒感染：①感染者急性期血清特异性 IgM 抗体阳性。②恢复期血清特异性 IgG 抗体效价比急性期有 4 倍以上增高。③感染者标本中检出蜱传脑炎病毒抗原或病毒 RNA。④感染者标本中分离到蜱传脑炎病毒。判定是否遭受蜱传脑炎病毒战剂袭击，除上述检验结果外，还需要结合情报分析、现场流行病学调查和生物战剂溯源等结果综合分析。

预防控制 蜱传脑炎病毒感染尚无特效治疗药物，支持和对症治疗是主要的救治手段。预防控制蜱传脑炎病毒感染的基本措施是防止蜱叮咬，保护易感人群，控制传染源。战时预防控制蜱传脑炎病毒感染的主要手段包括一般性预防、特异性预防、疫区及污染区控制。

一般性预防 生物战时预防蜱传脑炎病毒战剂感染的一般性措施包括：①加强生物袭击的监测预警，及早发现可疑迹象，及时采取防护措施。②正确使用个人防护用品，防止蜱传脑炎病毒气溶胶吸入。③穿防护服、高筒靴，头戴防虫罩，身体外露部分涂抹驱避剂，防止媒介蜱叮咬。④采取化学、物理等措施杀灭媒介蜱。

特异性预防 接种蜱传脑炎病毒疫苗和使用特异性抗体是预防蜱传脑炎病毒感染的有效方法。蜱传脑炎病毒常用疫苗主要为灭活疫苗，免疫接种后获得的保护性抗体可维持 1 年。蜱传脑炎的流行具有季节性，自然情况下预防蜱传脑炎应在每年 3 月前完成疫苗接种。遭受蜱传脑炎病毒战剂袭击时，战剂污染区内的暴露人员、蜱传脑炎疫区内的人员、进入污染区及疫区的救援人员，以及可能接触蜱传脑炎病毒的人员，必要时应接种蜱传脑炎病毒疫苗。暴露后及早使用蜱传脑炎病毒的抗血清或单克隆抗体，有一定的预防效果。

污染区及疫区控制 发现可疑蜱传脑炎病毒战剂袭击或发生蜱传脑炎疫情时，应划定污染区或疫区，进行封锁，实施污染区和疫区管控：①进出污染区和疫区的人员、物资、交通工具等进行管控和检疫。②采取化学、物理消毒与自然净化的方法，消除污染区和疫区的病毒战剂污染。③利用快速杀虫手段，迅速杀灭媒介蜱，清除居所周边杂草和枯朽树木，消除蜱媒滋生地。④严格控制蜱传脑炎病毒的中间宿主和传染源，对家畜和家禽进行检疫和疫苗接种，对感染发病的动物进行扑杀和无害化处理。⑤采集标本，进行病原学检测、监测和流行病学调查，追溯污染来源和疫情发生发展状况。

（秦鄂德 李晓峰）

yǐxíngnǎoyán bìngdú

乙型脑炎病毒（epidemic encephalitis B virus）

人畜共患病流行性乙型脑炎的病原体，病毒学分类属于黄病毒科，黄病毒属病毒。全称为流行性乙型脑炎病毒，又称日本脑炎病毒。

早在 1871 年和 1924 年，日本就有类似乙型脑炎传染病流行的报道，病死率高达 60%。1935年日本学者首次从日本脑炎死亡患者的脑组织中分离出病毒，故又称日本脑炎病毒。1937 年在感染的马匹中也分离到该病毒，在此期间同时证实了蚊虫是乙型脑炎的传播媒介。中国的乙型脑炎病例最早见于 1921 年，1934 年通过中和试验进一步得到确证，1940 年分离到病毒，并统一命名为流行性乙型脑炎病毒。

乙型脑炎病毒所引起的人类脑炎的流行范围较广，20 世纪前半叶，乙型脑炎仅在温带地区的日本、朝鲜和中国流行，20 世纪70 年代后，该病已扩散至印度、孟加拉国和斯里兰卡等国，俄罗斯东部的西伯利亚滨海地区和澳大利亚也发现了乙型脑炎的流行。

军事意义 乙型脑炎病毒能感染人、野生动物以及家畜、家禽，感染发病后死亡率较高，人发病死亡率可达 10%，恢复病例可能遗留严重的神经系统后遗症，马的病死率高达 50%。乙型脑炎病毒主要通过蚊虫叮咬传播，特殊情况下也可经气溶胶感染传播。乙型脑炎病毒容易通过细胞培养大量制备，病毒的干粉可散播在空气中形成气溶胶，进而导致人

和动物感染。联合国、世界卫生组织、北约集团以及澳大利亚集团等国际组织，都将乙型脑炎病毒列为可能用于攻击人的生物战剂。

生物学特性 乙型脑炎病毒为有包膜的 RNA 病毒，可在多种原代、传代细胞和实验动物中培养增殖。人、家畜、家禽以及多种野生动物对乙型脑炎病毒易感。

形态结构 乙型脑炎病毒颗粒呈球形，直径为 45~50 nm。病毒核心是基因组 RNA，被衣壳蛋白包裹，形成 20 面体对称的病毒核衣壳，直径为 25~30nm。病毒颗粒的最外层是由源于宿主细胞的脂质双层膜和病毒包膜糖蛋白共同构成的囊膜，包膜糖蛋白突出于囊膜外的部分构成了病毒颗粒表面的突起。

基因组特征 乙型脑炎病毒基因组为单股正链 RNA，长约11kb。基因组 5′和 3′端为非编码区，3′端非编码区的长度在不同毒株之间存在差异。非编码区含有若干高度保守序列，同时还能形成高度保守的二级结构，这些序列和结构是病毒 RNA 复制的关键位点。5′端和 3′端非编码区之间的编码区为单一开放读码框，依次编码衣壳蛋白 C、膜蛋白prM/M、包膜糖蛋白 E 及 7 种非结构蛋白。乙型脑炎病毒分为4 个基因型，同一基因型的毒株有明显的地域性，同一地区不同年代分离的毒株也可能属于同一基因型。泰国北部及柬埔寨的毒株主要为基因Ⅰ型；泰国南部、马来西亚和印度尼西亚的毒株主要为基因Ⅱ型；日本和中国等地区的毒株主要为基因Ⅲ型；部分印度尼西亚的毒株主要为基因Ⅳ型。在中国大陆、韩国和日本还发现了基因Ⅰ型病毒，而澳大利亚分离的毒株属于基因Ⅰ型和Ⅱ

型。4 个基因型病毒之间具有较强的交叉反应和交叉保护作用。

抗原性 乙型脑炎病毒抗原性稳定，不同时间、地区分离的毒株之间无明显差异。乙型脑炎病毒包膜 E 蛋白是其重要抗原成分，具有乙型脑炎病毒特异性的中和、血凝抑制抗原表位，可诱发产生中和抗体和血凝抑制抗体。该蛋白还存在黄病毒属交叉、抗原亚组及种特异性表位。通过交叉中和试验和单克隆抗体的交叉反应分析，乙型脑炎病毒包括 Nakayama 和 Beijing-1/JaGAr-1 两个血清型，分为 5 个抗原组，Nakayama2RFVL（分离自日本东京）、Kamiyama（日本福冈）、691004（斯里兰卡）、Beijing21（中国）和 Muar（新加坡）。

培养增殖 乙型脑炎病毒能在幼仓鼠肾细胞（BHK-21 细胞）、非洲绿猴肾细胞（Vero 细胞）、恒河猴肾细胞（LLC-MK2 细胞）和白纹伊蚊细胞（C6/36 细胞）等传代细胞，或猴肾、仓鼠肾、鸡胚成纤维细胞和猪肾等原代细胞中培养增殖。细胞感染病毒后第 3~5 天开始出现细胞病变，在C6/36 细胞上可出现细胞融合而形成空泡。病毒还能在单层鸡胚成纤维细胞、原代仓鼠肾细胞、Vero 和 BHK-21 细胞上形成蚀斑。乳鼠经脑内接种乙型脑炎病毒3~4 天后发病，鼠脑中含有大量病毒，因此也是分离和大量制备病毒的常用方法。

环境抵抗力 乙型脑炎病毒对热抵抗力弱，56℃ 30 分钟或100℃ 2 分钟即可被灭活，感染病毒的脑组织置于 50%甘油中 4℃保存，病毒活力可维持数月，在-70℃条件下可长期保存。乙型脑炎病毒在酸性条件下不稳定，对乙醚、氯仿、去氧胆酸钠敏感，

来苏尔等常用消毒剂均可灭活该病毒。

危害方式 乙型脑炎病毒能感染人、野生动物以及家畜、家禽，自然条件下主要通过蚊虫传播，特殊情况下也可经气溶胶传播。蚊虫是乙型脑炎病毒的主要传播媒介，被感染的蚊虫终身带毒并可经卵传代。能传播乙型脑炎病毒的蚊种有30多种，主要有三带喙库蚊、二带喙库蚊、中华按蚊、致倦库蚊、白纹伊蚊和露背库蚊等，其中三带喙库蚊是乙型脑炎病毒的主要传播媒介。野生动物是乙型脑炎病毒自然疫源地的贮存宿主，而家畜和家禽是该病毒的重要传染源，其中猪是最主要的传染源和中间宿主，可以与蚊形成"蚊-猪-蚊"的循环传播。

人对乙型脑炎病毒普遍易感，尤其是10岁以下儿童。人群的感染多为隐性感染，只有少数为显性感染，二者的比例约为2000∶1，显性感染者部分会发展为脑炎。乙型脑炎病毒的毒力相关位点主要集中于包膜糖蛋白，该蛋白第138位谷氨酸是神经毒力的关键位点，第107、176和279位氨基酸也与神经毒力相关。实验动物中的小鼠对乙型脑炎病毒最为敏感，病毒对不同鼠龄的小鼠均显示出神经毒力，但神经侵袭力随鼠龄的增大而减弱。马、猪、羊、狗、鸡和鸭等也均为易感动物，被病毒感染后均可出现病毒血症，除马和猪外，其他易感动物无临床症状。

乙型脑炎病毒通过蚊虫叮咬侵入人体后，首先经皮肤毛细血管和淋巴管进入单核巨噬细胞系统进行复制，再进入血液循环，产生原发病毒血症。之后病毒随血循环散布到肝、心、肺、脾和肾等器官继续增殖，此间一般不出现明显症状或只发生轻微的临床症状。经4~7天的潜伏期后，体内增殖的大量病毒会再次侵入血液而产生继发病毒血症，并引起发热、寒战及全身不适等症状，多数患者数日后可自愈。少数免疫力低的患者，如感染的病毒量大毒力强时，体内的病毒可穿过血脑屏障进入中枢神经系统，引起脑膜及脑组织发炎，造成神经元细胞变性坏死和淋巴细胞浸润，甚至出现局灶性坏死和脑组织软化。病毒感染后发病与否取决于病毒毒力和人体免疫力，10岁以下儿童及年老多病者因其自身免疫力水平低而更易出现脑炎症状。

人感染乙型脑炎病毒后的潜伏期为4~21天不等，临床症状也有较大差异，轻者仅有呼吸系统症状，重者出现神经系统症状。乙型脑炎病程可分为初期、极期和恢复期3个阶段。初期发病急，3天即出现病毒血症，发热38~39℃，并伴有头痛和呕吐，婴幼儿可能出现腹泻和腹痛。极期一般维持3~10天，此期全身毒血症状加重，持续高热，体温可达40℃以上，脑损害症状明显，主要表现为惊厥、抽搐、嗜睡、深度昏迷，甚至出现呼吸、循环衰竭。极期后转入恢复期，患者体温逐渐下降，一般2~5天恢复正常，意识障碍开始好转，神经系统病理体征减轻并消失。重症患者在恢复期仍伴有低热、多汗、呆滞、失语、肢体运动障碍等症状，多数经治疗后6个月内可逐渐恢复，6个月还未恢复者将可能留有后遗症。

检验鉴定 乙型脑炎病毒常用的检验鉴定技术包括病毒分离培养、核酸检测和免疫学检测。

分离培养 通常将现场环境标本，或脑组织、脑脊液、血液等临床标本接种乳鼠和敏感细胞进行病毒分离培养。乳鼠接种分离培养，一般选用1~3日龄乳小鼠，脑内接种，发病后取脑组织保存、鉴定。细胞接种分离培养，常用原代仓鼠肾细胞，传代BHK-21、C6/36等细胞，37℃培养，一般可在2~3天出现细胞病变。

核酸检测 提取现场或临床样本（急性期血清、脑脊液、脑组织等）核酸，采用反转录聚合酶链反应（PCR）、实时定量PCR技术检测乙型脑炎病毒特异核酸。利用基因序列测定方法，对乙型脑炎病毒特异性基因片段或全基因组进行序列测定。

免疫学检测 常用酶联免疫吸附试验（ELISA）、免疫荧光染色、血凝抑制试验和中和试验等免疫学技术检测标本中的乙型脑炎病毒抗原和特异性抗体。通常选用ELISA、免疫荧光染色技术检测环境标本、患者临床标本、动物标本中的乙型脑炎病毒抗原，选用ELISA、免疫荧光技术、中和试验和血凝抑制试验等检测患者血清、脑脊液、感染动物血清标本中的乙型脑炎病毒特异性抗体。乙型脑炎病毒感染人后3~5天，血清中可检测到特异性IgM抗体，该抗体在体内持续6~8周后消失。特异性IgM抗体的检出表明近期有该病毒感染。特异性IgG抗体在急性发作期后1周出现，在体内可维持几年甚至终生。补体结合抗体出现于发病后的2~3周，维持半年后消失；血凝抑制抗体于感染后4天出现，并能维持1年左右。

感染判断 实验室检测结果，具备下列一项及以上指标者，均可以判断为乙型脑炎病毒感染：①感染者急性期血清特异性IgM

抗体阳性。②恢复期血清特异性 IgG 抗体效价比急性期有 4 倍以上增高。③感染者标本中检出乙型脑炎病毒抗原或病毒 RNA。④感染者标本中分离到乙型脑炎病毒。判定是否遭受乙型脑炎病毒战剂袭击，除上述检验结果外，还需要结合情报分析、现场流行病学调查和生物战剂溯源等结果综合分析。

预防控制 乙型脑炎病毒感染尚无特效治疗药物，支持和对症治疗是主要的救治手段。预防控制乙型脑炎病毒感染的基本措施是控制传染源，防止蚊虫叮咬，保护易感人群。战时预防控制乙型脑炎病毒感染的主要手段包括一般性预防、特异性预防、疫区及污染区控制。

一般性预防 生物战时预防乙型脑炎病毒战剂感染的一般性措施包括：①加强生物袭击的监测预警，及早发现可疑迹象，及时采取防护措施。②正确使用个人防护用品，防止乙型脑炎病毒气溶胶吸入和媒介蚊虫叮咬。③采用综合措施，降低蚊虫密度，控制猪、马等家畜家禽传染源。

特异性预防 接种乙型脑炎病毒疫苗和使用特异性抗体是预防乙型脑炎病毒感染的有效方法。乙型脑炎病毒疫苗有灭活疫苗、减毒活疫苗和基因重组的嵌合活疫苗。使用较广泛的疫苗是用小鼠脑组织制备的灭活疫苗和中国生产的 SA14-14-2 减毒活疫苗。自然情况下预防乙型脑炎应在乙型脑炎流行季前接种疫苗。遭受乙型脑炎病毒战剂袭击时，战剂污染区内的暴露人员、乙型脑炎疫区内的人员、进入污染区及疫区的救援人员，以及可能接触乙型脑炎病毒的人员，必要时应接种乙型脑炎病毒疫苗。暴露后及早使用乙型脑炎病毒的抗血清或单克隆抗体，有一定的预防效果。

污染区及疫区控制 发现可疑乙型脑炎病毒战剂袭击或发生乙型脑炎疫情时，应划定污染区或疫区，进行封锁，实施污染区和疫区管控：①进出污染区和疫区的人员、物资、交通工具等进行管控和检疫。②采取化学、物理消毒与自然净化的方法，消除污染区和疫区的病毒战剂污染。③利用快速杀虫手段，迅速杀灭媒介蚊虫，消除蚊虫滋生地，降低蚊虫密度，采取各种防护措施，避免蚊虫叮咬。④对暴露人员进行检疫，防蚊隔离治疗患者。⑤对家畜和家禽进行检疫，猪是该病毒的主要中间宿主和传染源，必须进行严格管控。⑥采集标本，进行病原学检测、监测和流行病学调查，追溯污染来源和疫情发生发展状况。

（秦鄂德 李晓峰）

Liègǔrè bìngdú

裂谷热病毒（Rift Valley fever virus）

人畜共患病裂谷热的病原体，病毒学分类属于布尼亚病毒科，白蛉病毒属病毒。该病毒于 1930 年首次从肯尼亚裂谷镇的一次绵羊疾病暴发中分离到，故得名裂谷热病毒。

裂谷热为人畜共患病，蚊虫是裂谷热病毒的主要传播媒介，蠓和蜱也可能是此病毒传播媒介。裂谷热病毒主要感染绵羊、山羊和牛等反刍动物，其他的敏感动物还包括羚羊、长颈鹿、驴、狗、猫和啮齿动物。裂谷热在非洲的许多国家呈周期性的流行，1912 年首次发生在肯尼亚。1930～1977 年，裂谷热一直在撒哈拉大沙漠以南的东、南、中部非洲诸国流行，并一直认为是一种动物病，对人只不过是偶然引起温和的热性病。直到 1977 年突然在埃及暴发裂谷热大流行，除家畜发病死亡外，许多居民感染发病，并有不少病例死亡，方引起广泛关注。在东非地区的埃及、肯尼亚、苏丹、索马里和坦桑尼亚等国有 9 次大流行；在南部非洲的纳米比亚、南非和津巴布韦等国先后暴发了 11 次大流行。1987 年，该病首次在西非流行。2000 年 9 月，裂谷热疫情首次出现在亚洲中东地区沙特阿拉伯南部的加赞地区和也门。沙特阿拉伯发病人数 291 例，死亡 64 例；也门发病 321 例，死亡 32 例。亚洲的其他地区、欧洲和美洲还未见该病的暴发流行。

军事意义 裂谷热病毒可致人发病，传染性强，病死率高，可耐受气溶胶化，易于大量制备。裂谷热病毒主要通过蚊虫叮咬传播，也非常容易通过气溶胶和飞沫传播。裂谷热病毒可以作为一种很强的兼攻人畜的生物战剂，对人类，它是失能性战剂，失能时间约 10 天左右；对牛、羊等家畜，它则是致死性战剂。1970 年世界卫生组织顾问组的报告及斯德哥尔摩国际和平研究所的《化学、生物战问题》，均将裂谷热病毒列为潜在的生物战剂。联合国、世界卫生组织、北约集团以及澳大利亚集团等国际组织，都将裂谷热病毒列为可能用于攻击人的生物战剂。

生物学特性 裂谷热病毒为有包膜的单链 RNA 病毒，能在多种细胞和实验动物中培养增殖。

形态结构 裂谷热病毒呈球形，直径为 90～100nm，有包膜，包膜表面有糖蛋白突起（图）。

基因组特征 裂谷热病毒基因组为单链 RNA，分为 L、M 和 S 3 个节段。L 和 M 节段均为负链

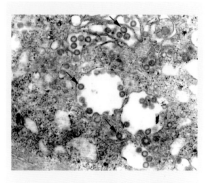

图 感染组织中的裂谷热病毒颗粒（负染，透射电镜，×34000）

引自美国公共卫生图片数据库（PHIL），美国疾病预防控制中心的墨菲（F. A. Murphy）和达尔林普尔（J. Dalrymple）提供

RNA，L 节段编码 RNA 多聚酶，M 节段编码包膜蛋白。S 节段为双链 RNA，编码核蛋白和非结构蛋白。依据系统发育分析，不同地区的裂谷热病毒株分为 3 个不同的谱系，分别为西非、埃及和中东非洲谱系。

抗原性 裂谷热病毒仅有单一血清型，不同毒株之间抗原性存在一定差异。该病毒具有红细胞凝集能力，病毒的包膜糖蛋白 G1 或 G2 均含有中和抗原表位；而补体结合抗原则同部分 N 蛋白有关。

培养增殖 裂谷热病毒可在幼仓鼠肾细胞（BHK-21 细胞）、非洲绿猴肾细胞（Vero 细胞）和白纹伊蚊细胞（C6/36 细胞）等细胞中增殖，并能形成细胞病变和蚀斑。在羔羊肾原代细胞上增殖可出现大量嗜酸性核内包涵体。病毒可在鸡胚卵黄巢和绒毛尿囊膜上增殖。病毒可在乳小鼠、大鼠、豚鼠、仓鼠等实验动物体内生长增殖，产生高效价病毒。

环境抵抗力 病毒在不同温度下的存活时间存在明显差异，如血清中的病毒在 -40℃ 存活 3 年，在 4℃ 可存活 1 个月，而在 56℃ 只能存活 3 小时，抗凝全血中的病毒在 22℃ 可存活 1 周。病毒在 pH 7~8 时很稳定，但对酸敏感，在 pH 3.1 条件下迅速被灭活，pH 低于 6 时，即使是在 -60℃ 也会很快丧失感染性。0.25% 福尔马林在 4℃ 3 天，或 56℃ 40 分钟才可能使之灭活。裂谷热病毒对脂溶剂、紫外线、去污剂敏感，常用消毒剂可有效杀灭该病毒。

危害方式 裂谷热病毒通过蚊虫叮咬、接触感染和气溶胶三种途径传播。蚊虫是裂谷热病毒的主要传播媒介，通过叮咬吸血染毒动物而携带病毒，再通过叮咬将病毒传播给动物和人。雌蚊还能通过卵将病毒直接传播给后代。已知可传播该病毒的蚊虫有 20 多种。不同地区的传播蚊种不同，埃及为尖音库蚊，乌干达为金腹浆足蚊，南非为叮马伊蚊。蠓和蜱也可能是其传播媒介。裂谷热病毒主要感染绵羊、山羊和牛等反刍动物，也可感染羚羊、长颈鹿、驴、狗、猫和啮齿动物。被感染的动物均为裂谷热的传染源。染毒动物的血液、体液或器官也具有传染性。人体接触到含有病毒的血液、唾液、组织器官等可通过皮肤伤口被感染，也可通过吸入病毒气溶胶导致感染。

裂谷热病毒对家畜是致死性的，能引起绵羊、山羊、牛和骆驼发病，造成孕畜流产，仔畜死亡。不同年龄的动物易感程度及病情不同，90% 的羔羊感染裂谷热病毒死亡，成年羊的死亡率不足 20%，怀孕母羊感染几乎 100% 流产。牛感染裂谷热病毒的死亡率约 10%，多数怀孕母牛感染后流产。战时，如出现许多孕畜流产和病畜出血死亡现象，应警惕敌军可能撒布裂谷热病毒战剂。

裂谷热病毒可在人群中发生自然感染。实验室工作人员、放牧者和兽医等接触病畜病料的人员易被感染，且病死率高。裂谷热病毒感染人体后，首先在原发病灶的邻近组织中繁殖，然后进入血液循环形成病毒血症，此时机体出现发热和流感症状。病毒进一步随血流侵入多个内脏，引起局灶性感染和炎症，其中以肝组织感染最为严重，凝血酶原降至正常人的 50% 以下。

人感染该裂谷热病毒潜伏期一般 2~6 天，常突然出现发热、头痛和关节痛等流感样表现，而后出现胃肠功能紊乱，急性腹泻，伴黄疸和出血现象，如呕血、便血、进行性紫癜和牙齿反复出血等症状。几乎全部病例均出现肝炎和双峰热。第二次发热时多伴有神经症状，而后病毒血症消失。仅少部分病例会发展为重症，可有眼病、脑膜脑炎或出血热等症状。眼病和脑膜脑炎通常在发病后 1~3 周内出现。当病损发生在视网膜中区时，则会出现一定程度的永久性视力减退。

检验鉴定 裂谷热病毒常用的检验鉴定技术包括病毒分离培养、核酸检测和免疫学检测。

分离培养 通常采集患者和病畜发热期的血液，动物肝、脑、脾和流产胚胎组织进行病毒分离，战时也可采集可疑环境标本进行病毒分离。初次分离可采用 BHK-21、Vero、C6/36 传代细胞，仓鼠肾等原代细胞进行病毒分离，也可用仓鼠、小鼠、2 日龄羔羊和鸡胚进行病毒分离，仓鼠、小鼠、2 日龄羔羊常采用脑内或腹腔接种，鸡胚常采用卵黄囊接种。

核酸检测 采集患者和病畜血液，动物肝、脑、脾和流产胚胎组织等临床标本以及现场环境标本，提取核酸，采用反转录聚合酶链反应（RT-PCR）、巢式 RT-PCR 和实时定量 RT-PCR 检测裂谷热病毒特异核酸片段。利用基因序列测定方法，分析测定裂谷热病毒基因片段或全基因组序列。

免疫学检测 利用免疫学技术，检测标本中的裂谷热病毒抗原和特异性抗体。环境标本、患者临床标本、动物标本，可用酶联免疫吸附试验（ELISA）、免疫荧光染色技术检测裂谷热病毒抗原。患者和感染动物血清标本，可用 ELISA、免疫荧光技术、中和试验和血凝抑制试验等检测裂谷热病毒特异性抗体。

感染判断 经实验室检测，具备下列一项及以上指标者，均可以判断为裂谷热病毒感染：①感染者急性期血清裂谷热病毒特异性 IgM 抗体阳性。②恢复期血清特异性 IgG 抗体效价比急性期有 4 倍以上增高。③感染者标本中检出裂谷热病毒抗原、裂谷热病毒 RNA。④感染者标本中分离到裂谷热病毒。是否遭受裂谷热病毒战剂袭击，除上述检验结果外，还需要结合情报分析、现场流行病学调查和生物战剂溯源等结果综合分析判定。

预防控制 裂谷热病毒感染尚无特效治疗药物，支持和对症治疗是主要的救治手段。预防控制裂谷热病毒感染的基本措施是控制传染源，防止蚊虫叮咬，保护易感人群。战时预防控制裂谷热病毒感染的主要手段包括一般性预防、特异性预防、疫区及污染区控制。

一般性预防 生物战时预防裂谷热病毒战剂感染的一般性措施包括：①加强生物袭击的监测预警，及早发现可疑迹象，及时采取防护措施。②正确使用个人呼吸道防护用品，防止吸入病毒战剂气溶胶。③使用驱蚊药剂、防蚊服装、装具等防止蚊虫叮咬，采用综合措施降低蚊虫密度。④隔离治疗感染发病人员，严格处置发病家畜，死亡动物无害化处理，控制传染源。⑤治疗患者和处置家畜的过程中，应当穿戴口罩、手套和防护服，做好个人防护。

特异性预防 接种裂谷热病毒疫苗和使用特异性抗体是预防裂谷热病毒感染的有效方法。裂谷热病毒减毒活疫苗和灭活疫苗已广泛用于绵羊、山羊、牛和骆驼等动物的免疫预防。密切接触病原体的兽医和实验室人员，必要时可接种减毒活疫苗和灭活疫苗进行裂谷热病毒感染的预防。人用裂谷热病毒疫苗主要为甲醛灭活疫苗，美军已有使用。暴露后及早使用裂谷热病毒的抗血清或单克隆抗体，有一定的预防效果。

污染区及疫区控制 发现可疑裂谷热病毒战剂袭击或发生裂谷热疫情时，应划定污染区或疫区，进行封锁，严格实施污染区和疫区管控：①进出污染区和疫区的人员、物资、交通工具等进行管控和检疫。②采取化学、物理消毒与自然净化的方法，消除污染区和疫区的病毒战剂污染。③利用快速杀虫手段，迅速杀灭媒介蚊虫，消除蚊虫滋生地，降低蚊虫密度，采取各种防护措施，避免蚊虫叮咬。④所有暴露人员进行检疫，发现感染患者立即隔离治疗。⑤严格管控、检疫家畜，发现病畜立即进行无害化处理，严禁食用污染区和疫区内的家畜。

（秦鄂德 李晓峰）

Kèlǐmǐyà-Gāngguǒ chūxuèrè bìngdú

克里米亚-刚果出血热病毒（Crimean-Congo hemorrhagic fever virus） 克里米亚-刚果出血热的病原体，病毒学分类属于布尼亚病毒科，内罗病毒属病毒。

克里米亚-刚果出血热是一种以发热、出血为特征的传染病。1944～1945 年，在苏联中亚地区克里米亚半岛西部草原，发生了一起急性发热伴严重出血症状的急性传染病，起初称为急性传染性毛细血管中毒症，后称克里米亚出血热。1956 年从刚果出血热儿童血清中分离到病毒，1967 年证实该病毒与引发克里米亚出血热的病原体属同一种病毒，遂将此种传染病统称为克里米亚-刚果出血热。1959 年 4～7 月和 1965 年 5～6 月，中国新疆喀什的伽师总农场和新疆巴楚县分别暴发了不明原因的急性出血热疾病，1966 年从患者血清和尸检标本以及亚洲璃眼蜱中分离到病毒，称为新疆出血热病毒，后经证实该病毒与克里米亚-刚果出血热病毒属同一种病毒。

克里米亚-刚果出血热病毒广泛分布于东半球的欧、亚、非大陆，包括俄罗斯、土库曼斯坦、乌兹别克斯坦、哈萨克斯坦、吉尔吉斯斯坦、塔吉克斯坦、亚美尼亚、阿塞拜疆、乌克兰、保加利亚、南斯拉夫、土耳其、希腊、法国、葡萄牙、印度、巴基斯坦、尼日利亚、刚果（金）、中非共和国、乌干达、肯尼亚、埃及等 30 多个国家。较明确的克里米亚-刚果出血热病毒在中国主要分布于新疆的塔里木盆地西缘、叶尔羌河中下游、塔里木河上中游流域，以及古尔班通古特沙漠带的准噶尔盆地南缘的广大地区，云南、青海和四川部分地区人和动物血清中检测到该病毒的抗体。

军事意义 克里米亚-刚果出血热病毒对人高度致病，人群普遍易感，发病急，传播快，病死率高。该病毒还能在细胞中大量培养，并可以通过气溶胶传播，危害严重，易造成社会恐慌。联合国、世界卫生组织、北约集团以及澳大利亚集团等国际组织，都将克里米亚-刚果出血热病毒列为可能用于攻击人的生物战剂。

生物学特性 克里米亚-刚果出血热病毒为 RNA 病毒，抗原性稳定。该病毒可在多种原代、传代细胞和实验动物中培养增殖。人对该病毒普遍易感，可经蜱叮咬、接触等途径使人感染。

形态结构 克里米亚-刚果出血热病毒呈圆形或椭圆形，直径 90~120nm，偶见短杆状（图）。病毒核衣壳外有脂质双层囊膜，囊膜外表面含由糖蛋白构成的 8~10nm 的纤突。病毒主要在宿主细胞的高尔基体囊泡内成熟。病毒感染细胞后，高尔基体增生扩大，有时在核周围形成环状，

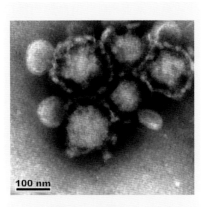

图　克里米亚-刚果出血热病毒颗粒（透射电镜）

引自 Hardestam J, Simon M, Hedlund K, et al. Ex vivo stability of the rodent-borne Hantaan virus in comparison to that of arthropod-borne members of the Bunyaviridae family. Appl Environ Microbiol. 2007, 73（8）: 2547-2551

在增大的囊泡内可找到单个或 2~3 个聚在一起的成熟病毒颗粒，未成熟的病毒纤突不易分辨。

基因组特征 克里米亚-刚果出血热病毒基因组为单股负链 RNA，由 S、M 和 L 3 个片段组成，分别编码病毒核衣壳蛋白（NP）、膜蛋白 G1 和 G2 及 L 聚合酶。5′末端序列为 UCUCAAAGA，3′末端为 AGAGUUUCU，两端由氢键连接使分子成环状。世界各地克里米亚-刚果出血热毒株之间有明显基因多态性。俄罗斯和中亚的克里米亚-刚果出血热病毒属于不同的抗原亚组，从俄罗斯的欧洲国土内分离的克里米亚-刚果出血热病毒与世界其他地方的毒株不同，其核苷酸序列差异为 10.3%~20.4%。源于中国羊体内的克里米亚-刚果出血热病毒的 S 片段与其他地区的也存在较大差异。中国自新疆分离的 5 株病毒在系统发育树一个分支下形成独立的群，并可细分为 3 个组，且明显不同于其他地区的毒株。病毒 L 片段的长度是其他属病毒的 2 倍，与同属的达格毕病毒相近。

抗原性 克里米亚-刚果出血热病毒仅有一个血清型，核蛋白有较强的抗原性，含有补体结合抗原，膜蛋白上含有综合抗原及血凝抗原，膜蛋白 G1 有型特异的综合抗原决定族，G2 具有组特异的中和抗原和血凝抗原决定族。中国分离的所有毒株，无论其分离时间、地点、患者的临床类型和动物种类如何，抗原性均相同，而且与国际标准株的抗原性也一致。

培养增殖 克里米亚-刚果出血热病毒能在小鼠肾、金仓鼠肾、乳兔肾、鸡胚细胞和人胚二倍体细胞等原代细胞，以及恒河猴肾细胞（LLC-MK2 细胞）、非洲绿猴肾细胞（Vero-E6 细胞）、幼仓鼠肾细胞（BHK-21 细胞）和人肾上腺皮质癌细胞（SW-13 细胞）等传代细胞上增殖，但仅产生轻微的细胞病变。病毒感染 SW-13 细胞后 4~7 天效价达到高峰。病毒在 LLC-MK2 细胞中的效价是 Vero-E6 细胞中的 4 倍以上。该病毒还能在鸡胚卵黄囊中增殖，并能致鸡胚死亡，乳鼠脑内接种较易感染，可用鸡胚和乳鼠进行病毒增殖培养。

环境抵抗力 克里米亚-刚果出血热病毒对乙醚、氯仿和去氧胆酸钠等脂溶剂敏感，低浓度甲醛也能使其灭活。紫外线照射 1 分钟可以使病毒丧失感染性，3 分钟可以使病毒失活。来苏尔、苯酚、乙醇等常用消毒剂可以快速杀灭该病毒。病毒在 pH 值为 6.0~9.5 时稳定，最适 pH 值为 7.0~8.0，但对酸敏感，在 pH 3~5，37℃ 2 小时可完全灭活。病毒在低温条件下稳定，保存在 50% 甘油中时，-10℃ 以下可保持感染性 6 个月，-20℃ 感染性可维持 1 年，用脱脂乳作保护剂的 20% 病毒鼠脑悬液真空冻干可保存 5~7 年。

危害方式 克里米亚-刚果出血热病毒可通过蜱叮咬传播给人或动物，人还能通过接触而感染该病毒。接触带有病毒的人和动物的血液、脏器、排泄物、分泌物时，以及在剪羊毛或骆驼毛过程中接触携带病毒的蜱血或蜱组织时，病毒可通过破损的皮肤侵入机体导致感染。蜱既是该病毒的传播媒介又是储存宿主，病毒可经蜱卵传代，或通过交配在蜱之间传播。传播病毒的最重要媒介蜱种是璃眼蜱，包括边缘璃眼蜱、亚洲璃眼蜱、小亚璃眼蜱、大犹徐璃眼蜱、亚东璃眼蜱、长

喙璃眼蜱等。克里米亚-刚果出血热病毒的传染源,在自然条件下包括急性期患者、感染病毒的家畜、野生哺乳动物和蜱。中国新疆疫区的主要传染源是绵羊和塔里木兔。

人感染克里米亚-刚果出血热病毒后,发病症状分为轻度、中度和重度。其中重症患者出现失血、休克以及神经系统并发症而迅速致死,病死率高达50%~80%。病毒入侵机体后,感染单核吞噬细胞、血管内皮细胞和肝实质细胞等靶细胞,直接导致细胞结构和功能受损,特别是脾内的淋巴细胞发生明显坏死和衰竭。单核细胞的感染和淋巴细胞的减少,降低了吞噬细胞及免疫应答反应对病毒的清除;血管内皮细胞肿胀、变性和坏死等损伤,引发血栓形成,进而导致弥散性血管内凝血,凝血因子大量消耗;肝细胞坏死引起凝血因子生成减少。凝血因子大量消耗和凝血因子生成减少,最终患者出现凝血功能障碍,发生多系统出血。此外,机体内病毒抗原与抗体形成的免疫复合物还可激活补体,进而导致毛细血管损伤和肾、肺功能的衰竭。

克里米亚-刚果出血热的潜伏期为2~10天。发病急,体温可达39~41℃。病程早期表现为寒战、头痛、肌痛、四肢关节酸痛、恶心、呕吐等。颜面和颈项部皮肤潮红,眼结膜、口腔黏膜以及软腭均见明显充血,可出现出血点或淤血斑,发病后2~3天即出现鼻出血。病程中期可出现多系统出血,发生呕血、血尿和血便等。重症患者病程短,常死于严重出血、休克及神经系统并发症。有些患者可发生脑膜脑炎,出现颈项强直、神志不清乃至昏睡。

通常发病后15~20天进入恢复期,出血症状消失,发病3~6周后血象和血常规一般可恢复正常,在此期间伴有头痛、出汗、食欲减退、神经炎和记忆力丧失等,大多可持续1年左右。

检验鉴定 克里米亚-刚果出血热病毒常用的检验鉴定技术包括病毒分离培养、核酸检测和免疫学检测。

分离培养 用于分离培养病毒的标本包括患者及感染动物血清、组织,媒介蜱血和组织,环境标本等,常用的分离培养方法包括动物接种和细胞培养。动物接种通常采用乳鼠脑内或腹腔途径接种,病毒感染增殖后可以使乳鼠发病或者死亡;细胞培养常用LLC2-MK2、Vero、BHK-21和SW-13等细胞,37℃培养,观察细胞病变,一般4~7天可获得高效价的病毒。

核酸检测 采集患者及感染动物血清、组织,媒介蜱及环境等标本,提取核酸,采用反转录聚合酶链反应(PCR)、实时定量PCR技术检测克里米亚-刚果出血热病毒特异核酸。利用基因序列测定方法,对克里米亚-刚果出血热病毒特异性基因片段或全基因组进行序列测定。

免疫学检测 利用酶联免疫吸附试验(ELISA)、免疫荧光染色、血凝抑制试验和中和试验等免疫学技术检测标本中的克里米亚-刚果出血热病毒抗原和特异性抗体。通常选用ELISA、免疫荧光染色技术检测环境标本、患者临床标本、动物标本中的病毒抗原,常用重组核蛋白做抗原检测患者、感染动物血清标本中的病毒特异性抗体。人类感染克里米亚-刚果出血热病毒后,在发病第6天可检测到中和抗体,14天达

到高峰,1个月开始下降,至少维持6年。IgM抗体通常可在发病后5天达很高效价,3周开始下降,2~3个月后维持较低水平,3~5个月后逐渐转阴。IgG抗体可与IgM抗体同时出现,或晚1~2天,一般2~5个月达高峰,6个月开始下降。

感染判断 实验室检测结果,具备下列一项及以上指标者,均可以判断为克里米亚-刚果出血热病毒感染:①感染者急性期血清特异性IgM抗体阳性。②恢复期血清特异性IgG抗体效价比急性期有4倍以上增高。③感染者标本中检出克里米亚-刚果出血热病毒抗原或病毒RNA。④感染者标本中分离到克里米亚-刚果出血热病毒。判定是否遭受克里米亚-刚果出血热病毒战剂袭击,除上述检验结果外,还需要结合情报分析、现场流行病学调查和生物战剂溯源等结果综合分析。

预防控制 克里米亚-刚果出血热病毒感染尚无特效的治疗药物,支持和对症治疗是主要的救治手段。预防控制克里米亚-刚果出血热病毒感染的基本措施是控制传染源,防止蜱虫叮咬,保护易感人群。

一般性预防 克里米亚-刚果出血热病毒自然状态下主要通过蜱传播,也可通过接触传播,特殊条件下也可通过呼吸道感染使人致病。加强林、牧业工作人员,以及进入疫源地或可能接触媒介蜱的其他人员的个人防护,防止媒介蜱叮咬。牧民、兽医、屠宰工、挤奶工等人员,还应避免将裸露皮肤暴露于动物的新鲜血液和脏器,避免接触感染,严禁喝生牛、羊奶,食用病死畜肉。生物战时预防克里米亚-刚果出血热病毒战剂感染,还需加强生物袭

击的监测预警，及早发现可疑迹象，及时采取防护措施；正确使用个人防护用品，防止克里米亚-刚果出血热病毒气溶胶吸入和媒介蜱叮咬；采用综合措施，降低媒介蜱密度，控制羊、牛等家畜传染源。

特异性预防 接种克里米亚-刚果出血热病毒疫苗和使用特异性抗体是预防克里米亚-刚果出血热病毒感染的有效方法。中国、保加利亚等国研制试用有克里米亚-刚果出血热病毒灭活疫苗，对高危人员必要时可接种灭活疫苗进行预防。暴露后及早使用克里米亚-刚果出血热病毒的高效价抗血清或单克隆抗体，有一定的应急预防效果。

污染区及疫区控制 发现可疑克里米亚-刚果出血热病毒战剂袭击或发生克里米亚-刚果出血热疫情时，应划定污染区或疫区，进行封锁，实施污染区和疫区管控：①进出污染区和疫区的人员、物资、交通工具等进行管控和检疫。②采取化学、物理消毒与自然净化的方法，消除污染区和疫区的病毒战剂污染。③利用快速杀虫手段，迅速杀灭媒介蜱和敌投蜱，采取各种防护措施，避免蜱叮咬。④对暴露人员进行医学观察或检疫，及时治疗患者。⑤对家畜进行检疫，发病及死亡牲畜及时进行无害化处理。⑥采集标本，进行病原学检测、监测和流行病学调查，追溯污染来源和疫情发生发展状况。

(秦鄂德 李晓峰)

Hàntǎn bìngdú

汉坦病毒（Hantavirus）

肾综合征出血热和汉坦病毒肺综合征的病原体，病毒学分类属于布尼亚病毒科，汉坦病毒属病毒。汉坦病毒至少包含 10 个血清型，可

引起以肾脏损伤为主要特征的肾综合征出血热和以肺损伤为主要特征的汉坦病毒肺综合征两种疾病。引起肾综合征出血热的汉坦病毒又称为肾综合征出血热病毒，汉滩病毒 76-118 株是该类病毒的原型株；引起汉坦病毒肺综合征的汉坦病毒又称为肺综合征汉坦病毒，辛诺柏病毒株是该类病毒的原型株。

1982 年世界卫生组织会议，将具有发热、出血和肾损伤为特征的病毒性感染，统称为肾综合征出血热。肾综合征出血热的病原体于 1976 年由韩国的李镐汪首次从黑线姬鼠的肺和肾组织中分离获得，并命名为汉坦病毒。1987 年，第五届国际病毒命名与分类委员会确认，该病原体为布尼亚病毒科的一个新属——汉坦病毒属。Hanta（汉坦）来源于 Hantaan（汉滩），该属原型病毒汉滩病毒 76-118 株因从韩国的汉滩河附近的黑线姬鼠体内分离而得名。引起肾综合征出血热的病毒主要有汉滩病毒、汉城病毒、普马拉病毒、泰国病毒和贝尔格莱德-多布拉伐病毒等。肾综合征出血热是世界性流行疾病，疫源地分布于五大洲 80 多个国家和地区，有 30 多个国家和地区有此病流行，主要流行于亚洲的中国、韩国，其次为欧洲的俄罗斯、芬兰和前南斯拉夫等国，非洲和美洲也有病例报道。中国主要流行的是由汉滩病毒和汉城病毒引起的肾综合征出血热，疫区分为姬鼠型、家鼠型和混合型，姬鼠型主要分布于河湖低洼潮湿地区以及稻田较多的农业区，丘陵区和山区，家鼠型无地域性。

汉坦病毒肺综合征最早于 1993 年 5 月在美国西南部的新墨西哥、科罗拉多、犹他和亚利桑

那四个州暴发，临床症状以呼吸窘迫、急性呼吸衰竭为主要特征，患者病死率高达 78%。美国疾病预防控制中心和陆军医学研究所用酶联免疫吸附试验（ELISA）和反转录聚合酶链反应（RT-PCR）方法证实其病原体为一种新型汉坦病毒，随后用绿猴肾传代细胞（Vero-E6 细胞）从患者尸检标本和鹿鼠中分离出该病毒，并命名为辛诺柏病毒，该病毒即为汉坦病毒肺综合征病毒的代表株。引发汉坦病毒肺综合征的病毒主要包括辛诺柏病毒、纽约病毒、黑港渠病毒、长沼病毒和安第斯病毒等。汉坦病毒肺综合征病毒主要分布于美国、加拿大、巴西、智利、巴拿马和阿根廷等美洲国家，德国、瑞典和比利时等欧洲国家也有报道。

军事意义 肾综合征出血热在历史上曾称为流行性出血热、流行性肾炎、流行性肾病或朝鲜出血热，该病与战争关系密切。早在 19 世纪 60 年代的美国内战中就有流行性肾炎暴发流行的报道。在第一、二次世界大战期间，英军、德军和苏军均暴发了流行性肾炎和流行性出血热。1933 年在中国黑龙江省的侵华日军中也发生了 12 000 例肾综合征出血热，并根据地名命名为二道沟热、孙吴热、黑河病和虎林热等。1940 年前后，日本"731"部队曾拿中国人进行传染试验，证明肾综合征出血热是由病毒引起，并提出黑线姬鼠为其宿主。1951 年，在朝鲜战争中的联合国部队也发生了此病，流行一直持续到 1954 年。汉坦病毒所引起的肾综合征出血热和汉坦病毒肺综合征发病急，发病率和病死率均很高。该病毒还能在体外进行大量培养，并能以气溶胶形式传播。世界卫

生组织、北约集团以及澳大利亚集团等国际组织，都将汉坦病毒列为可能用于攻击人的生物战剂。

生物学特性 汉坦病毒为单股负链 RNA 病毒，有多个血清型，可在多种原代或传代细胞中大量增殖培养，易生成气溶胶，传播途径多样，对人类致病性强。

形态结构 汉坦病毒颗粒呈球形或卵圆形，直径为 78～210nm，平均约为 120nm（图）。核壳体呈螺旋对称，周围是双层脂质囊膜，囊膜上有许多由糖蛋白组成的包膜壳粒，呈穗状突起。汉坦病毒在细胞内增殖中会产生大量形态不一的包涵体，可分为感染早期出现的颗粒包涵体、颗粒丝状包涵体和感染晚期出现的丝状包涵体。

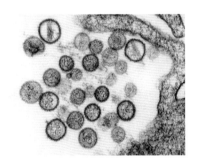

图 辛诺柏病毒的形态（负染，透射电镜，×45000）

引自美国疾病预防与控制中心公共卫生图片数据库（PHIL），由美国疾控中心的布赖恩·梅伊（Brian W. J. Mahy）博士和辛西娅·戈德史密斯（Cynthia Goldsmith）博士提供

基因组特征 汉坦病毒的基因组是分节段的单股负链 RNA，分为大（L）、中（M）和小（S）三个片段，分别编码核衣壳蛋白（含核蛋白 NP）、包膜糖蛋白 G1和 G2 及聚合酶。核衣壳蛋白包裹着病毒的各基因片段，糖蛋白 G1和 G2 嵌入病毒的包膜中。病毒基因组 5′和 3′末端存在保守、互补并可形成锅柄状结构的序列。锅柄状结构的序列至少包含 17 个核苷酸，其中 14 个核苷酸具有种属特异性，最末端的 11 个碱基序列"TAGTAGTAGAC"为汉坦病毒的特征序列，是区分汉坦病毒和布尼亚病毒科其他病毒的重要依据。末端互补的序列还包含 3 个三核苷酸重复序列（5′-UAGUAGUAG-3′）。L 和 M 片段长度变化很小，但 S 片段变化显著，且主要集中于 3′非编码区。不同型别汉坦病毒 S 片段的同源性为 60%～70%。相同血清型的不同病毒株核苷酸的变异率也不同，如汉滩病毒 M 片段的变异为 6%，而汉城病毒为7%。普马拉病毒血清型的各病毒成员基因组的变异率较大，M 和 S 片段编码区核苷酸的变异分别为 20%和 17%，其 3′端非编码区的变异高达 30%～37%。由于病毒基因组为分节段的 RNA，因此同源病毒间极易发生基因重排。

抗原性 汉坦病毒不同的结构蛋白诱导产生种类和功能不同的抗体。包膜糖蛋白 G1和 G2 含主要的抗原决定簇，且多为构象型表位。G1 蛋白包含中和表位，此类表位具有病毒株或型特异性。G2 蛋白有 7 个表位，其一为毒力中和表位，另一个为中和与血凝活性的重叠部分，其余 5 个分别是型和株特异性的血凝表位。病毒核蛋白 NP 含有属和型特异性表位，该蛋白可以诱发产生特异的体液免疫和细胞免疫，同时还能协助包膜糖蛋白产生中和抗体，进而保护动物免受汉坦病毒的感染。

培养增殖 人肺癌传代细胞（A549）是汉坦病毒的敏感细胞，人羊膜传代细胞（Wish 细胞）、人喉癌传代细胞（Hep2 细胞）、猴肾传代细胞（LLC-MK2 细胞）、Vero-E6 细胞、大鼠肺原代细胞（RL 细胞）、人胚肺二倍体细胞（2BS 细胞）、鸡胚成纤维细胞（CEF 细胞）、金黄仓鼠肾细胞（BHK 细胞）、长爪沙鼠肾和肺细胞均对该病毒敏感。实验室常用 Vero-E6 和 A549 等传代细胞分离培养病毒，病毒在细胞中的效价一般在 7～14 天达到高峰。

环境抵抗力 汉坦病毒对去氧胆酸钠、氯仿、乙醚、丙酮和苯酚等脂溶剂敏感。病毒在 pH 7～9 时较稳定，在 pH 5.0 以下即可被灭活。对温度有一定抵抗力，37℃ 1 小时其感染性无变化，56～60℃ 1 小时或 100℃ 1 分钟可使病毒迅速灭活。病毒在 4～20℃条件下相对稳定，−20℃以下低温或超低温均可保持其感染性。病毒对紫外线敏感，2.5% 碘酒、75%乙醇、甲酚等常用消毒剂均可将其灭活。

危害方式 汉坦病毒可通过多种方式传播，主要有动物源性传播、媒介传播和垂直传播，主要传播途径包括经破损皮肤、呼吸道、消化道、螨叮咬和垂直传播。啮齿类动物是汉坦病毒的贮存宿主和传染源，鸟纲、爬行纲和两栖纲中的许多动物亦可感染汉坦病毒而成为传染源。作为贮存宿主的啮齿类动物主要分布于鼠、田鼠和棉鼠亚科。汉滩病毒和汉城病毒的主要宿主分别是鼠亚科中的黑线姬鼠和褐家鼠，普马拉病毒的主要宿主是田鼠亚科的欧洲棕背鼠，辛诺柏病毒的主要宿主是棉鼠亚科中的鹿鼠。中国的肾综合征出血热病毒的主要宿主动物和传染源是野栖的黑线姬鼠和以家栖为主的褐家鼠，其次为以家栖为主的小家鼠、黄胸鼠和野栖的黄毛鼠、大仓鼠、黑线仓鼠和大林姬鼠等。啮齿类动物感染汉坦病毒后可终身带毒，但无任何临床症状。

人群对汉坦病毒普遍易感，自然状态下男性的感染率高于女性。汉坦病毒感染所致损伤，包括病毒感染对机体的直接损伤和感染诱导的免疫病理损伤两个方面。病毒侵入人体后在肝、脾、肾、肺、淋巴结和血管内皮细胞内增殖，造成广泛性血管壁的器质性损伤和多脏器功能障碍。同时，病毒感染诱导的机体免疫应答，除能清除病毒而产生免疫保护作用外，还能引起免疫病理反应而造成组织损伤。汉坦病毒感染损伤所致的基本病变是广泛性小血管内皮细胞肿胀、变性和坏死。小血管病变使血管壁通透性增高，血浆外渗，血管内微血栓形成，导致组织、器官水肿、出血。肾综合征出血热受累的靶器官以肾脏为主，汉坦病毒肺综合征受累的靶器官以肺脏为主。

肾综合征出血热的潜伏期一般为7~12天，也可短至4天或长至2个月。典型病例具有发热、出血和肾脏损害三大临床表现，病程一般经历发热期、低血压休克期、少尿期、多尿期和恢复期。患者早期体温可达38~40℃，并出现头痛、腰痛、眼眶痛和关节酸痛；颜面、颈部、胸部、眼球结膜明显充血，眼睑水肿。发病后2~3天，腋下、前胸、上肢或腹部出现线状和串珠状出血点，部分患者还会出现咯血、便血和鼻腔出血等，重症患者出现低血压和休克，持续时间一般为1~2天。继而进入少尿期，24小时尿量少于400ml，并出现氮质血症、酸中毒和高血容量综合征，

少尿期与低血压期常无明显界限。度过少尿期，尿量逐渐增加，进入多尿期，24小时尿量可达4000~6000ml，尿毒症、酸中毒和高血钾等症状逐渐缓解。多数患者于3~4周进入恢复期，肾功能逐渐好转，症状也随之消失，重型患者恢复期可长达3个月。此病病死率高达47%，重症患者病死率达90%。

汉坦病毒肺综合征的潜伏期短则9天，长可达33天。该病发病急，典型病例病程分前驱期、呼吸衰竭期和恢复期。前驱症状类似流感，有畏寒、发热和肌痛等症状，发热一般为38~40℃，持续12小时到数天。进入呼吸衰竭期，一般表现为干咳、气促和呼吸窘迫，双侧肺呈弥漫性浸润，重症患者还会出现休克、低血压或心律失常，该期持续约1周。随后进入恢复期，呼吸渐趋平稳，相关症状也渐行消失。此病临床预后较差，病死率高达50%~78%。

检验鉴定 汉坦病毒常用的检验鉴定技术包括病毒分离培养、核酸检测和免疫学检测。

分离培养 分离病毒常用标本包括现场环境标本，血液、尿液、分泌物、组织器官等临床标本，啮齿动物肺、肾等组织标本，通常采用细胞培养和乳鼠接种分离培养法。细胞培养法常用Vero和A549细胞，标本接种后，置37℃培养，病毒在细胞中增殖可以引起细胞病变，一般可在7~14天病毒效价达到高峰。2~4日龄乳小白鼠对汉坦病毒高度敏感，接种病毒后可产生全身弥漫性感染并导致死亡。实验室可用乳鼠接种分离汉坦病毒，但由于动物感染易形成病毒气溶胶，造成实验室感染的危险度高，故一般不推荐使用。

核酸检测 采集患者和啮齿动物血液、肾、肺组织等临床标本以及现场环境标本，提取核酸，采用RT-PCR、巢式RT-PCR和实时定量RT-PCR检测汉坦病毒特异核酸片段。利用基因序列测定方法，分析测定汉坦病毒基因片段或全基因组序列。

免疫学检测 对汉坦病毒感染常采用间接免疫荧光、酶联免疫吸附和血凝抑制等方法检测血清中汉坦病毒特异性IgM和IgG抗体。用免疫荧光法还可检测感染组织和环境标本中汉坦病毒特异性抗原。汉坦病毒感染刺激机体产生的特异性IgM抗体出现较早，发病后1~3天即可检出，5~6天达到高峰，10~14天后逐渐下降，6个月后多数患者特异性IgM抗体转阴；IgG抗体出现较晚，发病14天可达到高峰，6个月后仍可检出高效价抗体，以后缓慢下降，可长期持续存在。

感染判断 经实验室检测，具备下列一项及以上指标者，可以判断为汉坦病毒感染：①感染者急性期血清汉坦病毒特异性IgM抗体阳性。②恢复期血清特异性IgG抗体效价比急性期有4倍以上增高。③感染者标本中检出汉坦病毒抗原、汉坦病毒RNA。④感染者标本中分离到汉坦病毒。是否遭受汉坦病毒战剂袭击，除上述检验结果外，还需要结合情报分析、现场流行病学调查和生物战剂溯源等结果综合分析判定。

预防控制 汉坦病毒感染尚无特效治疗药物，支持和对症治疗是主要的救治手段。预防控制汉坦病毒感染的基本措施是防鼠灭鼠，控制传染源，切断传播途径，保护易感人群。战时预防控制汉坦病毒感染的主要手段包括

一般性预防、特异性预防、疫区及污染区控制。

一般性预防 生物战时预防汉坦病毒战剂感染的一般性措施包括：①加强生物袭击的监测预警，及早发现可疑迹象，及时采取防护措施。②正确使用个人呼吸道防护用品，防止吸入病毒战剂气溶胶。③防鼠灭鼠，控制传染源。④发现患者及时隔离治疗。

特异性预防 接种汉坦病毒疫苗和使用特异性抗体是预防汉坦病毒感染的有效方法。预防汉坦病毒感染的疫苗主要为灭活苗。中国生产的沙鼠肾细胞灭活疫苗（汉滩型）、仓鼠肾细胞灭活疫苗（汉城型）和乳鼠脑（汉滩病毒）纯化灭活疫苗，以及韩国生产的汉坦病毒灭活鼠脑疫苗，用于肾综合征出血热的预防，但对汉坦病毒肺综合征的各型病毒没有交叉免疫保护作用。尚无用于汉坦病毒肺综合征的疫苗。暴露后及早使用汉坦病毒的抗血清或单克隆抗体，有一定的预防效果。

污染区及疫区控制 发现可疑汉坦病毒战剂袭击或发生汉坦病毒感染疫情时，应划定污染区或疫区，进行封锁，严格实施污染区和疫区管控：①进出污染区和疫区的人员、物资实施管控和检疫，交通工具进行消毒灭鼠。②采取化学、物理消毒与自然净化的方法，消除污染区和疫区的病毒战剂污染。③采取综合措施，灭鼠防鼠，控制鼠密度，杀灭鼠类动物体外寄生螨虫。④暴露人员进行检疫，发现患者立即隔离治疗。⑤加强饮水和食物管理，防止受到鼠类动物排泄物污染。

（秦鄂德 李晓峰）

Mǎ'ěrbǎo bìngdú

马尔堡病毒（Marburg virus）

烈性传染病马尔堡出血热的病原体，病毒学分类属于丝状病毒科，马尔堡病毒属病毒。

1967年8月，德国马尔堡市一家实验室三名工作人员突发高热，伴有腹泻、呕吐、大出血、休克和循环系统衰竭，德国法兰克福和前南斯拉夫的贝尔格莱德也相继发现类似感染病例。此次流行三地共报道31例感染，原发感染25例，其中7例死亡；继发感染6例，无死亡。原发感染者均在实验室从事与非洲绿猴密切接触的相关工作，如猴体解剖、原代肾细胞培养等，这些实验室使用的非洲绿猴全部来自非洲乌干达基奥加湖地区。继发患者中5人是原发患者的医疗护理及尸检人员，另一人为原发患者的配偶。为查明病因，科研人员将患者急性期血清和尸检材料接种豚鼠腹腔和进行细胞培养，分离到一种新的病毒，并证实为这次流行疾病的病原体。因在马尔堡发生的病例多，故将该病命名为马尔堡病，后称马尔堡出血热，分离到的病毒命名为马尔堡病毒。

马尔堡病毒的自然分布主要于非洲东部肯尼亚至西部安哥拉的广泛地带，其他地区感染多为实验室或医院感染。马尔堡出血热早期流行规模较小。1967年在德国和南斯拉夫的首次流行后，1975年南非约翰里斯堡一名曾去过津巴布韦的旅行者发病并最终死亡，其同伴随后发病，并传染给护理他的护士。1980年，工作于肯尼亚的一名法国工程师发病后并迅速死亡，参加抢救的一名医生与一名护士相继发病，随后均恢复。1987年肯尼亚再次报道了1例死亡病例。1998年末至2000年的刚果共和国金矿工人及其家属中暴发了较大规模的马尔堡出血热流行，共发病154例，

其中128例死亡，病死率83%。2005年2月安哥拉暴发了更大规模马尔堡出血热疫情，全国累计病例374例，其中329例死亡，病死率高达88%。2007年8月，乌干达4名采矿工人发病，2人死亡。2012年，乌干达地区再次暴发马尔堡出血热疫情，共20例发病，9人死亡。2014年9月，乌干达又发生1例感染确证病例，并很快死亡。

军事意义 马尔堡病毒经密切接触和呼吸道吸入感染传播，传染性强，病死率高，人类对马尔堡病毒普遍易感。马尔堡病毒可在多种原代和传代细胞中增殖，易于大量培养和保存。苏联、美国等国的相关研究所均开展过马尔堡病毒气溶胶化技术及其对灵长类动物的致病性研究。美国将马尔堡病毒列入潜在生物战剂和A类生物恐怖病原体清单，世界卫生组织、北约集团以及澳大利亚集团等国际组织，都将马尔堡病毒列为可能用于攻击人的生物战剂。

生物学特征 马尔堡病毒为单股负链RNA病毒，单一血清型，可在多种原代和传代细胞中增殖，人类普遍易感，感染发病者死亡率高。

形态结构 马尔堡病毒在电镜下观察为细长杆状，有时也呈"U"形、"6"形或环形。病毒颗粒直径平均80nm，长度通常在790~860nm（图1和图2），伸长为细丝状时最长可达1400nm。病毒颗粒有包膜，表面有长约7nm的刺突，颗粒内部为直径约50nm螺旋对称的核衣壳。

基因组特征 马尔堡病毒基因组为单股负链RNA，长约19kb，依次编码6种结构蛋白（NP、VP35、VP40、GP、VP30

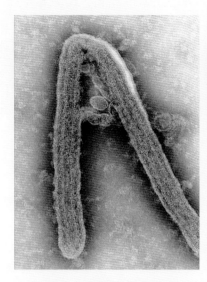 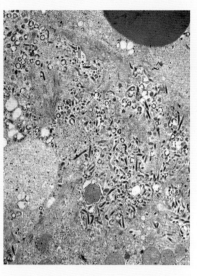

图 1　马尔堡病毒的形态　　　图 2　感染肝组织中的马尔堡病毒
（负染，透射电镜，×40000）　　（负染，透射电镜，×75000）

引自美国公共卫生图片数据库（PHIL），美国疾病预防控制中心的墨菲
（F. Murphy）提供

和 VP24）和一种非结构蛋白 L。马尔堡病毒基因组 RNA 的 3′端无多聚腺苷酸尾，5′端没有帽子结构。NP 蛋白与基因组 RNA 紧密结合，并与 VP30 共同构成螺旋对称的核衣壳，通过 VP24 和 VP40 与病毒双层脂膜内层相连。包膜糖蛋白 GP 构成刺突，负责识别细胞受体。

抗原性　马尔堡病毒为单一血清型，抗原性独特，其虽与埃博拉病毒在形态学上极为相似，但氨基酸同源性仅为 24% ~ 46%，在抗原关系上无交叉反应性。马尔堡病毒与其他病毒尤其是与已知导致出血热的病毒无抗原关系。马尔堡病毒感染人和动物后，可以诱导中和抗体与补体结合抗体的产生，对于再次感染具有一定的免疫力，但免疫力的持续时间尚不清楚。

培养增殖　马尔堡病毒可在多种原代和传代细胞中增殖。原代细胞如绿猴肾细胞（Vero 细胞）、人羊膜细胞、鸡胚细胞和豚鼠成纤维细胞等可被病毒感染，

但不产生明显的细胞病变。马尔堡病毒在 Vero 细胞、金黄仓鼠肾细胞（BHK-21 细胞）等传代细胞以及人胚肺成纤维细胞内连续传代，可导致明显的细胞病变，其中以 BHK-21 细胞的病变最为明显，因此 BHK-21 细胞常用于病毒分离。

环境抵抗力　马尔堡病毒对热有中度抵抗力，56℃ 30 分钟不能完全灭活，但 60℃ 1 小时感染性丧失。在室温及 4℃存放 35 天其感染性基本不变，-70℃ 可以长期保存。马尔堡病毒对乙醚等脂溶剂、去氧胆酸盐、β-丙内酯等敏感，紫外线、γ 射线和次氯酸、甲醛、酚类等消毒剂均可有效灭活病毒。

危害方式　马尔堡病毒主要通过密切接触传播，也可通过气溶胶或性接触传播。在非洲，马尔堡病毒的自然宿主为果蝠，尤其是北非果蝠属的蝙蝠。果蝠感染携带病毒但不发病，可将病毒传播给其他野生动物，受病毒感染的野生动物是重要的传染源。

自然条件下，被病毒感染的非人灵长类动物（如绿猴）将病毒传染给人。人类对马尔堡病毒普遍易感，人感染病毒后成为重要传染源，主要通过密切接触使病毒在人际间传播。高危人群为经常接触感染动物和密切接触患者的人员，以及接触患者尸体的人员

马尔堡病毒的传染性极强，而且症状越重的患者往往传染性越强。患者病毒血症可持续整个发热期。马尔堡病毒可广泛分布于感染者各脏器、血液、尿液、精液和一些分泌物中，并因污染环境而引起传播。

马尔堡出血热的潜伏期一般为 3 ~ 9 天，较长的可超过 2 周。临床表现为多系统损害，以发热、出血症状为主，病情严重，病程为 14 ~ 16 天，病死率高，死亡多发生于发病后第 6 ~ 9 天。该病发病突然，体温急速升高，几小时内可达 40℃，发病后第 4 ~ 6 天开始有出血，表现为鼻、牙龈、结膜和注射部位等皮肤黏膜出血，甚至出现咯血、呕血、便血、血尿、阴道出血等多系统出血，严重者可以发生弥散性血管内凝血及失血性休克。主要死因为循环系统、肝、肾功能衰竭和出血性休克。

马尔堡病毒感染人体后，在局部淋巴结感染单核细胞、巨噬细胞和其他单核吞噬系统细胞，然后转移到其他组织。当病毒释放到淋巴或血液中，可以引起肝、脾以及全身固定的或移动的巨噬细胞感染，感染的单核巨噬细胞同时被激活，释放大量的细胞因子和趋化因子，包括肿瘤坏死因子。这些细胞活性物质可增加血管内皮细胞的通透性，诱导表达内皮细胞表面黏附和促凝因子，以及组织破坏后血管壁胶原暴露，

释放组织因子等，最终导致弥散性血管内凝血。人罹患马尔堡出血热后，可分为三个临床病期：病毒血症期、早期器官受损期和晚期器官受损期。病毒血症期表现为白细胞较少、黏膜疹等；早期器官受损期表现为皮疹、肝炎、肾脏受损、腹泻、白细胞增多、出血倾向，部分病例出现脑炎体征；晚期器官受损期可发生脾、胸腺和淋巴结等大量淋巴细胞凋亡，出现心肌炎、水肿等，几周后复发病例可出现肝炎和睾丸炎。

检验鉴定　马尔堡病毒常用的检验鉴定技术包括病毒分离培养、核酸检测和免疫学检测。

分离培养　通常将现场标本，人和动物血液、尿液、肝、脾、肾等组织标本接种敏感细胞和实验动物进行病毒分离培养。常用敏感细胞为 Vero、BHK-21 等，接种后 37℃ 培养，3～4 天可见细胞病变。实验动物最常使用豚鼠，腹腔接种标本后，感染豚鼠可出现发热，病毒在豚鼠肝、脾等脏器增殖。

核酸检测　取现场标本，人和动物血清、脏器样本，提取核酸，采用反转录聚合酶链反应（PCR）、实时定量 PCR 技术检测马尔堡病毒特异核酸片段。利用基因序列测定方法，对马尔堡病毒特异性基因片段或全基因组进行序列测定。

免疫学检测　马尔堡病毒感染常采用间接免疫荧光、酶联免疫吸附和血清中和试验等方法检测血清中马尔堡病毒特异性 IgM 和 IgG 抗体。用免疫荧光法还可检测感染组织和环境标本中马尔堡病毒特异性抗原。

感染判断　经实验室检测，具备下列一项及以上指标者，可以判断为马尔堡病毒感染：①感染者急性期血清马尔堡病毒特异性 IgM 抗体阳性。②恢复期血清特异性 IgG 抗体效价比急性期有 4 倍以上增高。③感染者标本中检出马尔堡病毒抗原、马尔堡病毒 RNA。④感染者标本中分离到马尔堡病毒。是否遭受马尔堡病毒战剂袭击，除上述检验结果外，还需要结合情报分析、现场流行病学调查和生物战剂溯源等结果综合分析判定。

预防控制　马尔堡病毒感染尚无有效的预防疫苗和治疗药物，对症和支持治疗是救治的主要手段。预防控制马尔堡病毒感染的基本措施是控制传染源，切断传播途径，保护易感人群。战时预防控制马尔堡病毒感染的主要手段包括一般性预防、特异性预防、疫区及污染区控制。

一般性预防　生物战时预防马尔堡病毒战剂感染的一般性措施包括：①加强生物袭击的监测预警，及早发现可疑迹象，及时采取防护措施。②正确使用个人呼吸道防护用品，防止吸入病毒战剂气溶胶。③避免直接接触蝙蝠、猴等野生动物。

特异性预防　马尔堡病毒感染尚无特异性预防疫苗和抗血清，同时，由于马尔堡病毒的排毒期可能长达数月，因此恢复期患者血清的被动治疗存在安全隐患，不适合用于预防和临床治疗。

污染区及疫区控制　发现可疑马尔堡病毒战剂袭击或发生马尔堡出血热疫情时，应划定污染区或疫区，进行封锁，严格实施污染区和疫区管控：①进出污染区和疫区的人员、物资实施管控和检疫。②采取化学、物理消毒与自然净化的方法，消除污染区和疫区的病毒战剂污染。③采取综合措施，捕杀可疑蝙蝠、猴、以及可能感染马尔堡病毒的其他动物，并对动物尸体进行无害化处理。④暴露人员进行检疫，发现患者立即严格隔离治疗。⑤加强医疗、护理人员个人防护，严格感染者排泄物、污染物以及尸体的消毒与处理。

（秦鄂德　秦成峰）

Āibólā bìngdú

埃博拉病毒（Ebola virus）　烈性传染病埃博拉出血热的病原体，病毒学分类属于丝状病毒科，埃博拉病毒属病毒。埃博拉病毒因 1976 年首次分离自苏丹和扎伊尔的埃博拉河附近的出血热患者而得名。

埃博拉病毒感染导致的埃博拉出血热，临床表现主要为发热、出血和多脏器损伤。人主要通过接触感染动物或患者的体液、排泄物、分泌物等而感染，感染发病者病死率可达 50%～90%。埃博拉出血热在许多非洲国家相继有报道，主要流行于乌干达、刚果、加蓬、苏丹、科特迪瓦、利比里亚、塞拉利昂、南非等国家。2000 年 9 月～2001 年 1 月，乌干达暴发埃博拉出血热疫情，感染发病 425 人，其中 224 人死亡。2001 年 10 月～2003 年 12 月，在加蓬和刚果共和国先后暴发了埃博拉出血热，总计 302 个病例，其中 254 人死亡。2013 年 12 月，埃博拉出血热疫情首先在几内亚暴发，继而蔓延至塞拉利昂、利比里亚、尼日利亚等西非国家，至 2016 年 1 月 14 日，世界卫生组织宣布西非埃博拉出血热疫情结束，疫情最严重的几内亚、塞拉利昂、利比里亚三国共感染发病 26 593 人，死亡 11 065 人，其中几内亚死亡 2386 人，塞拉利昂死亡 3903 人，利比里亚死亡 4716 人。

埃博拉病毒可分为扎伊尔、苏丹、本迪布焦、科特迪瓦和莱斯顿五个亚型。埃博拉病毒扎伊尔、苏丹和本迪布焦三种亚型是非洲埃博拉出血热疫情的主要病原体，病死率高达 25%～90%，而科特迪瓦和莱斯顿两种亚型所致疾病病死率较低，其中莱斯顿亚型一般不导致人严重疾病或死亡。2014 年西非暴发的重大埃博拉出血热疫情的病原体，经证实为埃博拉病毒扎伊尔亚型。

军事意义 埃博拉病毒传染性强，发病急，死亡率高，人类普遍易感，同时缺乏有效的预防疫苗和治疗药物，可在多种原代和传代细胞中增殖，易于大量培养和保存。埃博拉病毒具有生物战剂的各种特性，已被联合国国际禁止生物武器公约履约核查机制会议列入生物战剂核查清单。美国将埃博拉病毒列入潜在生物战剂和 A 类生物恐怖病原体清单，世界卫生组织、北约集团以及澳大利亚集团等国际组织，都将埃博拉病毒列为可能用于攻击人的生物战剂。

生物学特征 埃博拉病毒为单股负链 RNA 病毒，可在多种原代和传代细胞中增殖，人类普遍易感，感染发病者死亡率高。

形态结构 埃博拉病毒的形态与马尔堡病毒类似，在电镜下表现为细长杆状，有时也呈"U"形、"6"形或环形，病毒粒子的长度变化较大，直径平均 80nm，长度 800～1400nm（图 1 和图 2）。病毒颗粒外有包膜，表面有长 8～10nm 的刺突，颗粒内部为螺旋对称的核衣壳，直径约为 50nm。

基因组特征 埃博拉病毒基因组为单股负链 RNA，依次编码 6 个结构蛋白（NP、VP35、VP40、GP、VP30 和 VP24）和 1 个非结构蛋白 L。病毒基因组 RNA 长约 19kb，3′端无多聚腺苷酸尾，5′端没有帽子结构。NP 与基因组 RNA 紧密结合并与 VP30 共同构成核衣壳，通过 VP24 和 VP40 与病毒双层脂膜内层相连。包膜糖蛋白 GP 构成刺突，负责识别细胞受体。不同亚型埃博拉病毒糖蛋白的基因组核苷酸构成差异较大，同源性仅为 34%～43%，但是同一亚型的病毒遗传特性相对稳定，基因组很少发生变化。

抗原性 埃博拉病毒感染人

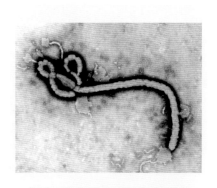

图 1　埃博拉病毒的超微形态（负染，透射电镜，×160000）

引自美国公共卫生图片数据库（PHIL），由美国美国疾病预防控制中心的墨菲（F. Murphy）博士提供

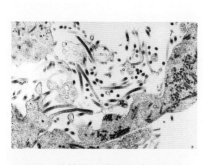

图 2　埃博拉病毒在感染组织中的形态（负染，透射电镜，×40000）

引自美国公共卫生图片数据库（PHIL），由美国疾病预防控制中心的梅伊（B. W. J. Mahy）博士与墨菲（F. Murphy）博士提供

和动物后，可以诱导机体产生中和抗体及补体结合抗体，对于再次感染具有一定的免疫力，但免疫力的持续时间尚不清楚。埃博拉病毒与马尔堡病毒的氨基酸同源性仅为 24%～46%，不存在抗原关系。埃博拉病毒与其他病毒尤其是已知引起出血热的病毒在抗原关系上无相关性。

培养增殖 埃博拉病毒能感染绿猴肾细胞（Vero-98 细胞、Vero-E6 细胞）、恒河猴胎肾细胞（MA104 细胞）、金黄仓鼠肾细胞（BHK-21 细胞）和人宫颈癌细胞（Hela-229 细胞）等多种脊椎动物细胞，其中以 Vero-98、Vero-E6 和 Hela-229 细胞最为敏感，接种 6～7 天后出现细胞病变，表现为细胞变圆、皱缩，染色后胞质内可见形态多样的包涵体。豚鼠、仓鼠、小鼠等实验动物对埃博拉病毒敏感，可用于该病毒的培养增殖。

环境抵抗力 埃博拉病毒室温下较稳定，60℃加热 1 小时不能完全灭活病毒，-70℃可以长期保存。病毒对紫外线、γ 射线和脂溶剂均敏感，甲醛、次氯酸钠、酚类、过氧乙酸等消毒剂可灭活病毒。

危害方式 埃博拉病毒主要通过密切接触传播。果蝠被认为是埃博拉病毒的自然宿主。自然状态下，非洲果蝠将病毒传播给热带雨林中猩猩、猴子、羚羊、豪猪等野生动物，人接触感染、发病动物及其体液、排泄物、分泌物而受到感染，并成为传染源。患者的病毒血症期较长，自急性期至死亡前血液中均可维持很高的病毒量，体液、呕吐物、分泌物、排泄物（如尿、粪便）等均含有病毒，具有高度的传染性。医疗、护理人员，患者亲属等密切接触者，在治疗、护理、照顾患者，以及处理患者尸体过程中容易受到感染。气溶胶在埃博拉病毒传播中具有重要作用，动物实验表明吸入感染性的分泌物、排泄物等均可造成感染。

埃博拉出血热的潜伏期为2~21天，一般为5~12天。起病急，临床表现为高热、畏寒、头痛、肌痛、恶心、结膜充血及相对缓脉。发病2~3天后可有呕吐、腹痛、腹泻、血便等表现，半数患者有咽痛及咳嗽。病后4~5天进入极期，患者可出现谵妄、嗜睡等神志改变，重症患者可出现咯血、呕血、便血、血尿及皮肤出血等多部位出血，发病第10天为出血高峰。在病程第5~7天可出现麻疹样皮疹，数天后消退并脱屑，部分患者可较长期地留有皮肤的改变。重症患者多在病程第7~14天因出血、肝肾功能衰竭及致死性并发症而死亡。非重症患者，一般发病后2周开始逐渐恢复。

埃博拉病毒的致病机制尚未完全阐明。病毒进入机体后，在局部淋巴结首先感染单核细胞、巨噬细胞和其他单核吞噬系统的细胞，然后转移到其他组织；当病毒释放到淋巴或血液中，可以引起肝、脾以及全身固定的或移动的巨噬细胞感染，并进而感染相邻的细胞，包括肝细胞、肾上腺上皮细胞和成纤维细胞等。感染的单核巨噬细胞同时被激活，释放大量的细胞因子和趋化因子，包括肿瘤坏死因子。这些细胞活性物质可以增加血管内皮细胞的通透性，诱导表达内皮细胞表面黏附和促凝因子，以及组织破坏后血管壁胶原暴露，释放组织因子等，最终导致弥散性血管内凝血。在感染晚期可发生脾、胸腺和淋巴结等大量淋巴细胞凋亡。埃博拉病毒感染的主要病理改变是皮肤、黏膜和脏器出血，多器官灶性坏死，以肝和淋巴组织最为严重。

检验鉴定　埃博拉病毒常用的检验鉴定技术包括病毒分离培养、核酸检测和免疫学检测。

分离培养　通常将现场标本，人和动物血液、尿液，肝、脾、肾等组织标本接种敏感细胞和实验动物。常用敏感细胞为Vero、Hela、BHK-21等传代细胞，接种后37℃培养，5~7天可见细胞病变。实验动物最常使用豚鼠，腹腔接种标本后，感染豚鼠可出现发热，病毒在豚鼠肝、脾等脏器增殖，4~7天死亡。

核酸检测　取现场标本，人和动物血清、脏器样本，提取核酸，采用反转录聚合酶链反应（PCR）、实时定量PCR技术检测埃博拉病毒特异核酸片段。利用基因序列测定方法，对埃博拉病毒特异性基因片段或全基因组进行序列测定。

免疫学检测　埃博拉病毒感染常采用间接免疫荧光、酶联免疫吸附和血清中和试验等方法检测血清中埃博拉病毒特异性IgM和IgG抗体。用免疫荧光法还可检测感染组织和环境标本中埃博拉病毒特异性抗原。IgM抗体一般发病后6~10天即可检出，维持时间约3个月，IgG抗体多在发病10~14天产生，抗体维持时间很长，可达10年以上。

感染判断　经实验室检测，具备下列一项及以上指标者，可以判断为埃博拉病毒感染：①感染者急性期血清埃博拉病毒特异性IgM抗体阳性。②恢复期血清特异性IgG抗体效价比急性期有4倍以上增高。③感染者标本中检出埃博拉病毒抗原、埃博拉病毒RNA。④感染者标本中分离到埃博拉病毒。是否遭受埃博拉病毒战剂袭击，除上述检验结果外，还需要结合情报分析、现场流行病学调查和生物战剂溯源等结果综合分析判定。

预防控制　埃博拉病毒感染尚无特异的预防疫苗和有效的治疗药物，对症和支持治疗是救治的主要手段。预防控制埃博拉病毒感染的基本措施是控制传染源，切断传播途径，保护易感人群。战时预防控制埃博拉病毒感染的主要手段包括一般性预防、特异性预防、疫区及污染区控制。

一般性预防　生物战时预防埃博拉病毒战剂感染的一般性措施包括：①加强生物袭击的监测预警，及早发现可疑迹象，及时采取防护措施。②正确使用个人呼吸道防护用品，防止吸入病毒战剂气溶胶。③避免直接接触蝙蝠、猴等野生动物。

特异性预防　埃博拉病毒感染尚无特异性预防疫苗和抗血清，同时，由于埃博拉病毒的排毒期可能长达数月，因此恢复期患者血清的被动治疗存在安全隐患，不适合用于预防和临床治疗。2015年开始，已有埃博拉病毒疫苗进入临床试用，埃博拉病毒单克隆抗体临床治疗取得良好效果。

污染区及疫区控制　发现可疑埃博拉病毒战剂袭击或发生埃博拉出血热疫情时，应划定污染区或疫区，进行封锁，严格实施污染区和疫区管控：①进出污染区和疫区的人员、物资实施管控和检疫。②采取化学、物理消毒与自然净化的方法，消除污染区和疫区的病毒战剂污染。③采取综合措施，捕杀可疑蝙蝠、猴，以及可能感染埃博拉病毒的其他动物,并对动物尸体进行无害化处理。④暴露人员进行检疫,发现患者立即严格隔离治疗。⑤加强医疗、护理人员个人防护,严格感染者排泄物、污染物以及尸体的消毒与处理。

(秦鄂德 秦成峰)

Lāshā bìngdú

拉沙病毒(Lassa virus) 人类急性传染病拉沙出血热的病原体,病毒学分类属于沙粒病毒科,沙粒病毒属病毒。

1969年,在尼日利亚的拉沙镇教会医院工作的一名美籍护士,因出现高热、全身肌痛、关节痛、皮疹及出血倾向等症状而死亡,并传染给护理她的两位同事,导致其中一人死亡。美国学者从上述三位患者的急性期血液及胸水标本中分离出一种新的病毒,经鉴定为沙粒病毒科新成员,并正式命名为拉沙病毒。

拉沙病毒主要通过直接接触或气溶胶方式传播,鼠类是拉沙病毒的天然宿主。拉沙病毒感染性强,感染引起的急性出血热疾病——拉沙热,主要流行于几内亚、利比里亚、塞拉利昂、尼日利亚等西非国家,以及中非共和国等。美国、加拿大、德国、以色列、日本等国均有输入性的拉沙热病例发生。西非每年发生30万~50万拉沙热病例,其中约有5000人死亡,总病死率为1%~2%,住院病例病死率高达15%。

军事意义 拉沙病毒感染力强,人群普遍易感,通过接触和气溶胶吸入等多途径使人感染,缺乏特异预防疫苗和有效治疗药物,可在多种原代或传代细胞中培养增殖,具备了生物战剂的基本特点,是各国普遍重视的生物恐怖病原体。拉沙病毒已被国际禁止生物武器公约履约核查机制会议列入生物战剂清单,美国将拉沙病毒列入A类生物恐怖病原体清单。世界卫生组织、北约集团以及澳大利亚集团等国际组织,都将拉沙病毒列为可能用于攻击人的生物战剂。

生物学特征 拉沙病毒为双节段的负链单股RNA病毒,可在多种原代和传代细胞中增殖,对人的感染性强。

形态结构 成熟的拉沙病毒主要为球形颗粒,也可呈卵圆形或多形态,直径为70~150nm,外有包膜,其上嵌有刺突蛋白。电子显微镜下可观察到病毒内部存在数目不等的致密颗粒(图),这些颗粒大部分来自宿主细胞。沙粒病毒属的病毒均有这一特征,"沙粒"命名即来源于此。

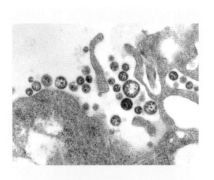

图 拉沙病毒形态(负染,透射电镜,×55000)
引自美国公共卫生图片数据库(PHIL),美国疾病预防控制中心的戈德史密斯(C. S. Goldsmith)、罗林(P. Rollin)和鲍恩(M. Bowen)提供

基因组特征 拉沙病毒的基因组为双节段的负链单股RNA,分别长约3.4kb和7kb,称为小RNA片段(SRNA)和大RNA片段(LRNA)。SRNA主要编码病毒糖蛋白前体GPC蛋白和核蛋白NP,LRNA主要编码病毒多聚酶和Z蛋白。基于不同基因片段的系统进化分析显示,拉沙病毒相对保守,与其他沙粒病毒属成员间没有基因组的重组发生。根据SRNA序列,拉沙病毒可分成四种类型的毒株,分别是:分离自塞拉利昂的Josiah株,分离自尼日利亚的Nigeria株和LP株,以及分离自德国输入性病例的AV株。这些毒株间存在显著的遗传变异,但AV株与Josiah株同源性较高,系统进化上较为接近。

抗原性 拉沙病毒的核衣壳蛋白NP、膜蛋白G1和G2,可诱导不同的抗原反应。核衣壳蛋白NP可诱导产生补体结合抗体,一般在发病2周内出现,可用于早期诊断。糖蛋白G1和G2能诱导特异性中和抗体的产生,常作为疫苗研发的靶标。拉沙病毒感染后能诱导产生免疫保护,但持续时间并未明确,二次感染的病例也有报道。

培养增殖 拉沙病毒在猴肾细胞(Vero细胞)、猪肾细胞(PK-15细胞)等传代细胞,以及人二倍体细胞和人胚肾细胞等原代细胞中培养,能够高效价增殖,导致细胞病变和蚀斑。Vero细胞被广泛用于拉沙病毒分离、鉴定、传代以及其他有关研究工作。一般接种病毒后24小时即可检测到病毒抗原,4~5天内可产生细胞病变。

环境抵抗力 拉沙病毒对理化因素的抵抗力较弱,对酸、热、紫外线、脂溶剂、去污剂等敏感。pH 2.6条件下病毒可被很快灭活,紫外线、γ射线,以及苯酚、甲醛和次氯酸钠等消毒剂可有效灭活病毒。在含有蛋白质的液体中,拉沙病毒对热有较强的耐受力,拉沙热患者血清或胸、腹水标本中的病毒,需经60℃、60分钟处理方可完全灭活。

危害方式 拉沙病毒主要通过直接接触或气溶胶方式传播。拉沙病毒在自然界中的主要传染源和宿主为啮齿动物，以多乳鼠为主，其次还有黑家鼠和小鼷鼠。实验感染松鼠、猴、豚鼠均可导致全身性感染而死亡，血和尿的排毒期长，是潜在的感染宿主和传染源。多乳鼠感染拉沙病毒后并不发病，呈慢性持续无症状感染，其唾液和尿液带毒率很高。人接触感染鼠或其排泄物、分泌物污染的食物、水、物品等被感染，感染者无论是否发病，均可成为传染源。拉沙热病毒感染者的病毒血症可达 20 多天，尿中排毒可达 32 天，唾液及咽颊分泌物中均含有病毒，接触感染者血液、尿、分泌物及炎性渗出物及其污染物品的人员都有被感染的危险。

感染者或带毒鼠的体液、炎性渗出物和排泄物，可污染食物、水和空气等，当人暴露于该环境时，病毒很容易通过损伤皮肤、黏膜、消化道和呼吸道等多种途径侵入机体导致感染。拉沙热患者或隐性感染者的飞沫可直接或通过气溶胶传染健康人，导致人间传播。气溶胶化后的拉沙病毒在空气中比较稳定，能够保持很强的感染力，在人间自然流行、医院和实验室感染中，气溶胶感染是造成拉沙热传播流行的重要原因。

人类感染拉沙病毒后，约 80% 表现为轻症或无症状，重症患者可出现典型的病毒性出血热症状。拉沙热潜伏期 6 ~ 21 天。起病徐缓，表现全身不适、发热、咽痛、咳嗽、恶心、呕吐、腹泻、肌痛及胸腹部疼痛，发热为稽留热或弛张热，常见眼结膜的炎症和渗出。严重病例常发生胸腔积液、出血、癫痫样发作、脑病、

面和颈部水肿，出现低血压或休克。25% 的患者可发生第八脑神经性耳聋，1 ~ 3 个月后仅半数患者可恢复部分功能。总病死率约为 1%，住院病死率接近 15%，在一些流行区病死率更高。妊娠末期 3 个月孕妇和胎儿病死率尤高。谷草转氨酶高于 150IU/L 和高病毒血症者，预后较差。此病恢复缓慢，恢复期可长达数周，部分病例可发生暂时性脱发和运动失调，甚至可长期遗留全身神经性功能障碍。

拉沙病毒是一种泛嗜性病毒，通过呼吸道、消化道或皮肤黏膜进入人体后，可直接侵害肝、脾、肾和心脏等重要脏器，导致多器官损伤，患者可出现心肌炎、间质性肺炎、间质性肾炎等病变，以及渗出性胸水和腹水。重症者因血小板和内皮细胞功能丧失导致出血。

检验鉴定 拉沙病毒常用的检验鉴定技术包括病毒分离培养、核酸检测和免疫学检测。

分离培养 通常将现场标本，人和动物血液、尿液、肝、脾、肾等组织标本接种敏感细胞和实验动物。常用敏感细胞为 Vero、PK-15 细胞等，接种后 37℃ 培养，24 小时后即能检测到病毒抗原，4 ~ 5 天可见细胞病变。动物分离培养常使用乳鼠、豚鼠，标本经腹腔接种，动物感染病毒后可发病、死亡。

核酸检测 取现场标本，人和动物血清、脏器样本，提取核酸，采用反转录聚合酶链反应（PCR）、实时定量 PCR 技术检测拉沙病毒特异核酸片段。利用基因序列测定方法，对拉沙病毒特异性基因片段或全基因组进行序列测定。

免疫学检测 拉沙病毒感染

常采用间接免疫荧光、酶联免疫吸附试验（ELISA）等方法检测血清中拉沙病毒特异性 IgM 和 IgG 抗体。用免疫荧光法、ELISA 还可以检测感染组织和环境标本中拉沙病毒特异性抗原。免疫学检测可在发病 5 ~ 7 天，甚至更短的时间内得到试验诊断结果。

感染判断 经实验室检测，具备下列一项及以上指标者，可以判断为拉沙病毒感染：①感染者急性期血清拉沙病毒特异性 IgM 抗体阳性。②恢复期血清特异性 IgG 抗体效价比急性期有 4 倍以上增高。③感染者标本中检出拉沙病毒抗原、拉沙病毒 RNA。④感染者标本中分离到拉沙病毒。是否遭受拉沙病毒战剂袭击，除上述检验结果外，还需要结合情报分析、现场流行病学调查和生物战剂溯源等结果综合分析判定。

预防控制 拉沙病毒感染尚无有效的预防疫苗，对感染者及早进行抗病毒治疗、对症和支持治疗是救治的主要手段。预防控制拉沙病毒感染的基本措施是控制传染源，切断传播途径，保护易感人群。战时预防控制拉沙病毒感染的主要手段包括一般性预防、特异性预防、疫区及污染区控制。

一般性预防 生物战时预防拉沙病毒战剂感染的一般性措施包括：①加强生物袭击的监测预警，及早发现可疑迹象，及时采取防护措施。②正确使用个人呼吸道防护用品，防止吸入病毒战剂气溶胶。③避免直接接触鼠类等野生啮齿动物。

特异性预防 拉沙病毒感染尚无特异性预防疫苗和抗血清，在感染发病早期给予广谱抗病毒药利巴韦林具有一定的预防和治

疗效果。

污染区及疫区控制　发现可疑拉沙病毒战剂袭击或发生拉沙出血热疫情时，应划定污染区或疫区，进行封锁，严格实施污染区和疫区管控：①进出污染区和疫区的人员、物资实施管控和检疫。②采取化学、物理消毒与自然净化的方法，消除污染区和疫区的病毒战剂污染。③采取综合措施进行灭鼠，对死鼠进行无害化处理。④暴露人员进行检疫，发现患者立即严格隔离治疗。⑤加强医疗、护理人员个人防护，严格感染者排泄物、污染物以及尸体的消毒与处理。

（秦鄂德　秦成峰）

Húníng bìngdú

胡宁病毒（Junin virus）　人类传染性疾病阿根廷出血热的病原体，病毒学分类属于沙粒病毒科，沙粒病毒属病毒。

阿根廷出血热于 1953 年首次发现于阿根廷北部，典型临床症状表现为发热、头痛、肌痛、腹痛、腹泻，结膜充血、牙龈出血，重症者出现广泛性出血、血压下降、休克。1958 年帕尔迪（Pardi）等人，从阿根廷布宜诺斯艾利斯省的胡宁镇阿根廷出血热患者血液和尸检组织中分离得到一种病毒，命名为胡宁病毒，经证实该病毒即为阿根廷出血热的病原体。胡宁病毒主要通过直接接触或气溶胶方式传播。啮齿动物是其自然宿主，病毒血症期鼠类或患者可持续经唾液、粪、尿等排出病毒，污染食物、水、空气等，进而通过直接接触或气溶胶吸入而引发感染。

胡宁病毒感染所致的阿根廷出血热，自 1953 年后每年都有暴发流行，发病人数一般在 300~1000 人，最多时年发病人数达4000 人，病死率为 15%~30%。胡宁病毒疫情暴发的地理分布相对局限，主要流行于阿根廷的布宜诺斯艾利斯等省，流行区域约为 15 万平方公里。其流行特征具有明显的季节性，在 3~5 月阿根廷当地收获季节为流行高峰，高发于农村地区，患者主要为农业工人，与年龄性别关系不大。

军事意义　胡宁病毒致病性强，感染死亡率较高，人类普遍易感。该病毒可在多种原代和传代细胞中增殖，易于大量培养和保存。胡宁病毒经啮齿动物体液或排泄物污染环境和食物等进行传播，通过接触或气溶胶吸入而引发感染。美国《反生物恐怖计划指南》将胡宁病毒列为最高等级的 A 类致死性病原体，国际禁止生物武器公约履约核查机制会议将胡宁病毒列入生物战剂核查清单。北约集团、澳大利亚集团等国际组织将胡宁病毒列为可能用于攻击人的生物战剂。

生物学特征　胡宁病毒具有沙粒病毒的共同特征。

形态结构　电镜下胡宁病毒为球形颗粒，也可呈卵圆形或多形态（图），直径一般在 110~150nm，外有包膜，其上嵌有刺突蛋白。病毒颗粒内部可见数目不等的沙粒状致密颗粒，直径20~25nm，由细丝连接。

基因组特征　胡宁病毒的基因组为双节段的负链单股 RNA，一段长约 3.5kb，另一段长约 7.3kb，分别称为小 RNA（SRNA）和大 RNA（LRNA）。LRNA 主要编码病毒 RNA 聚合酶 L 蛋白和 Z 蛋白，SRNA 主要编码病毒糖蛋白前体蛋白（GPC）和核蛋白（NP）。其中，NP 抗原性最为保守。

抗原性　胡宁病毒含有 3 种结构蛋白，NP 及两种源自 GPC的膜蛋白 G1 和 G2。NP 蛋白产生补体结合反应，一般发病 2 周内出现，可用于早期诊断。糖蛋白（GP）能诱导特异中和抗体的产生。胡宁病毒感染后会产生免疫力，但持续时间尚不明确。根据抗原特征，沙粒病毒属成员可进一步分为旧大陆组和新大陆组病毒，胡宁病毒属于新大陆组病毒。NP 基因序列进化分类与血清学分类显示，胡宁病毒与马丘波病毒等同属于新大陆组 B 谱系。

培养增殖　胡宁病毒在猴肾细胞（Vero 细胞）、金黄仓鼠肾细胞（BHK-21 细胞）、猪肾细胞等传代细胞，以及人二倍体细胞和原代人胚肾细胞中能够进行高效价增殖，其中 Vero E6 和 BHK-21 细胞对胡宁病毒尤其敏感，可出现明显的细胞病变和形成蚀斑。胡宁病毒对乳小鼠和仓鼠有致病性，可用于病毒分离和增殖培养。

环境抵抗力　胡宁病毒对理化因素的抵抗力较弱，对酸、热、

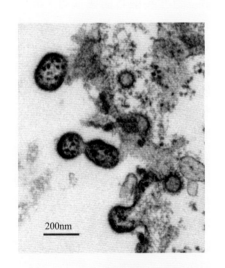

200nm

图　Vero-E6 细胞释放出的胡宁
　　病毒（透射电镜）

引自 Ashley Grant, Alexey Seregin, Cheng Huang, et al. Junin Virus Pathogenesis and Virus Replication. Viruses, 2012, 4（10）: 2317-2339

紫外线、脂溶剂、去污剂等敏感。56℃加热30分钟，紫外线、伽马射线、脂溶剂处理可以使该病毒灭活。0.5%苯酚、10%甲醛和0.5%次氯酸钠等常用消毒剂均可有效杀灭该病毒。

危害方式 胡宁病毒致病力强，发病率高，人群感染胡宁病毒后显性感染者超过80%，临床症状重，病情凶险，病死率可达30%。

啮齿动物是胡宁病毒的自然宿主，主要为阿根廷的多肌美鼠和劳查美鼠等。啮齿动物感染病毒后出现病毒血症，由体液或排泄物排出病毒，污染环境、空气、食物、饮水等，有些啮齿动物的病毒血症可持续存在，长期排毒。当人暴露于病毒污染环境时，通过直接接触、气溶胶吸入和食用污染食物等方式，胡宁病毒经损伤皮肤、黏膜、消化道和呼吸道等多种途径进入机体，导致感染发病。

胡宁病毒感染人的潜伏期为7~16天。起病较缓，体温逐渐升高，伴有头痛、肌痛及食欲减退等。发病3~4天时，体温进一步升高，肌痛加剧，以腰部最为明显。体检可见结膜、颜面、颈、胸部充血，皮肤、黏膜出血斑点，牙龈、软腭、腋下出血斑点多见，脉缓，全身淋巴肿大，普通型患者发病6~8天开始恢复。重症患者可出现广泛性出血、血压下降、休克，甚至死亡。部分患者在病程第5~6天出现神经系统症状，表现为舌部、眼球和肢体有定向性震颤、谵妄、抽搐，以及体位性低血压、阵发性多汗等自主神经功能紊乱现象。

胡宁病毒的致病机制尚未完全阐明。胡宁病毒经呼吸道、消化道或皮肤黏膜进入人体后，可侵入单核巨噬细胞和内皮细胞，进行复制和传播。胡宁病毒可导致多器官损伤，主要包括血管内皮系统、心肌、肾和中枢神经系统，但一般为非特异损伤。出血原因主要为血小板减少及其功能异常所致。胡宁病毒感染急性期存在病毒血症，同时血清中α干扰素和肿瘤坏死因子α水平显著升高。急性期由于体液免疫延迟和细胞免疫抑制，可出现短暂免疫缺陷，恢复期可恢复正常。病理变化主要为小血管受损，有血浆外渗和出血，炎症反应较轻微。

检测鉴定 胡宁病毒的实验室检验鉴定主要包括病原分离、抗原抗体检测和核酸检测，常用技术方法有病毒分离培养技术、免疫学检测技术和分子生物学检测技术。

分离培养 通常将现场标本，人和动物血液、尿液、咽拭子，尸检组织标本接种敏感细胞和实验动物进行病毒分离培养。常用敏感细胞为 Vero、BHK 细胞，接种后37℃培养，病毒感染增殖可出现细胞病变和形成蚀斑。动物分离培养常使用乳小鼠和仓鼠，标本经腹腔接种，饲养观察1~4周，动物感染病毒后可发病、死亡。感染发病3~10天内，患者血清或咽拭子病毒分离阳性率较高。

核酸检测 取现场标本，人和动物血清、脏器样本，提取核酸，采用反转录聚合酶链反应（PCR）、实时定量 PCR 技术检测胡宁病毒特异核酸片段。利用基因序列测定方法，对胡宁病毒特异性基因片段或全基因组进行序列测定。

免疫学检测 胡宁病毒感染常采用间接免疫荧光、酶联免疫吸附试验（ELISA）和中和试验等方法检测血清中胡宁病毒特异性 IgM 和 IgG 抗体，或检测感染组织和环境标本中胡宁病毒特异性抗原。胡宁病毒感染后 IgG 抗体出现较晚，利用 ELISA 检测胡宁病毒抗原和 IgM 抗体，可于发病初几日内获得阳性结果。

感染判断 经实验室检测，具备下列一项及以上指标者，可以判断为胡宁病毒感染：①感染者急性期血清胡宁病毒特异性 IgM 抗体阳性。②恢复期血清特异性 IgG 抗体效价比急性期有4倍以上增高。③感染者标本中检出胡宁病毒抗原、胡宁病毒 RNA。④感染者标本中分离到胡宁病毒。是否遭受胡宁病毒战剂袭击，除上述检验结果外，还需要结合情报分析、现场流行病学调查和生物战剂溯源等结果综合分析判定。

预防控制 胡宁病毒感染的预防控制基本措施是控制传染源，切断传播途径，保护易感人群。战时预防控制胡宁病毒感染的主要手段包括一般性预防、特异性预防、疫区及污染区控制。

一般性预防 生物战时应加强生物袭击的监测预警，及早发现可疑迹象，及时采取防护措施；正确使用个人呼吸道防护用品，防止吸入病毒战剂气溶胶；避免直接接触鼠类等野生啮齿动物。

特异性预防 胡宁病毒减毒活疫苗已应用于临床，预防效果良好。对胡宁病毒感染尚无有效的治疗措施，临床上以对症支持治疗为主。发病8天内，采用患者恢复期血清具有治疗效果。动物实验表明利巴韦林对胡宁病毒具有抗病毒作用，但临床应用数据不足。

污染区及疫区控制 发现可疑胡宁病毒战剂袭击或发生胡宁

病毒感染疫情时，及时划定污染区或疫区，进行封锁，严格实施污染区和疫区管控：①进出污染区和疫区的人员、物资实施管控和检疫。②采取化学、物理消毒与自然净化的方法，消除污染区和疫区的病毒战剂污染。③采取综合措施进行灭鼠，对死鼠进行无害化处理。④暴露人员进行检疫，发现患者及时隔离治疗，对患者排泄物、污染物以及尸体进行严格消毒处理。⑤加强医疗、护理人员个人防护，避免医源性感染。

(秦鄂德　秦成峰)

dēnggé bìngdú

登革病毒（dengue virus）

人类传染性疾病登革热的病原体，病毒学分类属于黄病毒科、黄病毒属病毒。登革热是 18 世纪就有记载的一种传染病，早期被称为骨痛热、折骨热、痛骨热等，直到 1828 年古巴流行时将该病称为 dunga，后改为 Dengue 并沿用至今。

1943 年日本霍塔（Hotta）和基穆拉（Kimura）首次从登革热患者标本中分离出登革病毒，1944 年美国的萨宾（Sabin）从美国驻印度、新几内亚和夏威夷的患登革热的士兵标本中再次分离出三株登革病毒，并建立了血凝抑制试验方法，确认登革病毒存在不同型别。夏威夷分离的毒株被确定为登革病毒-1 型，新几内亚的分离毒株被确认为登革病毒-2 型，1956 年从菲律宾首都马尼拉的登革热患者中分离到了登革病毒-3 型和登革病毒-4 型，揭开了登革热病原体之谜。随着对登革热流行特征及登革病毒研究的深入，发现了登革病毒可以引发登革出血热和登革休克综合征等重症登革热，病情更重，病死率

增高。

登革病毒主要分布于东南亚、南亚、西太平洋地区、美洲、地中海东部和非洲。登革病毒主要通过蚊媒传播，传染性强，媒介分布广泛。全世界约有 1/3 人口居住在埃及伊蚊、白纹伊蚊等登革病毒媒介广泛分布的地区。世界上每年都有登革热暴发流行，发病率在全球有大幅度上升趋势，全世界有 128 个国家的 39 亿人面临登革病毒感染风险。登革病毒感染人所致疾病，临床上表现为症状较轻的登革热、病情严重的登革出血热和登革休克综合征。20 世纪 50 年代以前，登革病毒感染发病以临床症状较轻的登革热为主，自 50 年代重症登革热（也称为登革出血热）在菲律宾和泰国登革热流行期间被首次发现以来，登革出血热和登革休克综合征发病比例明显上升。进入 21 世纪，登革出血热和登革休克综合征已严重影响到大多数亚洲和拉丁美洲国家，成为上述地区儿童住院和死亡的一个重要病因。

军事意义　登革病毒的发现和登革热的流行与人类战争密切相关。第二次世界大战期间，战争环境加剧了登革热的流行，严重影响了军队战斗力和民众健康。在太平洋和亚洲战场上，登革热成为日本及其盟军发病率上升的重要原因，日本和美国军事当局对其非常重视，成立专门研究机构对其病原进行研究。在自然状况下登革病毒主要是通过媒介蚊虫叮咬传播，特殊情况下也可通过气溶胶方式使人感染，发生登革热暴发疫情，导致大批军民因发病而丧失战斗力和劳动能力。联合国、世界卫生组织、北约集团以及澳大利亚集团等国际组织，都将登革病毒列为生物战剂。

生物学特征　登革病毒为有包膜的 RNA 病毒，易于培养增殖，对人致病力强。

形态结构　登革病毒主要呈球形，直径为 45~55nm，成熟的病毒颗粒外层为脂蛋白组成的包膜，病毒颗粒表面有一些 5~10nm 的突起。病毒颗粒内部含有具感染性的单股 RNA 分子，与衣壳蛋白共同构成核衣壳，核心直径为 25~30nm（图）。

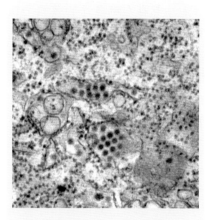

图　登革病毒感染组织中的形态（负染，透射电镜，×30000）

引自美国公共卫生图片数据库（PHIL），由美国疾病预防控制疾控中心的墨菲（F. Murphy）和戈德史密斯（C. Goldsmith）博士提供

基因组特征　登革病毒的基因组为单股正链 RNA，长约 11kb，含单一的开放读码框，可依次编码 3 种结构蛋白（衣壳蛋白 C，膜蛋白前体/膜蛋白 prM/M 和包膜糖蛋白 E）和 7 种非结构蛋白。基因组 5′和 3′两端为非编码区（UTR），存在多个保守的线性序列及二级结构，通过参与基因组环化及与病毒和宿主蛋白的相互作用来调控病毒基因组复制和翻译的起始和转换。其中 5′-UTR 长约 100nt，具有 I 型帽子结构，起始核苷酸为保守的 5′-AG。5′-UTR 的一级线性序列在登革

1~4 型病毒中高度保守，该区可形成 2 个保守的茎环（SL）结构。登革病毒 3′-UTR 的长度在黄病毒属各成员中最短，约为 400nt，存在多个保守的线性序列及二级结构。基因组 3′-末端无多聚腺苷酸尾，而是一个完全保守的 6nt（5′-GGUUCU-3′）序列，其中 3′ 最末端的 CUOH 在黄病毒中高度保守，可能与基因组 5′ 末端高度保守的 AG 共同在基因组复制中发挥作用。

自然存在的 4 个血清型登革病毒，同一型内病毒间核苷酸序列的差异较小，不同型间病毒核苷酸序列差异较大。根据系统进化发育树的聚类特征，可将血清型内登革病毒进一步分为不同的基因型。基因型与毒株的地理分布有关，而且同一血清型内不同的基因型可能具有不同的毒力。

抗原性 登革病毒 E 蛋白具有多种抗原表位，包括黄病毒组特异、亚组特异和登革病毒型特异表位，这些表位在病毒吸附以及免疫反应中起重要作用，如血凝作用、中和作用等，对保持毒株的遗传稳定型有重要意义。根据登革病毒的抗原性，通过血清学试验，将登革病毒分为 4 个不同的血清型。不同血清型登革病毒间具有广泛的交叉反应性，但登革病毒感染后只对同型登革病毒产生免疫保护作用，对不同型别登革病毒感染的交叉保护效果较差。

培养增殖 登革病毒可在多种原代和传代细胞中培养增殖，包括蚊虫类细胞和哺乳类动物细胞。蚊细胞对登革病毒感染高度敏感，白纹伊蚊细胞（C6/36 细胞），假盾伊蚊细胞（AP-61 细胞）和马来闭壳龟巨蚊细胞（TRA-284 细胞）广泛用于登革病

毒增殖培养和病毒分离，高感染剂量的病毒感染蚊虫细胞时，3~6 天后病毒效价即可达到高峰。登革病毒也可在哺乳类动物细胞系增殖，如猴肾细胞（LLC-MK2 和 Vero 细胞），金黄仓鼠肾细胞（BHK-21 细胞），恒河猴胚胎肺细胞（FRhL 细胞），和原代狗肾细胞（PDK 细胞），常用于登革病毒的增殖培养，但病毒效价通常不如蚊虫细胞培养的效价高。登革病毒感染蚊虫类细胞和哺乳类动物细胞后均可产生细胞病变或蚀斑。细胞病变时可观察到细胞折光性增强，细胞变圆，有时发生融合，病变细胞内粗面内质网膜增生和变大。LLC-MK2 细胞系常用于登革病毒的蚀斑和蚀斑减少中和试验。

抵抗力 登革病毒在 pH 7~9 最稳定，在 pH 6.0 以下，病毒则失去结构的完整性。登革病毒不耐高温，56℃ 加热 30 分钟或 100℃ 加热 2 分钟可将病毒完全灭活。在低温及干燥状态下抵抗力较强，在 4℃ 下可保存数周，−70℃ 冻存可至少存活 8 年。病毒对脂溶剂敏感，如乙醚、氯仿和脱氧胆酸钠、脲、β-丙内酯、醛、离子型和非离子型去污剂、脂酶以及多种蛋白水解酶均可将病毒灭活。紫外线照射、X 线辐射也可将病毒灭活，对常用化学消毒剂敏感。

危害方式 人、灵长类动物和蚊虫是登革病毒的自然宿主，人是唯一已知的感染登革病毒后出现临床症状的宿主。第一次感染后，产生的免疫保护作用具有相对单一的型特异性，对其他 3 个型病毒仅产生暂时和部分的保护力，且在很短时间之后，其免疫保护作用减弱，因此具有第二次或者连续感染的风险。

黑猩猩、恒河猴、长臂猴和狒狒均可被登革病毒感染，而且可产生免疫应答，但一般不表现任何症状。在这些动物中，病毒血症的出现与人类相似，但是持续的时间更短，一般为 1~2 天。对于其他脊椎动物，登革病毒不易感染，即使是对常用于其他虫媒病毒分离鉴定的小鼠，用不经传代的登革病毒株通过脑内接种一般也不出现任何症状。

登革病毒为典型的蚊媒病毒，主要通过蚊媒叮咬传播，已证实的媒介蚊虫至少有 6 种，包括埃及伊蚊、白纹伊蚊、赫布里底伊蚊、波利尼西亚伊蚊、盾纹伊蚊和中斑伊蚊，其中埃及伊蚊和白纹伊蚊是传播登革病毒的主要媒介。登革病毒对媒介并没有直接的致病性，蚊媒在摄取含有登革病毒的血食之后，病毒可感染蚊子中肠内上皮细胞，而后自中肠上皮进入血腔而感染唾液腺。最后病毒被分泌到唾液中，在蚊子叮咬人时而引起感染。登革病毒也可感染蚊子的生殖道，在产卵期病毒再进入发育的卵中，经卵传代。登革病毒亦可经输血和密切接触传播，但并不常见。

登革病毒感染引起的临床症状变化很大，包括无症状感染、一般性发热和较温和的登革热以及病死率很高的登革出血热和登革休克综合征。登革病毒感染的急性期持续 5~7 天，病毒血症可持续 2~12 天，平均 4~5 天，随后出现免疫应答反应。登革病毒感染引起的临床症状既与被感染个体的年龄、性别、免疫水平和营养状况等因素有关，又受病毒毒力、型别等因素的影响。登革热是登革病毒感染的最普遍症状，临床症状以发热、斑疹和轻微出血为主，多数患者经对症治疗可

痊愈。登革出血热和登革休克综合征则临床症状更为严重，患者血管通透性增加，出现全身性的血管损伤，同时大多伴有血小板减少、凝血紊乱等，导致大量出血，引起低血压和休克等症状。

感染一种血清型登革病毒后，再感染其他型登革病毒时，早先生成的抗体可与新感染的病毒形成免疫复合物促进病毒的感染，产生抗体依赖性感染增强作用，导致免疫病理损伤，引起临床症状更为严重的登革出血热和登革休克综合征。

检验鉴定　登革病毒常用的检验鉴定技术包括病毒分离培养、核酸检测和免疫学检测。

分离培养　通常将现场环境标本和临床标本接种乳鼠和敏感细胞进行病毒分离培养。乳鼠接种分离培养，一般选用1~3日龄乳小鼠，脑内接种，发病后取脑组织保存、鉴定。细胞接种分离培养，常用 C6/36、BHK-21、LLC-MK2 等细胞，36℃培养，一般可在2~3天出现细胞病变。

核酸检测　提取现场或临床样本核酸，采用反转录聚合酶链反应（PCR）、实时定量 PCR 等技术方法检测登革病毒特异核酸。利用基因序列测定方法，对登革病毒特异性基因片段或全基因组进行序列测定。

免疫学检测　常用酶联免疫吸附试验（ELISA）、免疫荧光染色、血凝抑制试验和中和试验等免疫学技术检测标本中的登革病毒抗原和特异性抗体。通常选用 ELISA、免疫荧光染色技术检测环境标本、患者临床标本、动物标本中的登革病毒抗原，利用登革病毒型特异单克隆抗体，可以直接对待检标本的登革病毒进行分型鉴定；选用 ELISA、免疫荧光

技术、中和试验和血凝抑制试验等检测患者和感染动物血清标本中的登革病毒特异性抗体。

感染判断　实验室检测结果，具备下列一项及以上指标者，均可以判断为登革病毒感染：①感染者急性期血清特异性 IgM 抗体阳性。②恢复期血清特异性 IgG 抗体效价比急性期有4倍以上增高。③感染者标本中检出登革病毒抗原或病毒 RNA。④感染者标本中分离到登革病毒。判定是否遭受登革病毒战剂袭击，除上述检验结果外，还需要结合情报分析、现场流行病学调查和生物战剂溯源等结果综合分析。

预防控制　登革病毒感染尚无特效治疗药物，支持和对症治疗是主要的救治手段。预防控制登革病毒感染的基本措施是防止蚊虫叮咬，控制传染源，保护易感人群。战时预防控制登革病毒感染的主要手段包括一般性预防、特异性预防、疫区及污染区控制。

一般性预防　生物战时预防登革病毒战剂感染的一般性措施包括：①加强生物袭击的监测预警，及早发现可疑迹象，及时采取防护措施。②正确使用个人防护用品，防止登革病毒气溶胶吸入和媒介蚊虫叮咬。③采用综合措施，消除蚊虫滋生地，降低蚊虫密度。④防蚊隔离治疗患者，控制传染源。

特异性预防　登革病毒感染预防尚无安全有效的登革病毒疫苗和特效抗病毒药物。早发现、早隔离、早治疗是应对登革热疫情的基本原则。登革病毒血清型间交叉保护的缺乏及抗体依赖的感染增强作用的存在，是影响登革疫苗发展和特异抗体应用的主要障碍。

污染区及疫区控制　发现可疑登革病毒战剂袭击或发生登革病毒病疫情时，应划定污染区或疫区，进行封锁，实施污染区和疫区管控：①进出污染区和疫区的人员、物资、交通工具等进行管控和检疫。②采取化学、物理消毒与自然净化的方法，消除污染区和疫区的病毒战剂污染。③利用快速杀虫手段，迅速杀灭媒介蚊虫，消除蚊虫滋生环境，降低蚊虫密度。④采取各种防蚊措施，避免蚊虫叮咬。⑤对暴露人员进行检疫，防蚊隔离治疗患者。⑥采集标本，进行病原学检测、监测和流行病学调查，追溯污染来源和疫情发生发展状况。

（秦鄂德　秦成峰）

Mǎqiūbō bìngdú

马丘波病毒（Machupo virus）　人类传染性疾病玻利维亚出血热的病原体，病毒学分类属于沙粒病毒科，沙粒病毒属病毒。1963年5月，约翰逊（Johnson）等在玻利维亚暴发的一次出血热疫情中，从一名死亡患者的脾脏中首次分离得到该病毒。

玻利维亚出血热于1959年首次发现在玻利维亚贝利地区马丘波小河附近的两个乡村，临床症状与阿根廷出血热非常相似，马丘波病毒为该病的病原体。此病与阿根廷出血热一起合称为南美洲出血热。

玻利维亚出血热的流行区域主要局限于玻利维亚东部平原，巴拉圭北部和巴西西部与玻利维亚接壤地区内。该病暴发流行有明显的季节性，一般雨季后流行加剧，7~8月病例数达到峰值。该病多发于农村地区，以住户感染为特点，感染者年龄、性别、职业差异不大。1959~1971年该病主要流行于玻利维亚东北

部，病死率超过 20%。自 1964 年 5~7 月当地卫生部门实施灭鼠措施后，病例数随即下降，该病流行受到显著遏制。1971~1994 年该病未再暴发流行。1994 年后偶有零星病例报道。

军事意义 马丘波病毒致病性强，人类普遍易感，感染死亡率较高，致死率可达 30%。该病毒可在多种原代和传代细胞中增殖，易于大量培养和保存。马丘波病毒经啮齿动物体液或排泄物污染环境和食物等进行传播，通过接触或气溶胶吸入而引发感染。由于马丘波病毒的强传染性和高致病性，美国曾在 70 年代利用小鼠、仓鼠与恒河猴等实验动物，对该病毒的致病性进行了系统研究。北约集团、澳大利亚集团等国际组织将马丘波病毒列为可能用于攻击人的生物战剂，国际禁止生物武器公约履约核查机制会议将马丘波病毒列入生物战剂核查清单。

生物学特征 马丘波病毒在沙粒病毒属中属塔卡里伯抗原亚组，该亚组分为 3 个谱系，马丘波病毒和胡宁病毒同属于 B 谱系，具有相似的生物学特征。

形态结构 马丘波病毒为包膜病毒，电镜下病毒颗粒呈多形性，直径为 60~300nm（图）。病毒颗粒内有两个疏松的螺旋状核衣壳结构，由病毒衣壳 N 蛋白结合的双节段单链 RNA 构成。病毒颗粒外包有双层类脂膜，上嵌有病毒糖蛋白 G1 和 G2 形成的 7~10nm 的 T 形刺突。电镜下可见病毒颗粒中含有 1~10 个由细丝连接的直径约 20nm 的电子致密颗粒。

基因组特征 病毒基因组为双节段负链单股 RNA，较长者称为大 RNA（LRNA），短者称为

小 RNA（SRNA）。LRNA 长约 7200 个核苷酸，编码 RNA 依赖的 RNA 聚合酶（RdRp）和复制相关的环指蛋白。SRNA 长约 3400 个核苷酸，编码糖蛋白前体（GPC）和核蛋白（NP）。GPC 蛋白由病毒 RNA 的 5′端半分子编码，加工后可形成 G1 和 G2 糖蛋白。NP 为病毒互补 RNA 的 5′端半分子编码。马丘波病毒基因组变异不显著，亦未见该病毒基因组的重组或重配。

马丘波病毒通过人细胞表面的铁传递受体蛋白 1 侵入细胞后，病毒基因组 LRNA 首先翻译 RdRp 酶，在该酶的作用下 SRNA 合成互补的正链 RNA，作为翻译核蛋白的 mRNA。与此同时，又以病毒互补正链 RNA 为模板合成负链 RNA。负链 RNA 既作为子代病毒 RNA 包装在毒粒内，又作为糖蛋白前体的 mRNA 翻译糖蛋白前体，再加工成 G1 和 G2 糖蛋白，二者

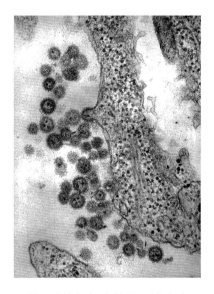

图 感染组织中的马丘波病毒（负染，透射电镜，×40000）

引自美国公共卫生图片数据库（PHIL），美国疾病预防控制中心的墨菲（F. Murphy）和惠特菲尔德（S. Whitfield）提供

构成四聚体的病毒刺突。其中 G1 蛋白负责与细胞表面的病毒受体结合，介导病毒侵入宿主细胞，其可被中和抗体识别。G2 蛋白则介导酸性 pH 依赖的膜融和过程。病毒基因组 RNA 的这种独特的双义结构，可使核蛋白与糖蛋白前体分别独立表达。

抗原性 马丘波病毒糖蛋白是主要的保护性抗原。病毒感染人后可诱导典型的 B 细胞免疫应答，但抗体出现较晚，通常发病 2 周后才可检测到患者血清中的特异抗体，发病后 3~4 周可检测到中和抗体和补体结合抗体。马丘波病毒与胡宁病毒血清学关系密切，彼此间可诱导一定的交叉保护作用。沙粒病毒在啮齿动物中的传播仅受到较小的免疫压力，其抗原性基本保持稳定。

培养增殖 马丘波病毒对猴肾细胞（Vero 细胞）、金黄仓鼠肾细胞（BHK-21 细胞）非常敏感，常用于该病毒的分离培养，其他细胞系如类淋巴母细胞（33H 细胞）、内皮细胞和成纤维细胞也可用于病毒的培养。在 37℃下培养 3 天左右病毒效价可达到峰值，4~7 天可出现细胞病变或形成空斑。病毒在 33H 细胞上效价可高达 10^{10} PFU/ml。仓鼠和乳小鼠对马丘波病毒非常敏感，可用于病毒分离和增殖培养。

环境抵抗力 马丘波病毒在 pH 5.0~6.0 时较为稳定，低于 pH 5.0 时感染力完全丧失。加热至 56℃ 可使感染力快速下降。马丘波病毒可被紫外线、伽马射线以及去污剂、脂溶剂灭活。0.5% 苯酚、2% 戊二醛、10% 甲醛、1% 次氯酸钠等消毒剂可有效杀灭该病毒。

危害方式 马丘波病毒感染剂量极低，仅 1~10 个病毒颗粒

即可导致感染，含有病毒颗粒的尘埃、飞沫以及气溶胶均可感染人类，接触患者和带毒鼠的分泌物和排泄物，以及被污染的水和食物也易导致感染。

马丘波病毒自然宿主是野生硬皮仓鼠。病毒感染的硬皮仓鼠通过尿液、粪便和唾液等分泌物与排泄物污染环境。吸入含病毒的仓鼠尿液、粪便和唾液等形成的气溶胶，接触带毒硬皮仓鼠或其尸体、血液或排泄物及其污染物（食物和水等）均可引起人类感染。产生免疫耐受的仓鼠可终生带病毒，长期存在病毒血症和病毒尿症，持续排毒。仓鼠的这种病毒持续感染状态是造成玻利维亚出血热长期流行的重要因素。硬皮仓鼠一般生活于野外，当因食物短缺而迁居村镇时将病毒传播给人类，从而导致玻利维亚出血热流行。密切接触感染发病的玻利维亚出血热患者，可能受到感染，导致人与人之间的传播。

马丘波病毒感染人，潜伏期为1~2周，通常起病较缓，初期多呈流感样症状，全身乏力，发热，肌痛、腰痛、食欲减退，亦可见上腹痛和便秘，常伴有恶心和呕吐。发病3~5天时，体温可升高至40℃，可出现结膜炎、面、颈和胸部充血或淤斑，口腔黏膜、牙龈、鼻腔出血，亦有轻度胃肠道和子宫出血。通常发病6天后病症开始减轻，并逐渐恢复。部分患者病情转重，出现鼻出血和/或呕血、肺水肿和急性神经系统症状，甚至休克。休克期一般持续1~2天，少数患者因不可逆性休克致死。绝大多数患者均可康复，无后遗症，部分患者身体虚弱状态可持续数月。

马丘波病毒进入人体后，首先感染网状内皮系统，随后病毒扩散至肺、肝、脾、肾等实质器官和组织。病毒主要导致内皮系统损伤，出血是该病的典型病征，弥散性血管内凝血较为常见。重症患者的血管内皮系统功能受损和血浆渗漏，引起持久性的低血容量性休克，最终因不可逆性休克而死亡。

检验鉴定 马丘波病毒的实验室检测鉴定主要包括病原分离、抗原抗体检测、核酸检测，常用技术方法有病毒分离培养技术、免疫学检测技术和分子生物学检测技术。

分离培养 常用于病毒分离的标本，包括感染动物标本、环境污染标本和感染发病患者的临床标本。患者临床标本主要有血液、尿液、咽喉拭子和死亡病例尸检组织标本等。患者发病后1~2周内采集的临床标本的病毒分离成功率相对较高。病毒分离培养方法有细胞培养法和动物接种法，细胞培养常用 Vero 或 BHK 等哺乳动物细胞，接种标本后置37℃培养，一般3~5天病毒效价可达到峰值，并可出现细胞病变或形成空斑。动物接种分离病毒，乳龄仓鼠和乳小鼠的敏感性和成功率较高，常采用脑内或腹腔途径接种，饲养观察动物感染发病情况。

核酸检测 取现场标本，人和动物血清、脏器样本，提取核酸，采用反转录聚合酶链反应（PCR）、实时定量 PCR 技术检测马丘波病毒特异核酸片段。利用基因序列测定方法，对马丘波毒特异性基因片段或全基因组进行序列测定。

免疫学检测 马丘波病毒感染常采用间接免疫荧光试验、酶联免疫吸附试验（ELISA）和中和试验等方法检测血清中马丘波病毒特异性 IgM 和 IgG 抗体，或检测感染组织和环境标本中马丘波病毒特异性抗原。马丘波病毒特异 IgG 抗体出现较晚，一般发病2周后才可检测到。间接免疫荧光法对塔卡里伯病毒抗原亚组各病毒存在交叉反应，而蚀斑中和法则可区分马丘波病毒与其他塔卡里伯抗原亚组病毒。部分重症患者由于发病急，体内抗体尚未产生，此时可采用抗原捕捉 ELISA 直接检测血或组织中的病毒抗原。

感染判断 经实验室检测，具备下列一项及以上指标者，可以判断为马丘波病毒感染：①感染者急性期血清马丘波病毒特异性 IgM 抗体阳性。②恢复期血清特异性 IgG 抗体效价比急性期有4倍以上增高。③感染者标本中检出马丘波病毒抗原、马丘波病毒 RNA。④感染者标本中分离到马丘波病毒。是否遭受马丘波病毒战剂袭击，除上述检验结果外，还需要结合情报分析、现场流行病学调查和生物战剂溯源等结果综合分析判定。

预防控制 马丘波病毒感染的预防控制基本措施是控制传染源，切断传播途径，保护易感人群。战时预防控制马丘波病毒感染的主要手段包括一般性预防、特异性预防、疫区及污染区控制。

一般性预防 生物战时应加强生物袭击的监测预警，及早发现可疑迹象，及时采取防护措施；正确使用个人呼吸道防护用品，防止吸入病毒战剂气溶胶；避免直接接触鼠类等野生啮齿动物。

特异性预防 马丘波病毒尚无安全有效的疫苗和治疗药物。马丘波病毒感染治疗主要采用对症支持疗法。使用恢复期患者血清对马丘波病毒感染具有较好的紧急预防和治疗效果。

污染区及疫区控制　发现可疑马丘波病毒战剂袭击或发生马丘波病毒感染疫情时，及时划定污染区或疫区，进行封锁，严格实施污染区和疫区管控：①进出污染区和疫区的人员、物资实施管控和检疫。②采取化学、物理消毒与自然净化的方法，消除污染区和疫区的病毒战剂污染。③采取综合措施进行灭鼠，对死鼠进行无害化处理。④暴露人员进行检疫，发现患者及时隔离治疗，对患者排泄物、污染物以及尸体进行严格消毒处理。⑤加强医疗、护理人员个人防护，避免医源性感染。

（秦鄂德　姜　涛）

Nípà bìngdú

尼帕病毒（Nipah virus）　可导致人和猪感染，引起严重神经系统和呼吸系统症状的急性人畜共患病病原体，病毒学分类属于副黏病毒科，副黏病毒亚科，亨尼病毒属病毒。

1998 年 10 月～1999 年 5 月，马来西亚家猪和人群中暴发流行一种严重的急性传染病，主要症状表现为急性呼吸道症状和中枢神经系统症状，导致 265 名养猪工人发病，105 人死亡，116 万头猪受损，其中病死约 27 万，其余被捕杀。此次疫情还殃及新加坡，11 人感染发病，死亡 1 人。在此期间，马来西亚大学研究人员从马来西亚霹雳州尼帕镇病毒性脑炎患者脑组织及病猪的肺、肾等组织中分离得到一种病毒，并证实为此次暴发流行疾病的病原体。1999 年 3 月 17 日，经美国疾病预防控制中心进一步鉴定证实该病毒为一种新的病毒。由于该病毒分离自马来西亚霹雳州尼帕镇，故命名为尼帕病毒，该病毒引起

的脑炎称为尼帕病毒性脑炎。在此之后，在南亚地区陆续有多国发生尼帕病毒感染疫情，马来西亚、印度、新加坡和孟加拉国均发生有人类感染疫情。

尼帕病毒的自然贮存宿主是狐蝠科果蝠，尼帕病毒的分布与狐蝠类果蝠的地理分布重叠，尼帕病毒感染疫情暴发区域均属狐蝠栖息地域。狐蝠类果蝠的分布范围包括从东非毛里求斯和马达加斯加、东印度洋群岛、印度次大陆，到东南亚以及澳大利亚等广阔地域。但已有报道的尼帕病毒感染疫情仅限于南亚地区。

军事意义　尼帕病毒为一种新发现的高致病性人畜共患病病毒，致病力强，猪和人普遍易感，可致严重的中枢神经系统和呼吸系统损伤，病死率高。该病毒可在多种细胞中培养增殖，易于大量培养和保存。尼帕病毒感染尚无特异性预防疫苗和有效的治疗药物，人群普遍缺乏免疫力。澳大利亚集团等国际组织将尼帕病毒列为可能用于攻击人和动物的生物战剂，美国将其列为生物恐怖剂。

生物学特征　尼帕病毒属副黏病毒科新成员，为单股负链 RNA 病毒，病毒颗粒为多形性，多呈球形，可在多种细胞系上培养增殖。尼帕病毒仅存在一种血清型，但不同毒株间存在不同的基因型。

形态结构　尼帕病毒在电镜下呈典型的副黏病毒特征。病毒颗粒为多形性，多呈球形或丝状，大小在 40～600nm。病毒颗粒内部为包裹有 RNA 的螺旋形核衣壳，其直径 17～20nm。在感染细胞中病毒核衣壳通常聚集于细胞质边缘。病毒颗粒外包有囊膜，表面有长 17nm 的突起，使病毒呈现特殊的"单层边缘"结构，这与亨德拉病毒的双凸起结构的"双层边缘"形态有显著区别。

基因组特征　尼帕病毒基因组为单股负链 RNA，长约 18.2kb，是副黏病毒科内基因组最大的成员。基因组含有 6 个转录单位，其结构顺序为 3′-N-P-M-F-G-L-5′，编码 6 个病毒蛋白：核衣壳蛋白 N，磷酸化蛋白 P，基质

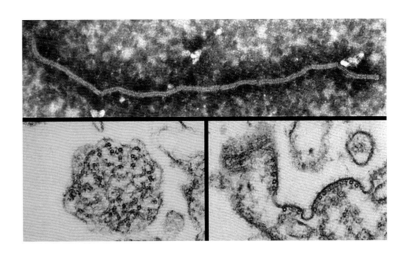

图　尼帕病毒的超微形态

上图：尼帕病毒单股长链核衣壳结构，负染，×100000；左下图：成熟病毒颗粒，超薄切片；右下图：附着在感染细胞质膜上的核衣壳结构，超薄切片

引自美国公共卫生图片数据库（PHIL），由美国疾病预防控制中心的辛西娅·戈德史密斯（Cynthia Goldsmith）提供

蛋白 M，融合蛋白 F，黏附蛋白 G 和 RNA 聚合酶蛋白 L。该病毒与亨德拉病毒基因组核苷酸序列的同源性为 70%～80%，氨基酸序列同源性为 67%～92%。

抗原性　尼帕病毒仅存在一种血清型。尼帕病毒感染人可诱导产生较强的体液免疫应答，可在血液和脑脊液中检测到特异 IgM 和 IgG 抗体，抗体在血液中的出现要早于脑脊液。尼帕病毒结构蛋白不具有血凝特性和神经氨酸酶活性，结构蛋白 F 和 G 是其主要保护性抗原。在天然免疫方面，尼帕病毒可通过多种途径抑制干扰素的诱导和干扰素通路。尼帕病毒和亨德拉病毒具有高度的交叉免疫反应性，但与其他副黏病毒科成员无交叉反应活性。

培养增殖　尼帕病毒在鸡胚尿囊液中可增殖至很高的效价，也可在猴肾细胞（Vero 细胞）、金黄仓鼠肾细胞（BHK-21 细胞）、宫颈癌细胞（Hela-CCL2 细胞）、人胚肾 T 细胞（293T 细胞）、猴肾传代细胞（LLC-MK2 细胞）、人胚肺成纤维细胞（MRC-5 细胞）等多种细胞系上培养，3～5 天即可产生明显的细胞病变。典型的细胞病变特征是被感染细胞融合形成巨大的合胞体，内有数十个细胞核。尼帕病毒在 Vero 细胞上形成的合胞体较亨德拉病毒的要大，且合胞体内细胞核分布不一，这一特征可用于区分这两种病毒。

环境抵抗力　尼帕病毒在自然环境中不稳定，对理化因子抵抗力不强。加热至 56℃ 30 分钟可被灭活，次氯酸盐、碘、酚酞、氯己定和季铵盐类等常用消毒剂均可有效将其杀灭。

危害方式　尼帕病毒对人致病力强，病死率为 38%～75%。

尼帕病毒亦可感染多种家畜，如猪、马、羊、猫和狗等。猪感染率可高达 100%，多为温和型或亚临床感染，仔猪的病死率可高达 40%，成年猪的病死率低于 5%。猪感染尼帕病毒的潜伏期为 4～14 天，主要表现为呼吸道和脑炎症状。

尼帕病毒具有高度传染性，主要通过直接接触进行传播。尼帕病毒的自然贮存宿主是狐蝠科果蝠，猪食用被感染果蝠的尿液或唾液污染的水果等导致感染，通过接触病猪的口鼻分泌物和排泄物可导致猪与猪之间的传播。人在饲养、屠宰猪的活动中，通过直接接触病猪或者其污染物而被感染，与患者分泌物和排泄物的密切接触也可以导致直接的人-人传播。

动物实验证明，金黄仓鼠和猫均可通过腹腔和滴鼻途径被尼帕病毒感染。感染剂量最低仅需 100 个病毒粒子。金黄仓鼠采用腹腔途径接种病毒潜伏期通常为 4～8 天，多出现中枢神经系统相关症状，一般 1 天后死亡；滴鼻途径感染潜伏期则为 8～14 天。猫感染尼帕病毒后，潜伏期为 4～8 天，通常发病后 1 天即死亡。尼帕病毒在猫体内具有广泛的组织嗜性。

尼帕病毒感染人的潜伏期 4～45 天不等，90% 感染者潜伏期在 2 周左右。8%～15% 的感染者呈亚临床症状。感染发病者主要表现为中枢神经系统症状和呼吸道症状。患者最初出现发热、头痛、肌肉痛、呕吐和喉咙痛等流感样症状，之后多数患者出现意识降低、昏迷、头晕、嗜睡，以及急性脑炎等，少数患者可见肌肉震颤和痉挛、肌腱反射降低或消失、心动过速等。部分患者出现非典型肺炎和严重呼吸道疾患，包括急性呼吸窘迫。重症病例会发生脑炎和癫痫，在 1～2 天内陷入昏迷。死亡病例大多出现在发病后 1～2 周内。大多数急性脑炎幸存者可以完全康复，但部分患者会留下神经系统后遗症，出现持续的神经功能障碍。

尼帕病毒进入人体后，利用细胞表面的病毒受体-酪氨酸激酶膜蛋白侵入内皮组织和神经细胞。当病毒血症出现后，病毒迅速在体内扩散，侵害各个组织器官，导致血管炎，血脑屏障被突破，病毒随即进入大脑，并在神经细胞中大量增殖，导致中枢神经系统发生严重病变，出现典型的脑炎症状。人感染尼帕病毒的组织病理改变为多器官的系统性内皮细胞感染，主要包括血管炎，并伴有血栓和缺血性坏死。在中枢神经组织的实质细胞中可见到病毒形成的包涵体。

检验鉴定　尼帕病毒的实验室检验鉴定主要包括病原分离、抗原抗体检测和核酸检测，常用技术方法有病毒分离培养技术、免疫学检测技术和分子生物学检测技术。

分离培养　采集现场标本，人和动物血液、尿液、鼻咽分泌物、脑脊液标本，尸检肺、脾、淋巴结、肾等组织标本，接种敏感细胞和实验动物进行病毒分离。分离病毒常用 Vero、BHK-21、LLC-MK2 等细胞，接种后 37℃ 培养，病毒感染增殖可出现细胞病变。Vero 细胞接种 2～5 天，可出现细胞融合，形成巨大的合胞体，内有数十个细胞核。将标本通过鸡胚尿囊液接种也可进行尼帕病毒分离培养。

核酸检测　取现场标本，人和动物血清、脑脊液、脏器样本，提取核酸，采用反转录聚合酶链反应（PCR）、实时定量 PCR 技术检测尼帕病毒特异核酸片段。利用基因序列测定方法，对尼帕病毒特异性基因片段或全基因组进行序列测定。

免疫学检测　尼帕病毒感染可采用间接免疫荧光、酶联免疫吸附试验（ELISA）和中和试验等方法检测血清中尼帕病毒特异性 IgM 和 IgG 抗体，或检测感染组织和环境标本中尼帕病毒特异性抗原。ELISA 多用于尼帕病毒感染的血清学筛查，免疫组化和免疫电镜可用于检测组织标本中病毒颗粒，竞争中和试验可与亨德拉病毒进行鉴别。

感染判断　经实验室检测，具备下列一项及以上指标者，可以判断为尼帕病毒感染：①感染者急性期血清尼帕病毒特异性 IgM 抗体阳性。②恢复期血清特异性 IgG 抗体效价比急性期有 4 倍以上增高。③感染者标本中检出尼帕病毒抗原、尼帕病毒 RNA。④感染者标本中分离到尼帕病毒。是否遭受尼帕病毒战剂袭击，除上述检验结果外，还需要结合情报分析、现场流行病学调查和生物战剂溯源等结果综合分析判定。

预防控制　尼帕病毒感染的预防控制基本措施是控制传染源，切断传播途径，保护易感人群。战时预防控制尼帕病毒感染的主要手段包括一般性预防、特异性预防、疫区及污染区控制。

一般性预防　生物战时应加强生物袭击可疑迹象的监测，及时采取防护措施；正确使用个人防护用品，防止接触和吸入病毒战剂；加强猪的管理与疫情监控，避免与果蝠及其污染物接触，隔离处置病猪。

特异性预防　尼帕病毒感染预防尚无安全有效的人用疫苗。2011 年和 2012 年，澳大利亚和美国相继报告成功研制出亨德拉病毒重组疫苗，动物实验表明对尼帕病毒感染有一定交叉保护作用，但尚未用于人。

污染区及疫区控制　发现可疑尼帕病毒战剂袭击或发生尼帕病毒感染疫情时，及时划定污染区或疫区，进行封锁，严格实施污染区和疫区管控：①进出污染区和疫区的人员、物资实施管控和检疫。②采取化学、物理消毒与自然净化等综合措施，消除污染区和疫区的病毒战剂污染。③严格污染区和疫区的猪只管控，严禁流出，避免与果蝠及其污染物接触，进行猪舍消毒，对感染猪只等动物进行无害化处理。④暴露人员进行检疫，发现患者及时隔离治疗，对患者排泄物、污染物以及尸体进行严格消毒处理。

（秦鄂德　姜　涛）

Hēngdélā bìngdú

亨德拉病毒（Hendra virus）

导致马和人感染，引起严重呼吸系统和神经系统疾病的人畜共患病病原体，病毒学分类属于副黏病毒科，副黏病毒亚科，亨尼病毒属病毒。

1994 年 9 月，在澳大利亚昆士兰州首府布里斯班市郊的亨德拉镇，赛马群中发生一种急性呼吸道疾病，20 匹马发病，其中 13 匹死亡，此间，驯马师和养马员也被感染，有的致死。随后从病死马匹的临床与尸检标本中分离出病毒，命名为亨德拉病毒，并证实为该病病原体。经回顾性调查与检验证实，1994 年 8 月在与布里斯班相距 1000km 以外的麦凯地区发生的一起人畜共患疫情中，病死的 2 匹马也为亨德拉病毒感染所致，与病马接触的农夫也被亨德拉病毒感染，并且于 1995 年死于脑炎。此后，在澳大利亚陆续出现过多起亨德拉病毒感染疫情，主要分布在东部昆士兰州沿海地带。至 2012 年，在澳大利亚已有数十起因蝙蝠携带亨德拉病毒引起马的感染与流行，导致多人感染，4 人死亡。

亨德拉病毒的自然宿主为果蝠，其感染病毒后无明显症状。果蝠在澳大利亚分布较广，澳大利亚所有的果蝠种群如黑飞狐、灰头飞狐、小红飞狐和眼镜飞狐均发现存在亨德拉病毒感染。亨德拉病暴发的时间和果蝠的繁殖季节有一定联系。亨德拉病主要分布于澳大利亚，世界其他国家和地区尚未发现。

军事意义　亨德拉病毒为一种新发现的高致病性人畜共患病病毒，致病力强，马和人普遍易感，可致严重的呼吸系统和中枢神经系统损伤，病死率高。该病毒可在多种细胞中培养增殖，易于大量培养和保存。亨德拉病毒感染尚无特异性预防疫苗和有效的治疗药物，人群普遍缺乏免疫力。澳大利亚集团等国际组织将亨德拉病毒列为可能用于攻击人和动物的生物战剂，美国将其列为生物恐怖剂。

生物学特征　亨德拉病毒为副黏病毒科新成员，是单股负链 RNA 病毒，可在多种细胞系上培养增殖。

形态结构　亨德拉病毒颗粒为多形性，多呈球形，大小范围为 40～800nm。病毒颗粒内部为包裹有 RNA 的螺旋形核衣壳，直径为 17～20nm。病毒颗粒外有囊膜，其上嵌有长度分别约为 15nm 和 8nm 的两种突起，呈现特殊的"双层边缘"结构。在感染细胞中，病毒核衣壳主要聚集于细胞质中央。病马组织中亨德拉病毒见图。

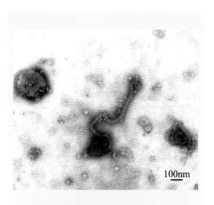

图 病马肺组织中的亨德拉病毒（负染，电镜）

左侧为完整的病毒颗粒，中间和右侧分别为舒展和团绕的线性病毒核衣壳，病毒与核衣壳表面的点为标记抗体的胶体金颗粒

引自科学图片数据库（Science-image），澳大利亚动物健康实验室（AAHL）提供

基因组特征 亨德拉病毒基因组为单股负链 RNA，全长约18.2kb。基因组含有 6 个转录单位，其结构顺序为 3′-N-P-M-F-G-L-5′，编码 6 种病毒蛋白，即核衣壳蛋白 N、磷酸化蛋白 P、基质蛋白 M、融合蛋白 F、糖蛋白或黏附蛋白 G、大蛋白或 RNA 聚合酶蛋白 L。其中核蛋白 N 基因序列较为保守。G 蛋白可与宿主的病毒受体 EphrinB2 结合，与 F 蛋白一起介导病毒与宿主细胞的结合及融合。由于内部翻译起始位点、重叠阅读框架和特殊的转录过程，P 基因产生三种不同的产物，P 蛋白、V 蛋白和 C 蛋白。源自马和人的亨德拉病毒序列基本一致，但不同毒株间存在一定的变异。亨德拉病毒和尼帕病毒核苷酸和氨基酸序列的同源性分别为70%~80% 和 67%~92%。

抗原性 亨德拉病毒仅有一个血清型。该病毒感染人和马、猫等敏感动物后可诱导较强的体液免疫应答，血清中存在大量的 P、N、M、F 和 G 蛋白特异抗体。该病毒的结构蛋白不具有血凝特性和神经氨酸酶活性。结构蛋白 F 和 G，可能是其主要保护性抗原，已鉴定出 G 蛋白的 4 个中和表位，其中 1 个与尼帕病毒同源。亨德拉病毒与尼帕病毒具有高度的交叉免疫反应活性，但与其他副黏病毒科成员无交叉反应。

培养增殖 亨德拉病毒可在猴肾细胞（Vero 细胞）、金黄仓鼠肾细胞（BHK-21 细胞）、兔肾细胞（RK-13 细胞）、宫颈癌细胞（Hela-CCL2 细胞）、人胚肾 T 细胞（293T 细胞）、猴肾传代细胞（LLC-MK2 细胞）、人胚肺成纤维细胞（MRC-5 细胞）等多种细胞系上培养增殖，其中在 Vero 和 RK-13 细胞系上病毒增殖效价最高。细胞接种病毒后 3~5 天可产生明显的细胞病变。亨德拉病毒亦可通过鸡胚分离和传代。

环境抵抗力 亨德拉病毒对理化因子抵抗力不强，一般消毒剂和高温都容易使其灭活。常用消毒剂，如次氯酸盐、碘、酚酞、氯己定和季铵化合物等均可有效将其杀灭。对干燥和热敏感，37℃下病毒仅存活 1 天，在果蝠尿液中 22℃可存活 4 天，在果汁中也至少能存活数小时。对酸碱度有一定耐受性，在 pH 4~11 的范围内均较稳定。

危害方式 亨德拉病毒自然感染仅见果蝠、马和人。对马和人致病力强，可致严重的呼吸系统和中枢神经系统损伤，病死率可高达 50%。

亨德拉病毒主要通过密切接触传播。其自然贮存宿主主要是狐蝠科的果蝠。带毒果蝠的死胎、胎水或者尿液等分泌物污染草地后，马食用污染牧草或吸入病毒而感染。病毒在马群中可通过感染马匹的尿液或鼻腔分泌物相互传播，人与病马密切接触可导致感染，如护理病马和剖检死马等。人直接或间接接触果蝠或其污染物而被感染以及该病毒在人际间的传播尚未被证实。

感染亨德拉病毒的果蝠排病毒时间长达 1 周，果蝠的血、尿、粪便、胎盘和胎水等均含有大量病毒。马是已知的唯一自然感染亨德拉病毒的家畜，马感染亨德拉病毒的潜伏期为 5~16 天。病毒在马体内具有广泛的组织嗜性，可引起马匹严重的呼吸道症状，病死率高。病马的分泌物、排泄物以及多种脏器组织均具有很强传染性。

动物实验证实，猫对亨德拉病毒高度易感，经鼻腔、口腔和皮下三种途径接种病毒均可被感染，经过 4~8 天潜伏期后出现临床症状，并于 1 天内死亡。病毒在猫体内同样具有广泛的组织嗜性。病毒可通过密切接触在猫之间以及猫和马之间传播，具有较强传染性。豚鼠也可被感染，潜伏期为 7~12 天，主要症状为呼吸困难，发病 1 天内死亡。

人感染亨德拉病毒的潜伏期为 5~12 天。患者早期多呈流感样临床症状，表现为发热、肌痛和颈部淋巴结肿大等，随后发展为肺炎、脑膜脑炎，表现为干咳、咽痛、呼吸困难，头痛、嗜睡和步态不稳等。轻症病例多在几周后康复，且无后遗症。重症病例可出现呼吸衰竭、肾功能衰竭。死亡病例大多由于呼吸衰竭和肾功能衰竭所致。

亨德拉病毒进入人体后，通过细胞表面的病毒受体-酪氨酸激酶膜蛋白侵入血管内皮细胞及神经细胞等。当病毒血症出现后，病毒迅速在体内扩散，侵害各个组织器官，导致被感染细胞线粒体肿胀，核染色质空泡等退化变性。患者发生肺组织充血、出血、水肿，可见慢性肺泡炎症，部分病例脑实质大量淋巴细胞和浆细胞浸润，并伴有实质细胞坏死。

检验鉴定　亨德拉病毒的实验室检验鉴定主要包括病原分离、抗原抗体检测和核酸检测，常用技术方法有病毒分离培养技术、免疫学检测技术和分子生物学检测技术。

分离培养　采集现场标本，人和动物血液、尿液、鼻咽分泌物标本，尸检组织标本接种敏感细胞和实验动物进行病毒分离。常用敏感细胞为 Vero、RK-13 和 LLC-MK2 等细胞系，接种后 37℃ 培养，病毒感染增殖可出现细胞病变，典型病变特征为感染细胞融合形成内有 20 余个细胞核的合胞体。实验动物中猫和豚鼠对亨德拉病毒易感，可引起发病和死亡，豚鼠可用于病毒分离。

核酸检测　取现场标本，人和动物血清、脑脊液、脏器样本，提取核酸，采用反转录聚合酶链反应（PCR）、实时定量 PCR 等核酸检测技术检测亨德拉病毒特异核酸片段。利用基因序列测定方法，对亨德拉病毒特异性基因片段或全基因组进行序列测定。

免疫学检测　亨德拉病毒感染可采用间接免疫荧光、酶联免疫吸附试验（ELISA）和中和试验等方法检测血清中亨德拉病毒特异性 IgM 和 IgG 抗体，或检测感染组织和环境标本中亨德拉病毒特异性抗原。ELISA 多用于亨德拉病毒感染的血清学筛查。免疫电镜可用于检测标本中病毒颗粒。亨德拉病毒与尼帕病毒存在

免疫交叉反应，采用竞争中和试验可区分两种病毒。

感染判断　经实验室检测，具备下列一项及以上指标者，可以判断为亨德拉病毒感染：①感染者急性期血清亨德拉病毒特异性 IgM 抗体阳性。②恢复期血清特异性 IgG 抗体效价比急性期有 4 倍以上增高。③感染者标本中检出亨德拉病毒抗原、亨德拉病毒特异核酸片段。④感染者标本中分离到亨德拉病毒。是否遭受亨德拉病毒战剂袭击，除上述检验结果外，还需要结合情报分析、现场流行病学调查和生物战剂溯源等结果综合分析判定。

预防控制　亨德拉病毒感染的预防控制基本措施是控制传染源，切断传播途径，保护易感人群。战时预防控制亨德拉病毒感染的主要手段包括一般性预防、特异性预防、疫区及污染区控制。

一般性预防　生物战时应加强生物袭击可疑迹象的监测，及时采取防护措施；正确使用个人防护用品，防止接触和吸入病毒战剂；对蝙蝠采取有效的防控措施，避免与果蝠及其污染物接触；加强马匹疫情监控，隔离处置病马。

特异性预防　亨德拉病毒感染预防尚无安全有效的人用疫苗。2011 年和 2012 年，澳大利亚和美国相继报告成功研制出亨德拉病毒疫苗，以亨德拉病毒糖蛋白 G 为基础构建的重组疫苗，动物实验表明不仅可以抵抗亨德拉病毒感染，也可抵抗尼帕病毒感染，但是尚未用于人感染亨德拉病毒预防。

污染区及疫区控制　发现可疑亨德拉病毒战剂袭击或发生亨德拉病毒感染疫情时，及时划定污染区或疫区，进行封锁，严格

实施污染区和疫区管控：①进出污染区和疫区的人员、物资及马匹实施管控和检疫。②采取化学、物理消毒与自然净化的方法，消除污染区和疫区的病毒战剂污染。③严格马匹管控，及时隔离治疗病马，进行马舍消毒，病死马匹进行无害化处理；④采取综合措施防控蝙蝠，捕杀果蝠并进行无害化处理。⑤暴露人员进行检疫，发现患者及时隔离治疗，对患者排泄物、污染物以及尸体进行严格消毒处理。

（秦鄂德　姜　涛）

SARS guànzhuàngbìngdú

SARS 冠状病毒（SARS coronavirus，SARS-CoV）

人类传染性疾病重症急性呼吸系统综合征的病原体，病毒学分类属于冠状病毒科，冠状病毒属病毒。

2002 年 11 月下旬，在中国广东佛山发生一种不明原因的以近距离空气飞沫和密切接触传播为主的急性呼吸道传染病，在当时中国将其称为急性传染性非典型肺炎，后世界卫生组织（WHO）根据临床特征，将其命名为严重急性呼吸系统综合征（severe acute respiratory syndrome，SARS）。2003 年 2 月广东省内相继发生多起局部暴发疫情。随后，疫情蔓延至中国香港和内地多个省市，主要集中于香港、北京、广东、山西、内蒙古、河北和天津等地，继而迅速扩散至加拿大、美国、越南、新加坡、菲律宾、德国、法国、英国、意大利、蒙古、泰国、印尼、韩国、瑞典及中国台湾和澳门等数十个国家和地区，造成世界范围的流行。中国和新加坡发病人数最多。2003 年 3 月，中国大陆、中国香港，美国和加拿大、德国等相继从 SARS 病例中分离出一种新型冠状病毒，

2003 年 4 月 16 日 WHO 正式明确这种新型的冠状病毒是 SARS 病原体，并命名为 SARS 冠状病毒。截至 2003 年 8 月 7 日，WHO 统计，SARS 波及全球 26 个国家和地区，感染发病 8422 例，死亡 916 人，死亡率 10.88%。

SARS-CoV 以近距离飞沫传播和密切接触传播为主，还可通过病毒气溶胶传播。SARS 患者是主要传染源，易于造成人与人之间传播，SARS 疫情的发生与流行具有明显的家庭、医院病例聚集性和通过交通工具远距离传播等特点。由于 SARS 疫情仅此一次，且流行时间不长，SARS-CoV 来源、自然储存宿主，以及病毒是如何传播给人的等问题尚不清楚。

军事意义 SARS-CoV 致病力强、传染性高，人群普遍易感，能在多种细胞中增殖，易大量培养。SARS 是进入 21 世纪以来严重威胁人类健康的新发病毒性传染病。该病发病急，传播快，临床症状凶险，缺乏特效治疗药物。SARS 的暴发流行曾导致疫情波及地区停课、停工，人员出行、旅游受限，严重影响民众生产、生活，造成民众心理恐慌，对经济发展和社会秩序带来极大危害。SARS-CoV 具备生物战剂的基本特征，引起世界广泛关注，许多国家均将 SARS-CoV 视为潜在生物战剂和生物恐怖病原体。

生物学特征 SARS-CoV 为一种新型冠状病毒，基因组为单股正链 RNA，形态结构具有典型的冠状病毒特征，致病性远强于之前发现的冠状病毒。

形态结构 SARS-CoV 颗粒为球形，直径为 60~130nm。病毒颗粒外包有囊膜，囊膜内裹有核衣壳，为病毒基因组 RNA 与衣壳蛋白所形成的疏松结构；囊膜上嵌有三种病毒糖蛋白，刺突蛋白 S、膜蛋白 M 和包膜蛋白 E。刺突蛋白形成 10~20nm 的三聚体刺突结构，在病毒表面放射状排列，呈现典型的皇冠状（图）。

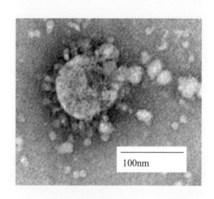

图　SARS-CoV 形态（负染，透射电镜）

引自美国公共卫生图片数据库（PHIL），美国疾病预防控制中心的汉弗莱（C. D. Humphrey）和克希亚泽克（T. G. Ksiazek）提供

基因组特征 SARS-CoV 基因组为单股正链 RNA，长约 3 万个核苷酸，G+C mol% 为 41%。病毒基因组 5′末端有帽子结构，其后为 72bp 的先导 RNA 序列和 264bp 的非编码区。3′末端有 poly（A）尾。病毒基因组含有多个开放读码框（ORF），编码蛋白顺序依次为 5′-pol-S-E-M-N-3′。在各 ORF 之间有基因重叠区或基因间隔序列。基因组 5′末端存在两个相互重叠的 ORF，统称 pol 基因，负责编码病毒的 RNA 依赖性 RNA 聚合酶、ATPase 解旋酶以及一些功能尚未确定的蛋白。在复制酶基因的下游依次编码刺突蛋白 S，包膜蛋白 E，膜蛋白 M 和衣壳蛋白 N。在基因组间隔区还存在 5 个 ORF，编码五种功能未知的蛋白。刺突蛋白 S 是病毒的主要结构蛋白，参与病毒与宿主细胞表面的受体结合，并介导病毒通过膜融合进入细胞的过程。包膜蛋白 E 与膜蛋白 M 相互作用，在病毒组装和芽生过程中起重要作用。

SARS-CoV 与已知的冠状病毒存在较大的遗传差异，属于一种新的冠状病毒。其与冠状病毒属中的鼠肝炎病毒和鸡传染性支气管炎病毒进化关系最为接近。

抗原性 冠状病毒根据抗原性分为三个抗原群，第一、第二群主要为哺乳动物和人冠状病毒，第三群为禽类冠状病毒。SARS-CoV 与第一抗原群冠状病毒有明显的交叉反应，如猪传染性胃肠炎病毒（TGEV）、猫传染性腹膜炎病毒（FIPV）、犬冠状病毒（CCoV）、人冠状病毒 229E 和 OC43 株等。病毒特异 IgM 抗体一般于发病后 1 周产生，并可持续 3 个月；IgG 抗体多在发病后 7~10 天产生，之后逐渐升高，到发病后 1 个月左右抗体效价达到高峰，至患者恢复后 6 个月仍可维持较高水平。刺突蛋白 S、核蛋白 N 和膜蛋白 M 蛋白是冠状病毒的主要抗原蛋白，其中 S 和 N 蛋白对病毒感染具有免疫保护作用。S 蛋白具有多个中和抗原表位和 T 细胞表位，其 S1 区的病毒受体结合区能诱导产生特异性中和抗体。

培养增殖 SARS-CoV 可在猴肾细胞（Vero、Vero-E6 细胞）、犬肾细胞（MDCK 细胞）、人胚肺二倍体细胞（2BS 细胞）、猴肾传代细胞（LLC-MK2 细胞）等细胞系上培养增殖。病毒在 Vero 和 Vero-E6 细胞上通常 2~3 天即可出现病变，而在 MDCK、2BS 和 LLC-MK2 细胞则 5~7 天才可观察到细胞病变，病毒效价也较低。细胞病变的主要特征为细胞呈局部病灶、变圆或遮光性增强。鸡胚对 SARS-CoV 不敏感，尚未发现适于 SARS-CoV 分离培养的实验动物。

环境抵抗力 SARS-CoV 对乙醚、氯仿等脂溶剂敏感。75% 乙醇作用 30 分钟、常用含氯消毒剂作用 5 分钟可灭活病毒。紫外照射在距离 80～90cm，强度大于 90uW/cm² 条件下，30 分钟即可杀灭病毒。SARS-CoV 对热敏感，56℃ 90 分钟，75℃ 30 分钟即可丧失感染性。SARS-CoV 对环境的抵抗力较强，室温条件下，病毒在痰、尿液和粪便中 5～10 天时仍有感染性。SARS-CoV 在 4℃ 下可存活两周以上，在−80℃ 以下可长期保存。

危害方式 SARS-CoV 致病力强，病死率约为 10%。45～64 岁患者的病死率则高达 15%；65 岁以上患者的病死率可超过 50%。

SARS-CoV 以近距离飞沫传播和密切接触传播为主，也可通过气溶胶扩散传播。SARS 患者是主要传染源，其呼吸道分泌物、血液、排泄物通常含有大量病毒。极少数 SARS 患者刚出现症状即具有传染性。通常症状愈明显的患者传染性愈强。人通过直接吸入含有病毒的空气飞沫或尘埃而感染，还可通过直接接触患者的呼吸道分泌物或体液等受到感染。

SARS-CoV 的动物宿主尚不明确。由于曾在蝙蝠体内分离到类似 SARS-CoV 的冠状病毒，蝙蝠因此也被推测是 SARS-CoV 的自然贮存宿主，果子狸被认为是 SARS-CoV 的重要携带者。动物实验表明，SARS-CoV 可感染食蟹猴、恒河猴和雪貂等动物。SARS-CoV 可在食蟹猴和恒河猴体内增殖，并导致间质性肺炎，但病变程度较轻，通常接种病毒 2 天后猴体开始排毒。雪貂接种病毒 2～4 天后开始出现嗜睡和明显的肺部病变，并可在雪貂鼻咽部检测到病毒，排毒现象通常可持续 2 周。

SARS 均为急性发病，潜伏期一般在 2～12 天，通常为 3～7 天。首发典型症状为高热（>38℃），热程为 3～7 天。患者多伴有头痛、关节及肌肉痛、乏力或腹泻。有些患者为腹泻后继之发热。部分免疫力低下患者早期表现仅为低热和胸闷，但易在 1～2 周后出现呼吸衰竭现象。临床表征早期主要为干咳，一般无流涕和打喷嚏症状，多数患者继之出现胸闷憋气，严重者出现气促、呼吸困难，或发展为呼吸功能衰竭、呼吸窘迫综合征或多器官功能障碍综合征。SARS 的病程一般为 30～45 天，绝大多数患者可以康复。但老年人特别是伴随有基础疾病的老年人预后不佳，死亡率往往超过 50%。部分患者会出现肺功能障碍后遗症。

SARS-CoV 通过血管紧张素转换酶Ⅱ等病毒受体介导侵入人体细胞。可被病毒侵染的人体细胞包括气管和支气管上皮细胞、肺泡上皮细胞、巨噬细胞、肠道上皮细胞、肾脏远端曲管上皮细胞等。肺组织是 SARS-CoV 感染的重要靶器官。病毒的侵入可引起肺间质内巨噬细胞和淋巴细胞的激活和渗出，释放大量细胞因子和自由基，增加肺泡毛细血管的通透性并诱发成纤维细胞增生。肺泡上皮细胞的受累可导致呼吸膜气血屏障的完整性破坏和炎症性充血，引起浆液和纤维蛋白原的大量渗出，与坏死的肺泡上皮碎屑形成透明膜。而受损的肺泡上皮细胞则脱落到肺泡腔内形成脱屑性肺泡炎。这些弥漫性肺泡损伤和肺实变所引起的血氧饱和度下降及血管内皮细胞损伤等因素可导致弥散性血管内凝血，常造成多器官功能衰竭而导致患者死亡。由病毒感染所引起的免疫过激可能是导致病情加重的主要因素。SARS 的主要病理损伤发生在肺部，且以肺泡损伤最为突出，气管和支气管病变则不显著。其他脏器如脾、淋巴结、心、肝、肾、肾上腺、脑等也可出现不同程度的损害，病变主要表现为淋巴结、脾等免疫器官广泛的出血坏死性炎症，组织细胞反应性增生。长期治疗的患者，常可见到散在的小叶性肺炎甚至大面积真菌感染，其中以曲霉菌感染最为常见。继发性感染可累及到胸膜，造成胸腔积液、胸膜粘连甚至发生胸膜腔闭塞。

检验鉴定 SARS-CoV 的实验室检验鉴定主要包括病原分离、抗原抗体检测和核酸检测，常用技术方法有病毒分离培养技术、免疫学检测技术和分子生物学检测技术。SARS-CoV 感染早期，患者出现病毒血症，血清中存在病毒颗粒、核酸和蛋白，患者呼吸道分泌物、血液、排泄物通常含有大量病毒。随着病毒感染引导机体逐渐产生抗体。通常采集患者早期鼻咽分泌物、痰液、排泄物、急性期和恢复期血清，以及尸检组织等标本，用于 SARS-CoV 分离培养与检测鉴定。

分离培养 采集患者早期鼻咽分泌物、痰液、排泄物、急性期血清，以及尸检组织等标本，经处理后接种 Vero-E6、MDCK、LLC-MK2 等敏感细胞系，置 37℃ 培养观察细胞病变。病毒在 Vero-E6 细胞上通常 2～3 天即可出现病变，表现为细胞局部病灶、变圆或遮光性增强。也可将标本通过脑内或腹腔途径接种 3~5 日龄乳鼠进行病毒分离，但敏感性较差。

核酸检测 采集患者早期鼻咽分泌物、痰液、排泄物、急性期血清，以及尸检组织等标本，提取核酸，采用反转录聚合酶链反应（PCR）、实时定量 PCR 技术检测 SARS-CoV 特异核酸片段。利用基因序列测定方法，对 SARS-CoV 特异性基因片段或全基因组进行序列测定。

免疫学检测 SARS-CoV 感染抗体检测通常采集发病 1 周内急性期和发病 3~4 周恢复期双份血清。采用间接免疫荧光、酶联免疫吸附试验（ELISA）和中和试验等方法检测血清中 SARS-CoV 特异性 IgM 和 IgG 抗体，或检测感染组织和污染环境标本 SARS-CoV 特异性抗原。WHO 推荐的 SARS-CoV 抗体检测方法为 ELISA 和间接免疫荧光法。

感染判断 经实验室检测，具备下列一项及以上指标者，可以判断为 SARS-CoV 感染：①感染者急性期血清 SARS-CoV 特异性 IgM 抗体阳性。②恢复期血清特异性 IgG 抗体效价比急性期有 4 倍以上增高。③感染者标本中检出 SARS-CoV 抗原、SARS-CoV 特异性基因片段。④感染者标本中分离到 SARS-CoV。是否遭受 SARS-CoV 战剂袭击，除上述检验结果外，还需要结合情报分析、现场流行病学调查和生物战剂溯源等结果综合分析判定。

预防控制 SARS-CoV 感染的预防控制基本措施是控制传染源，切断传播途径，保护易感人群。战时预防控制 SARS-CoV 感染的主要手段包括一般性预防、特异性预防、疫区及污染区控制。

一般性预防 自然状态下，SARS-CoV 以近距离飞沫传播和密切接触传播为主，还可通过病毒气溶胶传播。预防 SARS 的主要手段是隔离治疗患者，做好暴露前个体防护，注意个人卫生，保持居室及工作场所空气流通，避免接触患者及其污染物，避免去空气流通不畅、人群密集的公共场所。生物战时还应加强生物袭击可疑迹象的监测，及时采取防护措施，正确使用个人防护用品，防止接触和吸入 SARS-CoV。

特异性预防 SARS 灭活疫苗在中国已研制成功并进行临床实验，但尚未临床应用。临床上缺乏抗 SARS-CoV 特异药物，患者一般以对症支持治疗和针对并发症的治疗为主。发病早期可采用广谱抗病毒药物，并以大环内酯类、喹诺酮类、β-内酯胺类等抗生素来防治合并细菌感染。重症患者可采用激素治疗以减轻病情，但长期应用易导致骨质疏松和股骨缺血性坏死。曾有患者利用 SARS 恢复期血清治疗并康复，因病例极少，SARS 恢复期血清治疗效果有待进一步验证。

污染区及疫区控制 发现可疑 SARS-CoV 战剂袭击或 SARS 疫情时，及时划定污染区或疫区，进行封锁，严格实施污染区和疫区管控：①进出污染区和疫区的人员、物资实施管控和检疫。②采取化学、物理消毒与自然净化的方法，消除污染区和疫区的病毒战剂污染。③SARS 患者应在负压病房严格隔离治疗，患者转运须进行严密的防护，避免造成污染扩散，患者排泄物、污染物以及尸体须进行严格消毒处理。④暴露人员进行就地隔离、留验观察。⑤加强医疗救护人员个人防护，防止在医疗救治过程中造成感染。

（秦鄂德　姜　涛）

gāozhìbìngxìng qínliúgǎn bìngdú

高致病性禽流感病毒（highly pathogenic avian influenza virus） 禽类流感的病原体，对禽类具有高度致病性，病毒学分类属于正黏病毒科，甲型流感病毒属病毒。禽类流感病毒分为高致病性禽流感病毒和低致病性禽流感病毒。

甲型流感病毒根据病毒糖蛋白血凝素和神经氨酸酶的不同，可分为 18 个血凝素亚型（H1~H18）和 11 个神经氨酸酶亚型（N1~N11），高致病性禽流感病毒均为 H5 亚型和 H7 亚型，主要有 H5N1、H5N2、H7N2、H7N3、H7N7、H7N9 等。高致病性禽流感病毒对野生禽类和家禽均具有高度致病性，感染率 100%，致死率 30%~80%，甚至可达 100%。禽间的高致病性禽流感主要分布在亚洲，包括韩国、越南、日本、泰国、柬埔寨、老挝、印度尼西亚及中国。2005 年后高致病性 H5N1 禽流感病毒亦被发现在野生禽类中存在大规模传播，随着野生水禽的迁徙导致 H5N1 病毒疫情分布地域更为广泛。

高致病性禽流感病毒偶尔也可感染人类，且病死率高。人感染高致病性禽流感病毒主要是 H5N1 亚型和 H7N9 亚型。

1997 年中国香港首次报道了高致病性禽流感病毒 H5N1 亚型感染人类的病例，2003 年在越南、泰国和中国内地再次相继发生人感染 H5N1 禽流感病毒疫情。此后，在中国、越南、泰国、柬埔寨、老挝、缅甸、孟加拉、巴基斯坦、印度尼西亚、埃及、土耳其、阿塞拜疆、吉布提、伊拉克和尼日利亚等国家陆续发生人感染 H5N1 禽流感病毒疫情。截至 2016 年 7 月 19 日，全球共报道

H5N1 病毒人感染病例 854 例，死亡 450 例，死亡率为 52.69%。

2013 年，中国首先报道人感染 H7N9 禽流感病毒疫情，在上海、安徽和江苏先后确诊 3 例 H7N9 禽流感病毒感染患者，其中 2 例死亡。此后，在浙江、广东、江苏、上海、湖南等地相继发生感染发病病例。截至 2016 年 3 月 27 日，中国累计报道 H7N9 确诊病例 763 例，死亡病例 305 例，死亡率为 39.97%。此间，除中国内地外，中国香港和台湾地区、马来西亚等国家和地区也先后发生人感染 H7N9 禽流感病毒的病例。截至 2016 年 8 月 17 日，全球累计报道 H7N9 的确诊病例为 798 例。

高致病性禽流感病毒由禽向人的传播，主要是人在与家禽的密切接触过程中，吸入含有病毒的传染性飞沫，或直接接触带毒污染物被感染。此外，家庭聚集性发病现象表明也可能存在人与人之间的传播。流感病毒感染主要通过识别 α-2,3 和 α-2,6 两种不同半乳糖苷唾液酸受体，具有明显的种属嗜性。高致病性禽流感病毒通常不感染人，但当病毒受体结合区发生特定变异，可与人上呼吸道细胞存在的 α-2,6 半乳糖苷唾液酸受体结合时，即可突破种属屏障，导致人类感染。人类感染高致病性禽流感病毒均为零星、散发病例，尚未发生大规模暴发流行。

军事意义　流感病毒是联合国、世界卫生组织和北大西洋公约组织等国际组织认定的生物战剂之一。高致病性禽流感病毒易于大量增殖培养，可通过空气传播，对禽类传染性强，发病率和病死率高，是禽类动物的致死性生物战剂。20 世纪末开始发生人

感染高致病性禽流感病毒疫情以来，感染人的高致病性禽流感病毒，特别是 H5N1 和 H7N9 亚型禽流感病毒，受到国际社会的广泛关注。高致病性禽流感病毒一旦突破种属屏障，造成人间广泛传播，将对人类健康和社会安全形成更大威胁，是潜在的攻击人类的生物战剂。

生物学特征　高致病性禽流感病毒为甲型流感病毒属病毒，主要是 H5 亚型和 H7 亚型，具有甲型流感病毒的基本特征。

形态结构　高致病性禽流感病毒呈多形性，球形者直径 80~120nm（图）。病毒颗粒结构从外到内可分为双层类脂囊膜、球形蛋白质内壳、直径 9~15nm 的螺旋对称的核壳体。病毒颗粒的表面嵌有血凝素和神经氨酸酶刺突。

基因组特征　高致病性禽流感病毒基因组为单股负链 RNA，由 8 个节段组成。这些节段与核衣壳蛋白构成核糖核蛋白复合体，其中每一个节段编码一种功能蛋白，聚合酶 B2 蛋白（PB2）、聚合酶 B1 蛋白（PB1）、聚合酶 A 蛋白（PA）、血凝素（HA 或 H）、

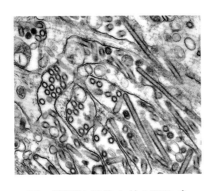

图　MDCK 细胞上的 H5N1 禽流感病毒（负染，透射电镜，×40000）
引自美国公共卫生图片数据库（PHIL），美国疾病预防控制中心的戈德史密斯（C. Goldsmith）提供

核衣壳蛋白（NP）、神经氨酸酶（NA 或 N）、基质蛋白（M）和非结构蛋白（NS）。M 蛋白的主要功能是构成基质；PB2、PB1 和 PA 构成依赖 RNA 的 RNA 聚合酶，负责病毒的复制和转录；NS 蛋白具有调节功能，可促进感染细胞内不同病毒成分的组装；HA 是病毒表面最大的囊膜糖蛋白，通过膜融合介导病毒颗粒进入细胞；NA 可形成具有酶活性的四聚体，从细胞表面的 HA、NA、糖蛋白或糖脂上切割唾液酸，促进新合成的病毒颗粒从感染细胞表面游离下来感染新的细胞。

抗原性　高致病性禽流感病毒感染人可诱导全身和局部的体液免疫和细胞免疫。HA 和 NA 是病毒的主要抗原，特异抗体通常在感染后 2 周内产生，其中 IgM 出现较早，IgG 稍晚，感染后 4~7 周内抗体效价达到高峰，随后稳定下降，IgM 消失较快，IgG 维持时间较长，病毒感染几年后，人即使不再接触病毒仍可在体内检测到特异性 IgG 抗体。禽流感病毒的感染可诱导机体释放细胞因子、中性粒细胞或自然杀伤细胞聚集等细胞免疫反应。

培养增殖　高致病性禽流感病毒在鸡胚中增殖良好，常用于病毒分离和增殖培养。犬肾细胞（MDCK 细胞）、猴肾传代细胞（LLC-MK2 细胞）、猴肾细胞（BSC-1、Vero 细胞）和猪肾细胞（PK-15 细胞）等动物肾细胞系，以及人喉表皮样癌细胞（Hep-2 细胞）、人肺癌细胞（A549 细胞）、人胚肺成纤维细胞（HFL 细胞）、人结直肠腺癌细胞（CA-CO-2 细胞）、人肝癌细胞（Huh-7 细胞）、人宫颈癌细胞（Hela 细胞）、人胚胎肾细胞（HEK 细胞）、人多潜能畸胎瘤干细胞

（NT2 细胞）、人恶性胚胎横纹肌瘤细胞（RD 细胞）、人急性单核细胞白血病细胞（THP-1 细胞）和人组织细胞淋巴瘤细胞（U937 细胞）等多种人源细胞系对高致病性禽流感病毒敏感，不同细胞系产生细胞病变的时间和程度有所差异，在 Hep-2、Huh-7 和 NT2 细胞上不引起细胞病变。MDCK 和 Vero 细胞常用于高致病性禽流感病毒分离和培养。

环境抵抗力　高致病性禽流感病毒的抵抗力与普通流感病毒相同，对乙醚、丙酮等有机溶剂敏感。常用含氯消毒剂、过氧化物消毒剂、含碘消毒剂、福尔马林等均可杀灭该病毒。紫外线照射也可迅速使病毒丧失感染性。病毒在潮湿条件下，22℃可以存活 4 天，0℃可至少存活 30 天，−20℃以下可保存数年。病毒在高温条件下不稳定，56℃加热 1 小时、60℃加热 30 分钟均可使病毒丧失活性。

危害方式　高致病性禽流感病毒对野生禽类和家禽均具有高度致病性，感染率和病死率可高达 100%。人类感染后病情严重，病死率可高达 60%。高致病性禽流感病毒主要通过吸入传染性飞沫和接触传播。自然条件下，高致病性禽流感病毒由禽向人的传播，主要是在人与禽类的密切接触中，通过吸入病禽飞沫或接触带毒污染物导致感染。

禽流感病毒广泛存在于家禽和野禽中，感染的禽类是高致病性禽流感病毒重要的传染源。迁徙的水禽特别是野鸭排出禽流感病毒的机会最多。麻雀、椋鸟或燕子也被发现携带高致病性禽流感病毒，又因其生活习性，这些鸟类成为野生禽类和家禽之间病毒传播的理想媒介，并且病毒可能在这些禽类之间循环传播。人与家禽的密切接触，包括饲养、禽类产品加工、处理病禽等过程，由于吸入病禽污染的空气，接触病禽及其排泄物、污染物等导致感染。

人感染高致病性禽流感病毒的潜伏期通常为 3～5 天，最长可达 17 天。大多数患者的最初症状为高热（通常体温 > 38℃）、头痛、肌痛、腹泻、腹痛、呕吐、咳嗽、咽痛等流感样症状。发病后 5 天（1～16 天）几乎所有患者临床均可见典型肺炎，表现为呼吸急促，吸气末细湿啰音，痰量不等，有时为血性，继而出现呼吸困难，呼吸窘迫，甚至呼吸衰竭。患者通常在发热后 7 天（3～17 天）出现影像学改变，肺组织影响学检查可见弥漫性、多灶性或斑片状渗出影，间质渗出物，节段性或叶性实变伴支气管透明征。并发症常见多脏器衰竭伴肾功能不全体征，偶见心脏受损（包括心脏扩张和室上性心动过速性心律失常）。其他并发症包括呼吸机相关肺炎、肺出血、气胸、全血细胞减少、瑞氏综合征和脓毒症等。

高致病性禽流感病毒致病机制尚未完全阐明。通常认为病毒感染人体后，激活多种细胞因子的产生而导致免疫功能系统性紊乱。同时，病毒可以血液中的免疫细胞为载体，扩散到肺外的多个脏器，并引起多组织病理损伤。死亡病例病理检查可见严重肺损伤伴弥漫性肺泡损害的组织病理学改变，与季节性人流感病毒所致肺炎基本一致。其他病理学改变包括肺泡腔充盈纤维蛋白性渗出物和红细胞、透明膜形成、血管充血、肺间质区有淋巴细胞浸润和反应性成纤维细胞增生。少数病例观察到肝坏死和急性肾小管坏死。

检验鉴定　高致病性禽流感病毒的实验室检验鉴定主要包括病原分离、抗原抗体检测和核酸检测，常用技术方法有病毒分离培养技术、免疫学检测技术和分子生物学检测技术。通常采集患者早期鼻咽分泌物、痰液、急性期和恢复期血清，以及尸检组织等标本，用于病毒分离培养与检测鉴定。

分离培养　患者早期鼻咽分泌物、痰液、急性期血清，以及尸检组织等标本，经处理后接种敏感细胞和鸡胚。细胞培养最常用的是 MDCK 细胞，通常接种后 3～5 天即可观察到细胞病变。鸡胚接种通常选用 9～12 日龄鸡胚，经羊膜腔接种，2～3 天即可获得高效价的病毒。分离培养物可采用间接免疫荧光或血凝抑制试验等方法进行确认。

核酸检测　采集患者早期鼻咽分泌物、痰液、急性期血清，以及尸检组织等标本，提取核酸，采用反转录聚合酶链反应（PCR）、实时定量 PCR 技术检测高致病性禽流感病毒特异核酸片段。利用基因序列测定方法，对高致病性禽流感病毒特异性基因片段或全基因组进行序列测定。

免疫学检测　高致病性禽流感病毒感染抗体检测通常采集发病 1 周内急性期和发病 3～4 周恢复期双份血清。采用血凝抑制试验、间接免疫荧光、酶联免疫吸附试验和中和试验等方法检测血清中高致病性禽流感病毒特异性 IgM 和 IgG 抗体，或检测感染组织和污染环境标本中高致病性禽流感病毒特异性抗原。

感染判断　经实验室检测，具备下列一项或以上指标者，可以判断为高致病性禽流感病毒感染：①感染者急性期血清高致病性禽流感病毒特异性 IgM 抗体阳性。②恢复期血清特异性 IgG 抗体效价比急性期有 4 倍以上增高。③感染者标本中检出高致病性禽流感病毒抗原、高致病性禽流感病毒 RNA。④感染者标本中分离到高致病性禽流感病毒。是否遭受高致病性禽流感病毒战剂的袭击，除上述检验结果外，还需要结合情报分析、现场流行病学调查和生物战剂溯源等结果综合分析判定。

预防控制　高致病性禽流感病毒感染的预防控制基本措施是控制传染源，切断传播途径，保护易感人群。战时预防控制高致病性禽流感病毒感染的主要手段包括一般性预防、特异性预防、疫区及污染区控制。

一般性预防　自然状态下，高致病性禽流感病毒以飞沫传播和密切接触传播为主，还可通过病毒气溶胶传播。预防高致病性禽流感病毒感染的主要手段是：①严格禽类的饲养管理和卫生防疫。②加强动物检疫，及时发现病禽，防止疫情扩散。③隔离治疗患者，对患者密切接触人员进行医学观察。④禽类饲养、加工人员，医疗卫生人员做好个体防护，防止意外感染。⑤一般人群应注意个人卫生，避免与病禽及其污染物接触。生物战时还应加强生物袭击可疑迹象的监测，及时采取防护措施，正确使用个人防护用品，防止接触和吸入高致病性禽流感病毒。

特异性预防　H5N1 型流感病毒的人类疫苗，中国、美国、英国、法国和瑞士等国家均已研制成功，在中国、美国等国家已经列入国家储备，供急需时使用。

英国研制的 H5N1 禽流感疫苗已获欧洲医药管理机构批准上市。对于高致病性禽流感患者主要是对症治疗，并辅以抗病毒药物。生物战时，对暴露人员还可使用抗病毒药物进行紧急预防，可用的抗病毒药物包括奥司他韦、扎那米韦及帕拉米韦等针对神经氨酸酶的神经氨酸酶抑制剂类药物，以及金刚烷胺和金刚乙胺等针对 M2 蛋白的烷胺类药物。

污染区及疫区控制　发现可疑高致病性禽流感病毒战剂袭击或发生人感染疫情时，及时划定污染区或疫区，进行封锁，严格实施污染区和疫区管控：①进出污染区和疫区的人员、物资实施管控和检疫。②采取化学、物理消毒与自然净化的方法，消除污染区和疫区的病毒战剂污染。③密切监控污染区及疫区禽类疫情，发现病禽立即捕杀、无害化处理。④隔离治疗患者，患者排泄物、污染物以及尸体进行严格消毒处理。⑤暴露人员进行就地隔离、留验观察。

（秦鄂德　姜　涛）

yànkùqiúbāozǐjūn

厌酷球孢子菌（*Coccidioides immitis*）

球孢子菌病的病原体，真菌分类学属于爪甲团囊菌科，类球座囊属的一种深部真菌。又称为粗球孢子菌。

1892 年在阿根廷发现一种与原生动物相似的球虫病原体。1896 年在美国也发现这种病原体，并出现死亡患者。美国科学家里克斯福特（Rixford）和吉尔克里斯特（Gilchrist）第一次将该病原体称为球孢子虫。直到 1900 年，美国科学家奥法斯（Ophuls）和莫菲特（Moffitt）通过动物实验和人工培养证明，该病原体是一种真菌，1932 年阿尔梅达

（Almeida）正式把这种真菌命名为厌酷球孢子菌，但拉丁名未做更改。

厌酷球孢子菌感染引起人球孢子菌病，该病过去流行仅限于美洲大陆的山谷和某些沙漠地带，故也称为山谷热或沙漠热。其地理分布主要位于西半球的某些地区，包括美国的西南部、墨西哥、危地马拉、洪都拉斯、委内瑞拉、巴拉圭、哥伦比亚和阿根廷等国的部分地区。球孢子菌病的发病率随季节不同变化很大。主要发生于夏末和秋初季节，此时土壤较为干燥并且正值农作物的收割时期。沙尘暴过后通常会有粗球孢子菌病的暴发。流行区地震或其他原因导致的山体滑坡也会导致病例数的增加。由于流行区土壤中含有大量厌酷球孢子菌的关节孢子，故从事农业劳动、土壤挖掘相关活动以及在流行区飞机场工作的人员患球孢子菌病的概率较高。因为沙漠地区沙尘弥漫，所以很多从疫源地沙漠地区驾车经过的人也会患上该病。

军事意义　厌酷球孢子菌的关节孢子体积小、重量轻、易形成气溶胶，可长期悬浮在空气中随灰尘四处飘荡，人因吸入关节孢子而发生感染，引起严重的播散性球孢子菌病。厌酷球孢子菌易于大量培养和储存，孢子对外界环境抵抗力强，符合作为生物战剂的选择条件。美军曾对厌酷球孢子菌及其关节孢子气溶胶及武器化进行过深入系统的实验研究。1996 年，世界卫生组织把厌酷球孢子菌列入生物战剂清单。联合国、北约集团以及澳大利亚集团等国际组织，都将厌酷球孢子菌列为可能用于攻击人的生物战剂。

生物学特性　厌酷球孢子菌

为专性需氧性真菌，具有菌丝型和酵母型的双相型真菌特征。

形态结构 厌酷球孢子菌是一种双相型真菌，在不同环境和条件下，呈现不同的生长形式和形态特征。在土壤中或室温条件下呈菌丝样形态，而在组织内或37℃培养时呈酵母样形态。在沙保弱（SDA）培养基上，25℃培养3~5天，厌酷球孢子菌呈菌丝样生长，菌落初为白色絮状，继续培养变为棕褐色菌落（图1）。而在组织内或37℃培养时呈酵母样生长，将培养成熟的菌落涂片镜检，可见长方形或椭圆形、类似念珠排列的关节孢子（图2）；还可见含有大量内生孢子的圆形厚壁小球体细胞（图3）。这种关节孢子链和含内生孢子厚壁小球体在形态学上有诊断意义。

生长繁殖 厌酷球孢子菌在土壤中生长，开始形成菌丝，随着菌丝体的成熟，由菌丝细胞直接形成带有 $2~5\mu m$ 厚壁的关节孢子（图2），由于物理扰动，关节孢子脱落扩散到空气中，如果遗落到土壤中则进入下一个生长周期。如果空气中的关节孢子被人或动物吸入，则关节孢子在人和动物体细胞内经过数小时或数天时间发育成小球体。随着小球体的成熟，胞质和核不断分裂形成几个到几百个直径 $2~3\mu m$ 的内孢子（图3），最后小球体破裂将内孢子释放出来，每个内孢子侵入附近细胞又发育成新的小球体。小球体随痰或脓排出，在土壤或培养基上，继续形成菌丝、菌丝体和关节孢子，进入下一个生长周期。

抗原组成 厌酷球孢子菌的抗原组成尚未得到明确鉴定，已知T27K抗原来自机械破碎的小球体，可以刺激机体产生 γ-干扰素

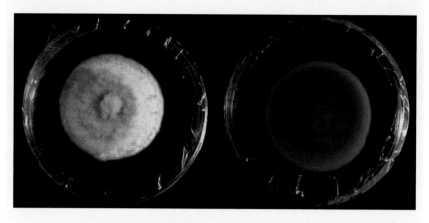

图1 SDA培养基上厌酷球孢子菌的白絮状（左）、棕褐色（右）菌落

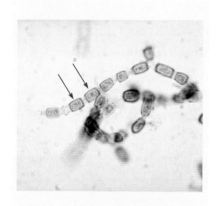

图2 厌酷球孢子菌的关节孢子

和白细胞介素-2，并能为免疫后的小鼠提供保护作用。T27K抗原高度糖基化，糖基成分包括甘露糖、葡萄糖、半乳糖。T27K抗原的具体组成尚未完全阐明。同样来自小球体的Ag2/PRA抗原也具有一定的保护性。

基因组特征 已知厌酷球孢子菌基因组约为29Mb，基因组G+C mol% 含量 49.41%~49.61%，分布于约4条染色体上。

环境抵抗力 厌酷球孢子菌对干燥、紫外线及一般化学消毒剂的抵抗力较强，对常用抗生素不敏感。该菌关节孢子在温度为 $-15~37℃$，湿度较高时能存活至少6个月。在饱和盐水中温度为 $4~25℃$ 的条件下能存活至少6个月。干燥的关节孢子在50℃时2周内死亡。小球体及内孢子抵抗力较弱，但在血液或脓液中能存活月余。

危害方式 自然界厌酷球孢子菌主要分布于土壤中，其孢子对外界环境有较强的抵抗力，可引起人类球孢子菌病。

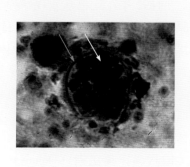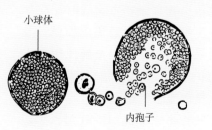

图3 肺组织内厌酷球孢子菌的圆形厚壁含内生孢子的小球体
左图吉姆萨染色；右图为示意

感染途径 厌酷球孢子菌主要经呼吸道吸入，也可通过皮肤伤口进入体内发生感染，引起人原发性的肺球孢子菌病和皮肤球孢子菌病。在原发基础上继续蔓延和扩大，或当免疫力低下时，可发展为严重的播散性球孢子菌病。自然状态下，厌酷球孢子菌成熟后，关节孢子释放，随气流扩散到空气中或脱落在土壤中，被人或动物吸入或污染破损的皮肤伤口使人和动物感染。

致病性 厌酷球孢子菌的关节孢子致病力极强，吸入不到10个关节孢子即可感染致病，主要引起肺炎和胸膜炎伴有皮肤或骨骼病变，也可引起全身性感染。灵长类、家畜、犬和啮齿动物也可被感染，但人与动物或人与人之间尚无直接传染的报告。感染发病后失能时间可长达数周至数月之久。厌酷球孢子菌引起的球孢子菌病主要表现为发热、寒战、皮疹、红斑、咳嗽、胸痛、骨、关节疼痛，严重者累及中枢神经系统，出现脑膜脑炎和脑水肿。临床主要类型有：①原发性皮肤球孢子菌病，多因皮肤伤口接触病菌后感染发病，可见皮肤丘疹、结节、表面糜烂，邻近淋巴结肿胀，可扩散侵犯内脏器官。②原发性肺球孢子菌病，多因吸入厌酷球孢子菌的关节孢子感染发病，多数呈现原发性肺部病变，伴有胸痛、咳嗽、多痰，痰中偶带血丝。③播散性球孢子菌病，多因原发性球孢子菌感染后，经血液和淋巴扩散全身，侵犯内脏器官，或因免疫功能低下，在原发性球孢子菌病发生数周、数月，甚至数年后，导致皮肤、骨骼、中枢神经等多器官损害，重症患者出现脑膜炎、脑水肿等，不经及时治疗几乎百分之百死亡。

易感人群 人群普遍易感，特别是非流行区的人群更易感，感染者以青壮年和室外工作人员居多。从事农业劳动以及土壤挖掘相关活动现场工作人员为高危人群。

检验鉴定 厌酷球孢子菌的实验室检验鉴定主要技术方法包括病原学检查、免疫学检测、核酸检测分析和组织病理学检查等。

病原学检查 主要包括直接镜检、培养观察和动物接种。直接镜检是将待检样本经除杂菌处理后，直接涂片镜检，观察厌酷球孢子菌形态特征，如圆形厚壁、含内孢子的球体等。培养观察是将可疑样本接种于加有抗生素的真菌培养基中，分别在 22～25℃ 和 35～37℃ 培养，观察厌酷球孢子菌的菌丝相与酵母相特征。动物接种是将待检标本或可疑培养物腹腔接种小鼠，或接种雄性豚鼠睾丸，然后进行病理学和病原学检查。

免疫学检测 通常采用乳胶凝集试验、试管沉淀试验、对流免疫电泳、双向免疫扩散试验等方法，检测标本中厌酷球孢子菌的特异性抗体和抗原。检查抗体时，用已知抗原检测人或动物血清中的特异性抗体，多用于感染的筛查、疾病诊断。检查抗原时，用已知抗体检测环境和临床标本中的厌酷球孢子菌特异性抗原，用于判定环境污染和感染的早期诊断。此外，球孢子菌素皮肤试验，对感染的判定也具有一定的诊断意义。

组织病理学检查 取患者或感染动物骨髓、浅表淋巴结以及肝、脾、肺等组织进行组织病理检查，显微镜下可见内含大量厌酷球孢子菌孢子的特征性小球体，小的小球体常在巨噬细胞中见到，大的

成熟的小球体则常游离于细胞外。

核酸检测 采用聚合酶链反应（PCR）、DNA 杂交法和基因测序等核酸分析方法，检测标本中厌酷球孢子菌特异性抗原的基因片段（如 Ag2/PRA 抗原），或厌酷球孢子菌核糖体 DNA 的内转录间隔区基因片段，用以判定标本中是否含有厌酷球孢子菌。

感染判断 经实验检测，具备下列一项及以上指标者，可以判断为厌酷球孢子菌感染：①感染者血清厌酷球孢子菌特异性 IgM、IgG 抗体阳性。②感染者球孢子菌素皮肤试验阳性。③感染者标本中检出厌酷球孢子菌抗原、厌酷球孢子菌特异核酸片段。④感染者标本中分离到厌酷球孢子菌。是否遭受厌酷球孢子菌战剂袭击，除上述检验结果外，还需要结合情报分析、现场流行病学调查和生物战剂溯源等结果综合分析判定。

预防控制 厌酷球孢子菌感染的预防控制主要是切断传播途径、消除污染、保护易感人群和对感染发病者进行抗真菌治疗与对症治疗。战时预防控制厌酷球孢子菌战剂的主要手段包括一般性预防、特异性预防、污染区和疫区控制。

一般性预防 生物战时预防厌酷球孢子菌战剂感染的一般性措施包括：①加强生物袭击的监测预警，及早发现可疑迹象。②佩戴个人防护装具、用品，防止吸入战剂气溶胶和皮肤污染。③避免或减少扬尘作业。④及时发现并积极治疗感染发病人员。

特异性预防 疫苗接种是最有效的预防措施，但尚无批准的预防球孢子菌病的疫苗。暴露人员必要时可服用氟康唑、酮康唑、两性霉素 B 等抗真菌药物进行治

疗性紧急预防。

污染区及疫区控制 发现可疑厌酷球孢子菌战剂袭击或发生球孢子菌病疫情，及时划定污染区或疫区，进行封锁、管控：①采取化学、物理消毒方法，彻底消除污染区和疫区的厌酷球孢子菌战剂污染，多选用对细菌芽胞有效的消毒剂，如漂白粉、三合二、过氧乙酸等。②污染区和疫区内避免扬尘作业，洒湿地面减少扬尘。③进出污染区和疫区的人员、物资、交通工具等进行管控和检疫。④暴露人员进行检疫，及时发现、治疗感染发病者。

（王景林 辛文文）

jiámó zǔzhī bāojiāngjūn

荚膜组织胞浆菌（Histoplasma capsulatum）

荚膜组织胞浆菌病的病原体，真菌学分类属于阿吉罗菌科，胞浆菌属的一种深部真菌。

1905 年，美国医生达林（Darling）在美国巴拿马运河地区从患者标本中首次发现荚膜组织胞浆菌病病原体，当时由于其形态似原虫而称其为组织胞浆虫，其感染所致疾病称为达林病。1912 年，罗沙·里马（D. Rocha Rima）观察到该病原体以芽生方式繁殖，并认为其属于真菌。1934 年，蒙布伦（D. Monbruen）首次从患者材料中分离到该病原体，并证实为真菌，将其更名为荚膜组织胞浆菌。

荚膜组织胞浆菌在土壤中生存、繁殖需要一定的温度湿度和营养条件。一般在温度 20～30℃，年降雨量在 800～1200mm，有鸟类、蝙蝠等动物的排泄物提供必要的有机物的地域容易生长、繁殖。通常在鸡舍、鸟粪堆积林区和蝙蝠栖息岩洞的土壤中比较容易分离到本菌。因此，绝大多数

荚膜组织胞浆菌病发生在北纬45°和南纬30°之间，主要流行于美国、墨西哥和巴拿马等国的河谷地带，非洲、澳洲和东南亚地区也有此病发生。流行区内的污染土壤是造成空气污染的主要来源，土壤中的孢子可被大风刮起，扩散到其他地方。

军事意义 荚膜组织胞浆菌易于生长繁殖，孢子对外界环境有较强抵抗力，易飘浮于空气中，形成气溶胶随风扩散，人因吸入孢子而发生感染，引起荚膜组织胞浆菌病，具备作为生物战剂的基本特性。1997 年，《禁止生物武器公约》缔约国特设专家组将荚膜组织胞浆菌列入生物战剂清单，澳大利亚集团等国际组织将荚膜组织胞浆菌列入生物两用品管控清单。

生物学特性 组织荚膜胞浆菌是双相型真菌，具有菌丝型和酵母型两种形态。

形态结构 荚膜组织胞浆菌在土壤或室温条件下呈菌丝样形态，而在组织内或 37℃ 培养时呈酵母样形态。在沙保弱（SDA）、玉米（MDA）培养基上，25℃ 培养 2 周左右，菌落呈典型白色棉花团样，继续培养，菌落逐渐转成黄棕色（图1）。镜检在菌丝侧

面或孢子柄上可见圆形、四周有齿轮状棘突的特征性大分生孢子（图2）。在 SDA、MDA 培养基上37℃培养生长不良，甚至不生长。在脑心浸汁（BHIA）血琼脂培养基上，37℃ 培养生长 4 周后，可见棕黄色光滑、乳酪样酵母菌落，直径 3～4mm。镜检可见大小均匀，直径 3～5μm 的卵圆形芽生孢子（图3）。

生长繁殖 无性繁殖是荚膜组织胞浆菌增殖、延续后代的主要方式。菌丝先以腐生形式繁殖，随着菌丝体的成熟，由菌丝末端分裂收缩而形成大小不同的无性孢子，即大分生孢子（5～18μm）和小分生孢子（2～5μm）。如果空气中的小分生孢子被人或动物吸入，则分生孢子在人和动物体细胞内经过数天时间转变成酵母相，以芽生方式从母细胞产生圆形或卵圆形芽生孢子。另外，荚膜组织胞浆菌还可通过有性孢子进行有性繁殖。在含有酵母浸液的培养基上，不同菌株可以相互交配，生成 80～250nm 的闭合子囊果，其中含有许多子囊，每个子囊中又含有 8 个透明而光滑的子囊孢子。这种子囊孢子有雌雄性，结合后能产生典型分生孢子。

抗原性 荚膜组织胞浆菌存

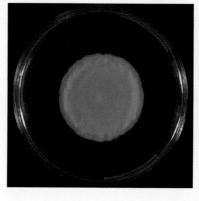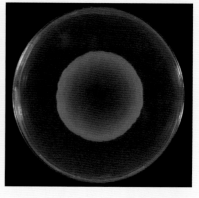

图1 SDA 培养基上荚膜组织胞浆菌的白色（左）、棕色（右）棉花团样菌落

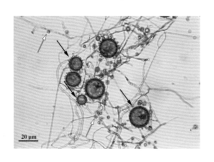

**图2 荚膜组织胞浆菌菌丝相的
特征性分生孢子**

图中黑色箭头所指为特征性齿
轮状大分生孢子, 白色箭头所指为
疣状小分生孢子

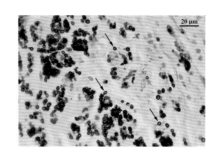

**图3 荚膜组织胞浆菌酵母相的
大小均匀的芽生孢子
(吉姆萨染色)**

图中箭头所指为典型的孢子

在两个主要的特异性抗原, 分别为 H 抗原和 M 抗原, 诱导产生相应的两种特异性抗体, 可用于荚膜组织胞浆菌的免疫学检测。这两个抗原都具有酶活性, H 抗原具有 β-葡萄糖苷酶活性, M 抗原具有过氧化氢酶活性。另外, 酵母型荚膜组织胞浆菌的多糖抗原, 在大多数感染者的尿液或血液中可以检出, 常用于荚膜组织胞浆菌病的诊断和病情判断。

基因组特征 已知荚膜组织胞浆菌基因组大小为 23~32Mb, 平均 G+C mol% 含量约为 47.3%, 通常具有 3~7 个染色体。荚膜组织胞浆菌不同分离株的基因组大小或染色体数量存在一定差异。

环境抵抗力 荚膜组织胞浆菌繁殖体对外界环境和消毒剂敏感。荚膜组织胞浆菌孢子对干燥、日光、高温等环境因素和消毒剂有较强抵抗力, 在干燥的土壤中可存活较长时间。

危害方式 荚膜组织胞浆菌广泛存在于流行地区鸟类粪便和湿润的土壤中, 引起的荚膜组织胞浆菌病是一种传染病, 临床上以咳嗽、腹泻、消瘦、淋巴结肿大、黏膜溃疡等为特征。此病主要流行于美洲地区, 流行区健康成人感染率约 80% 以上。世界其他地区也有此病发生。

感染途径 荚膜组织胞浆菌呼吸道吸入是最主要的感染途径, 也可经皮肤、黏膜及胃肠道感染人类。自然条件下, 荚膜组织胞浆菌通过鸽子、蝙蝠、鸡、狗、猪、老鼠等动物排泄物和皮毛污染环境, 人在打扫禽舍、拆除旧建筑或进入洞穴等活动时容易吸入孢子而受到感染。

致病性 荚膜组织胞浆菌可侵犯单核-巨噬细胞系统及肺、肾上腺、骨、皮肤、胃肠道等全身器官, 引起一种类似结核的荚膜组织胞浆菌病, 潜伏期一般为 3~21 天。通常, 感染首先发生在肺部, 呈现急性肺损伤, 但常不治自愈, 留下钙化点; 少数可有轻度或中等程度的症状, 如干咳、胸痛, 儿童可有发热; 严重者发展成进行性、播散性或暴发性荚膜组织胞浆菌病。进行性或播散性荚膜组织胞浆菌病多见于成人, 有严重症状和肝、脾大, 可以转为慢性或表现为皮肤黏膜溃疡或肉芽肿。暴发性荚膜组织胞浆菌病大多见于儿童, 特别是婴儿, 可迅速导致死亡。有基础疾病或者使用免疫抑制剂的患者, 容易感染并形成播散性组织胞浆菌病。

易感人群 人群普遍易感。农牧民、伐木工等生活、工作环境差的人群以及到流行地区的旅游者等常易受到感染。流行区的动物亦可被感染。

检验鉴定 荚膜组织胞浆菌检验鉴定主要技术方法有病原学检查、免疫学试验、病理学检查和核酸检测分析等方法。

病原学检查 主要包括直接镜检、培养观察和动物接种。直接镜检是将待检样本经除杂菌处理后, 直接涂片镜检, 或以瑞氏或吉姆萨染色后镜检, 观察荚膜组织胞浆菌形态特征; 培养观察是将待检标本接种于含有抗生素的真菌培养基中, 分别在 22~25℃ 和 35~37℃ 培养, 观察荚膜组织胞浆菌的菌丝相与酵母相特征; 动物接种是将待检标本、荚膜组织胞浆菌酵母相培养物腹腔接种裸鼠和小鼠, 然后进行组织病理学检查。

免疫学试验 主要有乳胶凝集试验、补体结合试验、免疫扩散试验、酶联免疫吸附试验和放射免疫分析等, 既可检测荚膜组织胞浆菌抗体, 也可检测抗原。抗体检测, 多用于疾病的筛查、流行病学调查及预后评估, 因为抗体通常要在感染数周后才能产生; 抗原检测, 通常是检测样本中的荚膜组织胞浆菌多糖抗原, 患者标本抗原检测阳性揭示活动性感染, 对免疫缺陷的患者更具有诊断价值, 环境标本抗原检测阳性揭示标本中含有荚膜组织胞浆菌。此外, 组织胞浆菌素皮肤试验, 也是一种基于抗原抗体反应的免疫学检测方法, 具有一定的临床诊断意义。

病理学检查 感染荚膜组织胞浆菌的人和动物骨髓、浅表淋巴结以及肝、脾、肺等组织标本，经过碘酸雪夫染色或六胺银染色等组织化学染色后，在组织细胞内可见特征性的组织胞浆菌孢子，其形态为圆形或卵圆形，外周有荚膜样的透亮空隙。

核酸检测 荚膜组织胞浆菌的特异性核酸检测方法有聚合酶链反应（PCR）、DNA 杂交法和基因测序等。常用 PCR、DNA 杂交法检测荚膜组织胞浆菌的特异性抗原基因片段，或核糖体的内转录间隔区基因片段。

感染判断 经实验检测，具备下列一项及以上指标者，可以判断为荚膜组织胞浆菌感染：①感染者血清荚膜组织胞浆菌特异性 IgM 抗体阳性。②恢复期血清特异性 IgG 抗体效价比急性期有 4 倍以上增高。③感染者标本中检出荚膜组织胞浆菌抗原、荚膜组织胞浆菌特异核酸片段。④感染者标本中分离到荚膜组织胞浆菌。是否遭受荚膜组织胞浆菌战剂袭击，除上述检验结果外，还需要结合情报分析、现场流行病学调查和生物战剂溯源等结果综合分析判定。

预防控制 荚膜组织胞浆菌感染的预防控制主要是切断传播途径、消除污染、保护易感人群和对感染发病者进行抗真菌治疗与对症治疗。战时预防控制荚膜组织胞浆菌战剂的主要手段包括一般性预防、特异性预防、污染区和疫区控制。

一般性预防 加强生物袭击的监测预警，及早发现可疑迹象；在疑似发生荚膜组织胞浆菌生物战或生物恐怖袭击时，可佩戴医学防护口罩或防护面具，避免或减少扬尘作业，防止吸入荚膜组织胞浆菌孢子而被感染。荚膜组织胞浆菌患者与人之间一般不传染，患者不需要隔离。

特异性预防 疫苗接种是最有效的预防措施，但尚无批准的预防荚膜组织胞浆菌的疫苗。对疑似感染者可用抗真菌药物进行预防性治疗，可选药物包括两性霉素 B、氟康唑和伊曲康唑等。

污染区及疫区控制 遭受荚膜组织胞浆菌战剂袭击时，及时划定污染区或疫区，进行封锁、管控：①进出污染区和疫区的人员、物资、交通工具等进行管控和检疫。②污染区内喷洒化学消毒剂进行彻底消毒处理，同时采取措施防止孢子随尘土飞扬扩散。③暴露人员进行检疫，及时发现、治疗感染发病者。④患者不需隔离，但对其排泄物、分泌物等污物应进行严格消毒处理。

（王景林 辛文文）

ròudúdúsù

肉毒毒素（botulinum toxin）

肉毒梭状芽胞杆菌产生的一类作用于人和动物神经系统并引起神经功能紊乱的毒性蛋白质。该毒性蛋白质为肉毒梭状芽胞杆菌生长过程中合成并分泌到细胞外，为外毒素，又称肉毒神经毒素。

肉毒中毒的最早报道，是1820 年德国发生因食用腊肠引起234 人中毒，110 人死亡的事件，但直到 1895 年，比利时人埃尔门坚（Van Ermengem）教授首次从中毒食品火腿和死者脾脏分离出肉毒梭状芽胞杆菌，并证实该菌能在厌氧环境下生长，产生一种外毒素，即肉毒毒素，是肉毒中毒的主要致病因子。随着对肉毒毒素研究的深入，发现肉毒毒素有 A、B、C、D、E、F、G 7 个血清型，可导致人和动物发生以肌肉松弛性麻痹为主要特征的肉毒毒素中毒，其中导致人中毒的为 A、B 和 E 型毒素，引起动物中毒的主要是 C 型和 D 型毒素，F 型和 G 型引起人和动物的中毒罕见。自然状态下，人肉毒毒素中毒主要通过消化道摄入肉毒梭状芽胞杆菌污染或含有肉毒毒素的食物所致，中毒人群、地域分布与饮食习惯密切相关，一年四季都有发生。但通过伤口污染导致的肉毒毒素中毒也偶有报道。

军事意义 肉毒毒素的毒性强，其中 A 型肉毒毒素是已知天然和化学合成毒物中毒性最强的毒性物质，其对实验小鼠腹腔注射的毒性是有机磷神经毒剂 VX 的 1.5 万倍和沙林的 10 万倍。肉毒梭状芽胞杆菌自然界存在广泛，易于获得，增殖培养条件要求不高，其厌氧条件下生长可以产生大量肉毒毒素。肉毒毒素的纯品和复合物具有相同的生物活性，而且复合物的冻干品稳定性好，可长期贮存。第二次世界大战期间，生物毒素作为候选生物战剂得到了快速发展与深入研究，德国、美国、英国、加拿大和苏联等国都将包括肉毒毒素在内的多种生物毒素列入了生物战剂发展规划，美军还生产和储备了一定数量的肉毒毒素战剂，并进行了大量的野外试验。侵华日军"731"部队在其生物武器研究发展中，培养肉毒梭状芽胞杆菌，制备肉毒毒素粗提物，用战俘进行了肉毒毒素的人致死性试验。1941 年 10 月，英国特工用装有肉毒毒素的反坦克手雷刺杀了德军驻捷克斯洛伐克总司令莱茵哈德·海德里希（Reinhard Heydrich）。据世界卫生组织发布的《生物和化学武器的公共卫生应对措施指南》，肉毒毒素是 1946 年以来多个国家武装力量曾经储存或武器化的杀伤性毒剂，联合国、北约集团及澳大利亚集团等国际组织也相继将肉毒毒素列为重要的生物战剂。

生物学特性 在肉毒梭状芽胞杆菌中，肉毒毒素通常以神经毒素、血凝素、非毒素非血凝素组成的毒素复合物形式存在，也称前体毒素。

分子结构 肉毒毒素分子由一条单一的多肽链组成，分子量大约为 150kD。经肉毒梭状芽胞杆菌本身的内源性蛋白酶或外源蛋白酶作用裂解成以二硫键相连的有活性的双链结构（图），其中，50kD 的轻链为毒性活性区，具有锌离子依赖的肽链内切酶活性，可抑制神经传导介质的释放；100kD 的重链包括跨膜区和结合区两个功能区，负责与细胞受体结合，将轻链转运至细胞内，使其发挥酶活性，抑制神经传导介质释放。

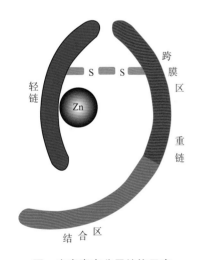

图 肉毒毒素分子结构示意

作用机制 肉毒毒素的毒性作用，主要是通过与外周神经系统运动神经元突触前膜受体结合、作用并切割神经细胞中的特异性底物蛋白，阻止神经递质——乙酰胆碱的释放，从而阻断胆碱能神经传导的生理功能，引起全身肌肉松弛性麻痹，其中呼吸肌麻

痹是肉毒毒素中毒死亡的主要原因。各型别的肉毒毒素具有相同的作用机制，只是识别的特异底物蛋白有所不同（表）。

毒性作用 A 型肉毒毒素是已知天然和化学合成毒物中毒性最强的毒性物质，小鼠腹腔注射的半数致死量（LD_{50}）为 0.001 $\mu g/kg$，1g 结晶的 A 型肉毒毒素制剂足以杀死 2000 亿只小鼠，其毒性是有机磷神经毒剂 VX 的 1.5 万倍和沙林的 10 万倍。实验动物中，兔、豚鼠对肉毒毒素的毒性最为敏感，猴、小鼠次之，猫最不敏感。关于肉毒毒素对人的致死剂量还没有准确的试验数据，仅有根据灵长类动物致死性试验数据的推算结果，成人肉毒毒素的致死剂量一般估计，静脉或肌内注射为 0.09~0.15μg，吸入为 0.70~1.0μg，口服为 70μg。肉毒毒素导致人中毒的途径，以注射途径最为敏感，剂量最小；气溶胶吸入途径次之，消化道食入的剂量最高。肉毒毒素本身无传染性，也无皮肤渗透毒性。

理化性质 肉毒毒素是一种高分子蛋白，纯品为白色晶体状粉末，无味，易溶于水，不耐热，稳定性较差，受机械力作用和氧化作用易降解。但肉毒毒素复合物的冻干品稳定性好，可以长期贮存。

危害方式 自然状况下，肉毒毒素主要通过消化道摄入或伤口途径引起人和动物的肉毒毒素中毒。特殊情况下，也可以因吸入肉毒毒素气溶胶引起肉毒毒素中毒。通过消化道摄入引起的肉毒毒素中毒一年四季均可发生，与饮食习惯和食物有着密切的关系。因伤口污染肉毒梭状芽胞杆菌，或直接接触肉毒毒素造成肉毒毒素中毒的实例也有发生。

食源性肉毒毒素中毒 进食自制的受到肉毒梭状芽胞杆菌污染的豆谷类发酵食品如臭豆腐、豆豉、豆酱等可以造成肉毒毒素中毒，进食受到肉毒梭状芽胞杆菌污染的罐头、腌制肉类制品、海产品和蜂蜜也常引起肉毒毒素中毒。食品在加工制作过程中受到肉毒梭菌芽胞杆菌污染，制成后未彻底灭菌，芽胞在厌氧环境中发芽繁殖，产生毒素，食前又未经彻底加热处理，食用者摄入已产生的肉毒毒素，经由小肠吸收后，进入血液而引发肉毒毒素中毒。潜伏期从 2 小时到 10 天以上，一般为 12~72 小时。肉毒毒素中毒的临床表现与其他食物中毒不同之处在于胃肠道症状很少见，主要表现为肌肉麻痹，特征为眼睑肌麻痹、复视、斜视、视物模糊、吞咽、咀嚼、语言困难，严重者膈肌、呼吸肌麻痹，最终

表 各型肉毒毒素作用突触细胞内的底物蛋白

毒素型别	底物
A 型	25kD 的突触体相关蛋白
B 型	囊泡相关膜蛋白/小突触泡蛋白
C 型	突触融合蛋白/25kD 的突触体相关蛋白
D 型	囊泡相关膜蛋白/小突触泡蛋白
E 型	25kD 的突触体相关蛋白
F 型	囊泡相关膜蛋白/小突触泡蛋白
G 型	囊泡相关膜蛋白/小突触泡蛋白

因呼吸衰竭而死亡。1 岁以下的婴儿，特别是 6 个月以内的婴儿，食入肉毒梭状芽胞杆菌污染的蜂蜜等食品后，肉毒梭状芽胞杆菌芽胞在肠道发芽、繁殖，产生的肉毒毒素被吸收而致病。

创伤性肉毒毒素中毒 土壤中的肉毒梭状芽胞杆菌的芽胞污染伤口，从伤口进入体内，芽胞在体内发芽、繁殖并产生毒素，可以引起肉毒毒素中毒。此外，注射吸毒者中因注射导致的创伤性肉毒毒素中毒也时有发生。

吸入性肉毒毒素中毒 吸入含有肉毒毒素的气溶胶，可以导致动物和人发生吸入性肉毒毒素中毒。吸入性肉毒毒素中毒的潜伏期短，起病快，症状发展迅速，而且中毒状况严重。

检验与鉴定 肉毒毒素的检验与鉴定技术主要有生物学试验、免疫学试验和分析化学检测等。

生物学试验 常用生物学试验方法有小鼠致死性试验和禽眼睑注射试验。小鼠致死性试验，通常用明胶磷酸盐缓冲液稀释待检标本，经小鼠腹腔注射，观察 4 天，根据小鼠失声、蜂腰等发病症状及死亡情况，判定标本中有无肉毒毒素及其毒力。该方法灵敏度高，但所需时间较长。禽眼睑注射试验，将待检标本处理后进行禽眼睑注射，通过禽眼睑闭合状况的变化判断标本中是否含有肉毒毒素。最常选用的是雏鸡、雏鸽等幼禽，也还可使用鸽、麻雀、鹦鹉等鸟类。该方法灵敏度较高，所用时间较短。

免疫学试验 免疫双扩试验、反向乳胶凝集试验、协同凝集试验、间接酶联免疫吸附试验（ELISA）和胶体金免疫层析技术等免疫学试验技术可用于肉毒毒素的检测。常用的是 ELISA 和胶

体金免疫层析技术，通常采用肉毒毒素双抗体夹心法，检测环境标本和临床标本中的肉毒毒素特异蛋白抗原。

分析化学检测 运用分析化学手段检测分析肉毒毒素的化学组成成分，主要采用高效液相色谱法、质谱法和色谱－质谱联用法。通过质谱仪、色谱仪和气相色谱－质谱联用等仪器，检测分析标本中的肉毒毒素分子。

中毒判定 依据临床症状、实验室检测结果和毒素接触史，进行肉毒毒素中毒的判定。具有以下三种情况之一，均可判定为肉毒毒素中毒：①患者标本肉毒毒素检测阳性。②具有毒素中毒的临床表现，并在进食剩余的食物中检出肉毒毒素或分离培养出肉毒杆菌。③具有肉毒毒素暴露史，并出现肉毒毒素中毒的临床表现。

预防控制 针对肉毒毒素引起的肉毒中毒，可采取接种疫苗预防、抗毒素治疗，以及支持和特殊的对症治疗等手段进行预防。战时预防控制肉毒毒素战剂中毒的主要手段包括一般性预防、特异性预防、污染控制与消除。

一般性预防 生物战时，预防肉毒毒素中毒的一般性措施包括：①加强生物袭击的监测预警，及早发现可疑迹象。②佩戴个人防护装具、用品，防止吸入战剂气溶胶和皮肤污染。③加强食品卫生的管理，防止食入受到污染或未经彻底加热消毒的食品。④及时发现并积极治疗中毒人员。

特异性预防 肉毒毒素类毒素疫苗是预防肉毒毒素中毒的有效免疫制剂。有单价和多价的肉毒毒素类毒素疫苗，接种后，机体可产生有效免疫保护力，保护期最长可维持 30 年。战时，根据

威胁评估，对重点地区重点人群进行预防性接种。

中毒治疗 肉毒毒素的抗毒素是治疗肉毒毒素中毒的特效药物，使用越早，治疗效果越好。使用抗毒素治疗的同时，给予必要的对症和支持治疗，有效控制呼吸道感染，可将中毒病死率降至 10% 以下。使用抗毒素治疗时，针对中毒的毒素型别使用型特异性抗毒素治疗效果最好，若不能确定中毒的毒素型别时，应采用多价抗毒素进行治疗。如果不能马上给予抗毒素治疗，可先使用盐酸胍、氯丙嗪或川楝素缓解中毒症状。

污染区控制与污染消除 肉毒毒素无传染性，中毒患者不需隔离。肉毒毒素中毒事件一般不划定疫区，但受到肉毒毒素战剂袭击时，应根据中毒发生情况和污染范围划定污染区，在未彻底消除战剂污染前，封锁污染区，防止人畜随意进入，及时采取综合措施，对肉毒毒素战剂污染进行消除处理。针对不同污染物和污染程度，可采取不同的肉毒毒素消除方法。食物和饮用水中的肉毒毒素，煮沸 10 分钟消毒；物体表面污染的肉毒毒素用 0.5% 的次氯酸钠或 2% 的氢氧化钠（NaOH）擦拭、喷雾或紫外线照射消毒；地面用 1∶10 漂白粉进行喷洒消毒；居室内受到气溶胶污染，应立即封闭，并用 2% 的 NaOH 喷雾和紫外线照射进行空气消毒，24 小时后再进行室内物体表面和地面的消毒；污染的皮肤，用肥皂水彻底冲洗，可除去 99.9% 的毒素污染；污染的衣物，用肥皂水彻底清洗，或用 1% 的 NaOH 等消毒液浸泡，或煮沸进行消毒处理。

（王景林 康琳 高姗）

pútáoqiújūn chángdúsù
葡萄球菌肠毒素（staphylo-coccal enterotoxin，SE）

金黄色葡萄球菌产生的一类作用于人与动物胃肠道并引起中毒的毒性蛋白质。该毒素是金黄色葡萄球菌生长繁殖过程中产生并分泌到细胞外的一种外毒素，有 A、B、C、D、E 5 个主要血清型。其中，B 型葡萄球菌肠毒素（SEB）具有产量高、性质稳定和中毒剂量低等特点，军事意义最为重要。

金黄色葡萄球菌广泛存在于自然界中，是人和动物皮肤、黏膜、呼吸道、胃肠道常见的微生物。葡萄球菌可产生多种毒性物质，其致病性可分为侵入性和毒素性两种类型，侵入性疾病是指人和动物感染葡萄球菌后，细菌在入侵部位生长繁殖，形成局部炎症，如皮肤脓肿、咽炎、肺炎、心内膜炎等；毒素性疾病是指人和动物食用被葡萄球菌污染的食物时，因食入葡萄球菌肠毒素导致中毒，主要表现为恶心、呕吐、腹痛、腹泻等胃肠的反应。葡萄球菌肠毒素中毒通常呈群体性发病，且起病急、病情重，是备受世界关注的食品卫生安全问题。在各型葡萄球菌肠毒素中，以 SEA 和 SEB 引起食物中毒的最为常见。

军事意义　SEB 具有易于生产、性质稳定、耐气溶胶化、易于散播等特性，SEB 中毒致病率高、中毒后失能效果明显，无特效治疗药物，作为生物武器引起关注的主要原因是 SEB 中毒可以大规模的使士兵丧失战斗力，符合失能性武器的特征，很多国家将其列为失能性生物战剂。自 1954 年首次分离到产生 SEB 的金黄色葡萄球菌菌株后，有关 SEB 的研究就一直没有停止。在美国和英国的生物武器计划中，曾对 SEB 气溶胶化进行了系统试验研究，美国及其同盟国还将 SEB 作为生物战剂进行了生产和储备。据世界卫生组织发布的《生物和化学武器的公共卫生应对措施指南》，葡萄球菌肠毒素是 1946 年以来多个国家武装力量曾经储存或武器化的杀伤性毒剂。联合国、北约集团及澳大利亚集团等国际组织也相继将葡萄球菌肠毒素列为重要的生物战剂。

生物学特性　SEB 为一种典型的超抗原，能刺激机体产生极强的免疫应答效应，引起人体的多器官、多系统的损伤，造成机体免疫功能失调，具有很高的致病率。

分子结构　SEB 是一个单链多肽，由 239 个氨基酸组成，分子量约 28.5kD。对 SEB 的立体结构分析显示，其由两个结构域组成（图 1）。两结构域之间形成浅槽，为 T 细胞结合位点（T cell receptor，TCR），而主要组织相容复合体 II 类分子（MHC-II）结合位点在邻近的部位。SEB N-末端结构域内存在二硫环，其内部和附近的氨基酸残基与毒素的致吐效应有关。许多肠毒素超抗原都需要锌离子（Zn^{2+}）来结合 MHC-II 和稳定三维结构，但 SEB 缺少 Zn^{2+} 结合位点。

作用机制　SEB 属于高活性的免疫刺激物，本身没有细胞毒性，其毒性来源于它的超抗原特性。超抗原（superantigen，SAg）是一类不需要抗原提呈细胞处理而能够直接与 MHC-II 结合，导致带有特异 Vβ 节段 T 细胞大量增殖的抗原分子（图 2）。SAg 对 T 细胞的激活不受 MHC-II 的限制，且激活能力是普通抗原的 2 000 ~ 50 000 倍，因此只需极低浓度（1 ~ 10pg/ml）即可刺激 T 细胞活化增殖，释放大量细胞因子。SEB 结合于带有 MHC-II 的单核细胞，激活 T 辅助细胞，使其活化增殖，释放肿瘤坏死因子、干扰素、白介素等大量前炎症细胞因子，连同其他免疫效应共同作用，引起严重炎性反应，导致宿主组织的损伤，出现机体中毒症状。

毒性作用　SEB 中毒由于暴露方式、摄入途径以及机体抵抗力不同，其中毒剂量、致死剂量差异较大。SEB 对人中毒剂量低，在气溶胶吸入的情况下，半数致死量（LD_{50}）为 0.02μg/kg，在 0.0004μg/kg 的剂量下即可使受试者失能达 2 周；消化道摄入的致吐剂量为 0.4μg/kg。猴腹腔或静脉注射，SEB 中毒剂量为 0.03 ~ 0.26μg/kg；灌胃半数致吐剂量为 5μg/kg。幼猫腹腔或静脉注射，SEB 致吐剂量为 1 ~ 2μg/kg。小鼠滴鼻，SEB 的 LD_{50} 约为 1.6μg/g。

理化性质　SEB 是单肽链蛋白质，等电点（pI）8.6，稳定性较高，耐酸，能抵抗胰蛋白酶、胰凝乳蛋白酶、木瓜酶等多种蛋白酶的消化。在 pH 2 的条件下，蛋白酶才能消化 SEB，使其失活，高 pH 时不能使 SEB 失活。SEB 对热稳定，在室温下可保持 1 周以上，100℃加热 10 ~ 30 分钟才能使其大部分失活；巴氏消毒法则不能破坏肠毒素。γ 射线照射可使低浓度（低于 0.7μg/ml）的 SEB 灭活。

危害方式　SEB 可通过吸入、食入导致中毒，摄入的剂量以及途径的不同，中毒程度不同。

食入中毒　食用含有 SEB 或金黄色葡萄球菌污染的食物导致的中毒。SEB 食物中毒发病急，

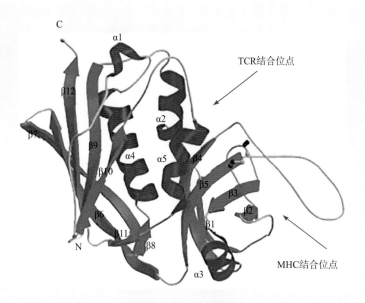

图 1　SEB 立体结构

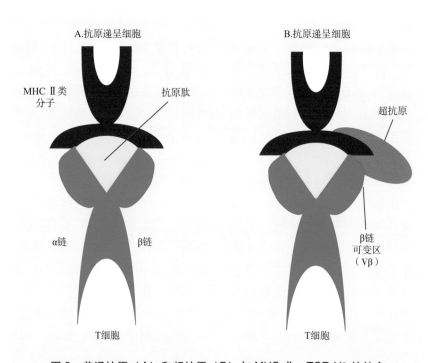

图 2　普通抗原（A）和超抗原（B）与 MHC-Ⅱ、TCR Vβ 的结合

通常在进食含毒素食品 1~6 小时内发作，平均 2~3 小时，受摄取肠毒素量及患者易感性的影响，偶尔也有 1 小时内或 6 小时以后发作的。食物中毒的主要症状为恶心、呕吐、腹痛、腹泻，重症患者有时呕血、便血，甚至虚脱、休克，一般不出现肺部损伤症状。虽然 SEB 食物中毒临床表现很严

重，但大多数会自行缓解，一般 12 小时内逐渐有所好转。

吸入中毒　吸入 SEB 气溶胶会迅速使暴露者中毒，临床症状包括发热，呼吸道症状和胃肠道症状，多以肺部症状为主。吸入 SEB 中毒引起的发热，体温可升至 41℃以上。呼吸道症状包括咳嗽、呼吸困难、胸痛等，重度中

毒者出现肺水肿、急性呼吸窘迫综合征、休克，甚至死亡。胃肠道症状包括呕吐、腹泻、腹痛等，吸入 SEB 引起的胃肠道症状不排除可能是经口摄入 SEB 所致。

检测与鉴定　SEB 的检出主要技术有生物学试验、免疫学试验和分析化学检测等。

生物学试验　SEB 检测与鉴定的生物学试验主要是动物试验法，常用的有豚鼠皮肤试验、乳猫致吐试验和恒河猴致吐试验。豚鼠皮肤试验，首先通过腹腔注射 SEB 致敏豚鼠，致敏时间至少需要 4 个月，试验时先对已致敏豚鼠静脉注射伊文思蓝作为示踪染料，然后取待检样品上清皮内注射，30 分钟内皮肤染料渗漏直径大于 5mm 判定为阳性，以阳性标准品作为参照可对样品中 SEB 进行定量，一般只用于 SEB 鉴定。乳猫致吐试验，将待检标本 100℃加热处理 30 分钟，取上清腹腔注射乳猫，5 小时内发生呕吐、腹泻为阳性。恒河猴致吐试验，取待测物上清灌胃或静脉注射，5 小时内发生呕吐判为阳性。SEB 恒河猴致吐试验较乳猫致吐试验更特异。

免疫学试验　主要是用特异性抗 SEB 抗体，检测待检标本中的 SEB。常用方法包括免疫双扩试验、反向乳胶凝集试验、反向间接血凝试验和协同凝集试验、酶联免疫吸附试验（ELISA）和胶体金免疫层析技术等。其中，ELISA 敏感、简便、快速，是应用最广的 SEB 分析方法，已有检测 SEB 的商品化 ELISA 试剂盒。

分析化学检测　利用分析化学的技术手段，检测分析标本中的 SEB。常用的技术有质谱技术、高效液相色谱技术和质谱–色谱联用，可对标本中的 SEB 直接进行

检测，质谱结合高效液相色谱检测限可以达到 1ng/ml。

SEB 中毒判定　依据临床症状、实验室检测结果和毒素接触史，进行 SEB 中毒的判定。具有以下三种情况之一，均可判定为 SEB 中毒：①患者胃内容物等标本 SEB 检测阳性。②具有典型 SEB 中毒的临床表现，并在进食剩余的食物中检出 SEB 或分离培养出产毒金黄色葡萄球菌。③具有典型 SEB 中毒的临床表现，并有毒素接触史。

预防控制　平时预防控制 SEB 中毒的主要措施是加强食品卫生安全管理，做好个人饮食卫生，重点包括食品采购、加工、储藏、运输管理，食品加工生产环境卫生管理，从事食品加工、生产人员健康管理等。战时预防控制 SEB 中毒的主要手段包括一般性预防、特异性预防、污染控制与消除。

一般性预防　生物战时，加强生物袭击的监测预警，及早发现可疑袭击迹象，及时采取应急措施；佩戴个人防护装具、用品，防止吸入 SEB 战剂气溶胶和皮肤污染；加强食品卫生管理，对受到污染和可疑受到污染的食品进行彻底消毒处理，防止食入污染食品引起中毒。

特异性预防　注射类毒素疫苗可预防毒素中毒。SEB 尚没有商品化的类毒素疫苗，美军研制的 SEB 类毒素疫苗正在进行临床试验。

SEB 中毒治疗　SEB 中毒没有特异的治疗药物，患者无传染性，不需要隔离。根据病情及时采取对症和支持治疗。对食入金黄色葡萄球菌污染食物导致的中毒患者，可使用敏感抗生素进行抗菌治疗。

污染区控制与污染消除　受到 SEB 战剂袭击时，应根据中毒发生情况和污染范围划定污染区，在未彻底消除战剂污染前，封锁污染区，防止人畜随意进入，及时采取综合措施，对 SEB 战剂污染进行消除处理。针对不同污染物和污染程度，可采取不同的 SEB 消除方法。受到污染的食物和饮用水彻底消毒，进行无害化处理，不再食用；物体表面的污染用 2% 次氯酸钠擦拭、喷雾消毒；地面污染可用漂白粉进行消毒；污染的皮肤用肥皂水彻底冲洗，污染的衣物经 0.5% 次氯酸钠浸泡后，用肥皂水彻底清洗。

（姜永强　江　华）

chǎnqìjiámósuōjūn dúsù

产气荚膜梭菌毒素（*Clostridium perfringens* toxins）

产气荚膜梭菌产生的一组可使人和动物中毒并引起多种疾病症状的毒性蛋白质。

产气荚膜梭菌旧称魏氏杆菌，是一种革兰阳性菌。第一次世界大战期间，在研究气性坏疽病原菌过程中，发现产气荚膜梭菌可以产生毒素，同时由于战伤救治需要，开始了气性坏疽的抗毒素治疗应用研究。第二次世界大战期间，发现产气荚膜梭菌产生的外毒素具有磷脂酶 C 活性，命名为 α 毒素。1942 年，在对产气荚膜梭菌 α 毒素酶活性的试验中，发现 α 毒素除具有磷脂酶 C 活性外，还具有鞘磷脂酶活性。随着对产气荚膜梭菌及其毒素研究的深入，发现产气荚膜梭菌可以产生多种外毒素，根据产生毒素的性质和致病性将产气荚膜梭菌分为 A、B、C、D、E 5 种型别，对人致病的主要为 A、C 型。产气荚膜梭菌产生的外毒素至少有 12 种，α、β、ε、τ 和肠毒素为重

要的致病因子，其中 α、ε 毒素备受军事医学领域关注。α 毒素可引起人和动物气性坏疽、败血症、食物中毒、肠炎等，是 A 型产气荚膜梭菌的主要致病因子，其他各型也可产生；ε 毒素主要导致人和动物坏死性肠炎，由 B 型和 D 型产气荚膜梭菌产生。

军事意义　产气荚膜梭菌易于大量增殖培养，α、ε 毒素比较容易获得。α、ε 毒素具有多种生物活性，毒性作用强。自然感染产气荚膜梭菌时，α、ε 毒素可导致严重的气性坏疽和坏死性肠炎等。遭受生物袭击时，吸入 α、ε 毒素气溶胶，可引起严重的呼吸道损伤，出现肺毛细血管渗漏、急性呼吸困难、呼吸衰竭，以及血管内溶血、血小板减少和肝、肾损伤等。在第一次世界大战期间，因伤口感染产气荚膜梭菌，α 毒素导致的气性坏疽曾夺走近 15 万士兵的生命。美军野战手册《生物战剂伤员的处理》中，产气荚膜梭菌 α 毒素被列入可能使用的毒素生物战剂，澳大利亚集团生物两用品控制清单中将产气荚膜梭菌 α、ε 等毒素列为管控物项。

生物学特性　产气荚膜梭菌 α 毒素和 ε 毒素，在分子结构及致病机制等方面具有各自的特点。

分子结构　产气荚膜梭菌 α 毒素为 398 个氨基酸组成的单链多肽，包含有 28 个氨基酸组成的信号肽和 370 个氨基酸组成的成熟肽，成熟肽相对分子量 43kD（图 1）。α 毒素由 2 个功能区组成，N 端具有磷脂酶 C 活性，C 端具有鞘磷脂酶活性，只有两者协同作用，才具有溶血活性和致死活性。

产气荚膜梭菌 ε 毒素由 32 个氨基酸组成的信号肽和 296 个氨

基酸组成的前体毒素肽构成，相对分子质量为32.9kD。前体毒素肽 N 端 13 个氨基酸和 C 端 22~29 个氨基酸被蛋白酶裂解后，形成有毒性的成熟肽，其长度为 254~261 个氨基酸，相对分子量约为 28.6kD（图2）。

作用机制　产气荚膜梭菌 α 毒素具有磷脂酶活性，能裂解多种磷脂，造成细胞膜损伤，引起溶血、血管通透性增加、组织坏死等。α 毒素导致肌肉损伤主要依赖于其对细胞膜的损伤效应。α 毒素引起气性坏疽的机制主要是使血管内皮细胞、血小板和嗜中性粒细胞的信号传导通路发生紊乱，导致这些细胞功能紊乱，促进血栓的形成，从而更有利于产气荚膜梭菌生长，最终引起气性坏疽。ε 毒素主要导致新生羔羊、绵羊、山羊及牛等动物的肠毒血症，产气荚膜梭菌 ε 毒素经肠道吸收，随血流转运至全身，造成组织器官血管通透性增高，导致肾、肺和小肠等重要器官发生充血和水肿，甚至坏死。ε 毒素还可以通过血脑屏障，在大脑中蓄积，提高脑血管的通透性并导致水肿，ε 毒素还具有神经毒性，最后导致神经系统紊乱，诱发神经症状，如角弓反张、惊厥、濒死期挣扎，导致动物迅速死亡。

毒性作用　产气荚膜梭菌 α 毒素具有细胞毒性、溶血活性、血小板聚集和增加血管通透性等多种生物学活性，小鼠腹腔注射的半数致死量（LD_{50}）为 0.1~5.0μg/kg。产气荚膜梭菌 ε 毒素具有细胞毒性、神经毒性、水肿活性和肠坏死性等多种生物学活性，小鼠腹腔注射的 LD_{50} 为 0.07μg/kg，毒性仅次于肉毒毒素和破伤风毒素。产气荚膜梭菌 α、ε 毒素均无皮肤渗透毒性，也无传染性，中毒患者不需进行隔离。

理化性质　产气荚膜梭菌 α 毒素是一种依赖于锌离子的多功能性金属酶，具有磷脂酶 C 和鞘磷脂酶活性，耐热，100℃短时间不失活，等电点（pI）约为 5.4。α 毒素的活性能被乙二胺四乙酸（EDTA）和邻二氮杂菲抑制，还能被乙醚耦联的磷脂酰胆碱抑制。此外，α 毒素对胰酶敏感，2.5% 的胰酶 37℃作用 1 小时就可使其完全失活。产气荚膜梭菌 ε 毒素 pI 约为 5.4，其对热和 pH 均不稳定，在 pH 4.0 以下可迅速灭活。

危害方式　产气荚膜梭菌 α、ε 毒素，主要经伤口感染产气荚膜梭菌，食入产气荚膜梭菌污染的食物，以及吸入产气荚膜梭菌 α、ε 毒素气溶胶等方式造成人和动物中毒。表现为创伤性中毒、食源性中毒和吸入性中毒，中毒途径不同，引起的临床症状也有所不同。创伤性中毒和食源性中毒是自然状态下产气荚膜梭菌 α、ε 毒素的主要危害方式，吸入性中毒是生物袭击时产气荚膜梭菌 α、ε 毒素的主要危害方式。

创伤性中毒　产气荚膜梭菌芽胞通过伤口侵入人和动物机体，在伤口深处的厌氧环境中发芽、繁殖生长，并产生 α 毒素，造成人和动物气性坏疽。表现为感染部位组织溶血、水肿、坏死，病变蔓延迅速、患肢发紫、坏死、腐败恶臭，甚至出现全身中毒症状，若不及时处理可危及生命，且预后极差。

食源性中毒　食品在加工制作、储存运输过程中被产气荚膜梭菌芽胞污染，芽胞在厌氧环境中发芽、生长、繁殖，产生毒素，人食用受到污染的食品后导致产气荚膜梭菌毒素中毒。主要表现为腹痛、腹泻、呕吐，常伴有发热，进而出现坏死性肠炎、肾功

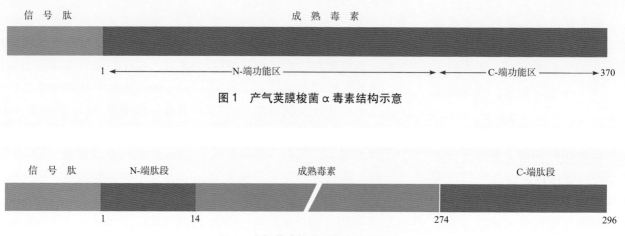

图 1　产气荚膜梭菌 α 毒素结构示意

图 2　产气荚膜梭菌 ε 毒素结构示意

能障碍等。动物食用产气荚膜梭菌污染饲料后，也可导致产气荚膜梭菌毒素中毒。ε 毒素中毒，严重者可出现肺水肿和肾脏损伤，甚至出现脑组织液化坏死。

吸入性中毒 通过呼吸道直接吸入产气荚膜梭菌 α、ε 毒素，引发以肺组织损伤为主的中毒。表现为呼吸困难、肺水肿、急性呼吸窘迫综合征，甚至呼吸衰竭，严重者可出现多器官损伤。

检测与鉴定 产气荚膜梭菌 α、ε 毒素的检出主要有生物学试验、免疫学试验、酶活性测定和分析化学检测等。

生物学试验 常用的生物学试验有小鼠致死性试验、豚鼠皮肤坏死试验和细胞毒性试验等。小鼠致死性试验，将待检标本制成悬液，分成两份，其中一份与抗毒素混合，分别经腹腔注射小鼠，饲养、观察小鼠发病、死亡情况，如果抗毒素处理组小鼠得到保护，而未经抗毒素处理的小鼠全部死亡表明毒素的存在。豚鼠皮肤坏死试验，豚鼠背部注射部位脱毛处理，将待检标本悬液在脱毛部位进行皮内注射，饲养观察，72 小时内注射部位皮肤出现直径 ≥5mm 的坏死区为阳性。细胞毒性试验，将将待检标本悬液接种人羊膜细胞、人肺成纤维细胞和金黄仓鼠肾细胞等敏感细胞，培养观察细胞生长情况，出现细胞病变或脱落等毒性反应为阳性。

免疫学试验 通过产气荚膜梭菌 α、ε 毒素的特异性抗体，检测待检标本中 α、ε 毒素抗原，既可以进行定性检测，也可以定量检测，是产气荚膜梭菌毒素常用的检测手段。主要有免疫双扩试验、反向乳胶凝集试验、协同凝集试验、酶联免疫吸附试验

（ELISA）、免疫荧光染色和胶体金免疫层析等方法。其中，ELISA 是应用最广泛的产气荚膜梭菌毒素的检测方法。

酶活性分析 主要用于检测产气荚膜梭菌 α 毒素。产气荚膜梭菌 α 毒素具有磷脂酶 C 活性，可裂解卵磷脂 3 位上的磷酸二酯键，产生磷酸胆碱和二酰甘油，通过卵磷脂裂解试验对其进行检测，依据其水解底物的速率确定产气荚膜梭菌毒素的酶活性和含量。

分析化学检测 产气荚膜梭菌毒素的分析化学检测方法主要运用质谱分析技术，利用飞行时间质谱和电喷雾质谱，将毒素蛋白离子化，测定样品离子的质荷比分析毒素分子，对待检标本中的产气荚膜梭菌毒素进行定性和定量检测。

中毒判定 依据临床症状、实验室检测结果和毒素接触史，进行产气荚膜梭菌毒素中毒的判定。具有以下三种情况之一，均可判定为产气荚膜梭菌毒素中毒：①患者标本产气荚膜梭菌毒素检测阳性。②具有毒素中毒的临床表现，并在进食剩余的食物中检出产气荚膜梭菌毒素或分离培养出产毒的产气荚膜梭菌。③具有产气荚膜梭菌毒素暴露史，并出现产气荚膜梭菌毒素中毒的临床表现。

预防控制 自然条件下创伤性中毒和食源性中毒是产气荚膜梭菌毒素中毒的主要途径，预防创伤性中毒的主要措施是加强野外作业时的个人防护，避免或减少创伤，当出现创伤时，须及时对伤口进行彻底清创、消毒，必要时服用敏感抗生素，防止产气荚膜梭菌感染。预防食源性中毒的主要措施是加强食品采购、加

工、储藏、运输过程的食品卫生安全管理，防止产气荚膜梭菌污染食品。生物战时预防控制产气荚膜梭菌毒素中毒的主要手段包括一般性预防、特异性预防、污染控制与消除。

一般性预防 在生物战或恐怖袭击的情况下，加强生物袭击的监测预警，及早发现可疑袭击迹象，及时采取应急措施。①佩戴高效生物防护口罩或防护面具防止吸入产气荚膜梭菌毒素气溶胶。②对伤员伤口及时进行的清创、消毒处理，消除厌氧微环境，并合理使用抗生素，防止伤口污染毒素或感染产气荚膜梭菌。③严格食品管理，禁止食用来源不明或可疑污染的食物，避免食用生冷食品，防止食源性中毒。

特异性预防 接种产气荚膜梭菌 α、ε 毒素类毒素疫苗，可以预防产气荚膜梭菌 α、ε 毒素中毒，但还没有人用的此类疫苗批准上市。

中毒治疗 产气荚膜梭菌 α、ε 毒素中毒无传染性，不需要隔离。产气荚膜梭菌 α、ε 毒素中毒通常采取对症和支持治疗。因感染产气荚膜梭菌导致中毒的患者，还须采用严格隔离消毒措施，并及时进行有效的抗感染治疗，控制感染。

污染区控制与污染消除 受到产气荚膜梭菌 α、ε 毒素战剂袭击时，应根据中毒发生情况和污染范围划定污染区，在未彻底消除战剂污染前，封锁污染区，防止人畜随意进入，及时采取综合措施，对产气荚膜梭菌的 α、ε 毒素战剂污染进行消除处理。受到污染的食物和饮用水彻底消毒，进行无害化处理。室外环境及地面污染可用漂白粉进行消毒；污染的物体表面使用含氯消毒剂进

行擦拭或喷雾，皮肤污染用肥皂水彻底冲洗，污染的衣物可使用消毒剂浸泡或煮沸消毒。

（王景林 李菁 辛文文）

zhìhèdúsù

志贺毒素（Shiga toxin，Stx）

痢疾志贺菌等某些肠杆菌科细菌分泌的一类可引起人畜多种中毒症状的毒性蛋白质。该毒素属于细菌外毒素，主要由痢疾志贺菌产生，部分致病性大肠埃希菌和枸橼酸杆菌属的某些种也能产生。

志贺毒素发现于 1903 年，当时志贺（Shiga）等人证明在热杀死的痢疾志贺菌抽提物中含有致死性毒素，因接种家兔能引起肢体麻痹而死亡，称之为志贺神经毒素。1937 年布瓦丹（Boidin）等人证明志贺神经毒素与革兰阴性菌的脂多糖内毒素不同，是一种蛋白质。1955 年布里奇沃特（Bridgewater）等人证明志贺神经毒素不是真正的神经毒素，而是作用于脑脊髓血管系统引起的继发性神经症状。20 世纪 60 年代后的系列研究证明，志贺毒素具有肠毒性、致死性、细胞毒性以及抑制蛋白质合成等多种生物学功能。1977 年和 1983 年，分别在致病性大肠埃希菌中发现对非洲绿猴肾细胞（Vero 细胞）和人宫颈癌细胞（Hela 细胞）有致死作用外毒素，分别称为 Vero 细胞毒素和志贺样毒素，后经证实它们为同一种毒素，与志贺毒素相似。1996 年，经考尔德伍德（Calderwood）等建议将志贺菌产生的志贺毒素及大肠埃希菌等菌产生的志贺样毒素统一命名为志贺毒素。

军事意义　志贺毒素可以导致人畜发生痢疾和腹泻病，严重者可导致出血性结肠炎和溶血性尿毒综合征等。志贺毒素具有肠毒性、致死性、细胞毒性以及抑

制蛋白质合成等多种生物学功能，毒性强、容易获取。志贺毒素小鼠半数致死量（LD_{50}）为 0.002μg/kg，对普通成年人的致死剂量为 20 ~ 40μg，其毒性是有机磷神经毒剂 VX 和沙林的 7000 倍和 45 000 倍，是潜在的生物战剂和生物恐怖剂之一，被列在澳大利亚集团的生物两用品进出口管制清单中。1996 年美国疾病预防控制中心研究确定的 12 种潜在毒素生物战剂清单中也包括志贺毒素。

生物学特征　志贺毒素是一种毒性蛋白质，具有多种生物学活性，可导致人和动物中毒。

分子结构　志贺毒素分子是由 1 个 A 亚单位（Stx-A）和 5 个 B 亚单位（Stx-B）组成的异聚体，分子结构属于"A+5B"结构型（图），总分子量在 62 ~ 70kD。其中，Stx-A 分子量 32kD，为毒性单位，具有 N-糖苷脂酶活性和使 60S 核糖体失活的能力。Stx-B 分子量 7.7kD，为结合单位，可以与细胞膜上表面糖脂受体神经酰胺三己糖苷（globotriaosylceramide，Gb3）结合，介导 Stx-A 进入细胞中发挥生物酶活性，引起

图　志贺毒素分子结构示意

细胞程序性死亡。单独的 Stx-A 和 Stx-B 均没有毒性，只有二者通过二硫键连接后，志贺毒素才呈现毒性作用。

作用机制　志贺毒素分子首先通过 Stx-B 与敏感细胞表面糖脂受体 Gb3 结合，通过受体介导的胞吞作用，在细胞膜表面形成一个网隔蛋白的凹陷，毒素分子聚集在这个小的凹陷，形成一个封闭的内渗小体。在向细胞内转运的过程中，以内质网上的一种可溶性蛋白作为运输工具，沿着高尔基体网络逆向转运到内质网，再进入细胞胞质中。在细胞质中 Stx-A 与 Stx-B 亚单位分离，具有 N-糖苷脂酶活性的 Stx-A 作用于 28S RNA 中高度保守的茎环结构区域中第 4324 位腺嘌呤核苷酸的糖苷键，导致一个特定的腺嘌呤脱落，从而抑制了 60S 核糖体亚基的活性，促使氨酰基-tRNA 与 60S 核糖体亚基的延长因子依赖性结合，导致肽链延长受阻从而抑制了蛋白质的合成，引起细胞程序性死亡。

毒性作用　志贺毒素具有三种毒性作用：①细胞毒。对 Hela 细胞、猴肾细胞、Vero 细胞以及人的肝细胞、结肠和回肠上皮细胞等均有毒性作用，可导致细胞病变、死亡。其中，Hela 细胞对志贺毒素最为敏感。②肠毒性。志贺毒素可引起小肠上皮组织血管损伤和小肠运动性改变，出现水样腹泻，类似致病性大肠埃希菌、霍乱弧菌肠毒素的作用。③致死性。将志贺毒素注射于小鼠或家兔，毒素作用于中枢神经系统小血管内皮细胞，继发引起动物麻痹、死亡，或毒素激发机体血清素释放，引发脑血管损伤、出血和脑水肿，导致动物致死。

理化性质　不耐热，加热至

60℃ 10 分钟可部分灭活，75 ~ 80℃ 60 分钟或者 90℃ 30 分钟或者煮沸 5 分钟均可被完全破坏，也易被蛋白酶降解。志贺毒素的 pH 在 5.8 ~ 7.5，等电点（pI）为 7.0。日光与紫外线照射可破坏毒素。对化学消毒剂敏感，0.5% ~ 0.8% 过氧乙酸或 3% 的含氯石灰可以用于消除志贺毒素的污染。

危害方式 志贺毒素中毒，自然条件下主要是摄入产志贺毒素的细菌污染的水和食物所致，生物战时还可因吸入志贺毒素气溶胶导致中毒。

食入性中毒 通常情况下是产志贺毒素的痢疾志贺菌或致病性大肠埃希菌等细菌通过污染水源和食物的方式经胃肠道被摄入，病原菌在宿主体内增殖并产生志贺毒素，导致以菌痢为主的急性肠道疾病，有全身中毒症状、腹痛、腹泻、里急后重、排脓血便等主要病症。传染源是患者和带菌者，无动物宿主，传播方式是粪口传播。

吸入性中毒 在生物战和生物恐怖袭击时，志贺毒素可通过气溶胶方式施放，受袭人员吸入毒素气溶胶导致中毒。此种单纯的毒素中毒，人与人之间均没有传染性，也不会导致二次污染和中毒。

检测与鉴定 志贺毒素的检出主要有生物学试验、免疫学试验和分析化学检测法等。

生物学试验 志贺毒素生物学检测方法主要有细胞毒性试验和动物毒性（豚鼠角膜）试验法。细胞毒性实验，将待检标本制成悬液，接种敏感细胞，培养、观察细胞生长情况，细胞出现病变或死亡的为阳性。常用的对志贺毒素敏感的细胞有 Vero 细胞、HeLa 细胞等。动物毒性试验常用

豚鼠角膜试验法。用无菌针头在豚鼠右眼角膜上划痕，用无菌棉签蘸取样本悬液，轻轻擦于豚鼠眼结膜上，左眼不接种作为对照。24 ~ 72 小时内观察豚鼠眼角膜、结膜，出现充血、畏光、红肿、混浊，呈点状、雾状甚至毛玻璃状，眼内充满泪液，有大量脓样分泌物等情形为阳性。

免疫学试验 利用志贺毒素特异性抗体检测待检标本中的志贺毒素抗原。常用的方法有酶联免疫吸附试验（ELISA）、免疫双扩试验、反向乳胶凝集试验、协同凝集试验和胶体金免疫层析法等。其中双抗体夹心 ELISA 特异性强、灵敏度高，最为常用。此外，以特异性受体 Gb3 为捕获剂，建立的 Gb3-ELISA 检测方法，也较为常用。

分析化学检测 志贺毒素的分析化学检测方法主要运用质谱分析技术，利用飞行时间质谱和电喷雾质谱，将毒素蛋白离子化，测定样品离子的质荷比分析毒素分子，对待检标本中的志贺毒素进行定性和定量检测。

中毒判定 依据临床症状、实验室检测结果和毒素接触史，进行志贺毒素中毒的判定。具有以下三种情况之一，均可判定为志贺毒素中毒：①患者胃内容物等标本中志贺毒素检测阳性。②具有毒素中毒的临床表现，并在食用的剩余食物中检出志贺毒素或分离培养出产志贺毒素的细菌。③具有志贺毒素暴露史，并出现志贺毒素中毒的临床表现。

预防控制 自然条件下，志贺毒素中毒主要是摄入产志贺毒素的细菌污染的水和食物所致。预防食源性中毒的主要措施是加强食品采购、加工、储藏、运输过程的食品卫生安全管理，防止

产生志贺毒素的细菌污染食品和饮用水。产生志贺毒素的志贺菌和致病性大肠杆菌容易引起人群感染，发现患者和带菌者，应及时隔离和彻底治疗，控制传染源，管好饮食、饮水、粪便，消灭苍蝇，切断传播途径。生物战时预防控制志贺毒素中毒的主要手段包括一般性预防、特异性预防、污染控制与消除。

一般性预防 在生物战或恐怖袭击的情况下，加强生物袭击的监测预警，及早发现可疑袭击迹象，及时采取应急措施。①佩戴高效生物防护口罩或防护面具防止吸入志贺毒素气溶胶。②严格食品管理，禁止食用来源不明或可疑污染的食物和饮水，避免食用生冷食品，防止食源性中毒。

特异性预防 尚无针对志贺毒素的有效类毒素疫苗。针对志贺菌，已有口服减毒活菌苗和双价基因工程菌苗，保护率可达 85% ~ 100%，但免疫力较弱，维持时间较短。

中毒治疗 单纯志贺毒素引起中毒，无特效治疗药物和抗毒素，主要治疗措施是对症治疗和支持治疗。因感染产生志贺毒素的细菌导致的中毒，除进行对症治疗和支持治疗外，还必须使用敏感抗生素进行抗感染治疗。

污染区控制与污染消除 受到志贺毒素战剂袭击时，应根据中毒发生情况和毒素污染范围划定污染区，在未彻底消除战剂污染前，封锁污染区，防止人畜随意进入，及时采取综合措施，对志贺毒素战剂污染进行消除处理。室外环境及地面污染可用化学消毒剂进行喷雾消毒，空旷地区可采用自然净化措施消除污染。受到污染的食物和饮用水可采用加热法进行彻底消毒处理。污染的

物体表面使用消毒剂进行擦拭或喷雾，皮肤污染用肥皂水彻底冲洗，污染的衣物可使用消毒剂浸泡或煮沸消毒。

（王景林　康琳　高姗）

dānduānbāoméixīzú dúsù

单端孢霉烯族毒素（trichothecene toxins）

一类由真菌产生的化学结构相近的四环倍半萜烯醇类有毒化合物。该毒素主要是由镰刀霉属、单端孢霉属、漆斑菌属等多种真菌产生的有毒次级代谢产物。1949 年首次从粉红单端孢霉中分离到这种毒性化合物，当时命名为单端孢霉素。已发现 200 多种结构不同的单端孢霉烯族毒素，主要包括 T-2 毒素、HT-2 毒素、二乙酰镳草镰刀菌烯醇（DAS）、新茄镰刀菌醇（NEO）、脱氧雪腐镰刀菌烯醇（DON）及其衍生物雪腐镰刀菌烯醇（NIV）、镰刀菌烯酮-X（FX）等。单端孢霉烯族毒素通常污染谷物、食品、饲料、土壤等，人、畜一旦误食污染的谷物、食品、饲料或接触这类毒素，即可引起中毒。其中，T-2 毒素毒性最强，对人和动物健康影响最大，常作为单端孢霉烯族毒素的代表。

第二次世界大战后期，苏联西伯利亚一些地区闹粮荒，居民食用了留置在雪地过冬的霉变粮食后，发生了数以万计中毒死亡病例。当时病因未明，称其为"食物中毒性白细胞缺乏病"，至 20 世纪 60 年代末才查明其病因是镰刀菌毒素中毒。1968 年，班贝格（Bamburg）首次从三线镰刀菌纯培养物中分离提纯出 T-2 毒素。1973 年，上野（Ueno）报道除三线镰刀菌外，还发现拟枝孢镰刀菌、梨孢镰刀菌、黄色镰刀菌、燕麦镰刀菌、粉红孢镰刀菌、茄病镰刀菌、可可梢枯镰刀菌、尖孢镰刀菌和异孢镰刀菌等 10 余种镰刀菌也能产生 T-2 毒素，其中最重要的产毒菌种是拟枝孢镰刀菌。1973 年，世界粮农组织和世界卫生组织将单端孢霉烯族毒素列为最危险的天然存在的食品污染源之一。

军事意义　单端孢霉烯族毒素可以经过消化道摄入、呼吸道吸入和皮肤接触等途径引起人畜中毒，甚至死亡。自然界中多种真菌均可产生单端孢霉烯族毒素，并可人工合成，其性能稳定，可以长期贮存，容易获得。20 世纪 70 年代末到 80 年代初，越南与其邻国柬埔寨、老挝和阿富汗战争期间，发生在柬埔寨、老挝和阿富汗的所谓"黄雨"事件，先后造成 10 342 人死亡。后经检测分析证实，"黄雨"事件中导致人中毒、死亡的毒性物质是以 T-2 毒素为主的单端孢霉烯族毒素。1982 年，美国指责苏联在柬埔寨、老挝和阿富汗使用了以 T-2 毒素为主的单端孢霉烯族毒素生物武器，从而引起各国广泛关注。禁止生物武器公约的战剂控制清单及澳大利亚集团的生物剂出口控制清单，均将 T-2 毒素列为被禁之列。美军野战手册和美陆军防生手册将 T-2 毒素列为可能使用的毒素类战剂。

生物学特性　单端孢霉烯族毒素均为半倍萜烯类化合物（$C_{15}H_{24}$），分子量 250~550D。其典型的结构特征是 $C_{9,10}$-双键和 $C_{12,13}$-环氧环，这也是单端孢霉烯族毒素化合物的致毒基团。根据毒素分子中功能团的不同，将单端孢霉烯族毒素分为 A、B、C 和 D 四型。

分子结构　单端孢霉烯族毒素具有三环骨架的单端孢霉烷母体，其结构上的共同特点为：①含有一个带氧原子的六元环。②C_{12}~C_{13} 位上有一个含特殊意义的环氧基环。③C_9~C_{10} 位间为双键，C_9 位有乙烯甲基。④C_5 和 C_6 位上各有一个叔甲基。⑤C_3、C_4、C_8 和 C_{15} 分别连接带有氧原子的取代基。这类毒素的化学名为 12, 13-环氧单端孢霉-9-烯。

各型单端孢霉烯族毒素具有各自的结构特点：A 型毒素的特点是在 C_8 上有一个含氧的官能团，代表毒素有 T-2 毒素、HT-2 毒素、DAS 等；B 型毒素特点是 C_8 位上为一羰基，代表毒素有 DON 及其衍生物 NIV、FX；C 型毒素特点是在 C_7、C_8 或 C_9、C_{10} 之间有一个次级环氧基团，如扁虫菌素；D 型毒素特点则是在 C_4 和 C_{15} 之间有两个酯键相连接的大环，如杆孢菌素 A。各型单端孢霉烯族毒素结构式见图。

作用机制　单端孢霉烯族毒素可以抑制蛋白质与核酸的合成，改变细胞膜的结构与功能，抑制线粒体呼吸，使某些酶失活。T-2 毒素对人和动物的淋巴细胞、红细胞等多种细胞有损伤作用，中毒后毒素经血液扩散至全身，导致机体多系统、多器官损伤。造血系统的严重损伤是导致人和动物中毒死亡的主要原因。

毒性作用　单端孢霉烯族毒素已发现有 200 多种，毒性与其化学结构密切相关，其中 T-2 毒素毒性最强，可引起人和动物中毒、死亡。T-2 毒素可经消化道、呼吸道和皮肤等途径进入机体，引起中毒，导致多器官、多系统损伤。此外，T-2 毒素还具有致畸、致癌和致突变作用。

理化性质　单端孢霉烯族毒素在自然条件下稳定，环境温度、pH、阳光和气候等因素对其影响小，可长期贮存。此类毒素难溶

图 各型单端孢霉烯族毒素的基本结构式

于水，能溶于甲醇、氯仿等有机溶剂。T-2 毒素纯品为白色针状结晶，熔点 151～152℃，加热至 120℃不被破坏，180℃部分破坏，210℃持续 30～40 分钟被分解。100℃煮沸 1 小时，活性不变。强碱中能被水解，强酸中可发生分子结构重排。

危害方式 单端孢霉烯族毒素可经消化道摄入、呼吸道吸入和皮肤接触等途径进入机体，经血流扩散分布到全身，引起中毒。

食入中毒 消化道摄入是主要的自然中毒途径，往往由于误食产生单端孢霉烯族毒素的真菌污染的粮食使人或动物发生中毒。粮食在田间或储存过程中，湿冷条件下受潮，真菌生长繁殖，产生单端孢霉烯族毒素，使粮食受到污染。一般的食品加工和烹饪方法，不能破坏粮食中的单端孢霉烯族毒素，特别是 T-2 毒素。食入中毒的临床表现为厌食、恶心、呕吐、胃痉挛、水样或血样腹泻等。

吸入中毒 单端孢霉烯族毒素可经呼吸道吸入进入机体使人中毒。临床表现为鼻子痒痛、打喷嚏、鼻出血、咳嗽、气喘、呼吸困难，还可出现血色唾液和痰等。严重中毒者几分钟即可出现症状，一般情况下，1 小时内呈现典型的临床症状，4～6 小时组织器官便会发生明显的病理变化。自然状况下极少发生吸入性中毒，一旦发生则应考虑人为因素所致。生物袭击时，通过施放单端孢霉烯族毒素气溶胶可导致受袭人员经呼吸道吸入中毒。

皮肤接触中毒 单端孢霉烯族毒素可经皮肤渗入机体使人中毒。当暴露于单端孢霉烯族毒素污染粮食、土壤和毒素气溶胶等环境时，体表接触毒素，可直接引起皮肤损伤，临床表现为皮肤灼热、出血斑点、红肿、水疱、皮肤大面积坏死、脱落等皮肤烧伤样症状。当接触高剂量毒素时，单端孢霉烯族毒素可经皮肤渗入机体引起全身中毒，出现虚弱、

衰竭、昏迷、共济失调等全身中毒症状。

检测鉴定 自然状况下，单端孢霉烯族毒素引起的中毒，通常是多种单端孢霉烯族毒素的混合物，其中以 T-2 毒素为主，T-2 毒素也是潜在的毒素类生物战剂。单端孢霉烯族毒素的实验室检测，通常以检测 T-2 毒素为代表。T-2 毒素的实验室检测方法主要有生物试验、免疫学试验和分析化学检测法等。

皮肤毒性试验 T-2 毒素的生物学检测方法常用动物皮肤毒性试验。实验动物通常选用家兔、豚鼠及大鼠、小鼠。将待检标本浸提液、真菌培养物提取液涂抹于动物去毛皮肤处，观察皮肤反应。若在几个小时内涂抹处局部皮肤出现红肿、炎症、脱皮和坏死等严重皮肤反应，可判断标本 T-2 毒素检出阳性；观察 1～2 天，若涂抹处皮肤无炎症反应，或仅有轻度脱皮，则判为阴性；若只出现皮肤发红、轻度红肿、脱皮，但无皮肤坏死，可判为疑似，须做进一步检验。

免疫学试验 通常使用特异性的毒素抗体，检测标本中相应毒素抗原，常用方法有酶联免疫吸附试验（ELISA）和胶体金试纸条法。其原理均是通过特异的抗原抗体结合实现对 T-2 毒素等单端孢霉烯族毒素的检测，现已有商品化的 T-2 毒素 ELISA 检测试剂盒与试纸条出售，可用于定性定量分析，是 T-2 毒素最常用的免疫学检测方法。

分析化学检测 利用分析化学的技术手段，检测分析标本中的单端孢霉烯族毒素。主要技术方法有气相色谱法、薄层色谱法、高压液相色谱法和质谱法等。其中，气相色谱法是检测 A、B 型

单端孢霉烯族毒素较为理想的方法，常与质谱法联用。实验室 T-2 毒素检测最常用气相色谱-质谱联用法。

中毒判定　依据临床症状、实验室检测结果和毒素接触史，进行单端孢霉烯族毒素中毒的判定。具有单端孢霉烯族毒素中毒的临床表现，同时符合以下三种情况之一者，均可判定为单端孢霉烯族毒素中毒：①患者临床标本单端孢霉烯族毒素检测阳性。②在进食剩余食物或原料中检出单端孢霉烯族毒素。③具有单端孢霉烯族毒素暴露、接触史。

预防控制　自然条件下食源性中毒和皮肤接触中毒是单端孢霉烯族毒素中毒的主要途径，预防食源性中毒的主要措施是加强粮食收获、储藏、加工等环节的食品卫生安全管理，预防控制产单端孢霉烯族毒素真菌对谷物、粮秣的污染，禁止食用被产单端孢霉烯族毒素真菌污染或霉变的粮食及其制品。预防皮肤接触性中毒的措施主要是采用各种防护方法，避免皮肤直接接触毒素。生物战时预防控制单端孢霉烯族毒素中毒的主要手段包括一般性预防、特异性预防、污染控制与消除。

一般性预防　加强生物战或生物袭击的监测预警，及早发现可疑袭击迹象，及时采取应急措施。①佩戴高效生物防护口罩或防护面具防止吸入 T-2 毒素等单端孢霉烯族毒素气溶胶。②穿戴防护服、手套等防护用品，裸露皮肤涂抹护肤乳霜或药膏等皮肤保护剂，避免皮肤直接接触毒素。③严格食品管理，禁止食用可疑污染、霉变或来源不明的粮食、食物，防止食源性中毒。

特异性预防　接种 T-2 毒素等单端孢霉烯族毒素类毒素疫苗，是预防单端孢霉烯族毒素中毒的特异性预防措施，但此类类毒素疫苗多处于研究阶段，尚无商品化疫苗。战时暴露于单端孢霉烯族毒素的人员，应急口服去铁铵类药物和医用活性炭等，可特异或非特异地结合摄入的毒素，减少毒素的吸收。

中毒治疗　T-2 毒素等单端孢霉烯族毒素中毒，无特殊的解毒药物和其他特异性治疗方法，主要采用对症和支持治疗。食入中毒患者，采用洗胃、催吐，活性炭吸附毒素和泻药排毒等减少毒素吸收和促进排毒的方法，同时采取保护胃、肠黏膜，解痉止痛，纠正水电解质紊乱等综合措施。吸入中毒患者，应维持呼吸通畅，及时输氧，针对上呼吸道和肺部症状进行对症治疗。皮肤接触中毒患者，皮肤损伤部位按烧伤、灼伤治疗方法进行对症处理，眼部用生理盐水或清水冲洗去除毒素，再进行对症处置。

污染区控制与污染消除　单端孢霉烯族毒素中毒患者无传染性，不需划定疫区。受到 T-2 毒素为主的单端孢霉烯族毒素战剂袭击时，应根据中毒发生情况和污染范围划定污染区，在未彻底消除战剂污染前，封锁污染区，防止人畜随意进入，及时采取综合措施，对单端孢霉烯族毒素战剂污染进行消除处理。室外环境、地面及物体表面污染均可使用次氯酸钠和氢氧化钠混合溶液喷洒或擦拭，衣物应迅速更换并作消毒处理。污染的粮食、食品应销毁处理，污染的水源及时封锁，使之自然净化。

（王景林　高　姗　康　琳）

索　引

条目标题汉字笔画索引

说　明

一、本索引供读者按条目标题的汉字笔画查检条目。

二、条目标题按第一字的笔画由少到多的顺序排列，按画数和起笔笔形横（一）、竖（丨）、撇（丿）、点（、）、折（乛，包括乛乚等）的顺序排列。笔画数和起笔笔形相同的字，按字形结构排列，先左右形字，再上下形字，后整体字。第一字相同的，依次按后面各字的笔画数和起笔笔形顺序排列。

三、以拉丁字母、希腊字母和阿拉伯数字、罗马数字开头的条目标题，依次排在汉字条目标题的后面。

条 目 外 文 标 题 索 引

内 容 索 引

说 明

  一、本索引是本卷条目和条目内容的主题分析索引。索引款目按汉语拼音字母顺序并辅以汉字笔画、起笔笔形顺序排列。同音时，按汉字笔画由少到多的顺序排列，笔画数相同的按起笔笔形横（一）、竖（丨）、撇（丿）、点（、）、折（乛，包括丁乚𡿨等）的顺序排列。第一字相同时，按第二字，余类推。索引标目中夹有拉丁字母、希腊字母、阿拉伯数字和罗马数字的，依次排在相应的汉字索引款目之后。标点符号不作为排序单元。

  二、设有条目的款目用黑体字，未设条目的款目用宋体字。

  三、不同概念（含人物）具有同一标目名称时，分别设置索引款目；未设条目的同名索引标目后括注简单说明或所属类别，以利检索。

  四、索引标目之后的阿拉伯数字是标目内容所在的页码，数字之后的小写拉丁字母表示索引内容所在的版面区域。本书正文的版面区域划分如右图。

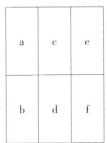

a	c	e
b	d	f

本卷主要编辑、出版人员

执行总编　　谢　阳

编　　审　　谢　阳

责任编辑　　左　谦　王　霞

索引编辑　　王小红

名词术语编辑　　王晓霞

汉语拼音编辑　　王　颖

外文编辑　　顾良军

参见编辑　　周艳华

绘　　图　　北京全心合文化有限公司

责任校对　　苏　沁

责任印制　　陈　楠

装帧设计　　雅昌设计中心·北京